Lehrbuch

DER SPECIELLEN

Pathologie und Therapie

mit besonderer Rücksicht
auf
Physiologie und pathologische Anatomie

von

Dr. Felix Niemeyer

In zwei Bänden.

Erster Band. Zweite Abtheilung.
Krankheiten der Digestions-Organe, der Leber und Milz.

Berlin, 2023.
Neu herausgegeben von Oliver Corff

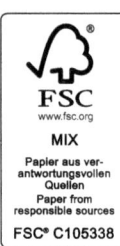

Bibliografische Information der Deutschen Nationalbibliothek:
Die Deutsche Nationalbibliothek verzeichnet diese Publikation in der
Deutschen Nationalbibliografie; detaillierte bibliografische Daten sind im
Internet über dnb.dnb.de abrufbar.

© 2023 Oliver Corff
Textsatz mit X∃LATEX und Memoir
Schriftart: Linux Libertine
Herstellung und Verlag:
BoD – Books on Demand, Norderstedt
ISBN: 978-3-7578-1711-4

LEHRBUCH

DER SPECIELLEN

PATHOLOGIE UND THERAPIE

mit besonderer Rücksicht
auf
Physiologie und pathologische Anatomie

von

DR. FELIX NIEMEYER,

ordentl. Prof. der Pathologie und Therapie,
Director der medicinischen Klinik an der Universität Greifswald.

IN ZWEI BÄNDEN.

Erster Band. Zweite Abtheilung.
Krankheiten der Digestions-Organe, der Leber und Milz.

Berlin, 1859.
Verlag von August Hirschwald,
69. Unter den Linden, Ecke der Schadow-Strasse.

Die Krankheiten

DER

Digestions-Organe, der Leber und Milz

mit besonderer Rücksicht

auf

Physiologie und pathologische Anatomie

von

Dr. Felix Niemeyer,

ordentl. Prof. der Pathologie und Therapie,
Director der medicinischen Klinik an der Universität Greifswald.

Berlin, 1859.
Verlag von August Hirschwald,
69. Unter den Linden, Ecke der Schadow-Strasse.

Inhalts-Verzeichniss.

Krankheiten der Digestions-Organe.

Krankheiten der Leber und der Gallenwege.

Krankheiten der Digestions-Organe.

Erster Abschnitt.
Krankheiten der Mundhöhle.

Kapitel I.
Catarrh der Mundschleimhaut.

§. 1. Pathogenese und Aetiologie.

Die Schleimhaut des Mundes ist Schädlichkeiten, welche auf allen Schleimhäuten Catarrhe hervorrufen, ganz besonders ausgesetzt, entsprechend ist der Catarrh der Mundschleimhaut eine überaus häufige Krankheit; doch sind erst in neuerer Zeit (*Pfeuffer*) die auf anderen Schleimhäuten als Catarrh bezeichneten Veränderungen, wenn sie auf der Mundschleimhaut vorkommen, mit dem Namen M u n d c a t a r r h belegt worden.

Zu den Schädlichkeiten, welche zu Mundcatarrh Veranlassung geben, gehören 1) R e i z e , w e l c h e a u f d i e M u n d s c h l e i m h a u t e i n w i r k e n . Der Durchbruch der Zähne führt sehr häufig zu catarrhalischer Stomatitis und zwar zu den intensivsten Formen derselben. Scharfe Zahnränder, Zahngeschwüre, Wunden im Munde, sehr heisse, sehr kalte oder chemisch differente Ingesta, Tabakrauchen und Tabakkauen etc. rufen Mundcatarrh hervor. Denselben Einfluss hat der Gebrauch der Quecksilberpräparate, und zwar nicht nur Einreibungen von Quecksilbersalbe in das Zahnfleisch und Einführen des Quecksilbers durch den Mund in flüssiger oder Pulverform, sondern auch Einreibungen von grauer Salbe in die äussere Haut und das Einnehmen von gut eingehüllten Quecksilberpillen. Da nämlich das von der Haut oder vom Darmkanale aus resorbirte Quecksilber durch die Speicheldrüsen in den Mund ausgeschieden wird, so bewirkt es gleichfalls eine direkte Reizung der Schleimhaut. Oft führen geringe Mengen Quecksilbers zu merkurieller Stomatitis, und dies ist leicht begreiflich, wenn wir bedenken, dass die mit dem Speichel verschluckten Mercurialien, im Darme resorbirt, wieder und wieder in den Mund gelangen, ehe sie den Körper verlassen. — Die Empfindlichkeit des Mundes gegen die Einwirkung des Quecksilbers ist nach der Individualität verschieden; daher entsteht bei dem einen Kranken früh, bei dem anderen spät Stomatitis, ebenso wie nach Einreibungen grauer

Salbe in die äussere Haut bei dem einen Individuum früh, bei dem anderen spät die oberflächliche Dermatitis entsteht, welche wir später als Eczema mercuriale beschreiben werden.

Der Mundcatarrh pflanzt sich in vielen Fällen 2) v o n   b e n a c h b a r t e n O r g a n e n   a u f   d i e   M u n d s c h l e i m h a u t   fort. Wunden und Entzündungen im Gesicht, vor Allem die Gesichtsrose, ferner Entzündungen der Fauces compliciren sich fast constant mit Catarrh der Mundschleimhaut. Dieser secundäre Catarrh des Mundes war zu den Zeiten, in welchen die dick belegte Zunge als das sichere Zeichen einer Verdauungsstörung betrachtet wurde, Veranlassung, dass man die Gesichtsrose und die Angina fast immer als Aeusserungen einer gastrischen Störung ansah und sie demgemäss behandelte. — Weniger constant pflanzen sich Catarrhe der Nasen- und Bronchialschleimhaut auf die Mundschleimhaut fort. — Ueberraschend häufig complicirt sich der acute und chronische Magencatarrh mit Catarrh des Mundes. *Beaumont*, welcher Gelegenheit hatte, die Magenschleimhaut des Canadiers *St. Martin* mit der Mundschleimhaut desselben zu vergleichen, fand, dass Veränderungen auf jener alsbald analoge Veränderungen auf dieser hervorriefen, und die tägliche Erfahrung bestätigt diese Beobachtung. Wenn aber auch zu Magencatarrh constant Mundcatarrh sich hinzugesellt, so darf man doch nicht umgekehrt aus jedem Mundcatarrh auf vorhandenen Magencatarrh schliessen.

Der Mundcatarrh ist nicht selten 3) S y m p t o m   e i n e s   a l l g e m e i n e n c o n s t i t u t i o n e l l e n   L e i d e n s . Unter den akuten dyskrasischen Krankheiten verbinden sich namentlich Typhus und Scharlachfieber mit eigenthümlichen Veränderungen der Mundschleimhaut, welche sich im Wesentlichen den catarrhalischen anschliessen; diese sollen in der Symptomatologie der genannten Krankheiten näher besprochen werden. Unter den chronischen Dyskrasieen bewirken Syphilis und Merkurialismus nicht selten Mund- und Rachencatarrh. Belegte Zunge findet sich bei fast allen fieberhaften Krankheiten; doch würde man jedenfalls zu weit gehen, wenn man daraus den Schluss ziehen wollte, dass jedes Fieber sich mit Mundcatarrh complicire. (S. §. 4.)

In vielen Fällen endlich sind uns die v e r a n l a s s e n d e n   M o m e n t e unbekannt. Von *Pfeuffer* werden Nachtwachen, von andern Beobachtern Gemüthsaffecte als Ursachen des Mundcatarrhs aufgeführt.

Auffallend ist, dass bei manchen Kranken ein vorhandener Mundcatarrh mit grosser Hartnäckigkeit Jahre lang fortbesteht, ohne dass andauernde Einwirkung von Schädlichkeiten nachzuweisen wäre.

§. 2. Anatomischer Befund.

Den acuten Mundcatarrh im Stadium der Crudität zu beobachten, bietet sich selten Gelegenheit. Nur nach der Einwirkung sehr intensiver Reize und zuweilen bei schwerem Durchbruch der Zähne sieht man die Mundschleimhaut dunkel geröthet, anfänglich feucht, später auffallend trocken, bis endlich im Stadium decrementi reichliche Absonderung eines durch Beimischung junger Zellen getrübten Sekrets eintritt. — Nach der Einwirkung weniger intensiver Reize und bei dem Mundcatarrh, welcher den acuten Magencatarrh zu compliciren pflegt, wird die intensive Röthung und das Trockenwerden des Mundes gar nicht oder nur vorübergehend beobachtet.

Frühzeitig kommt es zu beträchtlicher Schwellung der Schleimhaut und des submucösen Gewebes, vermehrter Secretion und massenhafter Bildung junger Zellen. Die Schwellung ist am Deutlichsten an den Rändern der Zunge und an den Wangen. Die Zunge wird gleichsam zu breit, um zwischen den Zähnen Platz zu behalten, und zeigt seitlich seichte Abdrücke derselben. Ein trüber Schleim bedeckt die Wangen, das Zahnfleisch und namentlich die Zunge. An den Fortsätzen der Papillae filiformes haften der Schleim und die jungen Zellen am Leichtesten, und so entsteht eine mehr oder weniger dick belegte Zunge.

Der chronische Mundcatarrh bietet ein ähnliches Bild dar. Die Schwellung der Schleimhaut pflegt noch beträchtlicher zu sein; auf der inneren Fläche der Lippen, der Wangen und am Gaumen bemerkt man nicht selten kleine, kaum hirsekorngrosse Knötchen (angeschwollene Schleimdrüsen); ein dicker, gelber Schleim bedeckt in starken Lagen das Zahnfleisch, zumal in der Umgegend der Zähne; die verlängerten Fortsätze der Papillae filiformes erscheinen wie weisse Fädchen und geben der Zunge ein pelziges oder haariges Ansehen (lingua hirsuta). Bei der mikroskopischen Untersuchung (*Miquel*) ergiebt sich, dass der Zungenbelag auch beim chronischen Mundcatarrh zum grossen Theile aus Epithelien besteht. Diese enthalten Fetttropfen und bräunliche feinkörnige Masse und sind nicht selten unter einander zu grösseren bräunlich gefärbten Platten verklebt. Daneben erscheinen stäbchenartige Gebilde, die abgebrochenen Epithelialfortsätze der Papillae filiformes (*Kölliker*). Auf vielen derselben wuchern Fadenpilze, deren Matrix als granulirte Rinde die verhornten Epithelien umgiebt. Endlich findet man Fetttröpfchen, Vibrionen und meist Reste genossener Speisen.

§. 3. Symptome und Verlauf.

Wir haben zu den objektiven Zeichen, welche sich aus dem vorigen Paragraphen ergeben, nur Weniges hinzuzufügen. Bei den intensiven Formen des acuten Mundcatarrhs, welche wir zuerst beschrieben haben, ist brennender Schmerz und Spannung im Munde vorhanden. Kleine Kinder verschmähen es, auf den Elfenbeinring oder die Veilchenwurzel zu beissen, welche man ihnen darzureichen pflegt, um den Durchbruch der Zähne zu erleichtern. Sie weinen, wenn man ihnen in den Mund fasst, und wenn sie zu saugen versuchen, lassen sie bald unter Wimmern und schmerzhaften Mienen die Brustwarze wieder fahren. In einzelnen Fällen, deren Häufigkeit von Laien überschätzt wird, kommt es zu Convulsionen, zu „Zahnkrämpfen", denen die Kinder erliegen können, ohne dass sich bei der Obduction materielle Veränderungen in den Centralorganen zeigen. Nach dem heutigen Standpunkt der Wissenschaft sind diese Convulsionen als Reflexerscheinungen zu bezeichnen, welche dadurch zu Stande kommen, dass die heftige Erregung der sensiblen Nerven des Mundes in den Centralorganen auf motorische Nerven übertragen wird. Freilich bleibt es zweifelhaft, ob in Folge des acuten Mundcatarrhs, oder in Folge direkter Reizung sensibler Nerven durch die vordringenden Zähne jene Zufälle entstehen.

Bei den mässigeren Graden des acuten Mundcatarrhs, welcher sich durch vermehrte Schleimsecretion und massenhafte Zellenbildung auszeichnet, klagen die Kranken vor Allem über perverse Geschmacksempfindung; sie bezeichnen den Geschmack als schleimig oder pappig und suchen durch Räuspern und Spucken die schleimigen Massen aus dem Munde zu entfernen. Wenn sie derbere Substanzen kauen und dadurch den Belag der schmeckenden Flächen entfernen, so wird der Geschmack für einige Zeit reiner. Auch über bitteren Geschmack klagen manche Kranke. Diese Erscheinung ist für Laien ein sicheres Zeichen, dass „Galle in den Magen getreten", und für manche Aerzte, dass ein Status biliosus, kein Status pituitosus, vorhanden sei. Der bittere Geschmack ist bei Weitem in den meisten Fällen ein subjektives Symptom; er wird nicht durch bittere Substanzen hervorgerufen, sondern muss als eine Alienation der Geschmacksnerven angesehen werden. — Zu diesen Symptomen gesellt sich, zumal in den Morgenstunden, ein fauliger Geruch aus dem Munde. Dieser hängt von der Fäulniss der angehäuften Zellen ab und pflegt sich zu verlieren, wenn die Kranken mit ihrem Frühstück auch die fauligen Epithelien ihrer Zunge verzehrt haben. Ob Stirnkopfschmerz, ein überaus häufiges Symptom des acuten Magencatarrhs, auch ohne diesen bei einfachem Mundcatarrh vorkommt, ist zweifelhaft. — Der hier beschriebene Symptomencomplex ist bei Weitem nicht immer mit Störungen der Magenverdauung verbunden. Die Kranken haben oft normales Hungergefühl, wählen aber freilich meist saure, salzige und piquante Speisen, die durch die Epithelialdecke hindurch die Geschmacksnerven zu reizen vermögen. Häufig spricht Nichts dafür, dass der Magen die genossenen Ingesta nicht auflöse; auf die Mahlzeiten folgt weder Druck im Epigastrium, noch Aufstossen, noch andere Symptome gestörter Magenverdauung. Freilich hält es zuweilen schwer, den Kranken davon zu überzeugen, dass sein Magen gesund und nicht mit faulenden Substanzen gefüllt sei. Die dick belegte Zunge, der schleimig bittere oder faulige Geschmack, der Geruch aus dem Munde scheinen ihm so entschieden die Anwendung eines Brechmittels zu fordern, dass er weitere Fragen für überflüssig hält.

Die leichteren Grade des chronischen Mundcatarrhs, wie sie sich bei den meisten Rauchern finden, machen geringe subjektive Symptome. Nur beim Erwachen pflegen die während der Nacht angehäuften Epithelien schleimigen Geschmack und fauligen Geruch aus dem Munde zu veranlassen; bald aber sind dieselben zum grossen Theil abgespült, und die Kranken haben im Laufe des Tages keinerlei Klagen; doch ziehen auch sie meist piquante Speisen den blanden und reizlosen vor.

In schwereren Fällen ist der chronische Mundcatarrh für die Kranken ein überaus lästiges Leiden. Sie bringen einen Theil des Morgens damit hin, zu räuspern und zu spucken, die Zunge abzukratzen und mit scharfen Bürsten Zähne und Zahnfleisch von anhängendem Schleime zu reinigen. Der Geschmack bleibt den ganzen Tag über pervers, der foetor ex ore verliert sich nicht. Die Kranken consultiren den Arzt wegen der schweren „Verschleimung", gegen welche sie vergebens Brunnen getrunken, *Strahl*'sche und *Morrison*'sche Pillen gebraucht haben, und welche in ihnen nicht selten eine schwere Hypochondrie hervorgerufen hat. Mit den schweren Klagen contrastirt gewöhnlich das blühende Aussehen und der gute Ernährungszustand; eine genaue Anamnese ergiebt, dass selbst schwer verdauliche Speisen gut vertragen werden. Man muss solche Zustände kennen, um sie im speciellen Falle zu verstehen und glücklich zu behandeln.

§. 4. Diagnose.

Der Zungenbelag, welcher beim Catarrh des Mundes beobachtet wird, darf nicht mit dem verwechselt werden, welcher bei ganz gesunden Menschen, zumal Morgens, auf dem hinteren Abschnitt der Zunge vorkommt und als normaler Zungenbelag bezeichnet wird. Dieser entsteht dadurch, dass während der Nacht in Folge der Luftströmungen durch die Nase und die Choanen die wässerigen Theile in den benachbarten Abschnitten des Mundes verdunsten, so dass die unter normalen Verhältnissen beständig sich abstossenden Epithelien eintrocknen und einen trüben Belag bilden.

Bei den meisten fieberhaften Krankheiten nimmt der ganze Zungenrücken ein weissliches Ansehen an. Auch dieses Belegtsein der Zunge beruht bei Weitem nicht immer auf vermehrter Bildung von Zellen, auf Mundcatarrh, sondern kommt dadurch zu Stande, dass bei der verstärkten Abgabe von Flüssigkeit durch die Haut eine sparsamere Secretion der Mundflüssigkeiten besteht, so dass die Epithelien weniger feucht erhalten werden und weniger durchsichtig erscheinen. Dazu kommt, dass Fieberkranke an Appetitmangel leiden und namentlich feste Sachen, durch welche am Leichtesten die Epithelien entfernt werden, nicht kauen. Aehnlich wie bei marantischen Individuen mit trockner Haut fortwährend sichtbare Abschilferung von Epidermisschuppen stattfindet, ohne dass deren Bildung oder Abstossung vermehrt wäre, so treten bei fieberhaften Zuständen die Epithelien der Mundhöhle deutlicher hervor, ohne dass sie in grösserer Menge gebildet oder abgestossen würden. Vor einer Verwechselung des catarrhalischen Zungenbelages mit dem Zungenbelag bei fieberhaften Krankheiten schützt die Beobachtung der Schwellung und Succulenz der Schleimhaut, welche bei Mundcatarrh nicht fehlt, während bei fieberhaften Leiden die Zunge flach, schmal, zuweilen selbst auffallend spitz erscheint, der Mund trocken ist, und die Kranken dem entsprechend über Durst klagen.

Ueber die Unterscheidung des einfachen von dem mit Magencatarrh complicirten Mundcatarrh s. Abschn. III. Kap. I.

§. 5. Prognose.

Wenn wir die zuweilen für das Leben gefährlich werdenden Krampfzufälle bei der Dentition, deren Abhängigkeit vom Mundcatarrh noch zweifelhaft erscheint, ausnehmen, so ist die Prognose des Mundcatarrhs quoad vitam durchaus günstig. Weniger günstig erscheint, zumal beim chronischen Mundcatarrh, die Prognose quoad valetudinem completam, obwohl auch in diesem Falle eine zweckmässige, vorurtheilsfreie Behandlung und eine freilich seltene Folgsamkeit der Patienten günstige Resultate ermöglicht.

§. 6. Therapie.

Der indicatio causalis ist nicht in allen Fällen zu genügen. Die Incisionen des Zahnfleisches bei der Dentitio difficilis sind von zweifelhaftem Nutzen; die kleinen Wunden entzünden sich zuweilen und werden Veranlassung zu einer Verschlimmerung des Catarrhs. Scharfe Zahnränder, welche leicht übersehen werden, sind mit Sorgfalt zu beseitigen, Wunden im Munde und Zahngeschwüre lege artis zu behandeln. Wo das Rauchen, namentlich das Rauchen schwerer Cigarren, zu lästigen Formen von Mundcatarrh führt, verbiete man dasselbe ganz, und wenn nicht mehr zu erreichen ist, gestatte man wenigstens nur leichte Cigarren, lasse diese aus einer Spitze rauchen oder empfehle die weit weniger schädliche lange Pfeife. Der durch Gebrauch von Mercurialien entstandene Mundcatarrh erfordert das Aussetzen derselben, und in diesen Fällen sind sorgfältig alle Spuren von grauer Salbe von der Haut zu entfernen. — Der secundäre Mundcatarrh verliert sich meistens mit der Beseitigung des Erysipelas, der Angina, des Magencatarrhs. Wir werden später sehen, dass der letztere bei Weitem nicht so häufig die Darreichung eines Brechmittels verlangt, als dieses in der Praxis angewendet zu werden pflegt. Dass nach dem Brechen die Zunge momentan reiner erscheint, beruht auf durchaus mechanischen Verhältnissen, und beweist keinesweges, dass Mund- und Magencatarrh gebessert seien. — Bei dem durch dyskrasische Zustände entstehenden Mundcatarrh fällt die indicatio causalis mit der Behandlung der Grundkrankheit zusammen.

Der indicatio morbi ist auf einer der Behandlung so zugänglichen Schleimhaut vor Allem durch örtliche Behandlung zu entsprechen. Eine solche direkte Behandlung fordert namentlich diejenige Form des chronischen Mundcatarrhs, welche mit einer gewissen Selbstständigkeit und mit grosser Hartnäckigkeit fortbesteht, wenn längst die veranlassende Ursache verschwunden ist. Ein bekanntes Hausmittel gegen diese „hartnäckige Verschleimung" kann ich dringend empfehlen. Es besteht darin, Abends vor dem Schlafengehen kleine Stücke Rhabarber langsam zu kauen. Den fast immer überraschenden Erfolg kann ich nicht mittelbar aus der Einwirkung des Rhabarbers auf die Magenschleimhaut ableiten, da der Rhabarber, in noch so leicht löslichen Pillen genommen, eine ähnliche Wirkung nicht beobachten lässt.

Vortreffliche Dienste leisten auch bei dem selbstständig fortbestehenden chronischen Catarrh Ausspülungen des Mundes mit einer Lösung von kohlensaurem Natron oder eine nüchtern langsam ausgetrunkene Flasche Soda-

wasser; diese Wirkung ist erklärlich aus der bekannten Eigenschaft der kohlensauren Alkalien, die Zähigkeit des Schleims zu vermindern und denselben flüssiger zu machen. Bleibt diese Behandlung ohne Erfolg, so verordne
man dreist die von *Pfeuffer* empfohlenen Auspinselungen des Mundes mit
Sublimatlösung (gr. j-ij auf ein Pfund Wasser) oder nach *Henoch*'s Vorschrift
mit Höllensteinlösung (gr. j auf ℥β Wasser). Der Erfolg dieser Verordnungen gegen den Mundcatarrh steht dem bei andern Catarrhen mit denselben
gewonnenen Resultaten nicht nach.

Kapitel II.
Croupose und diphtheritische Stomatitis.

§. 1. Pathogenese und Aetiologie.

Entzündungen mit fibrinreichem, schnell gerinnendem Exsudate kommen
auf der Mundschleimhaut nur selten vor. Dies gilt namentlich von der eigentlich crouposen, d. h. derjenigen Form der Entzündung, bei welcher das
Exsudat auf die freie Fläche der Schleimhaut gesetzt wird, bei seiner Abstossung also keinen Substanzverlust in der Schleimhaut erzeugt. Dieser eigentliche C r o u p   d e s   M u n d e s findet sich zuweilen in den hinteren Abschnitten desselben als eine Fortpflanzung der crouposen Angina.

Der d i p h t h e r i t i s c h e   P r o z e s s, diejenige Form der Entzündung, bei
welcher das fibrinreiche Exsudat gleichzeitig in die Substanz der Schleimhaut gesetzt wird, so dass nach Abstossung desselben ein Substanzverlust in
der Schleimhaut zurückbleibt, wird etwas häufiger im Munde beobachtet. Er
stellt 1) die intensiveren Formen der mercuriellen Stomatitis dar und setzt
sich 2) bei den Epidemieen von diphtheritischer Entzündung der Fauces,
welche wir als Angina maligna beschreiben werden, auf die Mundhöhle fort.

§. 2. Anatomischer Befund.

Beim C r o u p   d e s   M u n d e s sieht man die weissen Plaques, welche den
gerötheten und geschwellten Fauces, namentlich den Tonsillen aufliegen,
sich auch über die vorderen Gaumenbögen auf die hinteren Abschnitte des
Mundes erstrecken. Sie sind leicht zu entfernen und hinterlassen dunkelrothe Stellen, auf welchen einzelne Blutpunkte zum Vorschein kommen.

Die d i p h t h e r i t i s c h e   S t o m a t i t i s hat, wenn sie durch dauernden
Missbrauch von Mercurialien entstanden ist, ihren Sitz an ganz bestimmten Stellen des Mundes, nämlich an den seitlichen Rändern der Zunge und

an den Theilen der Wangen und Lippen, welche den Zähnen anliegen. An diesen Stellen bemerkt man anfänglich eine weissliche oder etwas schmutzige Verfärbung der Schleimhaut; es gelingt nicht, die weissen Flecke abzuwischen; dagegen stösst sich schon nach wenigen Tagen die oberflächliche Schleimhautschicht mit dem Exsudate, welches sie infiltrirte, ab, und es entstehen an den oben erwähnten Stellen flache, missfarbige Geschwüre, welche sich langsam reinigen und endlich von den Rändern aus vernarben.

Weit seltener als diese oberflächliche Diphtheritis der Schleimhaut ist diejenige Form der diphtheritischen Entzündung, bei welcher das Exsudat die Schleimhaut in ihrer ganzen Dicke infiltrirt und zerstört. Die innere Fläche des Mundes wird dann in grosser Ausbreitung in einen weichen, missfarbigen Schorf verwandelt. Stösst sich derselbe ab, so bleibt eine ausgebreitete Geschwürsfläche mit unregelmässigen Rändern und unebenem Grunde zurück. Nur langsam füllt sich der Substanzverlust mit Granulationen, und da die zerstörte Schleimhaut sich nicht regenerirt, sondern durch narbiges Bindegewebe ersetzt wird, so bleiben gestrickte Narben, ja nicht selten Verwachsungen und Pseudoankylosen zurück.

§. 3. Symptome und Verlauf.

Der Croup des Mundes modificirt wenig das Krankheitsbild der crouposen Angina, und nur die Adspection ergiebt die Ausbreitung des Prozesses auf die Mundhöhle.

Die diphtheritische Stomatitis ist namentlich dann, wenn sich die Schorfe abgestossen und Geschwüre hinterlassen haben, mit heftigen Schmerzen verbunden. Diese werden durch Kauen und schon durch Sprechen bis zum Unerträglichen gesteigert. Die Absonderung der Speichel- und Schleimdrüsen ist enorm vermehrt, der Kranke kann nicht schlafen, weil das Sekret, wenn es nicht ausgespuckt wird, in den Larynx läuft und Husten oder Stickanfälle hervorruft; ist er, auf der Seite liegend, wirklich eingeschlafen, so erwacht er bald auf dem kalten, nassen, mit Speichel durchtränkten Kopfkissen. An den von Schorfen oder Geschwüren freien Stellen liegt ein ungewöhnlich dicker, gelber, schmieriger Belag der Zunge, dem Zahnfleisch, namentlich aber den Zahnrändern auf. Durch Fäulniss desselben und durch Verwesung der nekrotisirten abgestossenen Schleimhautpartikel entsteht ein höchst penetranter, fauliger Geruch aus dem Munde. Ob zum Zustandekommen desselben die durch die Fäulniss im Munde eingeleitete Zersetzung des Rhodan-Kalium's, eines normalen Bestandtheiles des

Speichels, durch Bildung von Schwefelwasserstoff-Ammoniak beiträgt, ist
nicht erwiesen. Selbst wenn man die Mercurialpräparate ausgesetzt hat, pflegen die Schmerzen, das Zusammenfliessen von Flüssigkeit im Munde, der
Geruch sich nur langsam zu verlieren, und selbst bei oberflächlicher Diphtheritis pflegt es 8–14 Tage zu währen, ehe sich die Kranken in einem erträglichen Zustande befinden. Bei der tiefer eingreifenden diphtheritischen
Entzündung geht die Genesung noch weit langsamer vor sich; es können
sogar, wie im vorigen Paragraph erwähnt wurde, dauernde Störungen zurückbleiben.

§. 4. Therapie.

Der Croup des Mundes fordert dieselbe örtliche Behandlung, welche
wir für die croupose Angina empfehlen werden. Bei der diphtheritischen
Entzündung des Mundes versäume man nicht, die Kranken auf den
langsamen Verlauf des Uebels aufmerksam zu machen. Sie ertragen um Vieles leichter ihre Beschwerden, wenn sie nicht von einem Tage zum anderen
sich in ihren Hoffnungen auf Besserung getäuscht sehen; verspricht man
ihnen aber, dass, wenn auch nicht früher, so doch sicher am achten oder
neunten Tage ihr Zustand erträglich sein werde, so bleiben sie geduldig und
fügen sich in das Unvermeidliche. Fleissiges Ausspülen des Mundes mit kaltem Wasser oder mit Wasser und Rothwein im Beginn der Krankheit, später
Bepinselungen der Geschwüre mit verdünnter Salzsäure oder noch besser
mit der im vorigen Kapitel angegebenen Höllensteinlösung empfehlen sich
weit mehr, als der innere Gebrauch des Jodkalium und mercurieller Antidota oder das eben so schmerzhafte als erfolglose Bepinseln des Mundes mit
Spir. camphorat. etc. Am wirksamsten, wenn auch ungemein schmerzhaft,
ist das zeitweise Touchiren der Geschwüre mit Argent. nitr. in Substanz.

Kapitel III.
Geschwüre des Mundes.

§. 1. Pathogenese und Aetiologie.

Von catarrhalischen Geschwüren kommen sowohl die diffusen
catarrhalischen Geschwüre, die catarrhalischen Erosionen, als die

folliculären Geschwüre auf der Schleimhaut des Mundes vor. Die ersteren pflegt man, wie alle kleine, runde und oberflächliche Schleimhautgeschwüre, Aphthen zu nennen; doch ist dieser Name in sofern unzweckmässig, als man denselben auch anderen und zwar den verschiedenartigsten Erkrankungen des Mundes gegeben hat. Wir kennen die Bedingungen nicht, unter welchen die massenhafte Zellenbildung, welche beim einfachen Catarrh nur auf der Oberfläche der Schleimhaut stattfindet, sich auf das Gewebe der Schleimhaut selbst oder die Drüsen derselben fortpflanzt, jenes auf lockernd, erweichend und zum Zerfall bringend, diese allmälig in kleine Abscesse und nach Durchbruch ihrer Decke in kraterförmige Geschwüre verwandelnd. Auch auf der Schleimhaut des Mundes sind uns die Bedingungen unbekannt, unter welchen ein Catarrh zu catarrhalischen Geschwüren führt. Die catarrhalischen Erosionen kommen zu manchen Zeiten auffallend häufig, namentlich bei Kindern, vor, während sie zu anderen Zeiten weit seltner sind; es hat fast den Anschein, als ob sich bei denselben ein Contagium entwickeln könne, da oft mehrere Glieder derselben Familie nach einander von der Krankheit befallen werden. — Manche Individuen leiden periodisch und ohne bekannte Veranlassung an follikulären Mundgeschwüren. *Bamberger* erwähnt, dass dieselben bei Frauen zuweilen regelmässig zur Zeit der Menstruation vorkämen, eine Beobachtung, welche ich bestätigen kann.

Kleine Bläschen mit nachfolgenden äusserst schmerzhaften Excoriationen in der Nähe der Zungenspitze scheinen durch örtliche Insulte hervorgerufen zu werden; wenigstens pflegen die Kranken zu behaupten, dass sie sich verbrannt haben müssten, sich „durchgeraucht" hätten etc.

Unregelmässige Geschwüre am Winkel des Ober- und Unterkiefers gehen nach *Bednar* und *Bamberger* aus dem Zerfall eines die Schleimhaut infiltrirenden faserstoffigen Exsudates hervor; sie werden fast ausschliesslich bei Kindern beobachtet und sollen in schlechten, feuchten Wohnungen und namentlich in Findel- und Gebäranstalten häufig sein.

Variolose Geschwüre gehen aus Variolapusteln, welche, wie auf der äusseren Haut, so auch auf der Schleimhaut des Mundes vorkommen, hervor. Auch Herpesbläschen können sich auf die Mundhöhle fortpflanzen und zu kleinen herpetischen Geschwüren führen.

Die durch scharfe Zahnränder in der Zunge entstehenden callösen Geschwüre, die in Folge von Zahnsteinbildung am Zahnfleisch vorkommenden Ulcerationen gehören in das Gebiet der Chirurgie. Die syphilitischen und scorbutischen Geschwüre werden wir in besonderen Kapiteln besprechen.

§. 2. Anatomischer Befund.

Die catarrhalischen Erosionen, welche man am Häufigsten als Aphten zu bezeichnen pflegt, haben ihren Sitz an der Spitze und an den Seitenrändern der Zunge, auf der innern Fläche der Lippen und Wangen. Sie bilden etwa linsengrosse, runde und oberflächliche Geschwüre, die häufig zu unregelmässigen Figuren confluiren; ihre Basis ist mit einer graulich- oder gelblich-weissen, häutigen Auflagerung bedeckt, welche nur den geröfheten Rand des Geschwürs frei lässt. Die Heilung geschieht von Aussen nach Innen, ohne dass Narben zurückbleiben. In den übrigen Abschnitten des Mundes zeigen sich die Symptome des Catarrhs mit röthlicher Schleim- und Zellenproduction.

Die folliculären Geschwüre haben ihren Sitz vorzugsweise auf der inneren Fläche der Lippen und Wangen, während sie auf der Zunge seltener sind. Hier beobachtet man anfänglich ein perlmutterartig glänzendes Bläschen, welches bald platzt und in ein meist mehrere Linien langes, gewöhnlich etwas ovales Geschwür übergeht. Der Grund dieses Geschwürs erscheint auffallend gelb und speckig, mit dünnem Sekret bedeckt; die Ränder sind etwas erhaben, roth und härtlich. Zuweilen ist nur ein einziges Geschwür vorhanden, in anderen Fällen findet sich eine grössere Anzahl vor.

Die kleinen Bläschen und Excoriationen an der Zungenspitze entdeckt man nur bei sehr genauer Besichtigung. Ist das Bläschen geplatzt, so hat es den Anschein, als ob die Epithelialfortsätze einer oder mehrerer Papillae filiformes abgebrochen seien; man sieht nämlich nur eine kleine, wenig vertiefte, rothe Stelle.

Die unregelmässigen Geschwüre am Winkel der Kiefer kommen zuweilen symmetrisch an beiden Seiten vor, können mehrere Linien Umfang erreichen, haben eine unregelmässige Form und stellen Substanzverluste der Schleimhaut dar, die bis in das submukose Gewebe dringen.

Die variolosen Geschwüre finden sich namentlich reichlich am Gaumen. Nachdem die flachen Pusteln, mit welchen die Eruption beginnt, zerplatzt sind, bleiben oberflächliche, runde, leicht heilende Geschwüre zurück. Die herpetischen Geschwüre pflegen ihren Sitz auf der inneren Wand der Lippen und am Gaumen zu haben; die Bläschen, welche ähnliche Gruppen bilden, wie die Herpesbläschen an den Lippen, platzen früh und hinterlassen flache Geschwürchen, welche in kurzer Zeit heilen.

§. 3. Symptome und Verlauf.

Die catarrhalischen Erosionen sind in den meisten Fällen mit empfindlichen Schmerzen verbunden, welche durch Sprechen, noch mehr durch Kauen verstärkt werden. Die Absonderung der Mundflüssigkeit und des Speichels ist in hohem Grade vermehrt, so dass den Kindern fast beständig eine helle Flüssigkeit aus dem Munde läuft. Wegen des durch die faulenden Epithelien hervorgerufenen höchst widrigen und intensiven Geruches aus dem Munde bezeichnet man in manchen Gegenden die in Rede stehende Stomatitis als Mundfäule, ein Name, welchen man auch anderen und schwereren Mundaffectionen beilegt. Bei zweckmässiger Behandlung heilen die Geschwürchen leicht, und fast niemals wird die Krankheit an sich gefährlich, obwohl sie bei sehr heruntergekommenen Kindern durch die erschwerte Zufuhr von Speisen das Ende beschleunigen kann.

Die follikulären Geschwüre sind gleichfalls mit Schmerzen beim Sprechen und Kauen und meist mit den Symptomen des Mundcatarrhs verbunden. Der speckige Grund, der harte Rand des Geschwürs pflegt Leute, welche früher an Chanker gelitten haben, in grossen Schrecken zu versetzen, da ihnen diese Symptome die syphilitische Natur ihres Uebels anzudeuten scheinen. — Auch bei dieser Form tritt bei zweckmässiger Behandlung in wenigen Tagen Heilung ein.

Die Bläschen und Excoriationen an der Zungenspitze sind ein eben so lästiges als bedeutungsloses Uebel, welches nach 2–3 Tagen von selbst verschwindet. Die Unbequemlichkeiten, welche dasselbe veranlasst, contrastiren auffallend mit den höchst geringen anatomischen Veränderungen.

Die Geschwüre am Winkel der Kiefer erschweren das Kauen und Schlucken und machen bei manchen Kranken ziemlich heftige Schmerzen, während sie bei anderen erst bei zufälliger Besichtigung des Mundes entdeckt werden; sie sind fast immer eine gefahrlose Krankheit, wenn auch die Heilung oft Wochen lang auf sich warten lässt.

Die variolosen und herpetischen Geschwüre sind meist mit geringen Schmerzen verbunden.

§. 4. Therapie.

Gegen die catarrhalischen Erosionen hat sich die innerliche Anwendung des Kali chloric. den Ruf eines Specificum erworben, und in der

That pflegen die kleinen Geschwürchen überraschend schnell zu heilen, wenn man jenes Mittel in wässeriger Lösung zu gr. jv bis vj zweistündlich gebrauchen lässt. Weit weniger empfehlen sich Pinselsäfte von Borax mit Rosenhonig, von Zincum oder Cuprum sulphuricum. Lässt die Besserung bei dem Gebrauch des Kali chloricum auf sich warten, so bepinsele man die Geschwürchen mit verdünnter Salzsäure oder mit einer Höllensteinlösung.

Bei der Behandlung der follikulären Geschwüre berücksichtige man etwa vorhandene Verdauungsstörungen. Sind diese beseitigt oder von Anfang an nicht nachzuweisen, so beschränke man sich auf eine dreiste örtliche Behandlung. Das Touchiren der Geschwüre mit Höllenstein in Substanz ist zwar äusserst schmerzhaft, aber auch von sicherer Wirkung.

Die kleinen Bläschen und Excoriationen an der Zungenspitze verschwinden, wenn der Mund einige Tage lang vor Insulten geschützt, das Rauchen, der Genuss heisser Speisen etc. unterlassen wird.

Die Geschwüre am Winkel der Kiefer erfordern keine innere Behandlung; doch ist auch gegen sie das Kali chloricum empfohlen worden. Unter den örtlichen Mitteln gebrauche man Höllenstein oder, nach der Empfehlung von Rilliet und Barthez, Bepinselungen mit Acetum concentratum.

Die variolosen und herpetischen Geschwüre bedürfen keiner besonderen Behandlung.

Kapitel IV.
Syphilitische Affecte im Munde.

§. 1. Pathogenese und Aetiologie.

Primär syphilitische Geschwüre kommen auf der Mundschleimhaut nur selten vor. Am Häufigsten wird noch das Contagium primärer Geschwüre von der Brustwarze der Amme auf den Mund des Säuglings übertragen. In anderen Fällen mögen primäre syphilitische Geschwüre im Munde die Folgen unnatürlicher Ausschweifungen sein.

Secundär syphilitische Geschwüre, Symptome der allgemeinen Lues, sind im eigentlichen Cavum der Mundhöhle selten. Zuweilen breiten sie sich von den Fauces und von den Mundwinkeln auf die benachbarten Abschnitte des Mundes aus; in anderen Fällen gehen sie aus dem Zerfall von breiten Kondylomen hervor.

Breite Kondylome (plaques muqueuses), gleichfalls Symptome der allgemeinen Lues, kommen in der Mundhöhle häufig vor.

§. 2. Anatomischer Befund.

Die p r i m ä r e n G e s c h w ü r e zeigen ganz die Eigenschaften der Chanker-
geschwüre an den Genitalien und sind wie diese durch Impfung übertragbar.
Sie pflegen ihren Sitz in den vorderen Abschnitten des Mundes zu haben.
Unter den verschiedenen Formen des Chankers kommt am Häufigsten der
indurirte Chanker mit unregelmässiger Form, callösen Rändern, speckigem
Grunde vor.

Die s e c u n d ä r e n G e s c h w ü r e an den Mundwinkeln stellen seichte
Excoriationen mit mehr oder weniger harter Basis dar. Die Oberfläche des
Geschwürs erscheint missfarbig, in der Umgebung desselben bemerkt man
fast immer warzige Excrescenzen. Auf dem Zungenrücken bilden sie sich
meist in der Mitte von breiten Kondylomen bald als seichte und rissige Excoriationen, bald als tiefe, kraterförmige Geschwüre.

Die b r e i t e n K o n d y l o m e bilden an den seitlichen Rändern der Zunge, an welchen sie am Häufigsten ihren Sitz haben, längliche, seichte Erhebungen und Indurationen der Schleimhaut. Auf diesen hat fast immer eine
massenhafte Bildung von Epithelien statt, so dass ihre Oberfläche ein weissliches Ansehen bekommt. Auf dem Rücken der Zunge pflegen sie sich mehr
nach der Fläche auszubreiten und stellen flache, rundliche Verhärtungen und
Erhebungen dar. Eine Anhäufung von Epithelien wird auf den Kondylomen
des Zungenrückens gewöhnlich nicht beobachtet, während sie, wie erwähnt
wurde, nicht selten verschwären.

§. 3. Symptome und Verlauf.

Sowohl die p r i m ä r als die s e c u n d ä r s y p h i l i t i s c h e n G e s c h w ü r e im
Munde verursachen Schmerzen beim Kauen und Sprechen und sind mit den
im ersten Kapitel beschriebenen Symptomen des chronischen Mundcatarrhs
verbunden. Die Diagnose stützt sich theils auf die Anamnese, theils auf die
objectiven Symptome, welche sich aus dem vorigen Paragraphen ergeben.

Wenn Kondylome an den Rändern der Zunge ihren Sitz haben, so machen sie wenig Beschwerden und würden leicht übersehen werden, wenn
nicht Kranke, die längere Zeit an Syphilis leiden, sich mit grosser Sorgfalt
zu beobachten pflegten. Oft verschwinden dieselben an einer Stelle, während
an anderen neue entstehen. In anderen Fällen verlieren sie sich ohne jede Behandlung für kürzere oder längere Zeit, kommen aber bald von Neuem zum
Vorschein und zeigen bei jeder Behandlung eine grosse Neigung zum Recidiviren. — Die Kondylome auf dem Zungenrücken hindern die Bewegung

der Zunge und werden dadurch zu einem äusserst lästigen Uebel. Die Adspection des Mundes giebt, da die Krankheit nicht leicht zu verwechseln ist,
für die Diagnose sicheren Anhalt.

§. 4. Therapie.

Die primär syphilitischen Geschwüre sind nach den im zweiten
Bande angegebenen Grundsätzen zu behandeln.

Die secundär syphilitischen Geschwüre pflegen beim Gebrauch der Quecksilberpräparate überraschend schnell zu heilen, zumal,
wenn nicht früher Mercurialien gegen das primäre Leiden oder gegen anderweitige syphilitische Affecte verordnet sind.

Auch die Kondylome verschwinden meist schnell beim Gebrauch der
Mercurialien; doch kann man nicht rathen, gegen dieselben, so lange sie das
einzige Symptom der constitutionellen Syphilis bilden, bei jedem Recidiv
von Neuem Mercurialpräparate in Anwendung zu bringen.

Kapitel V.
Scorbutische Affecte im Munde.

§. 1. Pathogenese und Aetiologie.

Die Erkrankung des Zahnfleisches gehört zu den constantesten und in den
meisten Fällen zu den ersten Erscheinungen, durch welche sich der Scorbut verräth. Die Veränderungen, welche das Zahnfleisch erleidet, sind denen, welche die Krankheit in anderen Gebilden hervorruft, durchaus analog.
Sie zwingen uns, eine abnorme Beschaffenheit der Capillarwände anzunehmen, welche besser, als die abnorme Beschaffenheit des Blutes, deren Wesen
gänzlich unbekannt, ja deren Vorhandensein durchaus nicht erwiesen ist, die
verschiedenartigen Exsudationen, so wie die Neigung zu Blutungen erklärt,
welche beim Scorbut beobachtet werden.

Ueber die ätiologischen Momente, welche zum Scorbut und damit fast
immer zu der in Rede stehenden Erkrankung des Zahnfleisches führen, s.
den betreffenden Abschnitt im zweiten Bande.

§. 2. Anatomischer Befund.

Der Sitz der scorbutischen Affecte im Munde ist ausschliesslich das Zahn-fleisch. An den Stellen, an welchen die Zähne fehlen, erkrankt das Zahn-fleisch eben so wenig, wie alle übrigen Abschnitte des Mundes, und Kran-ke, welchen alle Zähne fehlen, bleiben von scorbutischen Mundaffection-en frei. Zuweilen ist die Erkrankung nur auf eine Seite, in manchen Fäl-len auf die Umgebung einzelner Zähne beschränkt. — Im Beginn des Lei-dens zeigt sich ein rother Saum am oberen Rande des Zahnfleisches; bald aber beginnt das Zahnfleisch zu schwellen und eine dunkle, bläuliche Far-be anzunehmen. Namentlich die zackigen Fortsätze zwischen den einzelnen Zähnen schwellen kolbig an, während ihre Verbindung mit den Zähnen ge-lockert wird. Die Schwellung, welche durch Oedem und durch Blutaustritt in das Parenchym des Zahnfleisches zu Stande kommt, kann so bedeutend werden, dass sich das Zahnfleisch über die Zähne erhebt und diese verbirgt, oder dass sich schwammige Wülste bis zur Dicke eines halben Zolles und darüber am Zahnfleisch bilden. In der Umgebung der Zähne und auf der Höhe der Wülste zerfällt die Oberfläche im weiteren Verlaufe oft zu einer weichen missfarbenen Masse, nach deren Abstossung ein Substanzverlust zurückbleibt. Diese Necrotisirung des Gewebes scheint theils durch die ex-cessive Spannung der infiltrirten Theile, theils durch den Druck, welchen sie von den Zähnen erfahren, hervorgerufen zu werden. — Bei eintretender Besserung detumescirt das Zahnfleisch, legt sich an die Zähne wieder an und erlangt wieder seine normale Farbe. Nur in seltenen Fällen scheint während der Krankheit eine Bindegewebsneubildung stattzufinden; das detumescirte Zahnfleisch wird dann narbig fest, bleibt uneben und höckerig.

§. 3. Symptome und Verlauf.

Durch die bedeutende Anschwellung des Zahnfleisches wird das Kauen äus-serst schmerzhaft und oft unmöglich. Die Schleim- und Speichelabsonde-rung im Munde ist beträchtlich vermehrt. Beim Versuche zu kauen so wie bei jedem leichten Drucke auf das Zahnfleisch treten Blutungen ein. Die Zer-setzung, welche der mit Blut und später mit abgestorbenen Gewebstheilen vermischte Inhalt des Mundes erleidet, veranlasst einen höchst penetranten und widerlichen Geruch aus dem Munde. Diese Erscheinungen und die Ad-spection des Mundes, in welchem sich die im vorigen Paragraphen geschil-derten Veränderungen finden, sichern in Verbindung mit der Beachtung der übrigen Symptome des Scorbuts die Diagnose der scorbutischen Mundaffection.

§. 4. Therapie.

Bei einer zweckmässigen Behandlung des Grundleidens kehrt das kranke Zahnfleisch oft überraschend schnell zu seiner normalen Beschaffenheit zurück. Man pflegt neben den später anzugebenden diätetischen und therapeutischen Mitteln, mit welchen man das Grundleiden behandelt, adstringirende Mundwässer zu verordnen, zu welchen namentlich der Spiritus Cochleariae, die Tinct. Myrrhae, Ratanhiae, so wie Abkochungen von Weiden-, Eichen- und Chinarinde verwandt werden.. Bei einer in Prag beobachteten und von *Cejka* beschriebenen Epidemie bewährten sich bei Lockerung des Zahnfleisches Waschungen des Mundes mit warmem Essig, welchem mehr oder weniger Branntwein zugesetzt war. Bei starker Affection des Zahnfleisches wurde ein Linctus mit Salzsäure verschrieben. Nachbleibende Lockerung wurde durch adstringirende Dekocte und Alaunlösungen bald zur Norm zurückgeführt.

Kapitel VI.
Soor, Schwämmchen (Muguet der Franzosen).

§. 1. Pathogenese und Aetiologie.

Der Soor wurde bis zu der Zeit, in welcher man entdeckte, dass ein pflanzlicher Parasit, der auf der Schleimhaut des Mundes wuchert, der Krankheit zu Grunde liege, oder doch bei derselben die wesentlichste Rolle spiele, für eine eigenthümliche Form von exsudativer Stomatitis gehalten. — Den Soorpilz, Oïdium albicans (*Robin*), kennt man ausserhalb des Organismus nicht und weiss daher auch nicht, auf welche Weise die Keime desselben in den Mund gelangen. Unverkennbar aber sind gewisse Bedingungen dazu nöthig, damit die Keime im Munde haften und der Pilz in demselben gedeihen könne. Bei Kindern findet man Soor nur in den ersten Tagen und Wochen des Lebens, selten im zweiten Monate; bei Erwachsenen erscheint er nur in langwierigen erschöpfenden Krankheiten, kurze Zeit vor dem Tode. Es ist daher wahrscheinlich, dass die Pilzkeime da am Leichtesten haften und der Pilz da am Besten gedeiht, wo das Kauen und Schlingen mit wenig Energie erfolgt, so

dass der Pilz sich festsetzen kann und in den Zersetzungsproducten der stagnirenden Epithelien und der ihnen anhaftenden Speisereste Nahrung findet.
Die den Mund bedeckende Schleimschicht scheint der Inplantation des Pil-
zes hinderlich zu sein. Aus einem gewissen Grade von Trockenheit des Mundes kann man zuweilen bei Neugeborenen und bei moribunden Kranken das
Auftreten von Soorpilzen mit einiger Sicherheit voraussagen. Dass der beschränkten Secretion im Munde das erste Stadium eines Catarrhs zu Grunde liege, ist wenigstens nicht für alle Fälle wahrscheinlich, wenn auch der
ungewohnte Reiz des Saugens in der zarten Mundschleimhaut neugeborener Kinder leicht Veranlassung zum Zustandekommen einer catarrhalischen
Reizung werden kann. Eine vernachlässigte Reinigung des Mundes leistet
der Entwickelung von Soorpilzen wesentlich Vorschub. In grossen Gebär-
und Findelhäusern, in welchen die Sorgfalt, durch welche die Entwickelung
von Soor fast immer vermieden wird, nicht aufgewandt werden kann, befällt
die Krankheit oft fast alle Kinder. — Die Frage, ob der Soor contagiös sei, ist
unentschieden. Dass es bei angestellten Versuchen nicht gelungen ist, Soor
zu übertragen, kann recht füglich darin seinen Grund haben, dass der Pilz an
der Stelle, auf welche er verpflanzt werden sollte, nicht die Bedingungen zu
seinem Gedeihen vorfand. Sind diese Bedingungen vorhanden, so scheint es
keiner directen Uebertragung zu bedürfen, da die Keime dieser wie anderer
Pilze gewiss in ungeheurer Menge überall verbreitet sind.

§. 2. Anatomischer Befund.

Der inneren Fläche der Lippen, der Zunge und dem Gaumen liegen weissliche Pünctchen oder ein zarter reifähnlicher Beschlag, bei hohem Grade
käsige und schmierige Massen, deren Aussehen mit geronnener Milch viele
Aehnlichkeit hat, auf. Anfänglich lassen sie sich leicht entfernen, später adhäriren sie fest. Vom Munde aus pflanzt sich der Schimmelbelag zuweilen auf
den Larynx, häufiger auf den Oesophagus fort; man hat sogar in einzelnen
Fällen letzteren mit Soormassen völlig angefüllt gefunden. Niemals beobachtet man eine Ausbreitung der Krankheit auf den Magen. Bei der mikroskopischen Untersuchung der rahmigen Massen findet man, dass dieselben aus
jüngeren und älteren Epithelialzellen, Fettkügelchen etc. bestehen, zwischen
denen sich eigenthümliche rundliche Zellen und Fäden wahrnehmen lassen.
Die ersteren lassen sich durch ihre ovale Gestalt, ihre scharfen Contouren,
durch die in den grösseren deutliche Höhlung, durch die Verschiedenheit
ihrer Grösse, als Zeichen ihres Wachsthums, deutlich als Pilzsporen erken-

nen. Die aus den Sporen entstehenden Fäden sind von verschiedener Dicke, mit Scheidewänden und Einkerbungen versehen; an den Stellen der letzteren tragen sie Aeste, welche unter spitzen Winkeln von ihnen abgehen und denselben Durchmesser wie die Hauptstämme haben. Diese Thallusfäden bilden zierliche, baumförmige Figuren, oder bei grösserer Menge einen dichten Filz; oft hat es den Anschein, als ob sie die Epithelialzellen, welche mittelst ihrer Kanten ihnen aufsitzen, durchbohrten. Anfänglich mögen die Soorpilze ihren Sitz in den oberflächlichsten Lagen der Epithelien haben, später dringen sie tiefer zwischen dieselben ein; sie können sogar, wenn auch selten, in die Schleimhaut selbst hineinwuchern.

§. 3. Symptome und Verlauf.

Kinder, welche an Soor leiden, lassen fast immer erkennen, dass ihnen das Saugen schmerzhaft ist. Auch Kranke, welche an Phthisis, Carcinom etc. zu Grunde gehen, klagen, wenn sich bei ihnen Soor entwickelt, über schmerzhaftes Brennen im Munde. Es muss dahin gestellt bleiben, ob diese Beschwerden von dem Insulte abhängen, welchen die Pilzbildung auf die Schleimhaut ausübt, oder ob in der That eine leicht entzündliche Reizung der Mundschleimhaut gleichzeitig jene Schmerzen hervorruft und die Wucherung der Pilze begünstigt. — Sehr oft finden wir bei Kindern, welche an Soor leiden, Diarrhöen, welche mit Leibschmerzen verbunden sind, und bei welchen flüssige, grüne, sauer reagirende Massen entleert werden. Nicht selten röthen sich dabei die Umgebung des Afters, die Hinterbacken und die innere Fläche der Schenkel, und es kommt zu seichten Excoriationen. Da diese Symptome sehr oft auch ohne Soorbildung im Munde bei Säuglingen beobachtet werden, und da sie bei vielen Kindern, welche an Soor leiden, fehlen, so hat man sie vielfach als zufällige Complicationen angesehen, während Andere, namentlich französische Beobachter (*Valleix*), die Durchfälle etc. in das Krankheitsbild des Soor aufgenommen haben. Die Sache ist nicht leicht zu entscheiden. Die Durchfälle mögen in vielen Fällen unabhängig von der Soorentwickelung sein; da wir aber eine grosse Zahl der Kinder-Diarrhöen von abnormen Zersetzungen der Ingesta abzuleiten gezwungen sind, und da wir wissen, dass bei der Bildung mikroskopischer Pilze gewöhnlich abnorme Zersetzungen eintreten, so erscheint es nicht ganz unwahrscheinlich, dass ein Theil jener Durchfälle durch das Vorhandensein der Soorpilze im Munde und durch das Gelangen derselben in den Magen und Darm hervorgebracht wird.

§. 4. Therapie.

Selbst verständige und aufmerksame Mütter sorgen selten für eine so sorgfältige Reinigung des Mundes der Kinder, wie sie zur sicheren Verhütung der
Soorentwickelung nöthig ist. Dem Kinde wird zwar Morgens beim Baden
und Abends beim Umziehen der Mund ausgewaschen; während des Tages
aber lässt man es gewöhnlich an der Brust einschlafen, entfernt ihm die War-
ze vorsichtig aus dem Munde, damit es nicht erwache, und legt es dann in die
Wiege, während die letzten Mengen Milch, welche noch nicht verschluckt
sind, im Munde zurückbleiben und, sich zersetzend, die Mundhöhle gleichsam für das Gedeihen der Soorpilze „düngen". Dazu pflegen die meisten Hebammen theils aus Unkenntniss, theils um ihre Nachlässigkeit zu entschuldi-
gen, den Müttern zu verhehlen, dass versäumte Reinlichkeit die Schuld an
der Entwickelung der Pilze trage; sie pflegen sogar die Schwämmchen als
„eine gesunde Krankheit", welche für das Gedeihen des Kindes förderlich
sei, zu bezeichnen. Der Arzt hat seinen Clienten dringend anzuempfehlen,
dass dem Kinde nach jedem Trinken, mag es schlafen oder
nicht, der Mund mit einem in Wasser oder in eine Mischung
von Wasser und etwas Wein getauchten Leinwandläppchen
sorgfältig ausgewischt werde. Wird diese Maassregel befolgt, so
bleiben die Kinder sicher von Soor verschont.

Auch wenn sich Soor entwickelt hat, beschränke man sich auf vorsichtiges Abkratzen und Entfernen der rahmigen Massen und sorgfältige Reinigung des Mundes. Die von den Hebammen empfohlenen Hausmittel, das
Bestreuen der Mundhöhle mit Zucker, das Bepinseln derselben mit einem
Linctus von Borax und Rosenhonig, sind verwerflich; sie machen den Mund
klebrig, liefern den abnormen Zersetzungen Material und beeinträchtigen
die Entwickelung der Pilze durchaus nicht. Die begleitenden Diarrhöen müssen nach den später anzugebenden Grundsätzen behandelt werden.

Kapitel VII.
Parenchymatöse Entzündung der Zunge. Glossitis.

§. 1. Pathogenese und Aetiologie.

Bei der parenchymatösen Glossitis wird in den meisten Fällen ein Exsudat
zwischen die Muskelfasern der Zunge gesetzt, während nur selten die Muskelfasern selbst entzündet werden und zerfallen. (S. Pathogenese der Myo-
karditis.)

Die acute parenchymatöse Glossitis ist eine seltene Krankheit; nur schwere Insulte, welche die Zunge treffen, rufen dieselbe hervor. Dahin gehören: Verbrennungen, Bienenstiche, Reizungen der Zunge durch scharfe, ätzende Substanzen etc. — Die chronische partielle Glossitis entsteht am Häufigsten durch den Druck scharfer Zahnränder und rauher Pfeifenspitzen. Die Ursachen der Glossitis dissecans sind uns unbekannt.

§. 2. Anatomischer Befund.

Bei der acuten Glossitis wird meist die Zunge in ihrer Totalität ergriffen, nur selten ist die Krankheit auf die eine Seite beschränkt. Die Zunge erscheint oft um das Doppelte vergrössert, ist dunkel geröthet, die Oberfläche glatt oder rissig, mit zähem, oft blutigem Exsudat bedeckt. Die Substanz der Zunge ist durchfeuchtet, weich und blass. Tritt Zertheilung ein, so kehrt die Zunge schnell zu ihrer normalen Grösse und Structur zurück; in anderen Fällen bleibt sie für lange Zeit oder für immer etwas verhärtet und vergrössert. — Bei den intensiven Formen der Glossitis bilden sich in der Substanz der Zunge mit eitriger Flüssigkeit gefüllte kleine Abscesse, welche später grösser werden, confluiren und durch Perforation der Schleimhaut sich entleeren können. Der dadurch entstehende Substanzverlust heilt mit Hinterlassung einer strahlig eingezogenen Narbe.

Bei der chronischen partiellen Glossitis findet man namentlich am Rande der Zunge umschriebene harte Stellen, welche wenig oder gar nicht prominiren, nicht selten sogar wie Narben das benachbarte Zungenfleisch strahlig zusammenziehen. Die Muskelsubstanz ist an diesen Stellen geschwunden und durch Bindegewebsmassen ersetzt (*Foerster*).

Bei der von *Wunderlich* als Glossitis dissecans beschriebenen Form zerfällt die Zunge durch tiefe Einrisse auf ihrer Oberfläche in mehr oder weniger zahlreiche Läppchen. In den Furchen zwischen denselben sammeln sich Speisereste und Epithelien an und geben Veranlassung zur Entstehung schrundiger Geschwüre.

§. 3. Symptome und Verlauf.

Bei der acuten Glossitis hat die enorm vergrösserte Zunge im Munde nicht Platz; sie ragt zwischen den beständig geöffneten Zähnen fast um einen Zoll hervor. Die obere Fläche ist weisslich oder, wenn das bedeckende Exsudat mit Blut gemischt ist, schmutzig braun gefärbt, die untere Fläche dunkel geröthet. Die tiefen Eindrücke, welche die Zähne an den seitlichen Rändern hervorbringen, verwandeln sich frühzeitig in Geschwüre mit speckiger Oberfläche. Die Spannung, welche die Zunge durch die bedeutende Schwellung erleidet, verursacht heftige Schmerzen. Durch den Druck, welchen die Muskelfasern von Seiten des Exsudates erfahren, sind die Bewegungen der Zunge gehemmt; das Sprechen wild unverständlich und bald unmöglich, ebenso das Kauen und Schlingen. Der Speichel läuft den Kranken zu beiden Seiten der Zunge beständig aus dem Munde, während die Oberfläche der Zunge, welche nicht von demselben benetzt wird und in dem beständig offenen Munde einer bedeutenden Verdunstung ausgesetzt ist, immer trockener und borkiger wird. Die Submaxillardrüsen und die Lymphdrüsen am Halse schwellen an, der Abfluss aus den Jugularvenen ist gehemmt, das Gesicht erscheint bläulich und gedunsen. Durch die Schwellung der Zungenwurzel kann der Eingang in den Larynx verengt und das Athmen äusserst erschwert werden: es treten daher oft auf der Höhe der Krankheit Suffocationsanfälle auf, denen der Kranke erliegen kann. Die acute Glossitis ist stets mit heftigem Fieber, vollem Puls, grosser Angst und Unruhe, schwerem Allgemeinleiden verbunden. Doch ändert sich das Bild bei dauernd beeinträchtigtem Athmen. Der Puls wird dann klein, der Kranke apathisch; es treten die Symptome auf, welche wir in der ersten Abtheilung als die der Kohlensäurevergiftung beschrieben haben. Bei ungestörtem, günstigem Verlaufe lassen die beschriebenen Erscheinungen allmälig, bei zweckmässiger Behandlung oft plötzlich nach. Wenn Abscessbildung eintritt, so steigern sich alle Symptome, bis nach Perforation des Abscesses fast augenblicklich bedeutende Erleichterung erfolgt.

Die chronische partielle Glossitis erregt einen umschriebenen, dumpfen und nur bei gleichzeitiger Verschwärung der Schleimhaut brennenden Schmerz. Die indurirte Stelle ist ein Hinderniss für die freie Bewegung der Zunge. Die Krankheit kann Jahre lang bestehen und wird oft mit Zungenkrebs verwechselt.

Die Glossitis dissecans ist, so lange Excoriationen zwischen den Läppchen der Zunge vorhanden sind, äusserst schmerzhaft. Sind dieselben geheilt, so bleibt abnorme Lappung der Zunge zurück, welche jedoch die Kranken in keiner Weise belästigt.

§. 4. Therapie.

Die Behandlung der acuten Glossitis muss wegen der drohenden Gefahr eine sehr energische sein. Allgemeine Blutentziehungen, Blutegel oder
Schröpfköpfe an den Hals applicirt, sind ohne Wirkung. Blutegel, an die
Zunge selbst angesetzt, vermehren das Uebel. Eben so wenig nützen Vesica-
tore in den Nacken, Ableitungen auf den Darm durch Laxantien oder reizende Klystiere. Man mache vielmehr dreiste und tiefe Scarificationen über den
ganzen Zungenrücken; bei der bedeutenden Schwellung der Zunge ist eine
Verletzung der Arteria ranina nicht zu fürchten. Auf der Höhe der Krankheit
lasse man ausserdem Eisstücke oder Schnee in den Mund nehmen, und erst,
wenn die Symptome gemässigt sind oder die Glossitis abscedirt, wende man
warme erweichende Mundwässer an. Bei drohender Suffocation kann, wenn
tiefe Incisionen ohne Erfolg bleiben, die Tracheotomie nöthig werden.

Die chronische partielle Glossitis erfordert vor Allem die Entfernung des scharfen Zahnrandes etc. Doch genügt dies häufig nicht, und
dann ist die Operation das einzige wirksame Mittel. Jodgebrauch, Adelheids-
quelle, systematische Laxantien werden aus theoretischen Gründen empfohlen; durch die Erfahrung ist ihre Wirksamkeit nicht bestätigt.

Bei der Glossitis dissecans beschränke man sich auf die Behandlung der schrundigen Geschwüre mit Höllenstein in Substanz oder in Lösung.

Kapitel VIII.
Noma, Wasserkrebs.

§. 1. Pathogenese und Aetiologie.

Der sogenannte Wasserkrebs stellt diejenige Form des Brandes dar, welche
als der Ausgang einer asthenischen Entzündung, einer Entzündung, welche
in einem geschwächten Körper zu Stande kommt, aufzufassen ist. „Wenn eine nutritive Veränderung mit destructivem Character Theile befällt, welche
durch frühere Störungen in ihrer Ernährung bedeutend alterirt sind, so kann
die vollständige Ertödtung das schnelle Resultat sein." (*Virchow.*)

Die Krankheit wird fast ausschliesslich bei Kindern beobachtet, welche
unter schädlichen Einflüssen, bei unzureichender oder verdorbener Kost, in
schlechten Wohnungen, elend und kachektisch geworden sind, oder bei solchen, welche kurze Zeit vorher schwere Krankheiten überstanden haben

und durch dieselben in hohem Grade geschwächt wurden. Am Häufigsten wird Noma im Gefolge der Masern, seltener nach anderen acuten exanthematischen Krankheiten oder nach Typhus, Pneumonie etc. beobachtet. — In nördlichen Gegenden, namentlich in Holland, ist die Krankheit weit häufiger als im Süden. Niemals scheint dieselbe epidemisch aufzutreten.

§. 2. Anatomischer Befund.

Die Krankheit beginnt fast immer auf der inneren Fläche der Wange. Die Schleimhaut wird dunkel geröthet, missfarbig; oft erhebt sich auf derselben ein kleines, mit trübem Serum gefülltes Bläschen. Bald schwärzt sich die zuerst ergriffene Stelle, erweicht und zerfällt. Die Nekrotisirung der Gewebe breitet sich aus, zerstört das Zahnfleisch, die Lippen, die Basis und den Rand der Zunge an der leidenden Seite; die Kiefer werden entblösst und exfoliiren sich, die Zähne werden locker oder fallen aus. Im weiteren Verlaufe tritt auch auf der äusseren Fläche der Wange die brandige Zerstörung ein, greift schnell um sich und verwandelt endlich die ganze Wange, einen Theil der Nase, das untere Augenlid, oft sogar die ganze Hälfte des Gesichtes in eine zottige, pulpose, feuchte Masse oder in einen trocknen schwarzen Schorf. Die Gefässe widerstehen der Zerstörung am Längsten; man findet sie bei der Obduction meist noch erhalten, aber mit Faserstoffcoagulis gefüllt. — In den seltenen Fällen von Genesung werden die brandigen Massen abgestossen und der Substanzverlust mit Granulationen ausgefüllt, so dass durch Neubildung von Bindegewebe endlich ein festes, fibröses Narbengewebe entsteht. Immer bleiben Verwachsungen im Munde und furchtbare Entstellungen des Gesichtes zurück.

§. 3. Symptome und Verlauf.

Während sich meist ohne alle Schmerzen auf der inneren Fläche der Mundschleimhaut die Anfänge der Gangrän entwickeln, entsteht — nach der vortrefflichen Schilderung von *Rilliet* und *Barthez* — ein weiches, ziemlich regelmässig umschriebenes Oedem in der kranken Wange und Lippe, welches sich allmälig weiter ausbreitet. In seinem Centrum bildet sich ein harter, rundlicher Kern, auf welchem die Haut glänzend, blass oder violett marmorirt erscheint. Auch wenn bereits die innere Fläche der Wange und das Zahnfleisch in grosser Ausdehnung in einen Brandschorf verwandelt ist, sitzt das Kind oft ruhig in seinem Bette. Ein sanguinolenter oder schon schwärzlicher

Speichel fliesst ihm aus dem Munde; aber es spielt, verlangt zu essen, nimmt das Dargebotene mit Gier und verschlingt mit den Speisen die brandigen Reste, welche von den gangränösen Theilen abfallen. Dabei ist die Haut auffallend bleich und kühl, der Puls klein und mässig frequent; — während der Nacht stellen sich Delirien ein. — Zuweilen, meist am fünften oder sechsten Tage der Krankheit, bildet sich auch auf der Wange oder der Unterlippe ein umschriebener, trockner, schwarzer Brandschorf. Dieser vergrössert sich von Tag zu Tage, bis er endlich die ganze Gesichtshälfte einnimmt. Zuweilen ist das Kind auch dann noch leidlich bei Kräften, verlangt zu essen, reisst gangränöse Fetzen aus der Mundhöhle ab. — Noch scheusslicher wird der Anblick, wenn der Schorf abfällt und Fetzen von der Wange herabhängen, zwischen welchen die des Zahnfleisches beraubten, wackelnden Zähne und die blossliegenden, schwarzen Kinnladen zu Tage treten. Der Geruch ist dann ausserordentlich stinkend, die Kräfte liegen schwer darnieder, meist stellen sich Durchfälle ein; der Durst ist kaum zu löschen, die Haut erscheint kühl und trocken, der Puls klein und unfühlbar: das Kind geht an Erschöpfung zu Grunde. Zur Genesung wendet sich die Krankheit zuweilen im ersten Stadium, aber auch nach dem Abfallen des äusseren Brandschorfes kann die Gangrän sich begrenzen, während die Geschwulst abnimmt, das Allgemeinbefinden besser wird, die Wundfläche sich reinigt und eine gutartige Eiterung eintritt.

§. 4. Therapie.

Unter den inneren Mitteln hat man die Chinapräparate, so wie das Chlorwasser, die Holzkohle und andere Antiseptica empfohlen. Diese Mittel versprechen keinen Erfolg, da ihre Empfehlung weit mehr auf theoretisches Raisonnement als auf Erfahrung sich stützt. Man sorge für frische Luft, gebe dem Kranken kräftige Nahrung, kleine Mengen Wein und behandle den Brand örtlich nach den Regeln der Chirurgie. Fast alle Aetzmittel sind gegen den Wasserkrebs empfohlen; den meisten Ruf hat sich die Anwendung des Glüheisens erworben. Man bezweckt mit diesen Mitteln die brandigen Massen zu zerstören und eine reactive Entzündung in der Umgebung derselben hervorzurufen.

Kapitel IX.
Parotitis. Entzündung der Parotis und ihrer Umgebung.

§. 1. Pathogenese und Aetiologie.

Die Entzündung der Parotis führt in den meisten Fällen nur zu einer Durchtränkung der Drüse und des sie einhüllenden Bindegewebes mit einem flüssigen, fibrinarmen Exsudate, welches nach Ablauf der Entzündung schnell resorbirt wird. — Weit seltener gesellt sich zu dieser Exsudation eine massenhafte Bildung von Eiterzellen in den entzündeten Theilen. Durch Schmelzung des Gewebes entstehen dann Abscesse, welche schliesslich nach Aussen perforiren. — In anderen Fällen endlich erleiden die entzündeten Theile in Folge der Compression ihrer Gefässe durch das Exsudat eine Nekrotisirung, und dieser Vorgang führt den Uebergang der Parotitis in Verjauchung herbei.

Man unterscheidet, abgesehen von den Fällen, welche durch Verletzungen der Parotis zu Stande kommen, und welche in das Gebiet der Chirurgie gehören, zwei Formen von Parotitis: 1) die idiopathische oder spontane Parotitis, Parotitis polymorpha (*Mumps, Ziegenpeter, Bauernwetzel*), 2) die symptomatische oder metastatische Parotitis, Parotides malignae.

Die idiopathische Parotitis tritt meist epidemisch, seltener sporadisch auf. Es erscheint jedoch nicht gerechtfertigt, wenn man, wie *Rilliet*, die Krankheit den Infections-Krankheiten anschliesst, die Entzündung der Parotis als den localen Ausdruck eines Allgemeinleidens, einer Bluterkrankung, betrachtet und dieselbe der Erkrankung der Haut bei den acuten exanthematischen Krankheiten an die Seite stellt. Wie zu manchen Zeiten Entzündungen des Kehlkopfs oder der Lunge, so häufen sich zu anderen Zeiten Entzündungen der Parotis, und wir sind gezwungen, diese Erscheinung aus uns unbekannten atmosphärischen oder tellurischen Einflüssen herzuleiten. Kinder in den ersten Lebensjahren und Greise pflegen von der epidemischen Parotitis verschont zu bleiben, das männliche Geschlecht leichter zu erkranken als das weibliche.

Die symptomatische Parotitis kommt vor im Gefolge schwerer Krankheitsprocesse, namentlich des Typhus; bei manchen Typhusepidemieen entwickelt sie sich in fast allen Fällen. Seltener wird sie beobachtet im Verlaufe des Choleratyphoids, der Septichaemie, der Masern, der Pocken,

der Ruhr, oder als Begleiterin schwerer Pneumonieen. Es fehlt uns jede nähere Einsicht des causalen Verhältnisses, in welchem eine solche Parotitis zu
den genannten Krankheiten steht: mit dem Ausdruck, sie sei eine Metastase der Grundkrankheit, verbindet man keinen klaren Begriff. Dass sie unter
Umständen eine kritische Bedeutung habe und einen günstigen Einfluss auf
den Verlauf der Grundkrankheit ausübe, muss als eine den Thatsachen wi-
dersprechende Hypothese bezeichnet werden: eine hinzutretende Parotitis
bildet unter allen Umständen eine unangenehme und unerwünschte Complication jener Krankheiten.

§. 2. Anatomischer Befund.

Bei leichteren Graden der Parotitis erscheint die Parotis und das sie umgebende Zellgewebe bedeutend geschwellt, blutreich, erweicht und durchfeuchtet; die Textur der Drüse ist undeutlich geworden. — Beim Uebergang
in Eiterung bilden sich kleinere und grössere, mit Eiter gefüllte Heerde theils
in der Parotis selbst, häufiger in dem hyperämischen und infiltrirten Bindegewebe, welches die ganze Drüse und deren einzelne Läppchen einhüllt. —
Beim Uebergange in Verjauchung zerfallen die entzündeten Theile zu einer
missfarbigen, fetzigen Masse.

§. 3. Symptome und Verlauf.

Bei der idiopathischen Parotitis geht, wie bei anderen Entzündungen,
häufig dem Auftreten der localen Erscheinungen ein leichtes Fieber voraus.
Die Störungen des Allgemeinbefindens, Hinfälligkeit, Kopfschmerz, Appetitmangel, unruhigen Schlaf und andere Symptome, welche dieses wie jedes
Fieber begleiten, hat man zuweilen als Vorboten der idiopathischen Parotitis bezeichnet. Nachdem das Fieber zwei bis drei Tage angedauert hat,
in anderen Fällen gleichzeitig mit dem Auftreten desselben, bildet sich eine
Geschwulst, welche, in der Umgebung des Ohrläppchens beginnend, sich
schnell über die Wange und oft bis zum Halse ausbreitet und anfangs meist
nur eine Seite des Gesichts einnimmt. Sie ist in der Mitte fester, an der Peripherie weicher, die Haut oberhalb derselben ist blass oder doch nur wenig
geröthet. Diese Anschwellung ist von einem spannenden und drückenden,
nicht sehr heftigen Schmerze begleitet; die Bewegungen des Kopfes sind gehindert; der Kranke vermag den Mund nur wenig zu öffnen und hat Un-
bequemlichkeit beim Kauen und Schlingen; die Speichelabsonderung ist un-

verändert. Die Beschwerden stehen so wenig im Verhältnisse zu der Entstellung, welcher die Krankheit ihre baroquen Namen verdankt, dass die Kranken mehr Lächeln als Mitleid erregen. Fast in allen Fällen verbreitet sich die Anschwellung bald auch auf die andere Hälfte des Gesichtes und erscheint auf dieser oft dann am Beträchtlichsten, wenn die zuerst ergriffene Hälfte bereits detumescirt und das Fieber gemässigt ist. Gegen den fünften oder sechsten Tag, zuweilen noch früher, selten später beginnt die Geschwulst sich zu verlieren, das Fieber verschwindet gänzlich, und nach acht bis zehn Tagen hat das Gesicht sein natürliches Ansehen wiedergewonnen. Doch bleibt zuweilen für kürzere oder längere Zeit eine umschriebene, schmerzlose, harte Anschwellung in der Gegend der Parotis zurück. Weit seltener wir um den fünften oder sechsten Tag unter heftiger Exacerbation des Fiebers die Geschwulst schmerzhafter, härter, stärker geröthet, und es bilden sich Abscesse, welche nach Aussen oder in den äusseren Gehörgang perforiren.

Im Verlaufe der Krankheit wird zuweilen, und zwar häufiger Männern als bei Greisen und Kindern, ein Hode nebst dem Scrotum von einer der Parotis ähnlichen Entzündung befallen; treten zugleich Schmerzen in der Kreuz- und der Leistengegend, so wie Exacerbationen des Fiebers ein. Das Scrotum erleidet ödematöse Schwellung und stellt eine nicht sehr pralle, teigige, selten geröthete Geschwulst dar; bei einer genaueren Untersuchung findet man leicht, dass auch in die Scheidenhaut des Hodens seröse Exsudation stattgefunden hat. Die Entzündung dieser Theile pflegt einen eben so günstigen Verlauf als die Parotitis selbst zu nehmen und nach wenigen Tagen mit Zertheilung zu enden. Zuweilen scheinen die Parotitis und die Orchitis gleichsam zu alterniren: jene verschwindet, wenn diese sich entwickelt, und umgekehrt, so dass man von der „Flüchtigkeit" der Parotitis polymorpha und von ihrer Neigung, Metastasen auf die Hoden zu machen, spricht. In anderen Fällen jedoch laufen beide Entzündungen neben einander her, und dieser Umstand macht es wahrscheinlich, dass beide derselben Ursache ihre Entstehung verdanken, und dass das Auftreten der einen Entzündung keineswegs als die Folge von dem Verschwinden der anderen anzusehen ist. — Wie bei Männern das Scrotum, so werden bei Weibern zuweilen die grossen Schaamlippen und die Brüste von einem wenig schmerzhaften, entzündlichen Oedem befallen; in anderen Fällen lassen Schmerzen in der Gegend des einen oder des anderen Ovarium, welche sich beim Druck vermehren, schliessen, dass auch die Eierstöcke, ähnlich wie bei Männern die Hoden, der Sitz einer leichten Entzündung geworden sind. — Endlich sind Fälle beschrieben, in welchen im Verlaufe der idiopathischen Parotitis eine Meningitis mit tödtlichem Ausgange sich entwickelt haben soll.

Wenn sich die symptomatische Parotitis zu einem Typhus oder
zu einer der anderen oben erwähnten Krankheiten auf der Höhe der Erkrankung hinzugesellt, so pflegen die apathisch daliegenden Kranken weder über
Schmerzen noch sonstige Unbequemlichkeiten zu klagen. Zuweilen gehen
leichte Frostanfalle oder eine Exacerbation des Fiebers der Bildung der Pa-
rotidengeschwulst voraus. Diese entsteht bald allmälig, bald sehr rapide und
bleibt meist auf eine Seite beschränkt. Entwickelt sich Parotitis während der
Reconvalescenz von einem Typhus etc., so ist sie von denselben subjectiven
Symptomen, welche wir für die idiopathische Parotitis beschrieben haben,
begleitet. – Auch die symptomatische Parotitis kann in Zertheilung übergehen. Dies geschieht am Leichtesten, wenn die Geschwulst sich allmälig bil-
dete, wenn sie eine nur mässige Härte und einen mässigen Umfang erreichte.
Die Verkleinerung erfolgt bald schnell, bald langsam. Beim Uebergange in
Eiterung wird die Geschwulst uneben, höckerig, intensiv geröthet, es zeigt
sich Fluctuation meist an mehreren Stellen, und nach spontaner oder künst-
licher Eröffnung der Abscesse wird ein gutartiger Eiter entleert. Zuweilen
erfolgt die Eröffnung gleichzeitig nach Aussen und in den äusseren Gehörgang. – Beim Uebergange in Verjauchung wird die Haut auf der meist stein-
harten und mit rapider Schnelligkeit entstandenen Geschwulst bläulich roth,
die Geschwulst sinkt ein, wird teigig, und nach der Oeffnung entleert sich
eine missfarbige, mit Gewebstrümmern vermischte, jauchige Flüssigkeit.

§. 4. Therapie.

Da die idiopathische Parotitis, sich selbst überlassen, fast immer mit Zertheilung endet, so hat die Therapie meist keine andere Aufgabe als die, den
Kranken während der Dauer des Uebels vor Schädlichkeiten zu bewahren
und etwaige Unregelmässigkeiten in der Verdauung und der Stuhlentleerung zu regeln. Man lasse den Kranken das Zimmer hüten, bedecke die Geschwulst mit Watte oder mit einem Kräuterkissen, lasse, so lange das Fieber
dauert, grössere Mengen von Fleischspeisen oder anderen Proteinsubstanzen, die nicht verdaut werden würden (siehe Krankheiten des Magens Kap.
I.), vermeiden. Unter Umständen kann ein Brechmittel oder ein Laxans nöthig werden. Wenn grössere Härte der Geschwulst, vermehrte Empfindlichkeit derselben, so wie Steigerung des Fiebers den Uebergang in Eiterung
furchten lässt, so kann man denselben durch Application von Blutegeln zu
verhüten suchen. Bildet sich Fluctuation, so mache man Cataplasmen und
eröffne frühzeitig die Abscesse, damit nicht weitere Zerstörung der Parotis

oder Durchbruch des Eiters in den äusseren Gehörgang zu Stande kommt. Man hat häufig, um der Bildung von Metastasen vorzubeugen, reizende Umschläge angewandt, oder auch, wenn nach dem Verschwinden der Parotiden-Geschwulst Scrotum und Hoden ergriffen wurden, auf die Gegend der Parotis Sinapismen und Vesicantien applicirt, um die Entzündung auf den ihr zukommenden Platz zurück zu verpflanzen. Ein solches Verfahren hat, wie die Erfahrung lehrt, nur nachtheilige Wirkungen.

Bei der symptomatischen Parotitis werden, in Folge des schweren Grundleidens, auch örtliche Blutentziehungen meist schlecht vertragen. Ist die Geschwulst hart, geröthet, verzieht der Kranke das Gesicht, wenn man auf dieselbe drückt, so applicire man Umschläge mit kaltem Wasser oder Eis. Bildet sich Fluctuation, so ist die Anwendung warmer Cataplasmen und frühzeitige Eröffnung der Abscesse indicirt.

Kapitel X.
Speichelfluss, Salivation, Ptyalismus.

Man ist zwar im Grunde nicht berechtigt, den Speichelfluss als eine besondere Krankheit zu bezeichnen — er bildet ein Symptom der verschiedensten Krankheiten —; aber wir folgen dem in der Pathologie hergebrachten Usus, indem wir dieser Secretionsanomalie der Speicheldrüsen ein besonderes Kapitel widmen. Die Quantität des innerhalb 24 Stunden in die Mundhöhle ergossenen Speichels, welche man auf 10 bis 12 Unzen schätzt, bietet innerhalb der Grenzen der Gesundheit beträchtliche Schwankungen dar. Am Besten bezeichnet man mit *Wunderlich* als krankhaft vermehrte Absonderung des Speichels, als Salivation, den Zustand, bei welchem das Abgesonderte nicht mehr unmerklich mit den Ingestis in den Magen gelangt, sondern theils nach Aussen abfliesst, theils weil es belästigt, weggespuckt oder absichtlich für sich allein verschluckt wird.

§. 1. Pathogenese und Aetiologie.

Bei den meisten Formen der Salivation erhalten wir über die Pathogenese genügenden Aufschluss aus der Physiologie, bei anderen fehlt uns derselbe.

Die Salivation entsteht 1) durch Reize, welche die Schleimhaut der Mund- oder Rachenhöhle treffen. Daher kann Einführung reizender Substanzen in den Mund Speichelfluss hervorrufen, daher tritt derselbe als Folge der meisten in den vorigen Kapiteln besprochenen, so wie fast aller chirurgischen Krankheiten des Mundes auf. Nach den schönen Versuchen von *Ludwig* wird die Speichelsecretion durch die Reizung gewisser Nerven, des Lingualis vom Trigeminus, des Facialis, des Glossopharyngeus vermehrt, und diese Vermehrung kommt auch dann zu Stande, wenn man den Lingualis und Glossopharyngeus durchschneidet und ihr c e n t r a l e s Ende reizt. Hier muss also nothwendig die Reizung von den durchschnittenen Nerven auf die die Speichelsecretion vermittelnden Nervenfasern übertragen sein und die vermehrte Speichelsecretion als eine Reflexerscheinung angesehen werden. In derselben Weise dürfen wir den Speichelfluss, welcher bei der Reizung der peripherischen Ausbreitungen des Glossopharyngeus und Lingualis durch Einführung scharfer Ingesta, durch Wunden und Geschwüre zu Stande kommt, als eine Reflexerscheinung ansehen. Vielleicht in ähnlicher Weise entsteht der Speichelfluss, welcher bei Neuralgieen im Gebiete des Trigeminus beobachtet wird. Auch die Vermehrung der Speichelsecretion bei dem Gebrauch der Mercurial- und Jodpräparate scheint nicht die einfache Folge der Beimischung jener Substanzen zu dem Secrete, sondern die Folge der Reizung zu sein, welche bei längerer Ausscheidung derselben die Mundhöhle erfährt. Jene Substanzen werden lange Zeit genommen, ehe die Speichelsecretion merklich vermehrt wird. Erst wenn der Mund unter der dauernden Einwirkung derselben erkrankt, beginnt die Salivation. Dem entsprechend fand *Lehmann*, dass im Beginn des Mercurialspeichelflusses die gesammelten Massen nicht aus Speichel, sondern aus Schleim bestanden, welchem ganze Fetzen von Epithelium der Mundschleimhaut beigemengt waren. Die Jodpräparate, welche weit seltener zu Stomatitis Veranlassung geben, führen auch weit seltener zu Speichelfluss, obgleich man gerade ihre Ausscheidung in die Mundhöhle sehr frühzeitig nachweisen kann. Ob es sich ähnlich mit der Salivation nach dem Gebrauche des Aurum muriaticum und mancher anderer metallischer und vegetabilischer Substanzen verhält, muss dahingestellt bleiben.

Die Salivation scheint 2) i n v i e l e n F ä l l e n v o n I r r i t a t i o n e n a b - z u h ä n g e n , w e l c h e d i e M a g e n s c h l e i m h a u t , d i e D a r m s c h l e i m - h a u t , v i e l l e i c h t a u c h d e r U t e r u s u n d a n d e r e O r g a n e e r f a h - r e n . Dass Reizung der Magenschleimhaut die Secretion der Speicheldrüsen vermehrt, ist von *Frerichs* experimentell nachgewiesen worden: wenn er Hunden durch eine Fistelöffnung Speisen in den Magen brachte, beobachtete er sofort profuse Speichelabsonderung; brachte er gepulvertes Kochsalz ein, so floss der Speichel in grosser Menge aus dem Munde. Diese Experimente scheinen zu beweisen, dass auch eine Reizung der Magennerven sich auf die der Speichelsecretion vorstehenden Nerven reflectirt, und sie erklären wenigstens annähernd den vermehrten Speichelfluss, welcher viele pathologische Zustände des Magens, z. B. Magengeschwüre, Magenkrebs begleitet, und welcher jedem Erbrechen, mag es durch Brechmittel, durch Ueberladungen oder durch Erkrankungen des Magens hervorgerufen sein, vorhergeht. Die Annahme liegt nahe, dass in ähnlicher Weise der Speichelfluss zu Stande komme, welcher die Anfälle von kolikartigen Schmerzen bei Eingeweidewürmern so constant zu begleiten pflegt, dass bei Laien, denen diese Erscheinung bekannt ist, die abenteuerlichsten Hypothesen über das Zusammenfliessen von Wasser im Munde bei Wurmreiz herrschen. Weniger zuverlässig dürfen wir den Speichelfluss, der nicht selten in den ersten Monaten der Schwangerschaft, sowie bei Hysterischen beobachtet wird, auf eine von den Nerven der Genitalsphäre auf die secretorischen Nerven der Speicheldrüsen reflectirte Erregung zurückführen.

Die Salivation hängt 3) **von gewissen psychischen Einflüssen ab.** Wir sehen bei Ekel oder Gier die Secretion der Speicheldrüsen in hohem Grade vermehrt werden. Für die Beobachtung, dass eine abnorme Erregung des Gehirns direct die Speichelsecretion vermehren kann, ist der Umstand von Interesse, dass die Physiologen genöthigt sind, den Ursprung der Nerven, welche die Speichelsecretion vermitteln, in das Gehirn zu verlegen. Durch Reizungen des Trigeminus und Facialis, selbst an den Stellen, an welchen ihnen noch keine sympathischen Fasern beigemischt sind, also oberhalb der Ganglien, wird gleichfalls die Thätigkeit der Speicheldrüsen erhöht.

Die Salivation soll 4) **im Verlaufe mancher Krankheiten, z. B. des Typhus, der Intermittens, ohne andere wahrnehmbare Ursachen vorkommen;** man hat sogar dem Eintreten derselben bei diesen Krankheiten zuweilen eine kritische Bedeutung beigelegt. Für die Erklärung solcher Fälle, die freilich noch der Bestätigung bedürfen, fehlt uns jeder Anhalt.

Bei Blödsinnigen und bei Greisen scheint das Ausfliessen von Speichel aus dem Munde nicht auf der vermehrten Secretion desselben, sondern auf dem vernachlässigten Verschlucken des in normaler Menge producirten Secretes zu beruhen.

§. 2. Anatomischer Befund.

Die anatomischen Veränderungen, welche die Speicheldrüsen bei der vermehrten Secretion erfahren, sind uns unbekannt. Nur selten bemerkt man
bei anhaltender und hochgradiger Salivation leichte Anschwellung der Parotis. Dass eine Ueberfüllung der Gefässe, eine Hyperämie der Speicheldrüsen, welche alsbald eine seröse Durchfeuchtung und Anschwellung derselben hervorrufen würde, nicht das einzige Moment ist, welches bei der vermehrten Secretion in Betracht kommt, ergiebt sich daraus, dass durch Reizung der Nerven auch dann noch Secretion erzielt werden kann, wenn der
Herzschlag aufgehört hat.

§. 3. Symptome und Verlauf.

Schmerzen im Munde, schmerzhafte Anschwellungen der benachbarten
Lymphdrüsen, die beim Speichelfluss beobachtet werden, gehören den verschiedenen Formen der Stomatitis an, welche die Salivation hervorriefen;
die Salivation an sich bewirkt keine Schmerzen, belästigt aber die Kranken
in hohem Grade: die sich schnell wiederholende Ansammlung von Flüssigkeit im Munde nöthigt sie zum beständigen Ausspeien; sie können oft kaum
zwei Worte ohne Unterbrechung sprechen. Auch die Nachtruhe wird gestört, theils durch den Speichel, der aus dem Munde läuft und das Kopfkissen
durchfeuchtet, theils durch den Speichel, welcher, nach hinten abfliessend,
in die Rachenhöhle und in den Larynx gelangt. Die ausfliessende Flüssigkeit, deren Menge innerhalb 24 Stunden 6 bis 8 Pfund betragen kann, fand
Lehmann in Uebereinstimmung mit anderen Beobachtern im Beginn mehr
schleimig, trübe, specifisch schwerer und reicher an festen Bestandtheilen (an
jungen und alten Epithelialzellen), als den normalen Speichel. Die Flüssigkeit reagirte alkalisch, enthielt viel Fett und wenig Ptyalin, nur selten nachweisbare Mengen von Rhodan-Kalium. Im späteren Verlaufe der Salivation
war das Secret weniger trübe und enthielt, wie der Speichel, welchen *Ludwig*
bei dauernder Reizung der der Absonderung vorstehenden Nerven gewann,
weniger feste Bestandtheile als normaler Speichel. Auch diese Flüssigkeit reagirte alkalisch, war reich an Fett und an sogenannten Schleimkörperchen,
enthielt kein Rhodan-Kalium. Zuweilen kann bei lange bestehender Salivation Eiweissgehalt nachgewiesen werden. Im Verlaufe des Speichelflusses
pflegen die Kranken abzumagern; der Verlust an Wasser und organischen
Bestandtheilen trägt dazu wenig bei, aber die Kranken nehmen, da die begleitende Stomatitis das Kauen erschwert, nur wenig Nahrung zu sich, und die,

welche sie geniessen, wird, da der immer in Mengen verschluckte Speichel die Magenverdauung beeinträchtigt, nur unvollständig assimilirt.

§. 4. Therapie.

Die Indicatio causalis verlangt in den Fällen, in welchen Erkrankungen des Mundes den Speichelfluss hervorriefen, eine umsichtige Behandlung des Grundleidens. Für die durch den Missbrauch von Mercurialien entstandene Salivation empfiehlt sich der Gebrauch leichter Abführmittel. *Cullerier* nennt die Stuhlverstopfung „une des causes determinantes les mieux connues de la salivation", und in der That ist es rationeller, die Mercurialien, welche durch die Speicheldrüsen in den Mund gelangen und verschluckt werden, durch Purgantien entfernen zu wollen, als zu diesem Ende die Haut- und Nierensecretion, wie es gleichfalls empfohlen wird, anzuregen. — Die durch Magen-, Darm-, Uterinleiden etc. hervorgerufene Salivation wird gleichfalls noch am Leichtesten durch eine zweckmässige Behandlung des Grundleidens gebessert. Bei anderen Formen der Salivation ist der Indicatio causalis nicht zu genügen.

Um der Indicatio morbi zu entsprechen, hat man theils ableitende Mittel, „allgemeine Bäder, Application von Vesicantien und Senfteigen am Halse und am Nacken", theils adstringirende Mundwässer aus Alaun, schwefelsaurem Zink, Salbei oder Eichenrindendekoct empfohlen. Das meiste Vertrauen verdient die Darreichung des Opium. Es ist immer erfreulich, wenn, wie in diesem Falle, Theorie und Praxis in der Feststellung des therapeutischen Verfahrens vollkommen übereinstimmen. Die Anwendung des Opium beim Speichelflüsse wird von den ersten Autoritäten der practischen Medicin empfohlen; und da durch Erregung von Nerven der Speichelfluss hervorgebracht wird, so erscheint es rationell, bei excessiver Secretion Mittel anzuwenden, welche, wie die Narcotica, die Erregbarkeit der Nerven herabsetzen.

Zweiter Abschnitt.
Krankheiten des Rachens.*⁾

Kapitel I.
Catarrhalische Entzündung der Rachenschleimhaut.

Angina catarrhalis.

§. 1. Pathogenese und Aetiologie.

Der Complex von Functions- und Ernährungsstörungen, welchen wir wiederholt als charakteristisch für die catarrhalische Entzündung bezeichnet haben, wird auf der Schleimhaut des Pharynx, der Gaumenbögen, des Zäpfchens und der Tonsillen sehr häufig beobachtet und gewöhnlich mit dem Namen der Angina catarrhalis bezeichnet.

Die Disposition für die catarrhalische Entzündung der Rachenschleimhaut ist nach der Individualität verschieden. Manche Personen werden, wenn sie sich den geringfügigsten Schädlichkeiten aussetzen, sofort von Krankheiten dieser Theile befallen, andere bleiben, denselben Schädlichkeiten ausgesetzt, gesund, oder sie acquiriren ein Leiden anderer Organe; manche Individuen erkranken alljährlich zu wiederholten Malen an catarrhalischer Angina, andere bleiben Jahre lang von dieser Krankheit verschont. Die Bedingungen, von welchen die erhöhte Disposition zur catarrhalischen Angina abhängt, sind uns zum grossen Theil unbekannt. Man pflegt zwar zu sagen, dass eine lymphatische Constitution zu der Krankheit disponire, dass sie sich vorzugsweise bei scrophulösen Individuen vorfinde, aber man kann sich leicht davon überzeugen, dass nicht selten robuste Individuen, welche keinerlei Constitutionsanomalie erkennen lassen, bei jeder Gelegenheit an catarrhalischer Angina erkranken. Im Allgemeinen stellt sich heraus, dass die Krankheit bei Kindern und jugendlichen Individuen häufiger ist, als bei älteren Leuten, dass wiederholte Anfälle der Krankheit eine gesteigerte Disposition hinterlassen, dass Kranke, welche an Syphilis gelitten oder lange Zeit hindurch Mercurialien gebraucht haben, in hohem Grade zu acuten und chronischen Rachencatarrhen disponirt sind.

---

*⁾In diesem Abschnitte werden die Gebilde des weichen Gaumens, da sie an fast allen im Rachen vorkommenden pathologischen Processen Theil nehmen, als zum Rachen gehörig angesehen.

Unter den erregenden Ursachen, welche zu Rachencatarrhen führen, sind 1) directe Reize zu erwähnen; dahin gehören heisse oder corrosive Substanzen, welche auf die Rachenschleimhaut einwirken, Gräten, spitzige Knochen, welche in den Fauces stecken bleiben, und andere Insulte, welche die Rachenschleimhaut treffen. Vielleicht beruht der Rachencatarrh, zu welchem der Missbrauch der Spirituosen führt, ebenfalls auf der directen Einwirkung derselben. In anderen Fällen hängt 2) die Krankheit unverkennbar von Erkältungen ab. Nicht selten 3) pflanzen sich Catarrhe von benachbarten Organen auf die Rachenschleimhaut fort. Dahin gehört die catarrhalische Angina, welche bei Stomatitis mercurialis vorkommt, die Schlingbeschwerden, welche häufig im späteren Verlaufe des Rachen- oder Laryngealcatarrhs entstehen. In manchen Fällen gesellt sich Catarrh der Rachenschleimhaut zum Catarrh des Magens hinzu; doch ist durchaus nicht, wie man früher annahm, jede Angina gastrischen Ursprungs. Die catarrhalische Angina muss 4) nicht selten als die Folge einer krankhaften Blutbeschaffenheit angesehen werden. Sie bildet nicht eine Complication, sondern ein Symptom des Scharlachfiebers, welches ebenso constant ist als das Exanthem. Seltener tritt beim exanthematischen Typhus oder bei den Masern, welche constant mit Catarrhen der Respirationsschleimhaut verbunden sind, gleichzeitig Erkrankung der Rachenschleimhaut auf. Unter den chronischen Dyskrasieen äussert sich die constitutionelle Syphilis häufig unter der Form des Rachencatarrhs; doch entwickeln sich meist bald weitere Veränderungen in den Gebilden des Rachens, die später besprochen werden sollen. Zuweilen kommt 5) die catarrhalische Angina epidemisch vor. Es erkrankt in kurzer Zeit eine grosse Anzahl von Individuen, ohne dass wir die Einflüsse kennen, von welchen dieses cumulirte Auftreten abhängt. Auch in vielen anderen Fällen endlich sind uns die veranlassenden Ursachen der catarrhalischen Angina völlig unbekannt.

§. 2. Anatomischer Befund.

Beim acuten Catarrh des Rachens erscheint die Schleimhaut, namentlich der Ueberzug der Gaumenbögen, bald mehr, bald weniger dunkel geröthet. Die Schwellung der Schleimhaut und des submucosen Gewebes tritt am Deutlichsten an der Uvula auf, welche ein reichliches schlaffes submucoses Gewebe besitzt. Die Uvula ist dicker, namentlich aber länger geworden und berührt oft die Zungenwurzel („das Zäpfchen ist gefallen").

Auch die Tonsillen sind bald mehr, bald weniger geschwellt. Anfänglich erscheint die Schleimhaut trocken, später ist sie mit trübem Secrete bedeckt, welches namentlich reichlich den Tonsillen und der hinteren Rachenwand aufliegt. Aus den zahlreichen Oeffnungen der Tonsillen quillt in den späteren Stadien des acuten Catarrhs zuweilen eine trübe, gelbliche, purulente Flüssigkeit hervor. Diesen Zustand darf man nicht mit dem Ausgang einer parenchymatösen Angina tonsillaris in Abscessbildung (siehe Kapitel IV.) verwechseln; jene gelbe Flüssigkeit ist nur das vermehrte und durch den Catarrh veränderte Secret der Balgdrüsen, welche die Tonsillen zusammensetzen.

Beim chronischen Catarrh des Rachens erscheint die Schleimhaut meist nicht gleichmässig geröthet, sondern mit varicosen Venen durchzogen und dunkler pigmentirt. Die Schwellung derselben ist bedeutender und ungleichmässiger, als bei der vorigen Form. Der kranken Schleimhaut liegt eine dichte Lage eines trüben Sekrets auf. Auf den Gaumenbögen und dem Zäpfchen bemerkt man fast immer kleine gelbe Bläschen, welche bald platzen und rundliche (follikuläre) Geschwüre hinterlassen. In den erweiterten Oeffnungen der Tonsillen finden sich häufig käsige, übelriechende Pfropfe oder steinige Concremente, das eingedickte und verweste oder verkalkte Secret der Balgdrüsen. In manchen sehr hartnäckigen Fällen von chronischem Rachencatarrh zeigen sich auf der hinteren Wand des Pharynx zahlreiche etwa hanfkorngrosse Hervorragungen, welche verschieden gruppirt sind, confluiren und eigenthümliche Figuren bilden. Die Schleimhaut ist bei dieser Form, die *Chomel* als Phlégmasie granuleuse du Pharynx beschreibt, mit einem zähen, zu membranartigen Lagen eintrocknenden Secrete bedeckt.

§. 3. Symptome und Verlauf.

Den acuten Rachencatarrh begleitet fast immer ein leichtes Fieber mit den früher geschilderten Eigenthümlichkeiten des Catarrhalfiebers; dasselbe geht zuweilen den örtlichen Beschwerden vorher, kann aber auch, obwohl selten, gänzlich fehlen. Da im Beginn der Krankheit die Secretion der Schleimhaut beschränkt ist, so klagen die Kranken über ein Gefühl der Trockenheit im Halse. Durch die Spannung, welche die Schleimhaut namentlich an den Gaumenbögen erfährt, wo sie durch ein spärliches Bindegewebe straff an die unterliegenden Muskeln geheftet ist, entstehen empfindliche Schmerzen, die durch jede Schlingbewegung in solchem Grade gesteigert werden, dass die Kranken das Gesicht verziehen, sobald sie zu schlucken

versuchen. Wenn, wie es häufig geschieht, die verlängerte Uvula die Zungenwurzel berührt, so entsteht das Gefühl eines fremden Körpers im Schlunde und ein unaufhörlicher Reiz zum Schlingen. Bei sehr intensiven Formen
von katarrhalischer Angina, die man häufig als Angina erysipelatosa s. ery-
thematosa bezeichnet, werden auch die Muskelfasern der G a u m e n b ö g e n
serös durchtränkt und in ihren Functionen beeinträchtigt. Bekanntlich wird
unter normalen Verhältnissen durch die Contraction der Muskeln des vor-
dern Gaumenbogens dem Bissen die Rückkehr in die Mundhöhle abgeschnitten; die Contractionen der Muskeln des hinteren Gaumenbogens schliessen
den Weg zur Nasenhöhle ab, indem die Uvula die noch vorhandene Spalte
ausfüllt. Sind jene Muskeln in ihren Functionen gehemmt, so werden durch
die Contractionen des Pharynx beim Versuche zu schlucken flüssige Substanzen durch die Nase oder zurück in die Mundhöhle getrieben. Noch weit
grösser sind die Beschwerden der Kranken, wenn die Schleimhaut des P h a -
r y n x der Sitz einer intensiven catarrhalischen Entzündung ist und dadurch
die serös durchtränkten Pharynxmuskeln gelähmt sind. Sobald ein Bissen
oder namentlich Flüssigkeiten hinter die vorderen Gaumenbogen gelangen,
werden die Kranken aufs Furchtbarste geängstigt, weil sie nicht im Stande sind, dieselben weiter zu schaffen oder sie auch nur wieder zurück zu
befördern. Da die im Pharynx befindlichen Massen bei jedem Versuche zu
athmen in den Kehlkopf gelangen würden, so halten die Kranken den Athem
an und versuchen, um nur wieder Luft zu bekommen, auf alle mögliche Weise den Inhalt ihres Pharynx durch den Mund zu entleeren, beugen sich tief
vorn über, lassen den Kopf aus dem Bette hängen. Oft gelangen dennoch
geringe Mengen vom Inhalt des Rachens in den Larynx und werden durch
krampfhaften Husten wieder ausgestossen. Die Kranken werden zuletzt fei-
ge, weisen das Getränk oder den Löffel mit Arznei, den man ihnen darbietet,
mit Entsetzen zurück, bringen Tag und Nacht in den unbequemsten Stellungen zu, damit nur der Speichel aus dem Munde abfliessen kann und sie nicht
genöthigt werden, denselben zu verschlucken.

Nicht nur die schweren, sondern auch die leichteren Formen der catarrhalischen Angina sind, wie wir im ersten Kapitel des vorigen Abschnitts
erwähnt haben, fast immer mit catarrhalischer Stomatitis verbunden. Die
Kranken haben eine dickbelegte Zunge, schlechten Geschmack, riechen aus
dem Munde und haben beständig den Mund voll Speichel. Nicht selten pflanzt
sich der acute Rachencatarrh auf die Tuba Eustachii und in dieser bis zur
Paukenhöhle fort: die Kranken werden schwerhörig, bekommen stechende
Schmerzen im Ohre, die sich auf eine excessive Höhe steigern können, bis

mit dem Durchbruch des Trommelfells und dem Erguss einer eitrigen Flüssigkeit aus dem Ohre plötzlich Remission eintritt.

Die catarrhalische Angina endet fast immer nach wenigen Tagen mit Genesung. Während die Schmerzen und die Beschwerden beim Schlingen nachlassen, wird der in diesem Stadium reichlich gebildete Schleim durch Räuspern und Spucken aus der Rachenhöhle entfernt; gleichzeitig verlieren sich die Symptome des Mundcatarrhs.

Bei dem chronischen Rachencatarrh pflegen die Schmerzen und Schlingbeschwerden gering zu sein und nur zeitweise, wenn der chronische Catarrh unter dem Einfluss unbedeutender Schädlichkeiten exacerbirt, sich zu verschlimmern. Dies gilt namentlich von dem chronischen Catarrh des weichen Gaumens, welcher bei Kranken, die an Syphilis gelitten oder längere Zeit Mercurialien gebraucht haben, ausserordentlich häufig ist. Die geringen Beschwerden, welche diese Kranken beim Schlucken empfinden, noch mehr zeitweise auftretende heftigere Schmerzen, pflegen für sie eine Quelle unaufhörlicher Sorgen zu sein. Sie lernen es bald, vor dem Spiegel mit grossem Geschick ihre eigenen Fauces zu besichtigen; keine kleine Phlyktäne, welche auf dem mit varicosen Venen durchzogenen Gaumensegel aufschiesst, entgeht ihnen; sie überlaufen den Arzt: derselbe soll ihnen nochmals in den Mund sehen und ihnen nochmals bestätigen, dass sie nicht syphilitisch seien.

Der chronische Rachencatarrh, an welchem Gewohnheitstrinker fast immer zu leiden pflegen, zeichnet sich durch massenhafte Schleimproduction aus. Er ist die Ursache des anhaltenden Räusperns und Spuckens, zu welchem die Kranken, namentlich in den ersten Stunden des Morgens, genöthigt sind. Die Anstrengungen, den Schleim aus dem Rachen zu entfernen, können mit Würgen und selbst mit Erbrechen enden und sind eine der Ursachen des Vomitus matutinus potatorum.

Die käsigen Pfropfe, welche sich in den Balgdrüsen der Tonsillen bilden, werden zuweilen mit Räuspern ausgeworfen („Spinnenhusten"). Auch dieser Umstand pflegt den betreffenden Individuen schwere Sorgen zu bereiten: die gelben, rundlichen Massen, die beim Zerdrücken abscheulich riechen, sind ihnen ein sicheres Zeichen, dass sie an Tuberkeln leiden, und es ist oft eben so schwer, diese Kranken zu überzeugen, dass sie nicht schwindsüchtig, als jene, dass sie nicht syphilitisch sind. Kalkige Concremente aus den Tonsillen, welche ausgeräuspert werden, figuriren ganz gewöhnlich als Lungensteine.

Bei der sehr hartnäckigen Form des chronischen Rachencatarrhs, in welcher die hintere Pharynxwand ein ungleichförmiges, drüsiges Ansehen an-

nimmt und mit fest adhärirendem, eingetrocknetem Secrete bedeckt ist, pflegen die Kranken über ein unbestimmtes Hinderniss oder über das Gefühl
von Trockenheit und Prickeln im Halse zu klagen. Sie schlucken häufig und
räuspern, um das Hinderniss zu entfernen. Wenn in dem zähen Schleimbe-
lag, welcher der Pharynxwand aufliegt, schwärzliche aus Staub oder Russ
bestehende Streifen vorkommen, so kann auch der Arzt bei der Adspection
getäuscht werden und meinen, dass ein Haar im Pharynx sitze. Von Zeit zu
Zeit wird das klebrige Secret unter der Form kugeliger, halb durchsichtiger
Massen ausgeworfen. Die Krankheit besteht oft viele Jahre und ist in den
meisten Fällen gar nicht zu heben.

§. 4. Therapie.

Der acute Rachencatarrh bedarf, wenn er mit mässiger Intensität auftritt, keiner besonderen Behandlung. Oft suchen die Kranken gar nicht die
Hülfe des Arztes, sondern wenden sich an ein altes Weib, welche es versteht, an bestimmten Haaren auf dem Scheitel „das gefallene Zäpfchen zu
heben." Dergleichen Thorheiten haben neben der lächerlichen eine ernste
Seite. Die scheinbaren Erfolge dieser und ähnlicher unsinniger Proceduren
müssen uns lehren, dass wir in Krankheiten, bei welchen sie besonderen Ruf
geniessen, uns gewaltsamer Eingriffe zu enthalten haben. Bei der Behandlung der catarrhalischen Angina wird gegen diese Lehre vielfach verstossen.
Man darf behaupten, dass mehr als der Hälfte der Kranken überflüssiger
Weise ein Brechmittel verordnet wird, theils in der Idee, durch dasselbe re-
vulsorisch einzuwirken, theils, um das gastrische Leiden, welches aus den
Symptomen des Mundcatarrhs diagnosticirt und von welchen die Angina
abgeleitet wird, zu bekämpfen. Da die Zunge am Tage nach dem Brechen
reiner, die Besserung der Angina, welche auch ohnedem eingetreten wäre,
nicht ausgeblieben ist, so wird mit derselben Berechtigung dem Brechmittel
eine heilsame Wirkung zugeschrieben, mit welcher man sie jenen sympathe-
tischen Proceduren vindicirt. Nur unter gewissen Verhältnissen, und zwar
namentlich bei der Anwesenheit von Substanzen im Magen, welche einen
vorhandenen Magencatarrh hervorgerufen haben oder denselben erhalten,
ist die Darreichung eines Brechmittels bei der Angina catarrhalis erlaubt. —
Bei höheren Graden der Krankheit empfiehlt es sich am Meisten, dem Kranken in kurzen Pausen nasse, gut ausgedrückte Compressen um den Hals zu
legen und dieselben mit einem trockenen Tuche sorgfältig zu bedecken. Bei
Kranken, welche die kalten Umschläge scheuen, oder bei denen sie aus ir-

gend einem Grunde nicht anwendbar sind, kann man statt derselben warme Breiumschläge in Anwendung bringen. Dabei lasse man den Mund fleissig mit kaltem Wasser oder mit einer Lösung von Alaun, Zincum sulphuricum, Plumbum aceticum etc. ausspülen. — Zuweilen gelingt es, durch Betupfen der entzündeten Stellen mit gepulvertem Alaun oder durch Bepinseln derselben mit einer Höllensteinlösung (ʒj auf ℥j) die Krankheit in ihrem Beginn zu coupiren.

Der chronische Rachencatarrh wird am Zweckmässigsten mit den erwähnten adstringirenden Mundwässern und namentlich mit Aufpinselung einer Höllensteinlösung auf die entzündeten Theile behandelt.

Kapitel II.
Croupose Entzündung der Rachenschleimhaut, Rachencroup.

§. 1. Pathogenese und Aetiologie.

Bei der croupösen Entzündung der Rachenschleimhaut adhäriren die Croupmembranen oft so fest an der entzündeten Schleimhaut, dass bei Ablösung derselben ein blutender, seichter Substanzverlust zurückbleibt. Die Krankheit stellt demnach gleichsam einen Uebergang von der croupösen zur diphtheritischen Entzündung dar.

Der Rachencroup kommt 1) als ein selbstständiges Leiden unter ähnlichen Bedingungen wie der Rachencatarrh vor, und es hat fast den Anschein, als ob zuweilen die croupose Entzündung nur eine intensivere Form der catarrhalischen darstelle. Aus einer sehr intensiven Theilnahme der Schleimhaut an der Entzündung der unter ihr liegenden Gebilde erklären sich ferner 2) die croupösen Auflagerungen auf den Tonsillen, welche man häufig bei der parenchymatösen Angina antrifft. Von grösserer Bedeutung ist der Rachencroup, welcher 3) als eine Theilerscheinung einer über die Schleimhaut des Gaumens, des Rachens, des Larynx und der Trachea verbreiteten croupösen Entzündung sporadisch oder häufiger epidemisch vorkommt. Bei dieser Form scheint der Croup bald vom Kehlkopf auf den Rachen (Croup ascendant), bald vom Rachen auf den Kehlkopf (Croup descendant) sich auszubreiten. Endlich 4) kommt Rachencroup neben croupösen und diphtheritischen Entzündungen auf anderen Schleimhäuten in den späteren Stadien des Typhus, bei der Septichämie und ähnlichen Krankheiten vor, eine Form, auf welche wir hier nicht näher eingehen.

§. 2. Anatomischer Befund.

Der meist sehr intensiv getötheten Schleimhaut des weichen Gaumens, der Tonsillen, des Pharynx sieht man weisse oder grauweisse häutige Massen von verschiedener Consistenz aufliegen. Sie bilden meist kleine, unregelmässig rundliche Inseln, seltener grössere membranöse Ausbreitungen.

§. 3. Symptome und Verlauf.

Die selbstständig auftretende und sich nicht weiter complicirende crouposse Angina verursacht dieselben Beschwerden, zu welchen die intensiveren Formen der catarrhalischen Angina Veranlassung geben; nur aus der Inspection der Rachenhöhle erhält man Aufschluss über die Form der Entzündung. Die grauen Plaques können bei oberflächlicher Untersuchung für Geschwüre mit speckigem Grunde gehalten werden.

Die subjectiven Symptome der parenchymatösen Angina werden durch den Croup der Schleimhaut nicht verändert, so dass letzterer auch in diesem Falle erst bei der Besichtigung des Rachens entdeckt wird.

Die croupose Angina, welche in Begleitung der crouposen Laryngitis meist epidemisch auftritt, wird leicht übersehen, weil sie verhältnissmässig wenig Beschwerden macht, und weil diese nicht leicht richtig gedeutet werden, da die Krankheit fast ausschliesslich Kinder befällt. Wenn man die Fauces von bräunekranken Kindern untersucht, so findet man dieselben oft mit Croupmembranen bedeckt, ohne dass die Aeltern bemerkt haben, dass die Kinder an Schlingbeschwerden gelitten hätten. Wir haben bereits früher darauf aufmerksam gemacht, wie wichtig für die Diagnose und Prognose es sei, dass man bei jedem Kinde, welches heiser ist, die Rachenhöhle inspicire.

§. 4. Therapie.

Für die Behandlung des selbstständig nach Erkältungen etc. auftretenden Rachencroups gelten dieselben Grundsätze, welche für die Behandlung der intensiveren Formen des Rachencatarrhs angegeben sind.

Der Rachencroup, welcher die croupose Laryngitis begleitet, fordert, wie wir bereits früher (1. Abtheil. Seite 27) ausgesprochen haben, schleunige Entfernung der Croupmembranen und energische Aetzung der erkrankten Schleimhaut mit einer concentrirten Lösung von Argentum nitricum.

Kapitel III.
Diphtheritische Entzündung der Rachenschleimhaut.

Angina maligna s. gangraenosa, Fégar, Garotillo.

§. 1. Pathogenese und Aetiologie.

Die Schleimhaut des Rachens und der angrenzenden Theile erleidet bei der diphtheritischen Rachenentzündung eine Nekrotisirung, und die abgestorbenen Theile gehen in faulige Zersetzung über. Man würde demnach auch jetzt noch die Angina maligna mit vollem Rechte eine brandige Bräune nennen können, wenn es nicht neuerdings Sitte geworden wäre, diejenigen brandigen Zerstörungen, welche durch Infiltration der Gewebe mit fibrinösen Exsudaten hervorgerufen werden, von den übrigen Formen der Nekrose zu trennen und als diphtheritische Schorfbildung zu bezeichnen. Wir dürfen indessen nicht mit Stillschweigen übergehen, nass in vielen Fällen, welche unverkennbar zu der in Rede stehenden Krankheit gerechnet werden müssen, das Exsudat nur der Oberfläche der Schleimhaut aufliegt und nicht das Gewebe derselben infiltrirt; dem entsprechend vermisst man auch die Nekrotisirung der Schleimhaut. Diese Fälle, welche von rein pathologisch-anatomischem Standpunkte aus der im vorigen Kapitel besprochenen Form zuzuzählen wären, schliessen sich wegen ihres Ursprungs und ihres Verlaufs so eng den Fällen mit diphtheritischem Charakter an, dass sie vom klinischen Standpunkt aus nicht von denselben getrennt werden können; man muss daher *Bamberger* beistimmen, wenn er ausspricht, dass wegen der zahlreichen Uebergangsformen und Mittelstufen eine scharfe Scheidung der crouposen von der diphtheritischen Entzündung nicht möglich sei.

Die Angina maligna tritt 1) zuweilen, durch uns unbekannte Schädlichkeiten hervorgerufen, in verbreiteten Epidemieen als eine selbstständige Krankheit auf und scheint in manchen Gegenden endemisch zu herrschen. Sie befällt dann vorzugsweise Kinder, ohne jedoch erwachsene Menschen, namentlich Frauen, gänzlich zu verschonen. Weit häufiger haben wir 2) Gelegenheit, die Angina maligna in Scharlachfieberepidemieen zu beobachten, wenn die krankhafte Blutbeschaffenheit, welche dem Scharlachfieber zu Grunde liegt, auf der Schleimhaut des Rachens nicht die catarrhalische, sondern die diphtheritische Entzündung hervorruft. Die furchtbaren Verheerungen, welche manche Scharlachfieberepidemieen anrichten, beruhen zum grössten Theil auf der bösartigen Form der Halsaffection. Weit seltener kommt 3) die Angina maligna in Begleitung oder im Gefolge anderer acuter, dyskrasischer Krankheiten vor.

§. 2. Anatomischer Befund.

Die Krankheit ist bald auf die Gaumen- und Rachenschleimhaut beschränkt, bald breitet sie sich auch auf die Mundhöhle aus. Die Schleimhaut bedeckt sich an den erkrankten Stellen mit Auflagerungen, die gelblich oder grau, zuweilen durch beigemischtes Blut bräunlich gefärbt erscheinen und bald ziemlich consistent, bald weich und leicht zerfliesslich sind. Bei der eigentlich diphtheritischen Form haben diese Auflagerungen ihren Sitz im Gewebe der Schleimhaut und bewirken den Zerfall derselben zu lockeren, zottigen Fetzen. Das submucose Gewebe oder die Muskeln werden blossgelegt und können in derselben Weise zerfallen, so dass endlich grössere oder kleinere Strecken des weichen Gaumens etc. gänzlich zerstört werden. Erfolgt Heilung, so bedeckt sich nach Abstossung der abgestorbenen Partieen die anfangs missfarbige Basis des unregelmässig gezackten tiefen Substanzverlustes mit Granulationen, und es entstehen entweder Narben, welche den Gaumen verzerren und sein Lumen verengen können, oder es bleiben Verwachsungen des Gaumens mit seiner Umgebung zurück. In denjenigen Fällen, welche anatomisch mehr dem croupösen Processe angehören, stossen sich die Pseudomembranen zu wiederholten Malen ab und bilden sich von Neuem; die unterliegende Schleimhaut erscheint durch Injection oder Ecchymosirung dunkel geröthet, aber von normaler Consistenz, glatt oder doch nur oberflächlich excoriirt. Bei beiden Formen schwellen frühzeitig die Submaxillardrüsen und die Lymphdrüsen des Halses beträchtlich an und bilden dicke Paquete.

§. 3. Symptome und Verlauf.

Die Krankheit pflegt, wenn sie selbstständig auftritt, mit geringen Fiebererscheinungen zu beginnen. Ein oft nur mässiger Schmerz, welcher durch das Schlingen vermehrt wird, begleitet die erste Bildung der Schorfe und Pseudomembranen und die gleichzeitige Schwellung der Submaxillar- und Halsdrüsen. Ein penetranter, fauliger Geruch, welcher in den Fällen, in welchen die Schleimhaut selbst nicht zerstört wird, von der Fäulniss der Pseudomembranen hergeleitet werden muss, verbreitet sich aus dem Munde des Kranken. Die Speichelsecretion ist beträchtlich vermehrt. Da die Krankheit

sich fast immer auf die *Schneider*sche Membran ausbreitet, so fliesst bald
auch aus den Nasenlöchern eine seröse, gelbliche oder blutige, äusserst fötide Flüssigkeit. Im weiteren Verlaufe wird das Schlingen mühsam oder unmöglich. Die genossenen Speisen und Getränke kommen durch Nase und
Mund zurück, oder der Versuch zu schlucken ruft krampfhafte Hustenanfäl-
le hervor. Im günstigen Falle bleibt das Fieber auch im weiteren Verlaufe der
Krankheit mässig und verliert sich ganz nach etwa 14tägiger Dauer; zugleich
werden die Pseudomembranen in Fetzen abgestossen und es erfolgt Genesung. – In anderen Fällen entsteht Gefahr durch Ausbreitung der Erkrankung auf den Larynx unter den Erscheinungen des Laryngealcroups. – In
anderen endlich, und zwar in den meisten Fällen, vermehrt sich das Fieber im
Verlaufe der Krankheit und nimmt einen adynamischen Charakter an. Die
Kranken collabiren, der Puls wird immer kleiner und frequenter, das Sensorium erscheint benommen. Endlich liegen die Kranken im tiefsten Sopor da,
aufs Höchste entstellt durch die dicken Drüsen-Paquete am Halse, und einen
abscheulichen Geruch um sich verbreitend; nach beiden Seiten fliesst aus
den Nasenlöchern eine missfarbige Flüssigkeit über die Wangen herab. Dieser Zustand nimmt fast immer einen tödtlichen Ausgang, indem die Kranken
erschöpft unter den Erscheinungen eines passiven Lungenödems zu Grunde gehen. Nur selten, und immer höchst langsam, tritt Genesung ein; aber
auch noch während der scheinbaren Reconvalescenz können die Kranken an
Verjauchung der Lymphdrüsen sterben. – In der zuletzt geschilderten Weise, modificirt durch die übrigen Symptome der Grundkrankheit, verläuft die
Angina maligna fast immer, wenn sie beim Scharlachfieber vorkommt.

§. 4. Therapie.

In der Idee, dass man es bei der Angina maligna mit abnormen Neigung der
Gewebe zum septischen Verfalle zu habe, hat man ein antiseptisches Kurverfahren angewendet und Chlorpräparate, Mineralsäuren etc. verordnet. Von
anderer Seite ist das Calomel empfohlen, um „die Plasticität herabzustim-
men" und der Bildung von Pseudomembranen entgegenzutreten. Weder das
eine, noch das andere Verfahren hat sich durch die Erfahrung bewährt. Man
beschränke sich darauf, die Kranken möglichst bei Kräften zu erhalten und
auf die erkrankten Theile direct energisch einzuwirken. Am Meisten empfiehlt sich eine vorsichtige Entfernung der Pseudomembranen und Schorfe
und energisches Touchiren der kranken Schleimhaut mit concentrirter Höllensteinlösung. Bei dieser Behandlung, welche durch Einspritzung einer ver-

dünnteren Lösung in die Nase unterstützt wurde, sind in der Greifswalder Poliklinik in einer bösartigen Scharlach-Epidemie, bei welcher gewöhnlich diphtheritische Angina auftrat, verhältnissmässig günstige Resultate erzielt worden.

Kapitel IV.
Parenchymatöse oder phlegmonöse Entzündung des Rachens.

Angina tonsillaris, Amygdalitis.

§. 1. Pathogenese und Aetiologie.

Das submucose Gewebe der Rachenschleimhaut und das interstitielle Gewebe der Tonsillen, welche bei den catarrhalischen und crouposen Entzündungen des Rachens der Sitz eines einfachen Oedems sind, können auch entzündliche Ernährungsstörungen erleiden. Diese bestehen in vielen Fällen in der Durchtränkung der Gewebe mit einem bald mehr, bald weniger fibrinhaltigen Exsudate und in einer Wucherung des Bindegewebes; in anderen Fällen schmelzen die entzündeten Theile unter der Bildung von Eiterkörperchen im Gewebe, und es entstehen Abscesse; äusserst selten kommt es zu diffuser Nekrose und zu jauchigem Zerfalle der entzündeten Theile.

Die gleichen Schädlichkeiten scheinen je nach ihrer Intensität oder nach der Anlage des betreffenden Individuums bald die catarrhalische, bald die parenchymatöse Form der Rachenentzündung Hervorrufen zu können; wir verweisen daher auf die Aetiologie der catarrhalischen Form. Auch die parenchymatöse Rachenentzündung hinterlässt grosse Neigung zu Recidiven; je öfter sie einen Kranken heimgesucht hat, um so leichter wird derselbe von Neuem befallen. Es giebt viele Menschen, welche alljährlich ein oder mehrere Male an parenchymatöser Rachenentzündung leiden. Auch der einmalige Ausgang der Entzündung in Eiterung scheint zu demselben Ausgange zu disponiren, so dass man in solchen Fällen bei neuer Erkrankung wenig Aussicht hat, die Entzündung zur Zertheilung zu bringen.

§. 2. Anatomischer Befund.

Die acute parenchymatöse Rachenentzündung befällt am Häufigsten die Tonsillen. Bald sind beide, bald ist nur eine entzündet, oft greift die Entzündung von einer Tonsille später auf die andere über. Die Tonsillen schwellen durch das Exsudat, von welchem sie durchtränkt sind, häufig bis zur Grösse einer Wallnuss an, ihre Oberfläche erscheint höckerig, meist dunkel geröthet, mit klebrigem Exsudate oder mit crouposen Auflagerungen bedeckt. Beim Uebergang der Entzündung in Eiterung wird meist eine umschriebene Stelle weicher, wölbt sich stärker hervor und endlich durchbricht der Eiter die verdünnte Decke des Abscesses. — Seltener tritt die acute parenchymatöse Entzündung im submucosen Gewebe des Gaumensegels auf; es entsteht an dieser Stelle eine derbe Geschwulst, in welcher sich allmälig Fluctuation bildet; endlich erfolgt auch in diesem Falle Entleerung des Eiters in die Mund- oder Rachenhöhle.

Die chronische parenchymatöse Entzündung des Rachens hat gleichfalls ihren Sitz fast ausschliesslich in den Tonsillen, seltener wird das Zäpfchen oder der weiche Gaumen durch eine Hypertrophie des submucosen Bindegewebes in Folge chronischer Entzündung dauernd verdickt. Die Tonsillen können durch die Hypertrophie des interstitiellen Gewebes eine sehr beträchtliche Vergrösserung erfahren und eine bedeutende Härte annehmen; ihre Oberfläche ist häufig uneben und höckerig und zeigt Facetten an den Stellen, an welchen früher durch Eiterung ein Substanz Verlust entstanden ist. Die Schleimhaut ist dabei wenig geröthet oder blass; in den klaffenden Mündungen der Balgdrüsen findet man häufig die früher beschriebenen käsigen Pfropfe.

§. 3. Symptome und Verlauf.

Die acute parenchymatöse Entzündung des Rachens beginnt gewöhnlich mit einem heftigen Fieber, welches selbst durch einen starken Schüttelfrost eingeleitet werden kann; das Allgemeinbefinden der Kranken ist schwer beeinträchtigt, der Puls voll und sehr frequent, die Temperatur auf 40 Grad und darüber gesteigert. Wir haben es daher in diesem Falle nicht, wie beim Rachencatarrh, mit einem catarrhalischen, sondern mit einem entzündlichen Fieber zu thun, wie es die Pneumonie und andere Entzündungen wichtiger Organe begleitet. Nur in seltenen Fällen, in welchen die Krankheit eine geringe Intensität zeigt und einen schleppenden Verlauf nimmt, ist auch das Fieber mässig. — Gleichzeitig mit dem Eintritt des Fiebers oder auch erst am nächsten Tage klagen die Kranken über ein Gefühl von Spannen oder Wundsein im Halse, oft auch über heftige, stechende Schmerzen, welche sich nach dem Ohre zu verbreiten; sie haben dabei das Gefühl, als ob ein

fremder Körper im Rachen sitze, und machen daher beständig Schluckver-
suche, obgleich das Schlucken ihre Schmerzen vermehrt. Bald treten auch
alle die quälenden und beängstigenden Erscheinungen auf, welche wir im
ersten Kapitel dieses Abschnittes für die intensiveren Formen der catarrhalischen Pharyngitis beschrieben haben: das Schlucken wird nicht nur äusserst
schmerzhaft, so dass die Kranken bei dem Versuche, ein wenig Speichel zu
verschlingen, das Gesicht verzerren, sondern es kommen in Folge der Imbibition und Lähmung der Gaumen- und Pharynxmuskeln bei dem Versuche
zu schlucken feste und flüssige Substanzen durch Mund und Nase zurück,
oder es entsteht der klägliche und verzweifelte Zustand, welchen wir früher
(pag. 433) geschildert haben, und welcher durch die Unmöglichkeit, den Bissen aus dem Pharynx weiter zu befördern, herbeigeführt wird. Die Speichelsecretion ist gerade bei der parenchymatösen Angina oft enorm vermehrt;
wenn die Kranken den Mund öffnen, so fliesst ihnen, ohne dass sie ausspei-
en, der Speichel aus den Mundwinkeln ab. Die Zunge ist dick belegt, der
Geruch aus dem Munde im höchsten Grade unangenehm; zu diesen Symptomen gesellt sich eine höchst charakteristische Modification der Stimme:
die Resonanz derselben ist verändert, die Sprache zeigt einen eigenthümlich
gurgelnden oder näselnden Charakter, aus welchem allein man oft, sobald
der Kranke spricht, die Krankheit vermuthen kann. Bezeichnend für die parenchymatöse Angina sind ferner das Hinderniss und die Schmerzen, welche die Kranken beim Eröffnen des Mundes empfinden: sie sind oft nicht im
Stande, die Zähne um mehr als einige Linien von einander zu entfernen. Die
übermässige Spannung der Fascia buccopharyngea scheint die Ursache zu
sein, welche die Eröffnung des Mundes hemmt. Weit seltener als die Sprache
und die Eröffnung des Mundes ist die Respiration gehindert. Einigermaassen bedeutende Athemnoth, welche sich zu den Zeichen der parenchymatösen Angina hinzugesellt, ist stets ein bedenkliches Symptom und muss die
Besorgniss erwecken, dass ein Oedema glottidis sich entwickele. Bei der Besichtigung der Mund- und Rachenhöhle, welche nur schwer bewerkstelligt
wird, findet man die Tonsillen oft so geschwellt, dass sie sich gegenseitig
berühren oder die ödematöse Uvula zwischen sich einklemmen. Ist nur eine
Tonsille entzündet, so sieht man die Uvula oft ganz nach der anderen Seite gedrängt; schon in der Mitte des Mundes trifft man auf das nach vorn
gedrängte Gaumensegel. An der Stelle des Halses, welche der Tonsille entspricht, also hinter und unter dem Winkel des Unterkiefers, findet man eine
harte, schmerzhafte Geschwulst. Noch häufiger als bei der catarrhalischen
Form breitet sich bei der parenchymatösen Angina die Entzündung unter

heftigen Schmerzen auf die Eustachische Röhre und die Paukenhöhle aus.
— Während so die lokalen Erscheinungen meist 3 bis 4 Tage lang an Intensität zunehmen, wächst das begleitende Fieber und complicirt sich mit
Symptomen von Gehirnhyperämie: die Kranken haben heftige Kopfschmerzen, sind schlaflos, werden durch schreckhafte Träume gequält, deliriren. —
Beim Uebergang der Entzündung in Zertheilung lassen gewöhnlich gegen
Ende der Woche die localen und allgemeinen Symptome allmälig nach, und
die Genesung pflegt in 8 bis höchstens 14 Tagen zu erfolgen. — Beim Uebergang in Eiterung und Abscessbildung tritt plötzliche Remission ein, nachdem die Symptome die höchste Intensität erreicht haben. Der Aufbruch des
Abscesses wird oft von den Kranken nur aus der plötzlichen Erleichterung,
welche sie empfinden, erkannt, da der Eiter häufig verschluckt oder übersehen wird; in anderen Fällen lässt sich der Aufbruch gleichzeitig aus dem
fötiden Geruch und der gelblichen Farbe der ausgeworfenen Massen erkennen. Wodurch der Eiter, der allseitig abgeschlossen und vor dem Zutritt der
Luft geschützt ist, den auffallend üblen Geruch bekommt, ist unklar. Die Reconvalescenz geht nach Eröffnung des Abscesses meist schnell von Statten.

Die acute parenchymatöse Entzündung des Gaumensegels macht sehr
ähnliche subjective Symptome, wie die acute Tonsillar-Angina, und nur der
objective Befund giebt Aufschluss über das Vorhandensein der einen oder
der anderen Form.

Die chronische parenchymatöse Angina entwickelt sich entweder aus protrahirten Anfällen der acuten Form oder entsteht allmälig und
selbstständig. Die Beschwerden, welche sie hervorruft, pflegen äusserst gering zu sein, die Schmerzen sind unbedeutend oder fehlen, die vermehrte Schleimproduction gehört dem begleitenden Catarrh an; aber in Folge
der geringsten Schädlichkeiten, welche die Kranken treffen, recrudescirt die
chronische zu der acuten Form. Durch die Hypertrophie der Mandeln wird
oft die Sprache verändert; in anderen Fällen entsteht durch Druck auf die
Tuba Eustachii dauernde Schwerhörigkeit. Das hypertrophirte und verlängerte Zäpfchen kann den Eingang zur Glottis reizen und dadurch zu habitu-
ellem Krampfhusten Veranlassung geben.

§. 4. Therapie.

Gegen die acute parenchymatöse Angina sind allgemeine und örtliche Blutentziehungen empfohlen. Erstere, welche *Bouillaud* auch als sai-
gnées coup sur coup angewandt hat, sind niemals durch die Krankheit selbst

und auch nur äusserst selten durch Complicationen derselben angezeigt. An den Hals applicirte Blutegel schaffen nur wenig Erleichterung, und auch die Scarificationen der Tonsillen leisten nicht das, was man von ihnen erwartet hat.

Wird man am ersten oder zweiten Tage der Krankheit zu dem Kranken gerufen, so kann man das von *Velpeau* vorgeschlagene Verfahren in Anwendung bringen; es besteht dasselbe darin, dass man zwei oder drei Mal täglich die entzündeten Theile mit gepulvertem Alaun betupft und dem Kranken ein fleissiges Ausspülen des Mundes mit einer Alaunlösung (ʒiij–ʒβ auf ℥vj Gerstenschleim) anräth. Statt des Alaun hat man auch Höllenstein in Substanz empfohlen, um die Krankheit zu coupiren.

Wird man später zu den Kranken gerufen, oder ist das *Velpeau*'sche Verfahren ohne Erfolg geblieben, so ist die energische Anwendung von Kälte ein sowohl rationelles als durch die Erfahrung bewährtes Verfahren. Man lasse den Kranken kaltes Wasser und Eisstückchen in den Mund nehmen und bedecke den Hals mit kalten Compressen, welche fleissig erneuert werden müssen.

Zeigt sich Fluctuation, so empfehlen sich warme Breiumschläge um den Hals, fleissiges Ausspülen des Mundes mit Camillenthee und frühzeitige Eröffnung des Abscesses, zu welcher man sich entweder eines bis auf die Spitze mit Heftpflaster umwickelten Bistouri's oder des Fingernagels bedient.

Brechmittel sind durch die Krankheit selbst nicht indicirt und höchstens da anzuwenden, wo die Eröffnung des Abscesses auf andere Weise nicht möglich ist. Eher sind leichte Abführmittel, namentlich bei ausgesprochenen Zeichen von Gehirnhyperämie, zu empfehlen.

Ableitende Mittel, Senfteige, Fussbäder, so wie manche als Specifica empfohlene Mittel, z. B. die Tinct. Pimpinellae, Borax, Guajac, sind ohne allen Einfluss auf den Verlauf der Krankheit.

Bei der c h r o n i s c h e n p a r e n c h y m a t ö s e n A n g i n a ist von inneren Mitteln Nichts zu erwarten. So lange die Schwellung der Tonsillen nur von einer Durchtränkung derselben abhängt, kann man Alaun- oder Höllensteinlösungen oder auch verdünnte Jodtinctur auf die vergrösserten Tonsillen aufpinseln und kalte, warm werdende Umschläge um den Hals legen. Zurückbleibende Hypertrophie der Tonsillen lässt sich nur durch Operation beseitigen.

Kapitel V.
Syphilitische Affecte des Rachens.

Angina syphilitica.

§. 1. Pathogenese und Aetiologie.

Die Ernährungsstörungen, welche die constitutionelle Syphilis der Schleimhaut des Rachens hervorruft, bestehen zuweilen nur in Hyperämie, Schwellung, Succulenz, perverser Secretion der Schleimhaut und den übrigen Erscheinungen des Catarrhs. Häufiger jedoch entstehen unter dem Einflüsse der syphilitischen Dyskrasie Verschwärungen der Rachenschleimhaut, bei denen es schwer ist zu entscheiden, ob sie aus einfachen Verschorfungen oder aus allmäliger Schmelzung der Schleimhaut durch Eiterbildung in ihrem Gewebe hervorgehen. Am Seltensten kommen Wucherungen der Schleimhaut als breite oder spitze Kondylome vor.

Die syphilitischen Affecte des Rachens sind Symptome der secundären Syphilis. Von welchen Bedingungen es abhängt, dass bei constitutioneller Syphilis in dem einen Falle die Rachenschleimhaut, in anderen Fällen andere Schleimhäute oder die äussere Haut, erkranken, wissen wir nicht. Von allen secundären Affecten sind die der Rachenschleimhaut die häufigsten.

§. 2. Anatomischer Befund.

Der syphilitische Rachencatarrh befällt die Schleimhaut der Gaumenbögen, der Mandeln, des Pharynx. Er zeichnet sich von anderen Formen des chronischen Rachencatarrhs anatomisch weder durch die verrufene Kupferfarbe, welche auch bei allen anderen Formen vorkommen kann, noch durch sonstige Eigenthümlichkeiten aus. Zuweilen sieht man Uebergänge zur crouposen Entzündung, indem sich die geröthete Schleimhaut mit einer dünnen Schicht geronnenen Exsudates bedeckt.

Die syphilitischen Rachengeschwüre können ihren Sitz auf den Tonsillen, dem Gaumensegel, der Uvula und auf der hinteren Wand des Pharynx haben. Die secundären Geschwüre zeigen ähnliche Formen wie die primären Genitalgeschwüre; doch kommt am Häufigsten das indurirte Geschwür von unregelmässiger Gestalt mit speckigem, vertieftem Grunde und intiltrirten Rändern vor. Die Geschwüre breiten sich bald vorherrschend in der Fläche aus und können dann grosse Strecken der Rachenschleimhaut

zerstören oder sich auch auf die Choanen und den Larynx fortsetzen, bald
dringen sie gleichzeitig in die Tiefe und zerstören nicht nur die Schleimhaut,
sondern auch die unter ihr liegenden Gebilde: das Gaumensegel kann perforirt, die Uvula oder grössere Strecken des weichen Gaumens zerstört werden; die Geschwüre an der hinteren Pharynxwand können bis auf die Halswirbel dringen und Caries derselben bewirken. — Heilen die syphilitischen
Rachengeschwüre, so bleiben strahlige, feste, weissliche Narben, nach sehr
ausgebreiteten Zerstörungen auch zuweilen Verwachsungen des Gaumens
und benachbarten Theilen, Verengerungen und Verzerrungen des Pharynx
oder Verschliessung der Tuba Eustachii zurück.

Die syphilitischen Excrescenzen bilden entweder flache, diffuse Erhebungen, welche auf den Tonsillen eine rundliche, scharfen Rande
der Gaumenbögen eine längliche Form haben und meist von einem dicken,
weissen Epithelialbelag überzogen sind, oder sie stellen kleine warzenartige
oder gestielte Auswüchse dar.

§. 3. Symptome und Verlauf.

Der syphilitische Rachencatarrh lässt sich anfangs nicht von anderen Formen des Rachencatarrhs unterscheiden; die Diagnose wird erst im
weiteren Verlaufe der Krankheit möglich. Leidet ein Kranker seit Wochen
an Schmerzen beim Schlingen, die eine mässige Heftigkeit haben, sind dieselben nicht plötzlich, sondern allmälig aufgetreten, widerstehen die Symptome mit grosser Hartnäckigkeit den gewöhnlichen Mitteln, so muss der
dringende Verdacht entstehen, dass der vorhandene Rachencatarrh syphilitischen Ursprungs sei. Wenn diese Zustände bei Kranken auftreten, welche
vor Wochen an primär-syphilitischen Geschwüren gelitten haben, so darf
man jene Diagnose mit Sicherheit stellen.

Die syphilitischen Rachengeschwüre verursachen oft längere
Zeit hindurch nur mässige Beschwerden; dieselben bestehen in einem Gefühle von Trockenheit oder Brennen im Halse und geringen Schmerzen beim
Schlucken. Leichtsinnige Kranke schenken diesen unbedeutenden Beschwerden nur wenig Beachtung und suchen erst dann die Hülfe des Arztes, wenn
das Uebel eine grössere Ausdehnung gewonnen und zu heftigeren Schmerzen geführt hat. Continuitätsstörungen im Gaumen erzeugen charakteristische Veränderungen der Sprache und können das Schlingen im höchsten
Grade erschweren. Dazu gesellen sich bei Ausbreitung der Krankheit auf
die Choanen übelriechende Ausflüsse aus der Nase, bei Ausbreitung auf den

Larynx Heiserkeit. — Sicheren Anhalt für die Diagnose giebt die objective Untersuchung. Nur an zwei Stellen, an der hinteren Fläche des Gaumensegels und an der hinteren Wand des Pharynx, sind die Geschwüre oft schwer zu entdecken. An der ersteren Stelle darf man sie dann vermuthen, wenn die Kranken über dauernde und heftige Schlingbeschwerden klagen, ohne dass man Geschwüre wahrnehmen kann; wenn ausserdem die vordere Fläche des Gaumensegels dunkel oder bläulich geröthet erscheint und deutlich vermehrte Resistenz zeigt, und wenn endlich die Kranken von Zeit zu Zeit blutigen Schleim ausschnauben oder beim Einziehen von Luft durch die Nase in den Rachen entleeren. Gewissheit erlangt man nur dann, wenn es gelingt, mit dem Finger auf der hinteren Wand des Gaumensegels die unregelmässige, härtliche, äusserst schmerzhafte Geschwürsfläche zu erreichen. Die Diagnose dieser Geschwüre ist um so wichtiger, als gerade von ihnen die furchtbarsten Zerstörungen ausgehen. — Geschwüre an der hinteren Pharynxwand, welche hinter dem Gaumensegel sitzen, entdeckt man bei der Inspection der Rachenhöhle oft, wenn man die Zunge niederdrückt und den Kranken den Vokal A aussprechen lässt, oder auch, wenn man das Zäpfchen und das Gaumensegel mit dem Spatel aufhebt.

Die syphilitischen Excrescenzen rufen keine subjectiven Erscheinungen hervor und werden nur bei Inspection des Rachens wahrgenommen.

§. 4. Therapie.

Nur die heftigsten Gegner der mercuriellen Behandlung bringen keine Quecksilberpräparate bei Behandlung der syphilitischen Rachenaffecte in Anwendung; die Erfolge, die in diesen Fällen durch dieselben erzielt werden, sind in der That fast immer überraschend und übertreffen in hohem Grade die, welche bei anderen syphilitischen Leiden zu erreichen sind; Recidive bleiben freilich auch nach dieser Behandlung nicht immer aus, aber sie sind weit seltener, als bei jedem anderen antisyphilitischen Kurverfahren. — Gegen den syphilitischen Rachencatarrh, die syphilitischen Excrescenzen und diejenigen Geschwüre, welche wenig Neigung haben, sich auszubreiten oder in die Tiefe zu dringen, kann man kleine Dosen Calomel oder Quecksilberjodür anwenden; bei denjenigen Geschwüren, von welchen Zerstörungen drohen, gebe man Calomel in grossen Dosen in der Form der *Weinhold*'schen Kur. Bei sehr raschem Umsichgreifen der Geschwüre empfiehlt sich die gleichzeitige Cauterisation derselben mit Liquor Hydrargyri nitrici oxydulati oder mit Höllenstein in Substanz.

Kapitel VI.
Retropharyngealabscesse.

§. 1. Pathogenese und Aetiologie.

In dem Bindegewebe zwischen Wirbelsäule und Pharynx werden zuweilen, namentlich bei Kindern, Entzündungen mit dem Ausgange in Vereiterung beobachtet. Meist liegt dieser Krankheit eine Caries der Halswirbel zu Grunde; in anderen Fällen leitet man sie von einer „scrophulosen" Entzündung und Vereiterung der Lymphdrüsen, welche den Pharynx umgeben, ab; in anderen entwickelt sich die Krankheit neben secundären Entzündungen anderer Organe im spätem Verlaufe des Typhus, bei der Septichämie und ähnlichen Krankheiten; in anderen Fällen endlich scheint die Krankheit mit einer gewissen Selbstständigkeit aufzutreten und eine spontane Phlegmone darzustellen.

§. 2. Anatomischer Befund.

Durch Ansammlung von Eiter wird die hintere Pharynxwand oft weit nach vorn gewölbt und die Rachenhöhle verengt oder gänzlich verschlossen; der Eiter kann später die Pharynxwand durchbohren oder auch sich in die Brusthöhle senken und dort den Oesophagus, die Trachea, die Pleura perforiren.

§. 3. Symptome und Verlauf.

Gesellt sich ein Retropharyngealabscess zu einer Spondylarthrocace des Halses, so gehen eigenthümliche Steifigkeit des Nackens und andere Symptome jenes Wirbelleidens kürzere oder längere Zeit vorher; die Krankheit wird nicht leicht verkannt, da man, sobald Schlingbeschwerden eintreten, die innere Fläche des Halses genau zu untersuchen pflegt. Anders verhält sich die Sache, namentlich bei kleinen Kindern, wenn die Krankheit ohne Vorboten auftritt. Die Unruhe der Kinder, ihre Weigerung die Brust zu nehmen, die Angst, welche sie befällt, wenn man sie zum Trinken zwingt, die Husten- und Erstickungsanfälle, durch die das Trinken unterbrochen wird, die Convulsionen, welche sich nicht selten zu diesen Erscheinungen hinzugesellen, werden häufig falsch gedeutet. Noch leichter wird die Krankheit verkannt und mit Croup verwechselt, wenn auch der Eingang in den Larynx verengt und Athemnoth entstanden ist.

§. 4. Therapie.

Die Krankheit wird nicht erkannt und kann daher auch nicht behandelt werden, bevor sich ein Abscess gebildet hat; dieser ist möglichst früh nach den Regeln der Chirurgie zu öffnen. Eine dreiste Untersuchung des Pharynx, welche bei dem beschriebenen Symptomencomplex zu unterlassen ein unverzeihlicher Fehler wäre, giebt schnell sicheren Aufschluss: der untersuchende Finger trifft meist dicht hinter dem Gaumensegel auf eine prall elastische, meist deutlich fluctuirende Geschwulst, die nicht leicht falsch zu deuten ist. Wird nicht baldige Hülfe gebracht, so gehen die Kranken fast immer durch Glottis-Oedem oder durch die Folgen der Eitersenkung zu Grunde.

Dritter Abschnitt.
Krankheiten der Speiseröhre.

Kapitel I.
Entzündung der Speiseröhre, Oesophagitis.

Dysphagia inflammatoria.

§. 1. Pathogenese und Aetiologie.

Auf der Schleimhaut des Oesophagus kommen catarrhalische, croupose (diphtheritische) und pustulose Entzündungen vor; die Schleimhaut kann ferner der Sitz von Geschwüren sein oder auch durch heftige chemische Einwirkungen nekrotisch werden, verkohlen; endlich werden Entzündungen und Eiterbildungen im submucosen Gewebe beobachtet.

Die catarrhalische Entzündung entsteht am Häufigsten durch local einwirkende Schädlichkeiten, z. B. scharfe oder zu heisse Ingesta, ungeschickt eingeführte Schlundsonden; in anderen Fällen pflanzen sich Catarrhe vom Magen und Rachen auf die Speiseröhre fort; in anderen kann der Catarrh des Oesophagus von venösen Stauungen abhangen, welche bei Herz- und Lungenkrankheiten oft in der Schleimhaut des ganzen Darmtractus bestehen.

Die croupose Entzündung des Oesophagus wird selten und fast nur neben gleichartigen Entzündungen im Kehlkopf und Rachen oder bei protrahirtem Typhus, beim Choleratyphoid und bei acuten exanthematischen Krankheiten beobachtet.

Die pustulose Entzündung kommt in seltenen Fällen bei den Blattern oder nach dem Gebrauche von Tartarus stibiatus vor.

Geschwüre des Oesophagus entstehen meist durch spitze Körper, welche in die Schleimhaut eindringen, oder durch grosse, eckige Körper, welche an einer Stelle des Oesophagus eingeklemmt werden; seltener bilden sich dieselben nach Anätzung der Schleimhaut oder im Verlaufe des chronischen Catarrhs. Dieselben Veranlassungen können zu Entzündungen und Vereiterungen des submucosen Gewebes führen.

Die partielle Verkohlung der Schleimhaut endlich kommt durch Einwirkung corrodirender Substanzen, namentlich concentrirter Säuren, zu Stande.

§. 2. Anatomischer Befund.

Die catarrhalische Entzündung des Oesophagus wird in der acuten Form nur selten bei Sectionen gefunden; die Schleimhaut erscheint dann lebhaft roth, geschwellt, leicht zerreisslich und ist mit schleimigem Secret bedeckt. Beim chronischen Catarrh erscheint die Schleimhaut, namentlich in ihrem unteren Drittel, verdickt, schmutzig braunroth oder schiefergrau, mit zähem Schleim belegt. Der chronische Catarrh kann durch Erschlaffung der Muscularis zur Erweiterung, durch partielle Hypertrophie der Muscularis und des submucosen Gewebes zur Verengerung des Oesophagus führen (s. Kap. III.).

Bei der crouposen Entzündung des Oesophagus findet man die Schleimhaut desselben dunkel geröthet und mit verschieden dicken Exsudatschichten fleckenweise oder in grösserer Ausdehnung bedeckt.

Bei der pustulosen Entzündung bilden sich unscheinbare Erhebungen der Epithelialschicht, die sich mit Eiter füllen, bersten und einen flachen Substanzverlust hinterlassen; die Krankheit beschränkt sich, wenn sie nach dem Gebrauche von Tartarus stibiatus auftritt, auf das untere Drittel des Oesophagus.

Die Geschwüre des Oesophagus bestehen meist in oberflächlichen Excoriationen der Schleimhaut, können aber auch die Schleimhaut in ihrer ganzen Dicke zerstören und auf die Muscularis und das umgebende Bindegewebe übergreifen.

Die Entzündungen des submucosen Gewebes können bei chronischem Verlaufe zu einer Verdickung der Wandungen des Oesophagus und zu Stricturen führen, bei acutem Verlaufe mit Abscessbildung enden.

Bei der Entzündung des Oesophagus durch ätzende Substanzen werden die ergriffenen Stellen in missfarbige braune und schwarze Schorfe verwandelt, in deren Umgebung sich rasch Injection und reichliche seröse Exsudation entwickelt. Die Schorfe werden abgestossen, der Substanzverlust kann ausgefüllt werden; doch bleiben, wenn die Zerstörung bedeutend war, in Folge der Contraction des Narbengewebes immer Stricturen des Oesophagus zurück.

§. 3. Symptome und Verlauf.

Wenn man einen heissen Bissen verschluckt, so kann man sich leicht davon überzeugen, wie wenig empfindlich namentlich der untere Theil des Oeso-

phagus ist. Dem entsprechend kommen auch nur bei sehr intensiven Entzündungen des Oesophagus, z. B. nach Verbrennungen, Verletzungen durch
spitze und eckige Körper, besonders aber nach Corrosion durch ätzende
Substanzen, Schmerzen vor, welche in der Tiefe der Brust und am Rücken
zwischen den Schulterblättern empfunden werden. Bei denselben schweren Entzündungsformen beobachten wir ferner Schlingbeschwerden: sobald
nämlich die Muskeln des Oesophagus entzündet oder serös infiltrirt sind,
vermögen sie nicht mehr den Bissen weiter zu schieben. Dieser Zustand,
welcher früher als Dysphagia inflammatoria bezeichnet wurde, ist immer
mit Beklemmung und grosser Angst verbunden. Je höher oben der Bissen
stecken bleibt, um so deutlicher fühlen ihn die Kranken. Versuchen sie, neue
Schlingbewegungen einzuleiten, so können dieselben den Effect haben, dass
die Contractionen des Oesophagus den Inhalt, welcher nach Unten nicht
ausweichen kann, nach Oben treiben, so dass theils genossene Substanzen,
theils blutiger Schleim und Exsudatmassen regurgitiren. (S. Kap. II.) Diese
Symptome sind immer von einem quälenden Durste begleitet und können,
namentlich bei grosser Ausbreitung der Entzündung, mit Fieber verbunden
sein. Bei günstigem. Verlaufe der Krankheit verlieren sich die Erscheinungen
meist allmälig oder auch, nach dem Durchbruch eines Submucosen Abscesses in den Oesophagus, ganz plötzlich; in anderen Fällen bleiben Stricturen
zurück; zuweilen erfolgt sogar der Tod durch Perforation oder Ruptur des
Oesophagus (s. Kap. V.).

Die leichteren Formen des acuten und chronischen Catarrhs verrathen
sich während des Lebens nicht durch erkennbare Störungen. — Dasselbe
gilt von der pustulosen Entzündung. — Auch die croupose Form wird, wenn
nicht Pseudomembranen ausgewürgt werden, fast immer übersehen: wenn
diese Form zum Croup des Larynx und der Fauces sich hinzugesellt, so treten die etwaigen Schmerzen und Beschwerden beim Schlingen gegen die
Athemnoth und die übrigen Symptome jener Krankheiten in den Hintergrund; wenn sie als secundärer Croup beim Typhus und ähnlichen Krankheiten sich entwickelt, so liegen die Kranken meist in einem völlig apathi-
schen Zustande, so dass man keine Klagen von ihnen hört.

Chronische Geschwüre verursachen zuweilen Schmerzen an einer umschriebenen Stelle und erschweren dauernd das Schlingen; ihre Unterscheidung von Stricturen ist oft nur dadurch zu ermöglichen, dass man die
Schlundsonde einführt: dieselbe findet in diesen Fällen kein Hinderniss und
bringt oft schleimige, blutige Massen zu Tage. Während die Geschwüre vernarben, können die Symptome der Strictur des Oesophagus auftreten.

§. 4. Therapie.

Nur bei den intensiven Formen der Oesophagitis kann von einer Behandlung die Rede sein, da die gelinderen Formen nicht erkannt werden. Fremde Körper, von denen die Entzündung abhängt, sind nach den Regeln der Chirurgie zu entfernen. Bei Corrosion durch Mineralsäuren und caustische Alkalien dürfen nur, wenn die Fälle ganz frisch sind, die gebräuchlichen Antidota angewandt werden. Im Uebrigen beschränke man sich bei acuten Entzündungen darauf, den Kranken Eiswasser schlucken oder ganz kleine Stückchen Eis in den Mund nehmen zu lassen. Allgemeine und örtliche Blutentziehungen sind nur schädlich, die Darreichung von Medicamenten ist schwierig und verspricht keinen Erfolg. Ist der Kranke im Stande zu schlingen, so dürfen ihm nur flüssige Substanzen gereicht werden. Wenn das Schlingen ganz unmöglich ist, so kann die Ernährung des Kranken durch das Schlundrohr oder durch Klystire nothwendig werden. Bei chronischen Geschwüren des Oesophagus bleiben die zahlreich empfohlenen Mittel ohne allen Erfolg, und eine vorsichtige Ernährung des Kranken bildet die hauptsächlichste Aufgabe der Behandlung.

Kapitel II.
Verengerungen des Oesophagus.

§. 1. Pathogenese und Aerologie.

Die Verengerungen des Oesophagus können zu Stande kommen 1) durch Compression desselben, 2) durch Hineinwuchern von Neubildungen in das Lumen des Canals, 3) durch Texturveränderungen der Oesophagus-Wände. Die letzten Formen nennt man Stricturen im engeren Sinne; sie bilden Ausgänge der im vorigen Kapitel besprochenen Entzündungen.

§. 2. Anatomischer Befund.

Eine Compression des Oesophagus kann auf mannigfache Art zu Stande kommen. Als häufigste Ursachen sind zu nennen: Anschwellungen der Schilddrüse, Anschwellungen der Lymphdrüsen des Halses oder des Mediastinum, Dislocation des Zungenbeins, Exostosen der Wirbelsäule, Abscesse oder Geschwülste zwischen Trachea und Oesophagus, Carcinome der Lungen oder der Pleura, Aneurysmen. Nicht selten comprimiren die im nächsten Kapitel zu beschreibenden Divertikel die zunächst tiefer gelegene Strecke des Oesophagus. In einzelnen Fällen, in welchen während des Lebens die Zeichen von Compression des Oesophagus vorlagen, fand man bei der Section die krankhaft erweiterte Arteria subclavia dextra hinter der Arteria subclavia sinistra entspringend und zwischen Oesophagus und Trachea oder zwischen Oesophagus und Wirbelsäule nach rechts hinüber verlaufend. Der dadurch entstehenden Form der Dysphagie hat man den Namen Dysphagia lusoria gegeben.

Ueber die Neubildungen auf der inneren Wand des Oesophagus, welche die häufigste Veranlassung zur Verengerung des Oesophagus sind, werden wir im vierten Kapitel reden.

Die Stricturen des Oesophagus im engeren Sinne beruhen 1) auf narbigen Contractionen der Häute, welche nach beträchtlichen Substanzverlusten derselben sich gebildet haben; sie bleiben am Häufigsten nach Corrosionen oder ausgebreiteten Ulcerationen zurück; 2) auf einer Hypertrophie der Muscularis und des intermusculären Bindegewebes, zu welcher den chronische Catarrh des Oesophagus Veranlassung giebt; bei einem Längsdurchschnitt durch die oft sehr beträchtlich verdickte Wand zeigt diese in solchen Fällen ein eigenthümlich gefächertes Ansehen, indem die hypertrophirten Muskelfasern eine grauröthliche Farbe haben, während das hypertrophirte Bindegewebe, zwischen derselben weisse, fibröse Balken darstellt; immer ist gleichzeitig die Schleimhaut, verdickt und ungleich gewulstet. Endlich 3) können Stricturen des Oesophagus durch Hypertrophie und spätere narbige Schrumpfung des submucosen Gewebes entstehen.

Die Verengerung ist bald eine fast unmerkliche, bald ist sie so beträchtlich, dass das Lumen des Oesophagus vollkommen verschlossen ist. – Der häufigste Sitz der Stricturen ist in dem unteren Drittel, doch können sie auch in allen anderen Abschnitten des Oesophagus vorkommen. – Oberhalb der Strictur sind die Wände des Oesophagus fast immer hypertrophirt und der Canal erweitert, unterhalb der Strictur sind die Wände häufig verdünnt und der Canal collabirt.

§. 3. Symptome und Verlauf.

Da die Verengerung des Oesophagus, mag sie die eine oder die andere Ursache haben, sich immer allmälig entwickelt, es beginnt das Leiden schein-

bar ungefährlich mit unbedeutenden Beschwerden. Ein leichtes Hinderniss
bei dem Verschlingen grösserer Bissen, welches, wenn die Kranken „nachtrinken" oder einige neue Schlingbewegungen einleiten, überwunden wird,
bildet längere Zeit das einzige Symptom. Obgleich die Kranken vorsichtiger
werden und alle Speisen sehr klein zerkauen, wird es ihnen doch allmälig
immer schwerer, den Bissen hinunter zu schlucken; sie bezeichnen, auch
wenn die Strictur nahe an der Cardia sitzt, fast immer die Gegend unterhalb
des Manubrium sterni als den Ort, an welchem der Bissen stecken bleibe;
endlich können sie selbst flüssige Substanzen nicht mehr verschlingen.

Je grösser das Hinderniss wird, je weniger es gelingt, dasselbe durch
Nachtrinken oder durch erneute Schlingversuche zu überwinden, um so häufiger regurgitiren die Bissen. Eine antiperistaltische Bewegung, bei welcher
auf die Contraction eines tiefer gelegenen Abschnittes die Contraction des
nächst höher gelegenen folge, kommt zwar nach physiologischen Beobachtungen im Oesophagus nicht zu Stande; es schreiten vielmehr die Contractionen, welche im Pharynx willkürlich eingeleitet sind, stets unaufhaltsam
in der Richtung von Oben nach Unten fort: diese Thatsachen schliessen aber
nicht aus, dass durch Contractionen, welche peristaltisch von Oben nach
Unten bis zu der Stelle über der Strictur fortgeschritten sind, ein Bissen, der
nicht nach Unten ausweichen kann, nach Oben gedrängt werde, und dass
bei einer gewissen Füllung des Oesophagus auf diese Weise ein Regurgitiren seines Inhaltes bis in den Mund zu Stande komme. Zuweilen tritt bei
dieser Form des Erbrechens die Bauchpresse gar nicht in Action; in anderen
Fällen werden die Bauchmuskeln krampfhaft contrahirt, ohne dass dieser
Umstand einen wesentlichen Einfluss auf die Entleerung des Oesophagus
haben kann. Wenn die Verengerung noch mehr zugenommen hat, so erfolgt
regelmässig auf jeden Versuch zu essen oder zu trinken, oft, nachdem wenige
Bissen oder Schlucke eingeführt, oft erst, nachdem grössere Mengen nieder-
geschluckt sind (s. Kap. III.), ein Gefühl von Druck in der Tiefe der Brust,
begleitet von grossem Unbehagen und quälender Angst, die sich so lange
steigert, bis unter absichtlich oder instinctiv eingeleiteten neuen Schlingbewegungen mühsam und allmälig die genossenen Ingesta, wenig verändert,
aber mit reichlichem Schleim gemischt, aus dem Munde entleert werden. —
Die Application der Schlundsonde giebt für die Diagnose der Krankheit den
wichtigsten Anhalt, indem sie nicht nur das Vorhandensein der Strictur mit
Sicherheit nachweist, sondern auch über ihren Grad, ihren Sitz, selbst über
ihre Form Aufschluss erthelt.

Ausser den beschriebenen Erscheinungen und den sonstigen Symptomen, welche ein vorhandenes Carcinom oder ein anderer Tumor hervorrufen, entsteht in Folge der verhinderten Nahrungszufuhr eine immer wachsende Abmagerung der Kranken, der Leib sinkt tief ein, der Stuhlgang bleibt oft Wochen lang aus, die Kranken verhungern und, wie *Boerhave* treffend sagt, „tandem post Tantali poenas diu toleratas lento marasmo contabescunt."

§. 4. Therapie.

Die Behandlung der Oesophagusstricturen gehört in das Bereich der Chirurgie. Durch Geschick, Geduld und Consequenz werden zuweilen überraschende Resultate erzielt. In der chirurgischen Klinik zu Greifswald wurde eine Kranke behandelt, welche an einer ohne nachweisbare Veranlassung entstandenen Strictur litt; Anfangs konnte nur ein gewöhnlicher elastischer Katheter durch dieselbe hindurch geführt werden; nach vier Wochen war jedoch schon eine solche Erweiterung erreicht, dass nicht bloss die dicksten Schlundsonden eingeführt, sondern auch gewöhnliche Bissen mit Leichtigkeit verschluckt werden konnten.

Kapitel III.
Erweiterung des Oesophagus

§. 1. Pathogenese und Aetiologie.

Die. Erweiterung des Oesophagus ist bald eine t o t a l e, den Oesophagus in seiner ganzen Ausdehnung betreffende, bald eine p a r t i e l l e, auf eine kurze Strecke beschränkte. — An der partiellen Erweiterung des Oesophagus betheiligt sich zuweilen nur die eine Wand desselben, und dann entstehen Ausbuchtungen, die sich häufig zu grösseren Säcken entwickeln, welche mit dem Oesophagus communiciren — D i v e r t i k e l. — Die Wände der Divertikel werden in manchen Fällen nur von der Schleimhaut, die sich hernienartig zwischen den Muskelfasern hervorstülpt, und von der äusseren Bindegewebshaut gebildet.

Am Häufigsten werden, abgesehen von der Divertikelbildung, Erweiterungen des Oesophagus 1) o b e r h a l b   e i n e r   v e r e n g t e n Stelle beobachtet, und zwar kommt es bei Stenosen der Cardia meist zu einer totalen, bei Stenosen des Oesophagus zu einer partiellen Erweiterung. In anderen Fällen scheint 2) die totale Erweiterung mit einem c h r o n i s c h e n   C a t a r r h und der durch ihn bewirkten Lähmung der Muscularis zusammen zu hängen. In vielen Fällen sind 3) die Ursachen der Erweiterung unbekannt. Die hypothetische Annahmen *Rokitansky's*, dass Erschütterungen des Körpers, und *Oppolzer's*, dass die Behandlung der Gicht durch grosse Mengen warmen Wassers enorme Erweiterung des ganzen Oesophagus hervorrufen könne, darf man nicht auf Treue und Glauben annehmen.

Die Divertikel bilden sich 1) durch fremde Körper, die in einer Falte der Schleimhaut stecken bleiben und durch die Speisen, welche den Oesophagus passiren, immer tiefer in die Wandungen desselben hineingedrückt werden. In manchen Fällen hat man sie 2) durch Schrumpfung von Bronchialdrüsen entstehen sehen, wenn diese, während sie angeschwollen und entzündet waren, mit der Schleimhaut verwachsen sind und bei ihrer Verkleinerung die Schleimhaut nach sich ziehen. In anderen Fällen lässt sich 3) keine Ursache derselben nachweisen.

§. 2. Anatomischer Befund.

Bei der totalen Erweiterung des Oesophagus hat man den Kanal bis zur Dicke eines Mannesarmes erweitert gefunden; die Wände des erweiterten Oesophagus sind meist hypertrophirt, seltener verdünnt.

Bei der partiellen Erweiterung pflegt die Stelle, welche dicht oberhalb der Stenose sich befindet, am Weitesten zu sein. Nach Oben nimmt die Erweiterung allmälig ab, so dass auf diese Weise ein länglicher Sack zu Stande kommt, an dessen Fundus ein zweiter, enger Ausgang sich befindet.

Die Divertikel bilden sich meist in der Gegend der Bifurcation der Trachea oder an der Uebergangsstelle des Pharynx in den Oesophagus; sie sind anfangs rundlich, bilden aber später cylindrische oder conische Anhänge des Oesophagus, welche zwischen ihm und der Wirbelsäule liegen. Ein solches Divertikel communicirt zuweilen nur durch eine enge, spaltförmige, verzogene Oeffnung mit dem Oesophagus; in anderen Fällen dagegen erscheint es als die eigentliche, blind endigende Fortsetzung desselben, in welche genossene Speisen hineingelangen, während seitlich der untere Theil des Oesophagus leer, verengt, collabirt anliegt.

§. 3. Symptome und Verlauf.

Die totale Erweiterung besteht, ohne dass Erscheinungen vorhanden sind, aus welchen die Krankheit zu erkennen wäre.

Die partielle Erweiterung, welche sich oberhalb einer verengten Stelle bildet, modificirt die Symptome der Strictur in sofern, als die Speisen längere Zeit und in grösseren Mengen im Oesophagus beherbergt werden können, ehe sie regurgitiren. Werden die Ingesta endlich ausgewürgt, so sind sie sehr erweicht, mit Schleim gemischt, zuweilen faulig zersetzt, aber unverdaut und fast immer von alkalischer Reaction. Dieser Umstand kann für die Entscheidung der Frage, ob die Speisen aus dem Magen oder aus dem Oesophagus zurückgekehrt seien, von Bedeutung werden.

Wenn die Divertikel einen solchen Umfang haben, dass die Speisen statt in den Magen, in sie hineingelangen, so rufen sie ähnliche Symptome hervor, wie Stricturen mit consecutiver partieller Erweiterung. Die genossenen Substanzen regurgitiren oft erst nach Stunden in einem Zustande vorgeschrittener Zersetzung, die Kranken verbreiten einen üblen, fauligen Geruch aus dem Munde. — Zuweilen giebt die Schlundsonde sicheren Anhalt für die Diagnose, indem man mit derselben zu einer Zeit auf ein unüberwindliches Hinderniss stösst, zu einer anderen am Divertikel vorüber ohne Anstoss in den Magen gelangt. — Sitzen die Divertikel am Anfange des Oesophagus, so kann am Halse hinter dem Kehlkopfe eine weiche Geschwulst bemerkt werden, die nach der Aufnahme von Speisen und Getränken zunimmt, nach Entleerung derselben sich verkleinert; sitzen sie tiefer, so entstehen zuweilen durch Druck auf die Trachea und die grossen Gefässe Dyspnoe und Circulationsstörungen. Auch in diesen Fällen können die Kranken schliesslich verhungern.

§. 4. Therapie.

Die Therapie ist gegen die Erweiterung des Oesophagus ohnmächtig. Gelingt es, bei einem Divertikel vorbei in den Magen zu gelangen, so kann man es versuchen, dem Kranken eine Zeit lang nur durch die Schlundsonde Nahrung zuzuführen, in der freilich höchst unsicheren Hoffnung, dass, wenn der Eintritt von Speisen in das Divertikel verhütet wird, dasselbe sich verkleinern werde.

Kapitel IV.
Neubildungen im Oesophagus.

§. 1. Pathogenese und Aetiologie.

Fibroide werden nur selten, Tuberkel fast niemals im Oesophagus beobachtet; sehr häufig aber kommen Carcinome des Oesophagus vor. Dieselben treten in den meisten Fällen primär auf, seltener pflanzen sich carcinomatöse Neubildungen aus den Mediastinalräumen auf den Oesophagus fort.

Die Ursachen der krebsigen Degeneration des Oesophagus sind uns eben so unbekannt als die Ursachen der Krebsentwickelung an anderen Orten. Man will beobachtet haben, dass namentlich Branntweintrinker an Carcinom des Oesophagus erkranken.

§. 2. Anatomischer Befund.

Die Fibroide bilden verschiebbare, bläulich weisse Concretionen von Linsen- bis Bohnengrösse im submucosen Gewebe, oder sie treten als gestielte, am freien Ende häufig gelappte Polypen auf, welche meist im Perichondrium des Ringknorpels wurzeln (*Rokitansky*).

Von den carcinomatösen Neubildungen kommt Skirrhus und Markschwamm, in sehr seltenen Fällen auch der Epithelialkrebs im Oesophagus vor. Der Sitz des Krebses ist am Häufigsten das obere und untere, seltener das mittlere Drittel des Oesophagus; meist nimmt die Entartung den ganzen Umfang des Kanals ein und bildet so „die krebsige Strictur". Die Entartung beginnt stets im submucosen Gewebe, greift aber bald auf die Schleimhaut über und wuchert auf derselben empor. Erweicht und zerfällt der Krebs, so bilden sich unebene, von einem markig infiltrirten Walle umgebene, mit Jauche und blutenden Fungositäten oder schwarzen zottigen Massen bedeckte Geschwüre. — Von der äusseren bindegewebigen Haut des Oesophagus kann sich der Krebs weiter auf die benachbarten Gebilde ausbreiten und bei seinem Zerfall zu Durchbruch der Trachea, der Bronchien, selbst der Aorta oder der Lungenarterien führen.

§. 3. Symptome und Verlauf.

Die kleinen verschiebbaren Fibroide des Oesophagus machen keine Symptome; die gestielten fibrösen Polypen sind von den Erscheinungen der Oesophagusstenose begleitet und können Blutungen verursachen; sie lassen sich mit der Schlundsonde umgehen und sind oft sogar, wenn sie hoch genug sitzen, mit dem Finger zu erreichen.

Der Krebs des Oesophagus wird nicht leicht verkannt. Wenn bei Kranken im vorgerückten Lebensalter, zumal bei solchen, welche an Branntweingenuss gewöhnt sind, allmälig ohne anderweitig bekannte Veranlassung ein Hinderniss beim Schlingen sich entwickelt, welches langsam wachsend endlich zu den qualvollen Erscheinungen geführt hat, die wir im zweiten Kapitel geschildert haben, so lässt sich mit grosser Wahrscheinlichkeit ein Carcinom des Oesophagus vermuthen; wir wissen nämlich, dass dieses die bei Weitem häufigste Ursache der Oesophagus-Verengerung ist, dass alle anderen Formen verhältnissmässig selten vorkommen. Die Präsumption, dass die Strictur eine krebsige sei, gewinnt an Wahrscheinlichkeit, wenn sich lancinirende Schmerzen an verschiedenen Stellen, besonders zwischen den. Schulterblättern, hinzugesellen, wenn die Kranken sehr schnell abmagern und die bekannte, bei Krebskranken gewöhnliche, schmutzig gelbe, kachektische Gesichtsfarbe bekommen. Positive Gewissheit erlangt die Diagnose, wenn in den schleimigen oder jauchigen und blutigen Massen, welche ausgewürgt, oder mit der Schlundsonde herausbefördert werden, Krebsfragmente nachzuweisen sind. Im weiteren Verlaufe können mit dem Zerfall des Krebses die Symptome der Strictur nachlassen; doch schreitet trotzdem die Abmagerung schnell fort, die Füsse schwellen an, oft bilden sich Gerinnungen in den Schenkelvenen, und endlich tritt der Tod durch Erschöpfung oder durch Perforation der oben genannten Organe ein.

§. 4. Therapie.

Die Dilatation der krebsigen Strictur durch Bougies ist sehr bedenklich und sollte, wo die Krankheit mit Sicherheit erkannt ist, unterlassen werden. In früheren Stadien kann dieselbe die Verjauchung des Krebses beschleunigen, in späteren Stadien zu Perforation des Oesophagus führen. Die Behandlung muss eine symptomatische sein. Bei sonstigen grossen Beschwerden gebe man Opiate, bei Unvermögen zu schlingen mache man den wenig Aussicht auf Erfolg bietenden Versuch, den Kranken durch Klystiere mit Fleischbrühe etc. zu ernähren.

Kapitel V.
Perforation und Ruptur des Oesophagus.

Die Perforation des Oesophagus kann von Innen nach Aussen oder von Aussen nach Innen erfolgen. Die erste Form entsteht am Häufigsten durch zerfallende Carcinome, seltener in Folge von Geschwüren, welche durch Knochensplitter entstanden, oder von tief greifenden Zerstörungen, welche durch Corrosion mit ätzenden Substanzen hervorgerufen sind. Ein sogenanntes perforirendes Geschwür, wie es im Magen und Duodenum vorkommt, wird im Oesophagus nicht beobachtet. — Von Aussen nach Innen kann der Oesophagus perforirt werden durch Aneurysmen der Aorta, durch den Zerfall tuberculoser Bronchialdrüsen, namentlich derer, welche an der Theilungsstelle der Trachea ihren Sitz haben, durch Abscesse auf der vorderen Fläche der Wirbelsäule bei Caries der Wirbel, selbst durch tuberculose Lungencavernen etc.

Eine Ruptur der Oesophaguswand ohne vorhergegangene Texturerkrankung derselben ist nur in sehr wenigen Fällen (*Boerhave, Oppolzer*) beobachtet worden. Häufiger geschieht es, dass die durch Carcinome, durch Corrosionen oder Geschwüre in hohem Grade destruirte Oesophaguswand, welche nahe daran ist, perforirt zu werden, bei heftigem Würgen oder Erbrechen plötzlich zerreisst.

Wird die Wand des Oesophagus auf die eine, oder die andere Weise durchbrochen, so gelangt der Inhalt desselben in das ihn umgebende Bindegewebe, oder es bilden sich Communicationen mit der Trachea, den Pleurahöhlen, den grossen Gefässen.

Ehe es zur Perforation oder Ruptur des Oesophagus kommt, können in den umliegenden Organen durch die gegen sie vordringende Destruction adhäsive Entzündungen entstehen, deren Symptome gleichsam als Vorboten dem Durchbruche vorhergehen. Ich sah bei einem Manne mit Carcinom des Oesophagus allmälig doppelseitige Pleuritis und Pericarditis sich entwickeln; bei der Obduction fand ich die dem Krebs anliegenden Stellen der Pleura und des Herzbeutels missfarbig und verschorft, aber keinen Austritt der Contenta des Oesophagus in jene Höhlen. — Den Moment des Durchbruches bezeichnet meist ein plötzlicher, heftiger Schmerz in der Tiefe der Brust; dazu gesellt sich Schüttelfrost, Blässe, Kühlwerden der Extremitäten, Ohnmachten, und bald folgen, je nach dem Orte, an welchem die Perforation oder die Ruptur erfolgt ist, entweder Erstickungsanfälle, oder Symptome einer intensiven Pleuritis, oder profuses Blutbrechen. Bald, oft augenblicklich, erfolgt der Tod. Von einer Behandlung kann nicht die Rede sein.

Kapitel VI.
Neurosen des Oesophagus.

Als Hyperaesthesie, d. h. gesteigerte Erregbarkeit der sensiblen Nerven des Oesophagus, hat man den Globus hystericus, das Gefühl, als ob eine Kugel im Oesophagus aufsteige und an einer bestimmten Stelle sitzen bleibe, bezeichnet. Wir haben den Globus hystericus bereits bei der Besprechung der Kehlkopfsneurosen erwähnt. Zu den Hyperaesthesieen sind auch manche Fälle zu rechnen, welche als Krampf des Oesophagus beschrieben werden: diejenigen nämlich, in welchen die Kranken nur die Empfindung einer Zusammenschnürung des Oesophagus haben und sich in dem Wahne befinden, nicht schlingen zu können. Dieser Zustand kommt nicht selten bei Kranken vor, die von Hunden gebissen sind. *Andral* erzählt einen Fall, in welchem *Boyer* einen ganzen Monat lang den Mahlzeiten einer Patientin beiwohnen musste, weil dieselbe glaubte, sie müsse ersticken, sobald sie zu schlingen versuche.

Von einer Anaesthesie, einer verminderten oder aufgehobenen Erregbarkeit der sensiblen Nerven des Oesophagus, kann bei der geringen normalen Empfindlichkeit derselben nicht wohl die Rede sein.

Hyperkinesis, gesteigerte Erregung der motorischen Nerven, Oesophagismus, Dysphagia spastica, kommt häufiger vor, obgleich manche Fälle, welche man hierher gerechnet hat, gewiss falsch gedeutet sind. Der Krampf des Oesophagus ist am Häufigsten reflectorischen Ursprungs, wird häufig durch Uterinreize erregt und daher meist bei hysterischen Frauen beobachtet; zuweilen ist er centralen Ursprungs und Symptom einer Erkrankung des Gehirns oder der höchsten Theile des Rückenmarks; er kann endlich auch durch Intoxication mit narkotischen Substanzen oder mit Alcohol hervorgerufen werden und bildet ein constantes Symptom der Hydrophobie. — Der Oesophagus-Krampf verläuft, wie die meisten Neurosen, mit Paroxysmen und freien Intervallen. Die Anfälle treten meist während des Essens auf: die Kranken werden plötzlich unfähig zu schlingen und haben fast immer das Gefühl, als ob ein fremder Körper im Oesophagus sässe. Hat der Krampf seinen Sitz im oberen Ende, so kehren die eingeführten Substanzen sofort zurück, sitzt er im unteren Ende des Oesophagus, so regurgitiren sie erst einige Zeit nach der Einführung. Gewöhnlich sind gleichzeitig Beklemmungen und Erstickungsanfälle, zuweilen krampfhafte Contractionen der Halsmuskeln vorhanden. Nach längerem oder kürzerem Bestehen pflegt der Anfall vorüber zu gehen, in anderen Bällen bleibt ein geringerer Grad desselben als ein chronisches Leiden, als „spastische Strictur", Wochen oder sogar Monate lang zurück. Bei der Untersuchung mit der Schlundsonde trifft man während der Intervalle auf kein Hinderniss; untersucht man im Anfalle selbst, so verschwindet zuweilen bei der Application die Strictur während des Sondirens. — Neben einer zweckmässigen Behandlung des Grundleidens empfiehlt sich die Anwendung der Narkotica, namentlich der Belladonna, oder der sogenannten Antispasmodica, z. B. der Valeriana, der Asa foetida, des Castoreum. Kann der Kranke gar nicht schlingen, so wird die Anwendung dieser Mittel in Klystierform empfohlen. Den meisten Erfolg verspricht die wiederholte vorsichtige Application der Schlundsonde.

Akinesis, aufgehobene Erregbarkeit der motorischen Nerven des Oesophagus, wird neben den Zeichen allgemeiner Paralyse nicht selten kurz vor dem Tode beobachtet; in anderen Fällen ist die Lähmung centralen Ursprunges und begleitet Krankheiten des Gehirns oder des Halstheiles vom Rückenmark. Das Schlingen ist bei vollständiger Paralyse des Oesophagus unmöglich, oft, wenn die Angehörigen den Sterbenden laben wollen, entsetzen sie sich darüber, dass derselbe nicht mehr schlucken kann, und dass die dargereichten Substanzen aus dem Munde zurückkehren oder in den Larynx gelangen und die bekannten Stickanfälle hervorrufen. Bei unvollständiger Paralyse rückt der Bissen nicht mehr fort, doch werden grössere Bissen und feste Substanzen leichter als andere verschlungen; aufrechte Stellung erleichtert das Schlingen, und durch Nachtrinken wird der Bissen leichter hinabgeschwemmt. Die Kranken pflegen bei dieser Dysphagie keine schmerzhaften Empfindungen zu haben, und die Schlundsonde stösst auf kein Hinderniss. — Wegen der Bösartigkeit der Grundkrankheit ist die Therapie fast immer ohnmächtig. Man hat wiederholte Application der Schlundsonde, die Darreichung von Strychnin, die Anwendung der Electricität empfohlen und will von diesen Mitteln zuweilen Erfolge beobachtet haben.

Vierter Abschnitt.
Krankheiten des Magens.

Kapitel I.
Acute catarrhalische Entzündung der Magenschleimhaut; acuter Magencatarrh.

§. 1. Pathogenese und Aetiologie.

Auf der Schleimhaut des Magens werden während jeder normalen Verdauung Veränderungen beobachtet, die wir, wenn wir sie auf anderen Schleimhäuten auftreten sähen, als Catarrh bezeichnen würden; es ist nämlich die Absonderung des eigentlichen Magensaftes immer von einer bedeutenden Hyperämie der Schleimhaut begleitet, auf welche eben so constant eine reichliche Schleimabsonderung und eine massenhafte Abstossung von Epithelien folgt. Dieser physiologische Vorgang ist ferner in ähnlicher Weise wie die ihm analogen pathologischen Processe mit einer geringen Störung des Allgemeinbefindens, dem sogenannten Verdauungsfieber, verbunden. Darnach ist die Definition, welche wir für den Catarrh der Schleimhäute im Allgemeinen gegeben haben, nicht anwendbar auf den Catarrh der Magenschleimhaut: was bei jenen pathologisch ist, kann bei dieser normal sein, und n u r bei einer Steigerung des physiologischen Vorganges über die normale Grenze dürfen wir von Magencatarrh reden. Dass bei der täglich mehrmals erfolgenden Wiederkehr des Verdauungsprocesses und bei der complicirten und zum Theil unzweckmässigen Beschaffenheit unserer Nahrungsmittel die Grenze des Normalen leicht überschritten wird, dass also der acute Magencatarrh zu den häufigsten Erkrankungen gehört, ist leicht verständlich. − Auf der anderen Seite ist es eben so leicht erklärlich, dass eine krankhafte Steigerung normaler Vorgänge leichter und schneller wieder ausgeglichen werden kann, als andere wesentlichere Abweichungen vom normalen Zustande; daher hat bei zweckmässigem Verhalten der acute Magencatarrh meist eine kürzere Dauer, als Catarrhe anderer Schleimhäute.

Die Disposition zu der in Rede stehenden Krankheit ist nach der Individualität verschieden; manche Menschen erkranken an Magencatarrh in Folge von Schädlichkeiten, denen andere ungestraft sich aussetzen. Eine erhöhte Disposition für den Magencatarrh hängt in vielen Fällen von einer zu sparsamen Secretion des Magensaftes ab, indem dadurch die Bildung abnormer Zersetzungen im Magen, die häufigste Ursache des Magencatarrhs (s. unten), begünstigt wird. Auf einer solchen Verminderung der Magensaftabsonderung beruht die grosse Neigung zu catarrhalischen Erkrankungen des Magens, welche wir 1) bei allen Fieberkranken wahrnehmen. Man ist zu weit gegangen, wenn man behauptet hat, dass jedes Fieber mit Magencatarrh verbunden sei: weder die belegte Zunge, noch die Appetitlosigkeit der Fieberkranken berechtigen zu dieser Annahme. Da aber bei jedem Fieber in Folge der gesteigerten Temperatur die Ausscheidung des Wassers durch Haut und Lungen excessiv vermehrt ist, so lässt sich a priori schliessen, dass geringere Quantitäten von Magensaft abgesondert werden; dieser Schluss wird nicht nur durch das analoge Verhalten anderer Secrete, sondern auch durch directe Beobachtung (Beaumont) bestätigt.[*] Tragen die Kranken diesem Umstande nicht Rechnung, setzen sie ihre Diät nicht im Verhältniss zu der verminderten Secretion des Magens herab, dann entstehen allerdings höchst unangenehme Magencatarrhe. Ein grosser Theil der „gastrischen Complicationen" bei Pneumonieen und anderen entzündlichen Krankheiten resultirt sicher aus der Vernachlässigung dieser einfachen diätetischen Vorschrift.

Auch die erhöhte Disposition zu acutem Magencatarrh, welche wir 2) bei heruntergekommenen und schlecht genährten Subjecten finden, scheint auf einer verminderten Secretion von Magensaft oder auf der Bereitung eines unkräftigen Magensaftes, durch welche der Zersetzung der Ingesta Vorschub geleistet wird, zu beruhen. Ist die Blutmasse überhaupt vermindert, so ist es wahrscheinlich, dass die Quantität des secernirten Magensaftes, wie die anderer Secrete, eine abnorm geringe ist. Da bei Hydrämie namentlich die Albuminate des Blutes, die wir als das Material ansehen müssen, aus welchem der organische Bestandtheil des Magensaftes, das Pepsin, gebildet wird, vermindert sind, so ist die Hypothese gestattet, dass in solchen Fällen ein pepsinarmer Magensaft bereitet werde. Weil bei verminderter Einwirkung von Magensaft ein Theil der Ingesta ungelöst bleibt und in abnorme Zersetzung übergeht, so acquiriren viele Reconvalescenten einen Magencatarrh durch eine Mahlzeit, welche ihnen zu anderen Zeiten nicht geschadet hätte. Eben so erkranken elende Kinder an Magencatarrh, wenn

---

[*] Es ist möglich, dass in fieberhaften Krankheiten auch die Constitution des Magensaftes verändert wird; aber wir bedürfen dieser Hypothese nicht, um die Folgen geringer Diätfehler bei Fieberkranken zu erklären.

sie dieselbe Portion Muttermilch oder dieselbe Menge und in gleicher Weise verdünnte Kuhmilch zu sich nehmen, welche kräftigen Kindern in gleichem Alter keinen Nachtheil bringt.

Weniger erklärlich, trotz der vielfachen Analogieen dieser Erscheinung, ist die erhöhte Disposition zu Magencatarrh, welche 3) bei Menschen beobachtet wird, die in übertriebener Weise ihren Magen schonen und ihn sorgfältig vor allen abnormen Reizen bewahren. Bei Individuen, welche nicht an den Genuss von Spirituosen gewöhnt sind, ruft ein geringer Excess, bei Kindern, deren Diät mit besonderer Sorgfalt überwacht wird, ein Diätfehler leichter Magencatarrh hervor, als bei Individuen, welche täglich mässige Mengen von Spirituosen trinken, oder bei Kindern, welche an den Genuss complicirter und schwer verdaulicher Nahrungsmittel gewöhnt sind.

Endlich beobachten wir eine erhöhte Disposition zu Magencatarrhen 4) bei Individuen, welche an wiederholten Anfällen desselben gelitten haben.

Unter den veranlassenden Ursachen des acuten Magencatarrhs ist 1) die Zufuhr abnorm grosser Mengen an sich leicht verdaulicher Nahrungsmittel zu erwähnen. Wir haben bereits angedeutet, dass in diesen Fällen der acute Magencatarrh weniger durch die Ueberfüllung des Magens hervorgerufen wird, als vielmehr durch den Einfluss der Zersetzungsproducte, welche sich bilden, wenn die Menge des secernirten Magensaftes für die Menge der zu verdauenden Substanzen nicht ausreicht. Daher sehen wir auch auf eine Ueberladung des Magens nicht unmittelbar, sondern meist erst am nächsten Tage die Symptome des Magencatarrhs folgen.

Bei erwachsenen und verständigen Menschen kommt es nicht oft vor, dass sie einfach zu viel essen; weit häufiger beobachtet man es bei Kindern, namentlich bei solchen, welche im Essen sehr knapp gehalten werden, welche daher das Sättigungsgefühl nicht kennen, sondern jede ihnen gebotene Gelegenheit benutzen, sich den Magen zu überladen. Säuglinge haben fast gar kein Sättigungsgefühl; meist trinken sie, wenn sie reichliche Nahrung finden, bis der Magen überfüllt ist. Brechen sie leicht, so wird die Ueberladung bald gehoben, und es bleibt nur so viel Nahrung zurück, als sie verdauen können; brechen sie nicht leicht, so bleibt ihr Magen überfüllt, und sie erkranken an Magencatarrh, obgleich sie die beste und zweckmässigste Nahrung genossen haben. Die Hebammen wissen sehr wohl, dass Kinder, welche leicht und oft brechen, „Speikinder", weniger leicht erkranken und besser gedeihen, als andere.

Der Magencatarrh kann 2) auch durch mässigen Genuss schwer
verdaulicher Speisen hervorgerufen werden. Auch in diesem Falle sind
es nicht die Speisen selbst, welche die Magenschleimhaut reizen, sondern die
Zersetzungsproducte, welche sich aus ihnen bilden, wenn sie theilweise unverdaut bleiben. Die Schwerverdaulichkeit der Nahrungsmittel hängt oft nur
von ihrer Form ab. Individuen, welche sehr gierig essen, oder solche, welche keine Zähne haben, führen auch an sich leicht verdauliche Substanzen
ihrem Magen in einem Zustande zu, in welchem sie, da sie dem Magensaft
zu wenig Oberfläche bieten, langsam imbibirt und schwer verdaut werden.
Es ist bekannt, dass das Eigelb hart gesottener Eier weit leichter als das Eiweiss derselben verdaut wird; dies erklärt sich einfach daraus, dass jenes im
Munde ohne Mühe sehr fein zertheilt wird, während dieses weit weniger
leicht zu sehr kleinen Parzellen sich zerreiben lässt. — Sehr häufig führt der
Genuss von fettem Fleische oder von fetten Saucen, welche zum Fleische gemischt sind, zu Magencatarrhen, nicht, wie die Laien glauben, weil das Fett
vom Magen zu schwer verdaut würde, sondern nur deshalb, weil es, dem
Fleische beigemischt, die Imbibition desselben hindert und dadurch seine
Verdaulichkeit herabsetzt. — Es würde zu weit führen, wenn wir alle Substanzen, welche schwer verdaulich sind und schon bei mässigem Genüsse
zu Magencatarrh führen können, aufzählen wollten.

Sehr häufig wird Magencatarrh veranlasst 3) durch Zufuhr von Substanzen, welche schon in Zersetzung begriffen sind, bevor
sie in den Magen gelangen. So kann derselbe bei Erwachsenen durch
den Genuss von verdorbenem Fleisch, oder von nicht ausgegohrenem Biere
hervorgerufen werden; am Häufigsten aber entsteht er bei Kindern, wenn
Milch in den Magen gelangt, in welcher bereits die Milchsäuregährung begonnen hat. Dieser Umstand ist es, welcher, zumal während der heissen Jah-
reszeit, in welcher die Zersetzung der Milch sehr früh beginnt, die künstli-
che Ernährung kleiner Kinder sehr erschwert. Wird Kindern der Mund nicht
ordentlich gereinigt, wird ihnen, damit sie nicht schreien, ein Nutschbeutel gegeben, so kann die Zersetzung der unverdorbenen frischen Kuhmilch
oder selbst der Muttermilch bereits im Munde eingeleitet werden; (es ist
bekannt, wie sorgfältig die Gefässe, in welchen man Milch vor dem Ver-
derben schützen will, gereinigt und von sich zersetzenden Substanzen ge-
säubert werden müssen, damit jener Zweck erreicht werde). Ist im Magen
einmal Zersetzung der in ihm enthaltenen Milch eingeleitet, so wirkt die beste, später zugeführte Milch wie ein Gift, weil auch sie schnell in Zersetzung
übergeführt wird. — Wir werden sehen, dass gährende Substanzen im Ma-

gen nach dem Tode die Magenwände zerstören und auflösen können. Wenn auch eine solche Einwirkung während des Lebens durch die Circulation und den regen Stoffwechsel in den Häuten des Magens verhütet wird, so ist es doch nicht unwahrscheinlich, dass die Epithelien, in welchen wenig active Ernährung stattfindet, unter dem Einflüsse des gährenden Mageninhaltes schon während des Lebens zerstört werden, und dass gerade die Entblössung der Schleimhaut von ihrer schützenden Decke zu massenhaften Transsudationen Veranlassung giebt. — Es scheint, dass nicht das Product der Milchsäuregährung, die Milchsäure, sondern der Process dieser Gährung selbst die Symptome des Brechdurchfalls und nach dem Tode die Erscheinung der Magenerweichung bewirkt. Wir schliessen dies daraus, dass Milch, welche bereits geronnen und deren Milchzucker bereits vollständig in Milchsäure übergeführt ist, selbst in grossen Mengen genossen, keinen nachtheiligen Einfluss auf ältere Kinder und Erwachsene ausübt, und dass man die sogenannte Magenerweichung in ausgeschnittenen Thiermagen, welche man mit frischer Milch füllt und einer mässigen Temperatur aussetzt, leichter hervorrufen kann, als in solchen, welche man mit sehr verdünnten Säuren füllt.

Der acute Magencatarrh entsteht ferner häufig 4) in Folge von Reizung der Magenschleimhaut durch sehr heisse oder sehr kalte Ingesta, durch manche Arzneien, durch Alcohol, durch Gewürze. Der Alcohol wirkt am Schädlichsten, wenn er wenig verdünnt ist. Die Gewürze und ähnliche Substanzen in kleinen Dosen regen die normal bei der Verdauung auftretenden Vorgänge an, können also die Verdauung fördern; in grösseren Dosen jedoch steigern sie jene Vorgänge über die normale Grenze und führen zu Magencatarrh.

Der acute Magencatarrh wird 5) durch die Einfuhr von Substanzen hervorgerufen, welche die verdauende Kraft des Magensaftes schwächen oder die Bewegung des Magens verlangsamen. Es ergiebt sich leicht, dass der eine wie der andere Einfluss zu abnormen Zersetzungen des Mageninhaltes führen kann. Der Missbrauch der Spirituosen gehört, abgesehen von der directen Reizung, welche der Alcohol auf die Magenschleimhaut ausübt, auch zu dieser Kategorie von Schädlichkeiten. In den am Tage nach einer Debauche erbrochenen Massen finden sich oft zum grossen Erstaunen der betreffenden Individuen die am vergangenen Tage genossenen Speisen fast gar nicht verändert. Die Narkotica, namentlich die Opiate, scheinen dadurch, dass der in seiner Bewegung gehemmte Magen die Speisen nicht gehörig mit Magensaft mischt und dieselben zu lange beherbergt, den Magencatarrh hervorzurufen, den man so oft nach grossen Dosen derselben beobachtet.

Wenn auch seltener, als zu Catarrhen der Respirationsorgane, führen 6) Erkältungen zu Magencatarrhen.

Endlich 7) beobachten wir, dass zu gewissen Zeiten ohne bekannte Veranlassungen, „unter der Herrschaft eines Genius epidemicus gastricus", Magencatarrhe in überraschender Häufigkeit vorkommen, und dass zu solchen Zeiten auch andere Krankheiten, ohne dass Diätfehler hinzutreten, mit Magencatarrhen sich compliciren. Hierher gehören besonders die epidemisch auftretenden Magencatarrhe, welche mit stärkerem Fieber verbunden, und gleichfalls auf den Darmkanal verbreitet, die Cholera nostras darstellen.

Von den acuten Magencatarrhen, welche, wie andere Catarrhe, Symptome acuter Bluterkrankungen sind, werden wir bei der Besprechung der einzelnen dyskrasischen Krankheitsformen reden.

§. 2. Anatomischer Befund.

Man hat nur selten Gelegenheit, die Residuen eines acuten Magencatarrhs am Sectionstische zu beobachten. Wo sich eine solche bietet, findet man zuweilen die Magenschleimhaut durch eine feine Injection fleckig geröthet, das Gewebe derselben aufgelockert, ihre Oberfläche mit einer zähen Schleimschicht bedeckt; häufiger aber, namentlich bei Kindern, welche unter den Symptomen der Cholera infantum gestorben sind, giebt die Obduction bis auf die später zu erwähnenden Leichenerscheinungen nur negative Resultate. Dieses Verhalten erscheint nicht auffallend, wenn wir bedenken, dass auch bei anderen Schleimhäuten die capillären Hyperämieen, welche wir während des Lebens durch directe Beobachtung constatirt hatten, nach dem Tode spurlos verschwunden sind, und dass eine Lockerung und partielle Abstossung der Epithelien, welche wir als die wahrscheinlichsten Ursachen der massenhaften Transsudationen bei der Cholera infantum bezeichnet haben, in der Leiche leicht übersehen, ja kaum jemals mit Sicherheit nachgewiesen werden kann. — Um so wichtiger sind die Beobachtungen, welche *Beaumont* an der Magenschleimhaut seines Canadiers machen konnte, wenn *St. Martin* nach Ueberladungen des Magens mit schwer verdaulichen Substanzen oder nach unmässigem Genüsse von Spirituosen an den Symptomen eines acuten Magencatarrhs litt. Im Beginne der Krankheit zeigte sich die Magenschleimhaut intensiv geröthet, mit aphthösen (?) Flecken besetzt und mit zähem Schleime bedeckt, welchem hier und da Blutspuren beigemischt waren. Im weiteren Verlaufe wurde der Schleimüberzug dicker, die Secretion des

eigentlichen Magensaftes blieb unterdrückt; die aus der Fistel entnomme-
ne Flüssigkeit bestand zum grossen Theile aus schleimigen und schleimig-
purulenten Massen, welche eine alkalische Reaction zeigten. Innerhalb
weniger Tage verlor sich die Schleimabsonderung und die alkalische Reaction des Mageninhaltes, und zugleich erlangte die Schleimhaut ihr normales
Ansehen wieder.

Die bei der Obduction von Kindern gefundene Erweichung der Magenwände, die Gastromalacie war oft während des Lebens diagnosticirt, so dass
es den Anschein hat, als ob die Obduction die gestellte Diagnose bestä-
tige. Auch hat man (*Jaeger*) eine ausführliche Schilderung der Symptome
der Gastromalacie gegeben, und oft genug beobachtet man Krankheitsfälle,
welche genau dem dort entworfenen Bilde entsprechen. Nichts desto weniger kann kein Zweifel darüber herrschen (*Elsaesser*), dass die Gastromalacie
stets eine Leichenerscheinung ist: das von der Magenerweichung entworfe-
ne Bild ist auch genau das Bild der Cholera infantum, und jene durch die
Section scheinbar bestätigten Diagnosen lassen eine einfache Erklärung zu.
Stirbt nämlich ein Kind, welches in Folge abnormer Gährung im Magen an
Brechdurchfall gelitten hat, und sind noch gährende Substanzen im Magen
vorhanden, so wird die Gährung bei der langsamen Abkühlung der Leiche
nicht unterbrochen. Da der Magen in Folge der aufgehobenen Circulation
keinen Widerstand mehr leistet, so wird er in die Zersetzung hineingezogen
und erweicht eben so, wie ein ausgeschnittener Thiermagen erweicht, wenn
er, mit Milch gefüllt, nur kurze Zeit an einem warmen Orte aufbewahrt wird.
Daher können auch diejenigen Aerzte, welche die Magenerweichung für eine Leichenerscheinung halten, mit Sicherheit vorhersagen, dass sich dieselbe vorfinden wird, wenn ein Kind an Cholera infantum gestorben ist und
kurze Zeit vor seinem Tode Milch oder andere leicht zersetzbare Substanzen
genossen hat.

Rokitansky, welcher die Magenerweichung nicht in allen Fällen für eine Leichenerscheinung hält, unterscheidet zwei Formen derselben: die gallertartige und die schwarze Magenerweichung. Die erstere beginnt
nach seiner Schilderung fast immer am Fundus des Magens und breitet sich
allmälig auf die grosse Curvatur aus; zunächst wird die Schleimhaut erweicht, bald aber greift die Erweichung auch auf die Muskelhaut und endlich
auf das Peritonaeum über. Sämmtliche Häute verwandeln sich in eine grauliche oder grauröthliche, ins Gelbliche schillernde, durchscheinende Gallerte, durch welche bisweilen einzelne, schwärzlich-braune Striemen hinziehen, welche den ebenfalls erweichten Blutgefässen entsprechen. Wenn die

erweichten inneren Schichten sich loslösen, so findet man den Fundus nur aus einem florähnlichen, dünnen, leicht zerreisslichen Bauchfelle bestehend. Der erweichte Magen zerreisst bei dem leisesten Versuche ihn zu handhaben und zerfliesst zwischen den Fingern; oder man findet bereits spontan eingetretene Zerreissungen und Erguss der Contenta in die Bauchhöhle. Der Process beschränkt sich nicht immer auf den Magen, sondern greift auch auf benachbarte Gebilde, namentlich das Zwerchfell über; es kann sogar Durchbruch desselben und Erguss des Magen-Contentum in den linken Thoraxraum zu Stande kommen. Bei der s c h w a r z e n M a g e n e r w e i c h u n g werden die Magenwände nicht in eine durchscheinende Gallerte, sondern in einen schwarzbraunen oder schwarzen Brei verwandelt. Diese Modification bildet sich dann, wenn die Capillaren des Magens mit Blut überfüllt sind, während die Magenerweichung eintritt. Die schwärzlich-braunen Striemen bei der gallertartigen Erweichung stellen dieselbe Umwandlung der grossen Gefässe und des in ihnen enthaltenen Blutes dar, welche in diesem Falle die Capillaren und ihren Inhalt trifft.

Dafür, dass die Gastromalacie erst nach dem Tode entsteht oder höchstens kurz vor dem Sterben zu einer Zeit, in welcher die Circulation und der Stoffwechsel in den Magenwänden fast aufgehoben sind, sprechen: 1) der Umstand, dass die Magenerweichung fast immer im Fundus des Magens, in welchem die sauren Contenta angehäuft sind, sich vorfindet, und nur dann im Pylorustheile besteht, wenn bei der Lage der Leiche auf der rechten Seite die Contenta dorthin sich gesenkt haben: 2) die Beobachtung, dass man dieselbe Gastromalacie auch in den Leichen von Kindern findet, welche während des Lebens keine Zeichen von gestörter Magenfunction dargeboten, aber in den letzten Lebensstunden Milch, Zuckerwasser oder andere leicht gährende Substanzen genossen haben: 3) die Erfahrung, dass auch in den Fällen, in welchen die Magenwände bei der Section zerrissen und die Magencontenta in die Bauchhöhle ergossen gefunden werden, sich weder während des Lebens Symptome, noch bei der Section Residuen von Peritonitis erkennen lassen; endlich 4) die schon erwähnten Experimente, durch welche man künstlich Magenerweichung in ausgeschnittenen Thiermägen erzeugt hat.*⁾

---

*⁾Die Fälle, in welchen man Magenerweichung bei leerem Magen gefunden hat, gehören nicht hierher. Man hat für die Erklärung derselben die verdauende Kraft des Magensaftes in Anspruch genommen und die Hypothese aufgestellt, dass hier eine Selbstverdauung des Magens vorliege, dass der kurz vor dem Tode in den Magen ergossene Magensaft, so gut wie er andere häutige Gebilde aufzulösen im Stande sei, die Magenhäute aufgelöst habe. Es ist indessen

§. 3. Symptome und Verlauf.

Wir besprechen zuerst die Symptome des acuten Magencatarrhs, wenn derselbe bei geringer Intensität von mässigem Fieber begleitet ist und ein leichtes, oft nur ephemeres Leiden darstellt. Diese Form, die häufigste Folge von
Diätfehlern, ist es, welche man mit den Namen Status gastricus, Ga-
stricismus, Gastrosis, „verdorbener Magen" zu bezeichnen pflegt.

Wie schon der physiologische Verdauungshergang eine gewisse Abgeschlagenheit, Trägheit und Unlust zu körperlichen und geistigen Beschäfti-
gungen mit sich bringt, so ist die zum acuten Catarrh gesteigerte Hyperämie
und Schleimproduction des Magens mit einem allgemeinen Unwohlsein und
einem Krankheitsgefühle verbunden, welches zu dem leichten und schnell
vorübergehenden Uebel in keinem Verhältnisse zu stehen scheint. Die Kranken fühlen sich äusserst matt, sind sehr verdriesslich, klagen abwechselnd
über Frösteln und fliegende Hitze, haben einen heissen Kopf, kalte Extremitäten, namentlich aber einen drückenden, quälenden Schmerz in der Stirn,
der sich nach dem Hinterkopfe ausbreitet; wenn sie sich bücken, flimmert
es ihnen vor den Augen, und sie haben die Empfindung, als ob der Kopf
zerspringen wolle. — Die krankhafte Beschaffenheit der Magenschleimhaut
verursacht ein Gefühl von Druck und Vollsein im Epigastrium, welches auch
da nicht fehlt, wo der Magen leer ist; die Herzgrube ist gegen Druck empfindlich, der Appetit fehlt, während der Durst vermehrt ist; meist ist Widerwillen gegen Speisen und Uebelkeit vorhanden. — Dazu kommen Erscheinungen, welche durch die abnormen Zersetzungen der Magencontenta veranlasst werden; wie der Magencatarrh oft die Folge abnormer Zersetzungen
der Ingesta ist, so wird er andererseits wieder Ursache abnormer Zersetzungen. *Bidder* und *Schmidt* haben nachgewiesen, dass der Magensaft, wenn er
durch beigemischten Schleim alkalisch geworden ist, nicht im Stande ist, die
Proteinsubstanzen in normaler Weise aufzulösen, dass diese vielmehr unter
den genannten Bedingungen spontane Zersetzungen eingehen und einen
fauligen Geruch verbreiten. Diesem Experimente entspricht die tägliche Erfahrung der Praxis. — Aber auch diejenigen Substanzen, welche nicht durch
den Magensaft verdaut werden, erfahren bei Magencatarrh abnorme Zersetzungen. Die Amylacea, deren Umwandlung im Munde durch die Beimischung von Speichel begonnen hat, werden unter normalen Verhältnissen

---

unwahrscheinlich, dass in den leeren Magen Magensaft ergossen wird, und es ist möglich, dass
eine Zersetzung des Schleims, welche gleichfalls Milchsäure liefern kann, denselben Einfluss
wie die in Gährung begriffenen Ingesta auf die Magenwände ausübt.

im Magen nur in Zucker übergeführt. Beim Magencatarrh aber wirkt der
abgesonderte Schleim als ein Ferment und leitet die weitere Umwandlung
grösserer Mengen von Zucker in Milchsäure und oft auch in Buttersäure ein,
in analoger Weise, wie der Blasenschleim beim Blasencatarrh die frühzeitige
alkalische Gährung des Urins veranlasst. — Werden beim Magencatarrh ge-
gohrene Substanzen, z. B. Bier oder Wein genossen, oder ist der übermässige
Genuss derselben die Veranlassung zum Magencatarrh gewesen, so tritt Essiggährung ein; — werden fette Substanzen genossen, so scheinen sich aus
diesen Fettsäuren zu entwickeln. Ausser bei der Milchsäuregährung werden
bei allen diesen Umsetzungen der Magencontenta Gase frei. Bei der Zersetzung der eiweisshaltigen Stoffe entwickeln sich stinkende. Schwefelwasser-
stoff haltige Gase; bei der Buttersäuregährung entstehen Wasserstoff und
Kohlensäure; bei der Essiggährung wird Kohlensäure frei. — Auf diese Weise erklärt sich leicht, dass das Epigastrium bei Kranken mit acutem Magencatarrh meist eine leichte Hervorwölbung zeigt, und dass von Zeit zu Zeit
bald übelriechende, bald geruchlose Gase, je nach der Qualität der genossenen Nahrungsmittel, durch Aufstossen entleert werden. Oft gelangen dabei
auch sauer oder ranzig schmeckende Flüssigkeiten in den Mund.

Da sich der Magencatarrh, wie wir früher erwähnten, fast immer mit
Mundcatarrh complicirt, so pflegt die Zunge schleimig belegt, der Geschmack fade und pappig und ein übler Geruch aus dem Munde vorhanden
zu sein.

Setzen sich die Kranken keinen neuen Schädlichkeiten aus, fasten sie,
so lange der Magen nicht im Stande ist, normal zu functioniren, so verlieren sich die beschriebenen Symptome meist allmälig. Die abnorm zersetzten Magencontenta gelangen durch den Pylorus in den Darm; dort scheinen
zuweilen durch die beigemischte Galle die weiteren Zersetzungen verhindert zu werden; häufiger aber dauert die Zersetzung und Gasentwickelung,
wenn auch gemässigt, fort, die gereizte Darmschleimhaut secernirt stärker,
die Bewegungen des Darms werden beschleunigt, es entsteht Flatulenz, Kollern und Poltern im Leibe, von Zeit zu Zeit kneipender Leibschmerz, welcher durch den Abgang übelriechender Blähungen erleichtert wird; endlich
erfolgt ein oder mehrere Male breiiger Stuhlgang, und damit ist die Scene
geschlossen. Hat der Kranke in der darauf folgenden Nacht geschlafen, so
pflegt auch sein Allgemeinbefinden gebessert oder wiederhergestellt zu sein.
Zu erwähnen ist noch, dass der Urin während der Krankheit reich an Pigment und an harnsauren Salzen zu sein pflegt, und dass nicht selten Herpesbläschen an der Lippe aufschiessen.

Wenn die Schädlichkeit, welche den acuten Magencatarrh hervorgerufen hat, intensiver einwirkte, oder wenn der Kranke empfindlicher war, so tritt stärkere üebelkeit ein, die sich zum Würgen und endlich zum Erbrechen steigert. Durch letzteres werden die im Magen enthaltenen Substanzen, mehr oder weniger verändert, oft von stark saurem Geruch und Geschmack, meist mit vielem Schleim vermischt, ausgebrochen. Das Erbrechen kann sich in längeren oder kürzeren Pausen wiederholen; je länger es dauert, um so mehr pflegen die erbrochenen Massen von der beigemischten Galle einen bittern Geschmack und ein grünliches Ansehen anzunehmen. Zu diesen intensiveren Formen des Status gastricus gesellt sich meist auch eine stärkere Reizung der Darmschleimhaut. Dann entstehen heftige Durchfälle, durch welche wässerige, grün gefärbte Massen mit oder ohne Leibschmerzen nach Unten entleert werden. Fast immer fühlt sich der Kranke durch das Brechen und das Abführen erleichtert und ist nach ein bis zwei Tagen, wenn auch etwas angegriffen, doch sonst völlig hergestellt; in anderen Fällen steigern sich Brechen und Durchfall zu einer excessiven Höhe, und dann entsteht das später zu schildernde Bild der Cholera nostras.

Die Erscheinungen, welche den acuten Magencatarrh begleiten, wenn er mit heftigem Fieber verbunden ist, einen protrahirten Verlauf nimmt und eine schwerere Erkrankung darstellt, geben das Bild der Febris gastrica, gewisse Modificationen in den Erscheinungen das Bild der Febris mucosa, andere das der Febris biliosa.

Die Febris gastrica, das gastrische Fieber, tritt nur selten mit einem einmaligen heftigen Frostanfalle, weit häufiger mit wiederholtem leichten Frösteln auf; die Pulsfrequenz kann bis auf 100 Schläge in der Minute oder noch höher gesteigert, die Temperatur um mehrere Grade erhöht werden. Die Störungen des Allgemeinbefindens sind in noch höherem Grade vorhanden, als bei den oben geschilderten Zuständen: die Mattigkeit ist so gross, dass die Kranken im Bette bleiben; die Glieder, namentlich die Gelenke, schmerzen, „als ob sie zerschlagen seien." Der Kopfschmerz ist unerträglich, wird durch die Lage auf Federkissen vermehrt, zuweilen dadurch erleichtert, dass sich die Kranken ein Tuch fest um den Kopf binden. Der Schlaf fehlt oder wird durch unruhige Träume gestört. Die mehr örtlichen Symptome treten durchaus nicht mit einer im Verhältniss des Allgemeinleidens gesteigerten Intensität auf. Zwar klagen die Kranken über ein Gefühl von Druck und Vollsein im Epigastrium und zeigen sich in der Herzgrube gegen Druck empfindlich; der Durst ist sehr vermehrt, der Appetit fehlt, es stellt sich Aufstossen von Gasen und von sauren oder ranzigen Flüssigkei-

ten, zuweilen auch Erbrechen ein: aber es kommt im Ganzen selten zu so
stürmischen und oft wiederholten Ausleerungen, wie bei manchen Fällen
von Status gastricus. Die Symptome des Mundcatarrhs: belegte Zunge, perverser Geschmack, übler Geruch aus dem Munde fehlen auch bei der Febris
gastrica nicht. — Das Fieber und das Allgemeinleiden pflegen sich in den
ersten Tagen der Krankheit zu steigern und einen deutlich remittirenden
Typus mit Remissionen in den Morgenstunden und Exacerbationen in den
Abendstunden anzunehmen. Der Urin wird dabei dunkel, saturirt und bildet Sedimente von harnsauren Salzen. Fast immer pflanzt sich im weiteren
Verlaufe der Catarrh auch auf den Darm fort, so dass sich wässerige, grünge-
färbte Durchfälle anstatt der anfänglich vorhandenen Stuhlverstopfung einstellen. Ist das Fieber sehr heftig, so kann die Zunge trocken, das Sensorium
benommen sein; es können Delirien auftreten, und dann wird das Krankheitsbild dem eines beginnenden Typhus so ähnlich, dass es sich kaum von
demselben unterscheiden lässt. Indessen pflegt zu Ende der ersten oder im
Beginne der zweiten Woche das Fieber nachzulassen; die früher trockene
Haut wird dann feucht, der Durst mässiger, die Zunge reiner, die Durchfälle
seltener, endlich stellt sich auch Appetit ein, und der Kranke tritt in die Reconvalescenz. Ein Herpes labialis, welcher häufig gegen Ende der Krankheit
auftritt, hat durchaus keine „kritische Bedeutung", da derselbe zuweilen im
Verlaufe oder sogar im Beginne der Krankheit beobachtet wird. — Die Kranken erholen sich langsam, bleiben lange Zeit sehr reizbar und bekommen
leicht Rückfälle.

Die Febris mucosa zeichnet sich bei mässiger Intensität des begleitenden Fiebers vor den anderen Formen aus durch ihre Hartnäckigkeit, ihren langwierigen Verlauf und durch die massenhafte Production eines zähen gummiartigen Schleimes, weicher nicht nur im Magen, sondern auch
im Darm, im Pharynx, im Munde, zuweilen auch in den Bronchien und in
den Harnwegen gebildet wird.

Die Krankheit beginnt nicht mit der hohen Pulsfrequenz, den Glieder-
schmerzen, dem heftigen Kopfschmerz, der Unruhe, mit welcher die Febris
gastrica auftritt; der Puls ist vielmehr nur mässig beschleunigt, die Temperatur nur wenig erhöht, die Kranken fühlen sich aber auffallend matt und
hinfällig, sind apathisch, beständig zum Schlafen geneigt und zeigen den
grössten Widerwillen gegen alles Essen. Nöthigt man die Kranken, etwas zu
sich zu nehmen, so tritt bald ein quälendes Gefühl von Ueberfüllung ein, zu
welchem sich Würgen gesellt, bis die genossenen Speisen, in auffallend grossen Mengen zähen Schleims eingehüllt, wieder ausgebrochen werden. Auch

der begleitende Mund- und Rachencatarrh zeigt ein eigenthümliches Verhalten: der Zungenbelag ist anfangs dick und gelblich, Zähne und Zahnfleisch, Gaumenbogen und Pharynx sind mit zähem Schleime bedeckt; später stösst sich oft der ganze Epithelialbelag der Zunge ab, und diese erscheint geröthet, wie ein Stück rohes Fleisch oder wie mit Firniss überzogen. Namentlich in den Morgenstunden entleeren die Kranken durch Spucken, Räuspern, Würgen, Erbrechen und Husten grosse Mengen eines zähen, fadenziehenden Schleims, so dass der Spucknapf kaum ausreicht, dieselben zu fassen; dem nur selten diarrhoischen Stuhlgange sind neben unverdauten Speiseresten gleichfalls reichliche Schleimmassen beigemischt, während auch der Urin einen schleimigen Bodensatz enthält. Das Fieber bleibt auch im weiteren Verlaufe meist mässig und zeigt bald einen remittirenden, bald einen anhaltenden Typus. Die Kranken werden dabei äusserst hinfällig, ihre Apathie nimmt überhand, so dass sie, wenn sie nicht schlafen, gleichgültig daliegen, ohne sich um ihren Zustand und um ihre Umgebung zu kümmern. Wendet sich endlich, oft erst in der dritten oder vierten Woche, die Krankheit zur Besserung, so verliert sich die Schleimproduction sehr allmälig, der Appetit kehrt langsam wieder, der Puls wird auffallend träge, und die aufs Aeusserste erschöpften Kranken erholen sich erst nach langer Zeit. Die geringste Veranlassung genügt, um einen Rückfall hervorzurufen; der Process beginnt dann von Neuem, und so können Monate bis zur gänzlichen Heilung vergehen, oder es kann sogar bei schwachen und decrepiden Subjecten ein lethaler Ausgang erfolgen.

Die Febris biliosa oder gastrica biliosa stellt diejenige Modification des gastrischen Fiebers dar, bei welcher eine hochgradige Polycholie, eine massenhafte Bildung und Ausscheidung von Galle den fieberhaften Magencatarrh complicirt. Die Gallenfieber, welche in den Tropenländern um Vieles häufiger vorkommen, als bei uns, scheinen zwar in den meisten Fällen die Folge einer Infection des Blutes durch Malaria oder andere Miasmen zu sein; aber man geht gewiss zu weit, wenn man alle Fälle, in welchen fieberhafte gastrische Catarrhe mit Polycholie verbunden sind, den Sumpffiebern und Typhen zuzählt.

Die Pulsfrequenz und die Körpertemperatur sind bei dem Gallenfieber weit höher gesteigert, als bei dem einfachen gastrischen Fieber; die Haut ist heiss und trocken, das Gesicht geröthet, das Auge glänzend; die Zunge zeigt einen dicken, trockenen Belag; der Kopfschmerz ist bohrend und ungemein heftig, nicht selten auf eine Seite beschränkt; die Kranken schlafen fast gar nicht und fangen meist früh an zu deliriren. — Ausser durch das gestei-

gerte Fieber und das grössere Allgemeinleiden wird durch die gleichzeitige
Polycholie das Bild des gastrischen Fiebers verändert: die von Zeit zu Zeit
durch Aufstossen in den Mund gelangenden Substanzen haben einen auffallend bitteren Geschmack, durch das öfter wiederkehrende Erbrechen werden dunkelgrün gefärbte, scharf und bitter schmeckende Massen entleert. Im
rechten Hypochondrium stösst man auf die mässig geschwellte, schmerzhafte Leber. Es hat den Anschein, als ob die Gallenwege nicht im Stande seien,
die in excessiver Menge producirte Galle vollständig in den Darm abzufüh-
ren, so dass ein Theil derselben resorbirt wird und in die Blutmasse gelangt.
Diese Annahme erklärt am Leichtesten das Auftreten gelbsüchtiger Erscheinungen, welche trotz der intensiv braunen Färbung der Faeces beobachtet
werden. Doch erreicht die Gelbsucht selten einen hohen Grad: nur die Scle-
rotica und die weissesten Stellen der Haut zeigen ein leicht gelbes Colorit,
und in dem dunkel gefärbten Urin lässt sich das Gallenpigment nachweisen.
Die Krankheit pflegt unter steigender Heftigkeit der Symptome länger als
eine Woche zu bestehen und dann mit dem Auftreten galliger Diarrhöen zu
endigen. Diejenigen Fälle, in welchen sich statt dessen früher oder später
schwere Nervenstörungen entwickeln, gehören den Infectionskrankheiten
an und werden dort besprochen werden.

Als Cholera nostras bezeichnet man diejenige Form des acuten Magencatarrhs, welche sich auf den Darm ausbreitet und durch massenhafte Transsudation einer eiweissarmen Flüssigkeit in den Magen und in den
Darm ausgezeichnet ist. Derartige wässerige Transsudationen kommen im
Anfangsstadium von acuten Catarrhen auf anderen Schleimhäuten, namentlich auf der Schleimhaut der Nase, so häufig vor, dass wir nicht Anstand
nehmen dürfen, die Magen- und Darmerkrankung, auf welcher die Cholera
nostras, so wie die später zu besprechende asiatische Cholera beruht, als einen Catarrh zu bezeichnen, der nur durch seine Ausbreitung zu Symptomen
führt, welche bei anderen Catarrhen nicht vorkommen.

Die Krankheit tritt vorzugsweise im heissen Sommer auf und befällt dann
oft gleichzeitig eine grössere Anzahl von Individuen; weit seltener wird sie
zu anderen Zeiten durch Diätfehler hervorgerufen. – Nur selten gehen dem
Choleraanfalle Vorboten voraus, vielmehr wird der Kranke meist plötzlich,
oft während der Nacht, von einem unangenehmen Druck in der Herzgrube befallen, zu dem sich bald Uebelkeit und Erbrechen gesellen. Anfangs
werden die zuletzt genossenen Speisen wenig verändert ausgeworfen, bald
aber wiederholt sich das Brechen, und dann werden grosse Mengen einer
schwach gelb- oder grüngefärbten, bitter schmeckenden Flüssigkeit ausge-

leert. Darauf, seltener schon früher, tritt Kollern und Poltern im Leibe auf, und es erfolgen anfangs breiige, bald aber dünnflüssige Stuhlgänge. In kurzer Zeit werden enorme Massen von Flüssigkeiten entleert; je grösser die Menge derselben wird, desto weniger gefärbt erscheinen sie, da die Galle, auch wenn sie in normaler Menge in den Darm ergossen wird, nicht mehr ausreicht, die ganze Menge des Transsudats zu färben. Der bedeutende Verlust an Wasser, welchen die Blutmasse erfährt, bringt den heftigsten Durst hervor, und grosse Mengen von Getränk vermögen denselben nur vorübergehend zu stillen. Die in den Magen gebrachte Flüssigkeit wird, so lange sich Durchfall und Erbrechen von Viertelstunde zu Viertelstunde oder noch häufiger wiederholen, schnell nach Oben und Unten entleert; das Blut wird immer mehr eingedickt; die Secretionen, namentlich die Harnsecretion, werden beschränkt oder hören ganz auf, da es an Flüssigkeit für dieselben fehlt; aus allen Geweben werden die interstitiellen Flüssigkeiten resorbirt; daher erscheint die Haut trocken, aller Turgor geschwunden, der Kranke sieht collabirt und entstellt aus, die Nase ist spitz, die Augen liegen tief, weil das Bindegewebe in der Orbita trocken geworden ist und dadurch in der That an Volumen verloren hat. Dazu kommen, während Schmerzen im Leibe fast immer fehlen, schwer zu deutende, äusserst schmerzhafte Muskelcontractionen, namentlich in den Waden. Gesellen sich diese hinzu und bestehen die Ausleerungen der Kranken nur aus ungefärbter Flüssigkeit, in welcher Fetzen von Darm-Epithelium schwimmen, so dass sie wie Reiswasser oder Hafergrütze aussehen, so wird das Bild der Cholera nostras dem der asiatischen Cholera sehr ähnlich. Indessen kommt es doch selten zu dem vollständigen Verschwinden des Herz- und Pulsschlages, zu der cyanotischen Färbung und der Reptilienkälte der Haut, welche im sogenannten asphyktischen Stadium der asiatischen Cholera beobachtet werden. So bedrohlich die Symptome erscheinen, so gross der Collapsus und die Hinfälligkeit der Kranken auch werden, so muthlos er selbst und seine Umgebung sich auch zeigen mögen, so darf der Arzt, wenn er sicher ist, dass die Krankheit nicht epidemisch, als Cholera asiatica, herrscht, nicht zaghaft werden; denn er muss wissen, dass ein erwachsener, vorher gesunder Mensch so gut als nie an Cholera nostras stirbt. Meist nach wenigen Stunden, selten erst am anderen Tage, lassen Brechen und Durchfall nach; die Haut wird warm, gewinnt ihren Turgor wieder, die Kranken schlafen erschöpft ein und leiden nur noch an grosser Mattigkeit. — Seltener schliessen sich an den Choleraanfall die Symptome eines gastrischen Fiebers an. — In den seltensten Fällen und nur bei schon früher kranken und schwächlichen Menschen oder bei Kindern und Greisen kommt es zu einem tödtlichen Ausgange: dann wird der Darm gelähmt, Brechen und Durchfall hören auf, während die Transsudation fortbesteht; der Puls verschwindet, die Herzbewegungen werden immer schwächer, das Sensorium wird getrübt, und die Kranken gehen erschöpft zu Grunde.

Der acute Magencatarrh der Kinder in den ersten Lebensjahren zeigt gewisse Eigentümlichkeiten, welche ihre Ursache in der fast ausschliesslichen Ernährung solcher Kinder mit Mutter- oder Kuhmilch haben. In den leichtesten Graden, welche *Bednar*, der die Gährung der Ingesta für die alleinige Ursache dieser Verdauungsstörung hält und sowohl eine primäre als secundäre Betheiligung der Magenwände an der Erkrankung in Abrede stellt, als Dyspepsie bezeichnet, ist nach der classischen Schilderung jenes Autors das Aeussere der Kinder nur wenig verändert, sie sehen höchstens etwas blass aus und haben leichte Schatten um die Augen. Fast immer stellt sich kurze Zeit nach dem Saugen Erbrechen ein, durch welches nicht, wie sonst, geronnene, sondern ungeronnene Milch ausgeleert wird. Diese Art des Erbrechens ist ein wichtiges Symptom und meist selbst den Hebammen, welche es sehr wohl von den wohlthätigen Entleerungen des überfüllten Magens zu unterscheiden wissen, als ein solches bekannt. Das „Gekästsein" der Milch bei dem sogenannten Speien der Kinder zeigt nicht an, dass die Milch sauer geworden ist, sondern dass der Magensaft seinen normalen Einfluss auf die Milch ausgeübt hat, indem er das Casein zum Gerinnen brachte; die fehlende Gerinnung der erbrochenen Milch beweist dagegen, dass ein abnormes Secret im Magen vorhanden ist, und muss daher den Verdacht auf einen Magencatarrh erwecken. Bald nach dem Auftreten dieses Erbrechens, oder gleichzeitig mit demselben, werden auch die Darmentleerungen abnorm, es kann sogar das Erbrechen ganz fehlen und die abnorme Beschaffenheit der Ausleerungen das einzige Symptom des Magencatarrhs bilden. Die Ausleerungen bestehen aus einer stark sauer reagirenden, grünen oder grüngelben Flüssigkeit und aus mehr oder weniger festen, weisslichen Klumpen; sie erinnern an die Veränderungen, welche die Milch bei längerem Stehen auch ausserhalb des Körpers erfährt, und beweisen, dass der Magensaft die Milch eben so wenig verdaut hat, als er sie zum plötzlichen Gerinnen bringen konnte. Das Erbrechen und der Durchfall, welchen meist Unruhe der Kinder, Schreien, Anziehen der Beine an den Leib vorhergehen, wiederholen sich bald schneller, bald langsamer; die Ausleerungen wechseln oft ihre Farbe und Consistenz.

In vielen Fällen hört nach wenigen Tagen das Erbrechen auf, die unverdaute Milch verschwindet aus den Ausleerungen, die Kinder erholen sich und nehmen zu; in anderen Fällen aber werden von Zeit zu Zeit sehr sauer riechende Massen von theils unveränderter, theils zu harten Klumpen geronnener, mit Schleim gemischter Milch ausgebrochen; die Durchfälle häufen sich, die Darmentleerungen werden dünnflüssig und sehr copios, ihre Farbe wird hellgelb oder grünlich, zuletzt fast weisslich; oft schwimmen in der ungefärbten Flüssigkeit einzelne gelbe oder grünliche Flocken, welche auf der Windel zurückbleiben, während der flüssige Antheil theils durch die Windeln hindurchfiltrirt, theils in denselben grosse, nasse, farblose Stellen hinterlässt. Der Geruch der Ausleerungen sowie die Reaction derselben ist auch zu dieser Zeit noch stark sauer. Zuweilen ändert sich schnell das Ansehen der Dejectionen: es werden, ohne dass man sich diese Erscheinung erklären könnte, plötzlich dunkelbraune oder lehmartige, mehr breiige Massen von fauligem Geruch in grossen Quantitäten entleert. — Diese schwereren Formen des acuten Magen- und Darmcatarrhs, welche *Bednar* als Diarrhöe κατ' ἐξοχήν bezeichnet, bringen die Kinder schnell herunter; ihr Gesicht verfällt und wird schmerzhaft zusammengezogen, es kann sogar in wenigen Tagen faltig werden; die Augen sind meist halb geöffnet, liegen tief, die Lippen so wie die Hände und Füsse werden oft bläulich, der übrige Körper, namentlich der Rücken, marmorirt. Die Temperatur ist ungleich vertheilt, der Rumpf der Kinder, namentlich der Leib, ist brennend heiss, während das Gesicht und die Glieder kühl sind; durch den abnehmenden Turgor des Gehirns verlieren die Fontanellen ihre Spannung und sinken ein, selbst das Stirn- und Hinterhauptsbein senkt sich zuweilen leicht unter die Seitenwandbeine. Die Bewegungen der Kinder werden matt, selbst das Saugen wird ihnen beschwerlich, sie lassen von der Brust ab, trinken aber mit grosser Begierde das ihnen eingeflösste Wasser. Das klägliche Schreien, welches den Ausleerungen vorherzugehen pflegt, verwandelt sich allmälig in ein schwaches Wimmern; in der Zwischenzeit liegen die Kinder im Halbschlummer da. Viele gehen, während die Erschöpfung überhand nimmt, zu Grunde. Zuweilen treten kurz vor dem Tode Convulsionen und andere Symptome von Gehirn-Anämie (Hydrocephaloid) auf. — Bei günstigem Verlaufe werden die Darmausleerungen allmälig seltener und normaler, der Collapsus verliert sich, die Temperatur wird gleichmässiger vertheilt, die Kinder erholen sich und genesen, doch bleibt eine grosse Neigung zu Recidiven zurück.

Treten die beschriebenen Symptome mit grosser Rapidität auf, folgen die Ausleerungen Schlag auf Schlag, entwickelt sich, ehe es zu einer eigentlichen Abmagerung kommt, in wenigen Stunden ein bedeutender Collapsus, begleitet von einem tieferen Sinken der Körpertemperatur, und gesellen sich

dazu die Zeichen der Bluteindickung, so spricht man von Cholera infantum. Die Bluteindickung verräth sich durch einen maasslosen Durst,
so dass ältere Kinder mit gierigen Augen dem Wasserglase folgen und dasselbe, wenn man ihnen zu trinken giebt, mit beiden Händen festhalten, bis
es ausgeleert ist; sie verräth sich ferner durch die überhandnehmende Cyanose und durch eine eigenthümliche Dyspnoe, bei welcher der Thorax und
das Zwerchfell grosse Excursionen machen, ohne dass sich ein anderes Hinderniss für das Athmen, als der erschwerte Durchtritt des eingedickten Blutes durch die Lungencapillaren nachweisen lässt. An der Cholera infantum
können die Kranken in wenigen Stunden unter den oben geschilderten Erscheinungen sterben; in anderen Fällen geht der eigentliche Cholerainsult
vorüber und es bleibt eine leichtere Form der Krankheit zurück; in anderen
Fällen endlich erfolgt schnelle und vollständige Erholung aus den scheinbar
desolatesten Zuständen.

§. 4. Diagnose.

Ueber die Unterscheidung des als Status gastricus auftretenden acuten
Magencatarrhs von anderen Formen gestörter Verdauung werden wir im
zehnten Kapitel dieses Abschnittes handeln.

Das gastrische Fieber wird oft für einen Typhus, und ein beginnender Typhus eben so oft für ein gastrisches Fieber gehalten. Für Laien
sind beide Krankheiten identisch, oder nur dem Grade nach verschieden; sie
glauben, dass sich aus einem gastrischen Fieber ein gastrisch-nervöses und
ein Nervenfieber entwickeln könne. Diese Annahme ist falsch; beide Krankheitsformen müssen, da sie einen durchaus verschiedenen Ursprung haben,
trotz aller Aehnlichkeit ihrer Symptome scharf aus einander gehalten werden, und alle Fälle, in welchen die eine Krankheit aus der anderen hervorgegangen sein soll, beruhen auf diagnostischen Irrthümern. — Da aber die
Unterscheidung beider Krankheiten in der ersten Woche ihres Bestehens bei
aller Sorgfalt der Untersuchung unmöglich sein kann, so muss man in dieser Zeit mit der Diagnose und Prognose sehr vorsichtig sein. Es ist für den
Ruf des Arztes sehr gefährlich, wenn die Krankheit, nachdem er sie mit Bestimmtheit für ein gastrisches Fieber erklärt und von Tag zu Tag auf Besserung vertröstet hat, sich erst in der zweiten oder dritten Woche mit allen
ihren Schrecken entwickelt; es kann aber nicht minder den Arzt compromit-
tiren, wenn das angebliche Nervenfieber gegen Ende der ersten Woche mit
Genesung endet, und der Kranke wenige Tage später bereits spazieren geht.

Für die differentielle Diagnose in der ersten Woche der Erkrankung ist 1) die Berücksichtigung der ätiologischen Momente von grosser Bedeutung. Sind Schädlichkeiten vorausgegangen, wie die, welche wir im ersten Paragraphen beschrieben haben, so giebt dies bei einem zweifelhaften Palle die Präsumption für ein gastrisches Fieber; sind dagegen ausgesprochene Typhusfälle in grösserer Zahl in der Stadt oder in der Umgegend vorgekommen, und sind keine Diätfehler etc. als Ursachen der Krankheit nachzuweisen, so muss dies die Vermuthung erwecken, dass ein Typhus sich entwickeln werde. Für die Unterscheidung der Febriculae oder Abortiv-Typhen, welche in der zweiten Woche gleichfalls mit Genesung enden, von einfachen gastrischen Fiebern, fehlt ausser der Berücksichtigung des miasmatischen oder nichtmiasmatischen Ursprungs der Krankheit oft jeder sichere Anhalt. — Bei dem gastrischen Fieber zeigt 2) das Thermometer meist eine weit geringere Temperatursteigerung, als bei dem Typhus, selbst in der ersten Woche. — Ein Catarrh der feineren Bronchien, welcher sich durch Rhonchus sibilans verräth, spricht 3) gegen gastrisches Fieber und für Typhus. — Dagegen lässt 4) ein Ausbruch von Herpesbläschen am Munde den Typhus fast mit Sicherheit ausschliessen. — In der zweiten Woche oder gegen Ende der ersten ist meist kein Zweifel möglich, da sich dann beim Typhus Roseolaflecke und Milztumor fast immer nachweisen lassen.

Dieselben Momente, auf welche man die differentielle Diagnose des gastrischen Fiebers und des Typhus zu begründen hat, sind auch bei der Unterscheidung des Schleim- und des Gallenfiebers vom Typhus zu berücksichtigen. Wir haben bereits erwähnt dass das Auftreten schwerer Nervensymptome bei der Febris biliosa für einen miasmatischen Ursprung desselben spricht.

Fälle von Cholera nostras können, wenn eine Epidemie der asiatischen Cholera herrscht, gar nicht von den unter dem Einflusse des Cholera-Miasma's entstandenen Fällen unterschieden werden, da die Symptome nicht nur ähnlich, sondern ganz dieselben sind, wie die der leichteren Fälle der asiatischen Cholera. Die wichtigste Differenz beider Krankheiten ist die, dass an der asiatischen Cholera etwa die Hälfte der Befallenen stirbt, während bei Cholera nostras fast alle Kranken genesen. Weit leichter kann die Krankheit mit einer Vergiftung verwechselt werden; indessen fast niemals begleiten die Cholera nostras so heftige Schmerzen, wie Vergiftungen mit Säuren und Metallsalzen, und nur selten kommt es zu so copiösen Ausleerungen, wie bei der Cholera nostras. Dauert die Krankheit ungewöhnlich lange, oder zeigt der Verlauf sonstige ungewöhnliche Erscheinungen, so berücksichtige man genau alle Umstände, welche für das Vorhandensein einer Vergiftung sprechen können.

Der acute Magencatarrh der Kinder in den ersten Lebensjahren und die Durchfälle der Kinder können nicht leicht mit anderen Krankheiten verwechselt werden.

§. 5. Prognose.

Die Prognose des acuten Magencatarrhs ergiebt sich aus der Schilderung, welche wir vom Verlaufe desselben gegeben haben. Erwachsene, früher gesunde Menschen sterben fast niemals an dieser Krankheit; bei wiederholten Rückfällen kann sich aber leicht ein chronischer Catarrh ausbilden. — Schwächliche und decrepide Menschen können am gastrischen Fieber, noch leichter am Schleimfieber zu Grunde gehen. — Für Kinder ist der acute Magencatarrh mit seinen Folgen ein höchst gefährliches Leiden, welches auch bei der sorgfältigsten Behandlung häufig lethal endigt.

§. 6. Therapie.

Die Prophylaxis des acuten Magencatarrhs auch nur mit einiger Ausführlichkeit zu besprechen, würde zu weit führen, da dann fast alle Vorschriften der Diätetik Erwähnung finden müssten. Aus dem §. 1. ergiebt sich, dass, um Magencatarrhe zu verhüten, die Diät mancher Individuen, z. B. der Fieberkranken und Reconvalescenten, namentlich aber der Neugeborenen und Säuglinge, mit besonderer Vorsicht überwacht werden muss. Was letztere anbetrifft, so hat man da, wo es die Umstände verbieten, den Kindern die Brust der Mutter oder einer gesunden Amme zu gewähren, bei der Auswahl der Kuhmilch gewisse Vorsichtsmaassregeln zu beobachten, welche sich zum grössten Theil aus dem §. 1. ergeben: 1) die Milch muss frisch sein; man lasse sie auch in der Stadt mindestens zwei Mal täglich abholen. Zeigt sie nur Spuren von Säure, so muss man sie sofort auf kochen lassen, um die weitere Umsetzung des Zuckers in Milchsäure zu hemmen; auch kann man mit Vortheil solcher Milch kohlensaure Alkalien hinzusetzen, bis dieselbe neutral oder schwach alkalisch wird. 2) Die Milch darf nicht von Kühen stammen, welche mit Oelkuchen oder gar mit Branntweinschlempe gefüttert werden. In grossen Städten empfiehlt es sich am Meisten, die Milch von Brauerkühen zu nehmen, welche mit Trebern gefüttert werden. 3) Die Milch muss hinlänglich verdünnt sein, im ersten Vierteljahre etwa mit zwei Theilen, im zweiten mit einem Theile Wasser. 4) Die Milch muss in regelmässigen, nicht zu kleinen Pausen gegeben werden. In den ersten Wochen kann man alle zwei Stunden, später alle drei oder vier Stunden die Flasche reichen. Je kleiner die Pausen sind, desto kleiner muss auch die jedesmal dargereichte Portion der Milch sein. 5) Die Gefässe, aus denen die Kinder trinken, so wie der Mund derselben müssen auf das Sorgfältigste rein gehalten werden. – Ein Verstoss gegen jede dieser Vorschriften kann zu Magencatarrh führen, während eine sorgfältige Beobachtung derselben die Kinder vor der Krankheit wenigstens einigermaassen zu schützen vermag.

Die Indicatio causalis kann in den Fällen, in welchen schädliche Ingesta oder in Zersetzung begriffene Nahrungsmittel den Magencatarrh unterhalten, die Darreichung eines Brechmittels fordern. Von der einen Seite wird mit der Verordnung der Brechmittel beim acuten Magencatarrh ein grosser Missbrauch getrieben, von der anderen Seite wird ihre Anwendung über Gebühr vernachlässigt. – Wenn man dem Drängen des Kranken nachgiebt oder allein aus dem Gefühl von Druck und Vollsein im Epigastrium, der belegten Zunge und dem Geruch aus dem Munde schliesst, dass Sordes gastricae vorhanden seien, und in allen solchen Fällen Ipecacuanha und Tartarus stibiatus verordnet, so wird man oft die Krankheit in die Länge ziehen, indem man ohne Noth eine neue Schädlichkeit auf die schon kranke Magenschleimhaut einwirken lässt. – Eben so viel schadet aber die übertriebene Scheu vor der nachtheiligen Wirkung der Brechmittel, welche sich auf die gleichzeitig abführende Wirkung derselben, auf die zuweilen nach dauerndem Gebrauch des Tartarus stibiatus beobachtete pustulose Magenentzündung, namentlich aber auf eine falsche Theorie von der Wirkungsweise der Brechmittel stützt. Man vergisst dabei, dass die Reizung, welche die Magenschleimhaut durch die Brechmittel erfährt, nach der täglichen Erfahrung keinesweges eine sehr feindselige und nachhaltige zu sein pflegt, und ignorirt, dass die schönen Versuche von *Magendie* und von *Budge* nachgewiesen haben, dass die brechenerregende Wirkung der Ipecacuanha und des Tartarus stibiatus nicht die Folge des heftigen Insultes ist, welchen sie auf die Magenschleimhaut ausüben, sondern die Folge ihrer Aufnahme in das Blut; dass *Magendie* durch Injection von Tartarus stibiatus in die Venen selbst da Erbrechen erregen konnte, wo er den Magen durch eine Blase ersetzt hatte.

Lässt die Aufgetriebenheit des Epigastrium, die Percussion der Magengegend, das Aufstossen von Gasen und Flüssigkeiten, welche durch ihren Geruch und Geschmack an die genossenen Speisen erinnern, keinen Zweifel

übrig, dass zersetzte Substanzen im Magen enthalten sind, und rechtfertigen
die Beschwerden des Kranken einigermaassen den immer gewaltsamen Eingriff, so ist ein sicher wirkendes Brechmittel, am Besten aus Ɔj Ipecacuanha
und gr. j Tartarus stibiatus, indicirt. Dass auch in solchen Fällen ohne Brechmittel die unverdauten und zersetzten Ingesta, und zwar zuweilen schnell
und ohne nachtheilige Folgen aus dem Körper entfernt werden können, haben wir im §. 3. auseinandergesetzt; aber dies geschieht bei Weitem nicht
immer: oft verweilen die schädlichen Substanzen lange Zeit im Magen und
rufen, wenn sie in den Darm gelangen, dort schwere und dauernde Störungen hervor. Kann man den Magen von den schädlichen Substanzen befreien,
welche eine dauernde Reizung in ihm erhalten, kann man den Darm vor der
Einwirkung derselben bewahren, so darf man die vorübergehende Reizung, welche das Brechmittel auf der Magenschleimhaut verursacht, nicht
scheuen. Bleibt man in einem solchen Falle unthätig, oder verordnet man
statt des Brechmittels die neuerdings sehr beliebt gewordene Schüttelmixtur aus Magnesia usta, so kann man dadurch eben so gut einen prolongirten
Verlauf der Krankheit verschulden, als in anderen Fällen dadurch, dass man
zur Unzeit und ohne genügende Veranlassung ein Brechmittel verordnet.
Ein mässiges Fieber, welches den Magencatarrh begleitet, contraindicirt die
Darreichung des Brechmittels nicht; ist das Fieber aber heftiger, und hat man
nur den geringsten Zweifel, ob ein gastrisches Fieber oder ein Typhus vorliege, so darf niemals ein Brechmittel angewandt werden, da der Typhus fast
in allen Fällen, in welche: Brechmittel und Laxanzen im Beginne desselben
gereicht wurden, einen schwereren Verlauf nimmt.

Die Indicatio causalis verlangt bei der Behandlung des einfachen acuten
Magencatarrhs nie die Darreichung von Laxanzen. Anders verhält sich
die Sache, wenn die schädlichen Ingesta in den Darm übergegangen sind
und Flatulenz, leichte Kolikschmerzen, Abgang übelriechender Blähungen
und andere Symptome, welche man als die der gastrischen Turgescenz nach
Unten zu bezeichnen pflegt, hervorgerufen haben. In solchen Fällen dürfen
leichte Abführmittel, namentlich der Rhabarber oder das Infusum Sennae
compositum, verordnet werden; auch passt, zumal bei abnormer Säurebildung, die Schüttelmixtur aus Magnesia usta (℥β auf ℥viij Wasser, ein- oder
zweistündlich ein Esslöffel), welche in diesen Fällen leicht und sicher ab-
führt; weniger empfehlen sich die abführenden Mittelsalze.

Findet im Magen eine abnorme Säurebildung statt, welche den Magencatarrh zu unterhalten scheint, sei es, dass die Amylacea in Milch- und Buttersäure umgewandelt werden, sei es, dass nach dem Genüsse von Bier oder

Wein sich Essiggährung entwickelt hat, und rechtfertigen die nur Verordnung eines Brechmittels, so ist die Darreichung der kohlensauren Alkalien durch die Indicatio causalis gefordert. Am Gebräuchlichsten ist das doppeltkohlensaure Natron, welches man zu gr. vj-x pro dosi in Pulver oder Solution nehmen lässt. Will man das Natron bicarbonicum in der sehr beliebten Form das Sodawassers verordnen, so hat man zuerst festzustellen, ob das in den Officinen vorräthige Sodawasser auch wirklich Natron bicarbonicum enthält und nicht, nach der Vorschrift des Londoner Soda-Water, nur aus Kohlensäure und Wasser besteht.

Nicht selten bleiben geringe Mengen von in Zersetzung begriffenen Substanzen trotz zahlreicher Ausleerungen nach Oben und Unten im Magen zurück. Auch die dargereichten Alkalien vermögen zwar die fertig gebildeten Säuren zu binden, aber sind nicht im Stande, den Zersetzungsprocess selbst und die Bildung neuer saurer Producte vollständig aufzuheben. Die im Magen zurückbleibenden in Umsatz begriffenen Substanzen theilen ihre chemische Bewegung auch den frischen und unverdorbenen Nahrungsmitteln mit und verwandeln dadurch die unschuldigsten Ingesta in feindselige und für die Magenschleimhaut der Kinder, bei welchen diese Zustände am Häufigsten beobachtet werden, gefahrbringende Substanzen. Durch die Indicatio causalis wird in solchen Fällen gefordert, dass der Zersetzung der Magencontenta, welche trotz des Erbrechens und Abführens im Magen zurückbleiben, Einhalt gethan werde. Diese Aufgabe ist schwer zu erfüllen, und oft genug scheitert an ihr die Kunst der Aerzte. Hat man die abnormen Zersetzungen der Magen- und Darmcontenta als die gewöhnlichste Ursache der Kinderdurchfälle erkannt, so hat man damit wenigstens ein Verständniss für die traurigen Resultate ihrer Behandlung, welches fehlt, wenn man nur den Magen- und Darmcatarrh als Heilobject erkennt. — Es ist bekannt, dass es schon ausserhalb des Organismus schwer gelingt, einer einmal eingeleiteten Gährung oder anderweitigen Zersetzung Einhalt zu thun. Die Mittel aber, welche ausserhalb des Körpers zu diesem Zwecke zu Gebote stehen, sind zum Theil bei Gährungen und Zersetzungen innerhalb des Organismus nicht in Anwendung zu bringen. Wir können die Magencontenta nicht völlig austrocknen oder sie auf eine so hohe oder so niedrige Temperatur bringen, dass dadurch ihre Zersetzung unterbrochen würde; und gewisse Substanzen, welche der Gährung entgegen wirken, sind Gifte für den Organismus. Betrachtet man aber die zahlreichen, in ihren übrigen Eigenschaften oft durchaus entgegengesetzten Mittel, welche bei Durchfällen und Brechdurchfällen der Kinder von den Aerzten, bald mit klaren Inten-

tionen, bald ohne solche angewandt werden und auch in manchen Fällen
von unverkennbarem Nutzen sind, so findet man, dass es solche Substanzen sind, welche man auch ausserhalb des Organismus anwendet, um die Gährung und andere Umsetzungen zu un-
terbrechen. Die am Häufigsten bei den Kinderdurchfällen angewandten
Mittel sind kohlensaure Alkalien, Mineralsäuren, namentlich die Salzsäure,
Metallsalze, vor allen das Calomel und das Argentum nitricum, ferner Tannin, Kreosot, Nux vomica. Es ist möglich, dass ein Theil derselben, namentlich das Argentum nitricum und das Tannin, gleichzeitig einen günstigen
Einfluss auf die gereizte Magen- und Darmschleimhaut ausüben, indem sie
durch ihre adstringirende Wirkung die Hyperämie derselben mässigen. Der
grössten Zahl der genannten Mittel, namentlich dem gebräuchlichsten, dem
Calomel, kann man aber eine derartige Wirkung auf die Magenschleimhaut
nicht zugestehen, und die Erfolge, welche durch ihre Anwendung erreicht
werden, sind nur dadurch zu erklären, dass sie, der Zersetzung entgegenwir-
kend, der Indicatio causalis entsprechen. Leidet ein Kind an einem
leichten Grade von Magencatarrh, welcher sich nur durch das charakteristische Erbrechen und durch Beimischung unverdauter Milch zu den sauren
Dejectionen verräth, so empfiehlt es sich, neben der strengsten Diät, auf die
wir bei der Indicatio morbi zurückkommen, die am Wenigsten eingreifenden unter den oben genannten Mitteln, die kohlensauren Alkalien in Verbindung mit kleinen Dosen Rheum, anzuwenden, und zwar vorzugsweise in
der bekannten und verbreiteten Form des Pulvis Magnesiae cum Rheo, oder
bei stärkerem Durchfall in der Form der Tinct. Rhei aquosa. Eine sehr alte
und verbreitete Form der Darreichung der letzteren ist eine Mischung von
Tinctura Rhei aquosa (ʒij) mit Liq. Kali carbonici (gutt. xij), Aqua Foeniculi
(ʒij) und Syrupus simplex (ʒij), von welcher man einige Male täglich einen
Theelöffel voll nehmen lässt. Bleibt dieses Verfahren ohne Erfolg, bestehen
die abnormen Zersetzungen im Magen fort, mehren sich die Durchfälle, so
verordne man die mit Recht seit langer Zeit bei der Behandlung der Kinderdurchfälle in hohem Ansehen stehenden kleinen Calomel-Dosen. Ich pflege
gr. $\frac{1}{8}-\frac{1}{4}$ zwei bis drei Mal täglich zu verordnen. *Bednar,* welcher gleichfalls
dem Calomel bei den in Rede stehenden Zuständen den Vorzug vor allen an-
deren Mitteln giebt, verordnet dasselbe in grösseren und häufigeren Gaben
und verbindet es mit kleinen Dosen Jalappe. Seine Vorschrift ist: ℞ Calomel
laev. gr. jv, Pulv. rad. Jalap. gr. ij, Sacch. alb. ʒβ. M. f. p. Div. in dos. ae-
qual. No. VIII. D. S. zweistündlich ein Pulver mit Wasser zu nehmen. Auch
diese Behandlung führt nicht in allen Fällen zum erwünschten Ziele. Oft be-

stehen die Ausleerungen trotz der strengsten Diät und der grossen Zahl der dargereichten Calomelpulver fort, und es tritt nun eine Zeit ein, in welcher man Anstand nimmt, das differente Quecksilberpräparat weiter anzuwenden, obgleich gerade wegen des fortbestehenden Brechens und Abführens nur geringe Mengen desselben resorbirt zu werden scheinen, und nur selten deshalb mercurielle Stomatitis beobachtet wird. Jeder beschäftigte Arzt kann den in Rede stehenden Zuständen gegenüber in die Lage kommen, dass er von dem Mittel, von welchem er in den meisten Fällen Erfolge gesehen und zu dem er auch in dem vorliegenden Falle das grösste Vertrauen gehabt hat, ablassen und zu Mitteln greifen muss, von denen er weit weniger oft Erfolge gesehen und zu denen er ein weit geringeres Vertrauen hat. Es tritt sogar leicht ein unstätes und verzweifeltes Haschen und Ueberspringen von einer Verordnung zur anderen ein. Bestimmte und klare Begrenzungen der Fälle, in welchen das Argentum nitricum, in welchen das Tannin, in welchen die Salzsäure, in welchen die Tinctura nucum vomicarum den Vorzug verdiente, giebt es nicht. Meist wird das Mittel, welches in dem zuletzt behandelten Falle geholfen zu haben scheint, zuerst angewandt; lässt es im Stich, so folgen die anderen. – Ohne ein besonderes Gewicht darauf zu legen, möchte ich für die Fälle, in welchen sehr stürmisches Erbrechen und grosser Durst vorhanden ist, und in welchen gleichzeitig sehr reichliche wässerige Ausleerungen nach Unten zu Stande kommen, sehr kleine Dosen von Argentum nitricum (℞ Argent. nitric. gr. $\frac{1}{4}$ solve in Aq. destillat. ℨij. D. ad vitr. nigr. S. halbstündlich oder stündlich ein Theelöffel) und oft wiederholte kleine Portionen Eiswasser empfehlen. – Fehlt das Erbrechen, sind aber heftige Durchfälle vorhanden, so pflege ich, wenn das Calomel ohne Erfolg bleibt, Tannin zu verordnen: ℞ Tannin. ℈β solve in Aq. dest. ℨiij. D. S. zweistündlich ein Theelöffel. In gutartigen, aber prolongirten Fällen gebe ich Acidum muriaticum in schleimigen Vehikeln. Ueber die Wirksamkeit der Tinctura nucum vomicar., des Kreosot und der gleichfalls empfohlenen Eisentincturen fehlt mir eine grössere Erfahrung.

Bei dem durch Erkältungen entstandenen Magencatarrh fordert die Indicatio causalis ein diaphoretisches Verfahren.

Bei dem durch unbekannte, epidemisch herrschende Schädlichkeiten hervorgerufenen Magencatarrh ist der Indicatio causalis nicht zu entsprechen.

Für die Erfüllung der Indicatio morbi sind die strengsten diätetischen Vorschriften eben so unerlässlich, als medicamentöse Verordnungen meist überflüssig sind. Die Erfahrung lehrt, dass die über die Norm gestei-

gerte Hyperämie, Schleimproduction etc. auf der Magenschleimhaut leicht
und schnell zur Norm zurückkehren, wenn die Ursachen, welche die krankhafte Steigerung hervorgerufen haben, beseitigt, und wenn Schädlichkeiten,
welche dieselben unterhalten könnten, vermieden werden. Da aber unverkennbar selbst die mildesten Ingesta die catarrhalische Hyperämie unterhalten, so ist es am Sichersten, dass man Kranken mit acutem Magencatarrh
eine Zeit lang alle Nahrung entzieht, dass man sie fasten lässt. Diese Maassregel empfiehlt sich vor Allem bei derjenigen Form des acuten Magencatarrhs, welche unter dem Bilde des Status gastricus verläuft. Nicht selten
stösst man bei dieser Verordnung auf Widerspruch: ängstliche Mütter ent-
schliessen sich schwer, ihren Kindern auch nur für kurze Zeit alle Nahrung
zu versagen; Erwachsene, welche an acutem Magencatarrh leiden, haben
zwar kein Hungergefühl, aber ein Verlangen nach salzigen und piquanten
Speisen. Je strenger man auf dem Hungern besteht, um so bessere Erfolge
wird man erzielen. – Zieht sich die Krankheit in die Länge, ist sie mit Fieber
verbunden, oder nimmt man bei der vermehrten Consumption, zu welcher
das Fieber führt, Anstand, mit der diète absolue fortzufahren, so gestatte
man doch nur Nahrungsmittel in flüssiger Form, da sie so den geringsten Reiz auf die Magenschleimhaut ausüben. Bei der Auswahl derselben
muss auch auf den Umstand Rücksicht genommen werden, dass das Magen-
secret durch den beigemischten Schleim alkalisch geworden ist und seine
verdauende Kraft zum grössten Theil eingebüsst hat. Man hat deshalb für gewöhnlich Milch, Eier und Fleischspeisen, welche zu ihrer Assimilation sauer
reagirenden Magensaftes bedürfen, zu verbieten und, so lange nicht Zeichen
von abnormer Säurebildung vorhanden sind, nur den Genuss von Amylaceis
zu gestatten. Die sogenannten Wassersuppen bilden für Kranke mit protrahirtem Magencatarrh eine ganz zweckmässige Nahrung. Beim Schleimfieber, bei welchem zwar die Schleimproduction im Munde vermehrt, die Speichelsecretion aber vermindert zu sein scheint, ist es zweckmässiger, statt
der Wassersuppen trockene Semmel oder gut ausgebackenes, nicht frisches
Brot aus fein gebeuteltem Roggenmehl zu reichen, da durch das Kauen der
Speichelzufluss vermehrt und damit die Umwandlung der Stärke in Zucker
gefördert wird. Wenn die stickstoffarmen Substanzen auch wenig geeignet
sind, die verbrauchten Bestandtheile des Körpers zu ersetzen, so wird doch
durch ihre Zufuhr, wie wir früher (Abtheil. I. pag. 215) auseinandergesetzt
haben, die Consumption beschränkt, indem sie gleichsam an Stelle der stick-
stoffhaltigen Körperbestandtheile oxydirt werden. Zieht sich die Krankheit
ungewöhnlich in die Länge, befällt sie ohnehin schwache, decrepide Subjec-

te, wie dies namentlich oft bei der Form der Fall ist, welche wir als Schleimfieber beschrieben haben, so kann allerdings durchaus nothwendig werden,
eine stickstoffreichere Nahrung zu geben; es ist aber auch hier von der grössten Bedeutung, dass man eine Form wähle, in welcher die Nahrungsmittel
möglichst wenig Magensaft zu ihrer Verdauung bedürfen und möglichst wenig die Magenschleimhaut irritiren. Am Meisten empfehlen sich concentrirte, nicht abgeschäumte Fleischbrühen, welche man durch allmäliges Erwärmen und langes Kochen des Fleisches mit wenig Wasser in einem fest ver-
schlossenen Topfe oder einer dicht zugebundenen Flasche bereiten lässt. —
In der übelsten Lage ist man in Bezug auf das diätetische Verfahren bei dem
acuten Magencatarrh der Kinder, welcher durch einen eingeleiteten, schwer
zu unterbrechenden Zersetzungsprocess des Mageninhaltes entstanden ist
und unterhalten wird. Die Milch, die zweckmässigste und natürlichste Nahrung der Kinder, ist in diesen Fällen für dieselben schädlich, da sie schnell in
Zersetzung übergeht; und so entsteht die schwierig zu beantwortende Frage: was soll man anstatt der Milch geben? welche Nahrungsmittel werden
unter diesen Umständen nicht in Zersetzung übergeführt und in schädliche Substanzen verwandelt? Man kann sich leicht davon überzeugen, dass
auch der Hafer- und Gerstenschleim, das Arrowroot, der Semmelbrei eben
so schnell wie die Milch umgewandelt werden und saure Producte bilden.
Für die glückliche Behandlung der fraglichen Zustände ist es von der aller-
grössten Bedeutung, festzuhalten, dass die Kinder nicht verhungern, wenn
man ihnen auch für ein oder zwei Tage alle Nahrung entzieht und ihnen
frisches Wasser ohne den gleichfalls zu verwerfenden Zusatz von Zucker
giebt. Hört bei diesem Verfahren das Erbrechen und das Abführen auf, wird
das Wasser in dem eingedickten Blute ersetzt, so verliert sich oft schnell der
Collapsus, und es hat den Anschein, als ob sich die hungernden Kinder er-
holten. Allmälig fange man dann wieder mit kleinen Mengen verdünnter
Milch an. Wird diese wieder und wieder nicht vertragen, und scheint es bedenklich, die Kinder einer längeren Abstinenz zu unterwerfen, so kann ich
empfehlen, theelöffelweise einen Fleischextract zu geben, welchen man dadurch bereitet, dass man in Würfel geschnittenes Fleisch ohne Zusatz von
Wasser in eine fest verschlossene Flasche bringt und diese einige Stunden
lang in einen Kessel mit kochendem Wasser legt.

Der sogenannte antiphlogistische Heilapparat ist durch die Indicatio morbi bei der Behandlung des acuten Magencatarrhs nur äusserst selten gefordert. Blutentziehungen, sowohl allgemeine als gütliche, sind immer entbehrlich. Eher verdient bei sehr intensiven Formen des Magencatarrhs, die sich

durch stürmisches Erbrechen und heftigen Durst auszeichnen, die Kälte Anwendung. Sowohl bei der Cholera nostras als bei der Cholera infantum empfiehlt sich die Darreichung von Eiswasser und von kleinen Stückchen Eis, so wie die Application von kalten Umschlägen auf den Leib, welche man fleissig wechseln lässt. Letztere sind auch bei gastrischen und bei Gallenfiebern in Anwendung zu bringen.

Gegen die Anwendung des Salmiaks können wir uns bei der Behandlung des acuten Magencatarrhs mit noch weniger Rückhalt aussprechen, als wir es bei der Behandlung des Bronchialcatarrhs gethan haben. Beim acuten Magencatarrh ist auf seine anticatarrhalische Wirkung gewiss nicht zu rechnen, und seine Darreichung kann nur dazu beitragen, das Uebel zu verschlimmern.

Sehr beliebt ist bei der Behandlung des acuten Magencatarrhs der Gebrauch der Kohlensäure, welche man in Form des Brausepulvers, der Brausemischungen oder der kohlensäurehaltigen Wässer dem Magen zuführt. Die Kohlensäure pflegt schnell Aufstossen hervorzurufen, und mit diesem scheinen auch andere im Magen vorhandene Gase zu entweichen, so dass fast immer nach dem Aufstossen eine momentane Erleichterung eintritt. Damit ist aber nicht gesagt, dass die Kohlensäure, welche überall als ein Reizmittel zu wirken scheint, die Hyperämie des Magens mässigen und einen directen Einfluss auf die schnellere Heilung des Magencatarrhs haben könne.

Anders verhält sich die Sache mit der Anwendung der kohlensauren Alkalien. Durch ihre Zufuhr in den Magen wird die Zähigkeit des secernirten Schleims vermindert und die Entleerung desselben erleichtert; sie verdienen daher, abgesehen von ihrer durch die Indicatio causalis (s. oben) gebotenen Anwendung, in den späteren Stadien des acuten Magencatarrhs volle Berücksichtigung. Dazu kommt, dass die kohlensauren Alkalien die Absonderung des eigentlichen Magensaftes zu fördern scheinen: wenigstens beobachteten *Blondlot* und *Frerichs*, dass nach der Zufuhr von kohlensauren Alkalien so viel saurer Magensaft gebildet wurde, dass nicht nur das Alkali vollständig neutralisirt wurde, sondern auch der Mageninhalt alsbald eine saure Reaction zeigte. Im Status gastricus und in der Febris gastrica pflegt man sie in der Form des Sodawassers, bei der Febris pituitosa nach der Empfehlung *Schönlein*'s in Verbindung mit Rheum in der Form der Tinctura Rhei aquosa zu verordnen. Letztere leistet, zweistündlich zu einem Theelöffel gereicht, neben den oben erwähnten diätetischen Maassregeln bei der Behandlung des Schleimfiebers fast immer die besten Dienste.

Die Salzsäure steht bei der Behandlung der Febris gastrica und der Febris biliosa in besonderem Rufe; ʒβ Acidum muriaticum concentratum mit ʒvj schleimiger Flüssigkeit, von welcher man zweistündlich einen Esslöffel nehmen lässt, ist die überall gebräuchliche Verordnung. Was mit derselben für eine schnellere Beendigung der Krankheit erreicht wird, wollen wir dahingestellt sein lassen; jedenfalls pflegen die Kranken diese Arznei gern zu nehmen; der Durst mässigt sich durch dieselbe, und es ist beachtenswerth, dass diese beliebte Verordnung dem alkalischen Magensecrete die Säure zuführt, welche nach physiologischer Erfahrung für die verdauende Kraft des Magensecretes von wesentlicher Bedeutung ist.

Durch die Indicatio symptomatica werden nur in wenigen Fällen weitere Maassregeln gefordert. Zu den Symptomen, welche am Häufigsten zum Einschreiten Veranlassung geben, gehört das Erbrechen und, bei gleichzeitiger Erkrankung des Darmes, der Durchfall. Während diese bei mässiger Intensität als günstige Erscheinungen angesehen werden können und keine besondere Berücksichtigung erfordern, können sie, namentlich bei der Cholera nostras und der Cholera infantum, mit einer so grossen Heftigkeit auftreten, dass durch den enormen Wasserverlust das Blut in hohem Grade eingedickt wird und Lebensgefahr entsteht. Die gebräuchlichste Verordnung gegen das stürmische Erbrechen und Abführen ist das Opium. Man weiss keineswegs Genaueres über die Art und Weise, in welcher das Opium das Erbrechen beschränkt oder als Antidiarrhoicum wirkt. Wenn es nur die Bewegungen des Darmes lähmte und dadurch die Zahl der Ausleerungen verminderte, ohne gleichzeitig die Secretion der Schleimhaut zu mässigen, so wäre sein Nutzen illusorisch; es hat indessen in der That den Anschein, als ob das Opium neben dem Einfluss, welchen es auf die Bewegungen des Darmes hat, und vielleicht gerade in Folge desselben, auch die Secretion der Darmschleimhaut beschränke. Bleibt daher bei der Cholera nostras das Eiswasser, dessen günstige Wirkung auf das stürmische Erbrechen wir oben erwähnt haben, ohne Erfolg, folgen die Durchfälle noch immer mit grosser Schnelligkeit, so gebe man das Opium in Pulverform oder als Tinctur zu gr. β pro dosi, allein oder in Verbindung mit Analepticis. Trotz der Bedenken, welche man gegen die Anwendung des Opium in der Kinderpraxis hat, und trotz der Ueberzeugung, dass man durch Darreichung desselben weder der Indicatio causalis, noch der Indicatio morbi entspreche, kann, wenn die Ausleerungen stürmisch sind, auch bei der Cholera infantum die Darreichung kleiner Dosen Opium nothwendig werden. — Je stärker bei der Cholera nostras und bei der Cholera infantum der Collapsus, je schwächer der Puls wird, je tiefer die Temperatur sinkt, um so nothwendiger ist es, gleichzeitig Reizmittel, und zwar innerlich kleine Dosen Wein, Aether, Kaffee, äusserlich Sinapismen in Anwendung zu ziehen.

Auf der anderen Seite kann im Verlaufe des acuten Magencatarrhs trotz der angewandten Alkalien eine g r o s s e   M e n g e   v o n   S c h l e i m sich anhäufen, und dieser, ein Product des Magencatarrhs, kann dadurch, dass er in Zersetzung übergeht, das hartnäckige Fortbestehen desselben verursachen, oder er kann, nachdem der Process abgelaufen ist, die Reconvalescenz auf halten und die Verdauung stören. Ist es in den späteren Stadien des Magencatarrhs durch die quälenden Vomituritionen, mit welchen von Zeit zu Zeit grössere Massen Schleims ausgeworfen werden, durch den ausbleibenden Appetit, durch die langsame Erholung wahrscheinlich, dass ein derartiger Zustand im Magen vorliegt, so kann auch dann noch die Darreichung eines Brechmittels nothwendig werden.

Bei der Febris biliosa lehrt die Erfahrung, dass nicht selten auch in solchen Fällen, in welchen nicht unverdaute und zersetzte Ingesta im Magen vorhanden sind, ein gereichtes Brechmittel von günstigem Einflüsse auf den Verlauf der Krankheit ist. Wir wissen über die Entstehung der P o l y c h o l i e , welche den Magencatarrh bei der Febris biliosa begleitet, nichts Näheres, und es fehlt uns damit auch die Erklärung dieser günstigen Wirkung des Brechmittels; möglicherweise könnte man dieselbe darin suchen, dass durch den Brechact die in den Gallenwegen a n g e s a m m e l t e   G a l l e ausgepresst und in das Duodenum abgeführt werde.

Kapitel II.
Chronischer Magencatarrh.

§. 1. Pathogenese und Aetiologie.

Der chronische Magencatarrh entwickelt sich bald aus dem acuten Magencatarrh, wenn dieser sich in die Länge zieht oder öfter Recidive macht, bald tritt er von Anfang an als chronische Erkrankung auf. Die Aetiologie des chronischen Magencatarrhs ergiebt sich daher zum grössten Theil aus der Aetiologie des acuten Magencatarrhs. Es können 1) a l l e   S c h ä d l i c h k e i t e n ,   w e l c h e   j e n e n   h e r v o r r u f e n ,   w e n n   s i e   a n d a u e r n d   o d e r   z u   w i e d e r h o l t e n   M a l e n   e i n w i r k e n , auch zum chronischen Magencatarrh Veranlassung geben. Eine besondere Erwähnung verdient indessen der dauernde Missbrauch von Spirituosen, da er die bei Weitem häufigste Ursache des chronischen Magencatarrhs ist. Auch dabei beobachtet man, dass der Alkohol um so schädlicher einwirkt, je unverdünnter er genossen wird, dass also z. B. Branntweintrinker am Leichtesten die Krankheit acquiriren.

Der chronische Magencatarrh hängt in vielen Fällen 2) von Stauungen in den Gefässen der Magenschleimhaut ab. Das Hinderniss für den Abfluss des Blutes, welches diese Stauungen hervorruft, kann seinen Sitz in der Pfortader haben, und wir finden daher, dass alle Krankheiten der Leber, durch welche die Pfortader oder ihre Verzweigungen comprimirt werden, sich constant mit chronischem Magencatarrh verbinden. Das Hinderniss liegt aber noch häufiger jenseits der Leber: alle Krankheiten des Herzens, der Lunge, der Pleura, welche eine Ueberfüllung des rechten Herzens und eine gehemmte Entleerung der Hohlvenen zur Folge haben, hemmen auch den Abfluss des Blutes aus der Leber und damit den Abfluss des Blutes aus dem Magen, und so begegnen wir beim Emphysem, bei der Cirrhose der Lunge, bei Klappenfehlern am Herzen eben so häufig dem chronischen Magencatarrh, als der Cyanose der äusseren Haut, und beide Zustände müssen auf gleiche Weise entstanden gedacht werden.

Der chronische Magencatarrh begleitet sehr häufig 3) Lungentuberculose und andere chronische Krankheiten. Wir haben in der ersten Abtheilung dieses Bandes angeführt, dass Kranke, welche an Tuberculose leiden, oft mehr über die Symptome ihres Magencatarrhs als über die ihres Brustleidens klagen, und dass es gerade jene sind, gegen welche sie oft zuerst Hülfe suchen.

Der chronische Magencatarrh begleitet 4) constant den Magenkrebs und andere Entartungen des Magens.

§. 2. Anatomischer Befund.

Die Magenschleimhaut zeigt beim chronischen Magencatarrh häufig eine rothbraune oder schiefergraue Färbung, wie sie sich auch auf anderen Schleimhäuten findet, wenn sie der Sitz chronischer Catarrhe sind. Dieselbe ist die Folge kleiner capillärer Haemorrhagieen in das Gewebe der Schleimhaut und der Umwandlung des Haematin in andere Pigmente. Anstatt der feinen Injection, welche die Magenschleimhaut beim acuten Catarrh darbot, finden wir beim chronischen Catarrh meist eine gröbere Gefässverästelung, so wie hier und da varicose Erweiterungen der Gefässe. Ferner hat die Schleimhaut durch Hypertrophie an Masse zugenommen, ist dicker und derber geworden, und wir sehen beim chronischen Magencatarrh, auch

wenn die Muskelfasern des Magens nicht durch den Rigor mortis contrahirt sind, die Schleimhaut zahlreiche Falten bilden und zuweilen einzelne
Stellen derselben durch eine zottige Hypertrophie zu weichen schwammi-
gen Knoten erhoben. Häufig beobachtet man unzählige kleine Prominen-
zen, welche durch oberflächliche Furchen von einander getrennt sind, einen
Zustand, welchen man als état mamelonné bezeichnet. Das mamelonnir-
te Ansehen beruht am Häufigsten auf partieller Hypertrophie der Magenschleimhaut, bei welcher einzelne Drüsen und ihr Zwischengewebe vergrössert werden; nach *Frerichs* soll dasselbe auch durch rundliche Fettanhäufun-
gen im submucosen Gewebe oder durch die Entwickelung dicht gedrängter
geschlossener Follikel, nach *Budd* in manchen Fällen durch Ueberfüllung
der Magendrüsen mit zurückgehaltenem Secret zu Stande kommen. Die genannten Veränderungen finden sich am Häufigsten und gewöhnlich am Weitesten vorgeschritten im Pylorustheil des Magens. — Die innere Oberfläche
ist zugleich mit einem graulich weissen, zähen, der Wand fest anhaftenden
Schleime bedeckt.

Nicht immer bleibt die Verdickung und Verdichtung auf die Schleimhaut
beschränkt; in manchen Fällen wird auch das submucose Gewebe und die
Muscularis in eine mehrere Linien, zuweilen sogar einen halben Zoll dicke,
speckige Masse verwandelt. Auch diese Massenzunahme der Magenwand
beruht auf einer einfachen Hypertrophie, bei welcher sowohl eine Neubildung von Muskelfaserzellen, als eine Vermehrung des submucosen und intermusculären Bindegewebes stattfindet. Auf der Schnittfläche stellt die verdickte Muscularis eine blassgrau-röthliche, weiche, fleischartige Masse dar,
welche mit weissen, parallel von Aussen nach Innen gestellten Bindege-
websbalken durchzogen ist und ein eigenthümlich gefächertes Ansehen hat.
Zuweilen ist der ganze Pylorustheil des Magens und namentlich der Pylorus selbst in der beschriebenen Weise verändert, in anderen Fällen ist die
Verdickung der Magenwände mehr circumscript und bildet einzelne prominirende Knoten (*Foerster*). Durch die Verdickung der Magenwand in Folge
einfacher Hypertrophie kann der Pylorus namhaft verengert werden, und
diese Verengerung kann wiederum eine enorme Eweiterung des Magens vor
der Strictur zur Folge haben.

§. 3. Symptome und Verlauf.

Bei dem chronischen Magencatarrh klagen die Kranken meist über ein un-
angenehmes Gefühl von Druck und Vollsein in der Magenge-

g e n d, welches nach dem Essen vermehrt wird, sich aber nur selten zu heftigen Schmerzen steigert. Wo letztere nach der Mahlzeit auftreten, und wo das Epigastrium eine grosse Empfindlichkeit gegen Druck zeigt, muss immer der Verdacht entstehen, dass der chronische Magencatarrh nicht einfach, sondern mit schwereren Läsionen complicirt sei. — Dem Gefühle von Vollsein entspricht die fast immer beobachtete H e r v o r w ö l b u n g d e s E p i - g a s t r i u m s, welche durch die Anfüllung des Magens mit Luft und mit den lange Zeit in ihm verweilenden Ingestis entsteht. Die im Magen enthaltenen Gase bilden sich auch beim chronischen Magencatarrh zum Theil durch die Zersetzung, welche die Ingesta erfahren, wenn der alkalisch gewordene Magensaft nicht mehr in normaler Weise verdaut und der im Magen enthaltene Schleim als ein abnormes Ferment auf die Contenta einwirkt. Zu der Bildung abnormer Zersetzungen trägt aber beim chronischen Magencatarrh auch der Umstand wesentlich bei, dass die Muskelhaut des Magens, obgleich sie an Dicke zugenommen hat, durch serose Infiltration in ihren Functionen gelähmt ist. Wenn die Bewegungen des Magens verlangsamt sind, verweilen die Speisen ungewöhnlich lange und gehen auch deshalb abnorme Zersetzungen ein. Von Zeit zu Zeit worden die Gase, welche dieselbe Zusammensetzung haben, wie die, welche sich beim acuten Magencatarrh bilden, durch A u f s t o s s e n entleert. Bei diesem Aufstossen, welches eines der constantesten Symptome des chronischen Magencatarrhs bildet, gelangen häufig ausser den Gasen auch geringe Mengen des Mageninhaltes in den Mund, die einen sauren oder ranzigen Geschmack haben und entweder weggespuckt oder wieder hinabgeschluckt werden. Die Bildung von Milch- und Buttersäure durch abnorme Umwandlung der Amylacea erreicht beim chronischen Magencatarrh oft einen sehr hohen Grad, und die sauren und scharfen Flüssigkeiten, welche durch Aufstossen in den Oesophagus und in den Pharynx getrieben werden, rufen in solchen Fällen dort ein Gefühl von Brennen, das sogenannte S o d b r e n n e n, hervor.

Zuweilen gesellt sich zu den erwähnten Symptomen des chronischen Magencatarrhs E r b r e c h e n, doch ist dasselbe durchaus kein constantes Symptom, sondern kommt sogar verhältnissmässig selten vor. Nach den Beobachtungen von *Frerichs*, welchem wir überhaupt das Meiste verdanken, was wir über Abnormitäten der Verdauung wissen, werden beim chronischen Magencatarrh die Kohlenhydrate zuweilen in eine zähe, fadenziehende Masse umgewandelt, welche dem Gummi nahe steht, und welche sich bei der Milchsäuregährung nicht selten auch ausserhalb des Organismus bildet. Die erbrochenen Massen bestehen zuweilen nur aus enormen Quantitäten

dieser stickstofffreien Substanz, die unter der Form schleimiger, lange Faden
ziehender Massen nach qualvollem Würgen ausgeleert werden. — In anderen Fällen wird wirklicher Schleim nebst einer fade schmeckenden Flüssigkeit ausgeworfen, und zwar findet sich diese Form des Erbrechens hauptsächlich bei dem chronischen Catarrh der Säufer und stellt den berüchtigten Vomitus matutinus, den Wasserkolk, dar. *Frerichs*, welcher auch diese
Massen genau untersucht hat, fand, dass dieselben meist alkalisch reagirten,
ein sehr niedriges specifisches Gewicht hatten, stets Rhodan-Verbindungen
enthielten, und dass Alkohol, im Ueberschusse zugesetzt, eine weisse, flocki-
ge Substanz, welche Stärkekleister rasch in Zucker umsetzte, niederschlug.
Dieses Verhalten der Flüssigkeit beweist, dass dieselbe nicht aus dem Magen, sondern aus den Speicheldrüsen stammt. Wir haben in Abtheilung II.
Abschn. 1. Kapitel X. erwähnt, dass Reizungen und Erkrankungen des Magens eine vermehrte Speichelsecretion hervorrufen; es ist daher erklärlich,
dass beim chronischen Magencatarrh der Säufer der während der Nacht allmälig verschluckte Speichel am Morgen als Vomitus matutinus ausgeleert
wird. — Am Seltensten werden beim einfachen, nicht complicirten, chronischen Magencatarrh die genossenen Speisen, mehr oder weniger verändert,
wieder ausgebrochen. Geschieht dies, so sind dieselben gewöhnlich mit vielem Schleim gemischt, haben durch Beimischung von Buttersäure einen unangenehmen, scharfen Geruch und Geschmack und enthalten zuweilen eigenthümliche mikroskopische Gebilde, die sogenannte S a r c i n a   v e n t r i -
c u l i . Es ist kaum zu bezweifeln, dass die Sarcina, welche, wenn sie im Magen vorkommt, stets in enormer Menge angetroffen wird, eine Alge ist. Sie
stellt eine Zelle dar von $\frac{1}{400} - \frac{1}{300}$ Linie Durchmesser mit quadratischen, in
vier regelmässige Felder getheilten Flächen; gewöhnlich sind mehrere, zuweilen eine grosse Anzahl derselben unter einander zu kleineren oder grösseren Quadraten verbunden. Dass es dieser pflanzliche Parasit sei, welcher
nach Art der Gährungspilze die abnormen Zersetzungen der Magencontenta
verschulde, ist nicht anzunehmen, da in gesunden Magen, in welchen man
ihn in einzelnen Fällen auch antrifft, seine Anwesenheit keinesweges von
Erscheinungen abnormer Zersetzungen begleitet ist.

Das H u n g e r g e f ü h l ist bei vielen Kranken, selbst wenn sie schon abgemagert sind und der Körper dringend Ersatz bedarf, fast erloschen; die
Kranken können sogar oft kaum durch Zureden bewogen werden, Nahrung
zu sich zu nehmen; — in anderen Fällen ist Appetit vorhanden, aber es tritt
schnell das Gefühl von Sättigung ein, wenn auch nur wenige Bissen genossen sind. — In einzelnen Fällen endlich, namentlich bei starker Säurebildung,

entsteht zeitweise ein grosses Hungergefühl, von schmerzhafter Empfindung im Magen und Ohnmachtsgefühl begleitet — „Heisshunger" —. Der Durst ist, wo kein Fieber vorhanden ist, nicht vermehrt, oft, wie der Appetit, vermindert.

Da der chronische Magencatarrh sich fast immer auf die Mundhöhle fortpflanzt, so sind auch gleichzeitig Symptome eines chronischen Mundcatarrhs vorhanden: die Zunge ist dick belegt, zeigt seitliche Eindrücke der Zähne, der Geschmack ist fade und pappig, der Geruch aus dem Munde mehr oder weniger fötide. Reine Zunge und Fehlen der übrigen Zeichen des Mundcatarrhs wird nur selten beobachtet.

In der Mehrzahl der Fälle pflanzt sich der chronische Magencatarrh auch auf den Darm fort, und dann treten zu den bisher beschriebenen Erscheinungen Symptome des chronischen Darmcatarrhs. Man muss indessen festhalten, dass nicht jeder Darmcatarrh Diarrhoe hervorbringt, weil nicht jeder Darmcatarrh mit flüssiger Absonderung oder reichlicher Schleimproduction auftritt. Vielmehr ist gewöhnlich eine mehr oder weniger hartnäckige Stuhlverstopfung vorhanden, da die Bewegungen des Darmes, wie die des Magens bei chronischem Magencatarrh, in hohem Grade verlangsamt sind. Die Zersetzung der Contenta, welche auf diese Weise lange im Darme verweilen, dauert fort, es entsteht Flatulenz, der Bauch wird gespannt, und die Kranken, welche sich durch Abgang von Blähungen erleichtert fühlen, leiten ganz gewöhnlich ihr Uebel von einer „Versetzung (!) der Blähungen" ab.

In vielen Fällen pflanzt sich der Catarrh vom Duodenum auch auf den Ductus choledochus fort; dann entsteht Retention und Resorption von Galle. — Wir werden die durch Gastro-Duodenal-Catarrh hervorgerufene Gelbsucht als die häufigste Form des Icterus kennen lernen.

Was das Allgemeinbefinden der Kranken anbetrifft, so fehlen beim chronischen Magencatarrh gewöhnlich der heftige Kopfschmerz, die schmerzhafte Abgeschlagenheit der Glieder und andere Allgemeinerscheinungen, welche als Begleiter des acuten Magencatarrhs auftreten; dagegen begleiten den chronischen Magen- und Darmcatarrh fast constant psychische Alterationen mit dem Charakter der Depression. Will man diese als Hypochondrie bezeichnen, weil die abnorme Erregung des Gehirns auf abnormen Zuständen der Baucheingeweide beruht, so lässt sich dagegen Nichts einwenden; aber es unterscheidet sich die Verstimmungen, welche den Gastro-Intestinalcatarrh begleiten, von anderen Formen der Melancholie durchaus nicht dadurch, dass das körperliche Befinden den allei-

nigen Gegenstand der trüben Gedanken bildet. Ich habe bei chronischem
Magen- und Darmcatarrh häufig eine a l l g e m e i n e Muthlosigkeit, eine Un-
terschätzung des geistigen Könnens, selbst eine Verzweiflung an der äusseren Lage etc. beobachtet und diese Verstimmungen mit Beseitigung des Catarrhs verschwinden sehen. Erst vor einigen Jahren habe ich einen sehr reichen Mann an chronischem Magen- und Darmcatarrh behandelt, welcher
sich während der Krankheit nahe am Bankerott wähnte, ein angefangenes
Gebäude, weil er glaubte, es fehlen ihm die Mittel zum Ausbau, unvollendet
liess etc. Nach einem vierwöchentlichen Aufenthalte in Carlsbad kehrte er
im alten Gefühle seiner Kraft und seines Reichthums zurück, baute sein Haus
mit grosser Pracht zu Ende und ist seit jener Zeit gesund geblieben.

Durch die gestörte Chymification, so wie durch das Hinderniss, welches
die zähe Schleimdecke auf der Magen- und Darmschleimhaut der Resorption
entgegensetzt, leidet die E r n ä h r u n g des Kranken, das Fett verschwindet,
die Muskeln werden schlaff, die Haut spröde; nicht selten treten scorbutische
Affectionen, Auflockerung des Zahnfleisches, Blutungen aus demselben ein;
in einzelnen Fällen habe ich sehr ausgedehnte Sugillationen an den Extremitäten beobachtet.

Auffallend und schwer verständlich ist die häufige V e r ä n d e r u n g, welche der Urin bei der in Rede stehenden Krankheit zeigt. Wenn sich auch
a priori annehmen lässt, dass eine gestörte Aufnahme eine veränderte Beschaffenheit der Ausgaben des Körpers hervorrufen muss, so wissen wir
doch in keiner Weise den grossen Pigmentgehalt, die Sedimente von harnsauren Salzen, das häufige Auftreten grosser Mengen von oxalsaurem Kalk
im Urin von Kranken, welche an chronischem Magencatarrh leiden, zu deuten.

Was den V e r l a u f   u n d   d i e   A u s g ä n g e des chronischen Magencatarrhs anbetrifft, so können die beschriebenen Symptome grösserer oder geringerer Heftigkeit und oft mit häufigen Schwankungen der Intensität, Wochen, Monate, selbst Jahre lang fortbestehen. – In den Fällen, in welchen
die Ursachen zu beseitigen sind, endet die Krankheit bei zweckmässiger Behandlung oft mit G e n e s u n g; in anderen Fällen führt sie zu tieferen Läsionen des Magens, namentlich zum c h r o n i s c h e n M a g e n g e s c h w ü r, und
in den durch mechanische Störungen entstandenen Fällen zu M a g e n b l u -
t u n g e n. – Wenn wir von den Nachkrankheiten absehen, so ist ein t ö d t -
l i c h e r A u s g a n g selten; doch giebt es Fälle, in welchen die Kranken endlich marastisch und hydropisch zu Grunde gehen. Oefter erliegen sie Krankheiten, welche den Magencatarrh compliciren, oder den Erkrankungen der
Brustorgane, welche ihn veranlassen.

Die Hypertrophie der Magenhäute ist, so lange nicht das Lumen des Pylorus durch dieselbe verengt wird, während des Lebens nicht zu erkennen. Dasselbe gilt von der zottigen Hypertrophie der Magenschleimhaut, welche wir im §. 2. beschrieben haben.

Eine durch Hypertrophie der Magenhäute entstandene Stenose des Pylorus erschwert den Austritt des Mageninhaltes, so dass durch diese Complication zu den in Folge des Catarrhs vorhandenen Momenten, welche abnorme Zersetzungen der Magencontenta begünstigen, noch ein neues hinzutritt. Auf diese Weise erklärt sich, dass bei Stenosen des Pylorus die Symptome, welche wir aus der abnormen Zersetzung der Magencontenta abgeleitet haben, z. B. das Aufstossen von Gasen und übelschmeckenden Flüssigkeiten, das Sodbrennen u. s. w. einen noch höheren Grad erreichen und noch quälender werden, als beim einfachen chronischen Magencatarrh. — Hierzu kommt, dass das Erbrechen, welches in vielen, sogar in den meisten Fällen von einfachem chronischem Magencatarrh fehlt oder doch nur von Zeit zu Zeit auftritt, zu den constantesten Symptomen der Pylorusstenose gehört, und dass es sich meist mit grosser Regelmässigkeit zwei bis drei Stunden nach den Mahlzeiten einstellt. Dies Verhalten ändert sich zuweilen, wenn der Magen eine bedeutende Ausdehnung erfährt und dadurch in den Stand gesetzt wird, grosse Massen zu beherbergen; es kommt dann nicht selten vor, dass das Erbrechen zwei bis drei Tage lang ausbleibt, und dass nach solchen Pausen enorme Quantitäten auf einmal entleert werden. Auch in solchen Fällen kann eine gewisse Regelmässigkeit stattfinden. — Die erbrochenen Massen bestehen bei der Pylorusstenose fast immer aus den bald mehr, bald weniger verdauten, in Schleim eingebetteten, widerlichsauer und ranzig riechenden Speisen; sie enthalten meist grosse Mengen von Milch- und Buttersäure und fast constant Sarcine. — Ist beträchtliche und nicht zu tilgende Säurebildung, häufiges und regelmässiges Erbrechen vorhanden, so wird das Bestehen einer Pylorusstenose sehr wahrscheinlich; die Diagnose gewinnt an Sicherheit, wenn eine consecutive Erweiterung des Magens sich nachweisen lässt, welche so beträchtlich werden kann, dass der Magen den grössten Theil der Bauchhöhle einnimmt. Dies gelingt zuweilen schon durch die Adspection des Bauches, indem sich der ausgedehnte Magen als eine bis zum Nabel oder selbst noch tiefer hinabreichende, nach Unten convexe Vorwölbung markirt. *Bamberger* macht darauf aufmerksam, dass bei sehr tiefer Lagerung des Magens sich manchmal nicht nur die grosse, sondern auch ein mehr oder weniger grosser Theil der kleinen Curvatur unterscheiden lasse; letztere bilde dann unterhalb der

eigentlichen Magengrube, welche vertieft und eingesunken sei, eine mehr
oder weniger vorspringende, von den falschen Rippenknorpeln der einen zu
denen der anderen Seite hinübergehende, nach Oben etwas concave Erha-
benheit; zuweilen lassen sich wellenförmig fortschreitende, unregelmässige
Bewegungen der Magenwände durch die Hautdecken hindurch wahrnehmen. Bei der Palpation fällt die geringe Resistenz der hervorgewölbten
Stelle auf, welche *Bamberger* treffend als luftkissenähnlich bezeichnet. Die
Anschwellung im Epigastrium verschwindet oder wird viel geringer, wenn
die Kranken grosse Quantitäten ausgebrochen haben. In einem Falle, welcher auf der Greifswalder Klinik behandelt wurde, wölbte sich, wenn man
dem Kranken grosse Mengen trockenen Brausepulvers gab, sehr bald die
Oberbauchgegend bis unterhalb des Nabels beträchtlich hervor und die Contouren des Magens markirten sich deutlich. Wurde dann durch Aufstossen
ein Theil der Kohlensäure entleert, so sank die Geschwulst sofort ein. Wenn
der Magen ganz mit Speisen gefüllt ist, so ist der Percussionsschall in
grosser Ausdehnung leer; sind aber, wie es gewöhnlich der Fall ist, gleichzeitig grössere Mengen von Gasen im Magen enthalten, so ist der Percussionsschall an der hervorgewölbten Stelle ungewöhnlich voll und meist exquisit
tympanitisch. Verändert der Kranke seine Lage, so wechselt, da die festen
Substanzen immer die tiefste Stelle einnehmen, auch die Gränze des vollen
und leeren Percussionsschalles ihre Stelle.

Die aufgeführten Symptome lassen zwar mit grosser Bestimmtheit auf
eine Stenose des Pylorus schliessen, aber wir dürfen nur dann annehmen,
dass diese durch einfache Hypertrophie der Magenwände entstanden ist,
wenn wir die übrigen, um Vieles häufigeren Formen der Pylorusstenose, namentlich die krebsige und die nach Heilung des chronischen Geschwüres
nicht selten zurückbleibende narbige Strictur ausschliessen können.

Die Prognose beim chronischen Magencatarrh ergiebt sich aus dem,
was wir über den Verlauf desselben gesagt haben. Zu den Nachkrankheiten,
welche häufig das tödtliche Ende herbeiführen, muss auch die Verengerung
des Pylorus gezählt werden, da die Kranken immer, wenn auch oft erst spät,
diesem Leiden unter den Symptomen des Marasmus und Hydrops erliegen.

§. 4. Therapie.

Der chronische Magencatarrh ist vielleicht unter allen bedeutenderen chronischen Erkrankungen diejenige, bei welcher eine wahrhaft rationelle Therapie die grössten Erfolge liefert.

Da, wie wir im §. 1. auseinandergesetzt haben, dieselben Schädlichkeiten, je nach der Dauer ihrer Einwirkung, zum acuten oder zum chronischen
Magencatarrh führen, so können wir uns bei der Besprechung der Indicatio causalis im Wesentlichen auf das vorige Kapitel beziehen und haben
dem dort Gesagten nur wenig hinzuzufügen. Nur äusserst selten wird der Indicatio causalis durch die Darreichung eines Brechmittels genügt, da fast
niemals im Magen schädliche Substanzen, welche als fortwirkende Ursachen
der Krankheit angesehen werden können, vorhanden sind. Man stösst auch
in diesem Punkte nicht selten auf Widerspruch. Die Kranken können nur
schwer davon überzeugt werden, dass der Druck, welchen sie empfinden,
nicht durch drückende Substanzen hervorgerufen sei, und dass ein Brechmittel ihnen nicht Erleichterung bringen, sondern ihr Uebel verschlimmern
würde. — Sehr dringend verlangt die Indicatio causalis das Verbot der
Spirituosen, wenn der anhaltende Missbrauch derselben die Krankheit
hervorgerufen hat und unterhält. Man wird mit diesem Verbote nur selten reüssiren, aber darf desshalb nicht müde werden, dasselbe immer von
Neuem zu wiederholen. Die Apostel der Mässigkeitsvereine, welche die ab-
schreckenden Folgen des Branntweingenusses auch an Magen von Säufern
zu demonstriren pflegen, predigen zwar gewöhnlich tauben Ohren, haben
aber doch einzelne nicht wegzuleugnende Resultate, und solche müssen den
Arzt zur Consequenz in seinen Ermahnungen aufmuntern. — Bei den durch
wiederholte Erkältungen oder durch die Einwirkung eines nasskalten Klima's entstandenen chronischen Catarrhen ist die Anregung der Haut-
thätigkeit durch warme Bekleidung, durch den Gebrauch warmer Bäder
und ähnliche Maassregeln indicirt. Dergleichen Fälle sind keinesweges selten, und schon in Greifswald erkranken Leute, welche hierher übersiedeln,
ohne durch eine wärmere Kleidung den Einflüssen des nasskalten und windigen Klima's Rechnung zu tragen, sehr häufig an Magencatarrh, befinden
sich im Sommer besser, im Winter schlechter und genesen nicht eher, als
bis durch zweckmässige Verordnungen der Indicatio causalis genügt wird.
— Bei den durch Stauungen entstandenen chronischen Magencatarrhen ist
der Indicatio causalis meist nicht zu entsprechen.

Für die Erfüllung der Indicatio morbi sind auch beim chronischen
Magencatarrh die diätetischen Vorschriften von der grössten Wichtigkeit.
Es ist nicht möglich, dass man die Kranken während der Dauer ihres langwierigen Leidens hungern lässt, aber man muss die Speisen, welche genossen werden sollen, mit der grössten Sorgfalt auswählen und auf dem ausschliesslichen Genuss derselben mit grösster Strenge bestehen. Je präciser

die Vorschriften sind, desto genauer werden sie befolgt, und wenn die vor-
geschriebene Diät gar den Namen einer Cur führt, so wird sie von den Kranken fast immer mit peinlicher Gewissenhaftigkeit beobachtet. Da der Genuss von Fleisch und anderen animalischen Substanzen die Thätigkeit des
Magens vorzugsweise in Anspruch nimmt, so könnte man glauben, dass es
angemessen sei, Kranke mit chronischem Magencatarrh, deren Magensaft
an verdauender Kraft verloren hat, auf eine ausschliessliche Pflanzenkost
zu setzen; indessen lehrt die Erfahrung das Gegentheil. Die Fähigkeit des
Magensaftes, die Proteinsubstanzen in Peptone (*Lehmann*) oder Albumino-
sen (*Mialhe*) umzuwandeln, ist beim chronischen Magencatarrh zwar beeinträchtigt, aber doch nicht völlig erloschen; reicht man dieselben mit verstän-
diger Auswahl und in zweckmässiger Form dar, so befinden sich die Kranken
besser, als wenn man sie viel Kohlenhydrate geniessen lässt, aus denen sich
im Magen grosse Mengen von Milch- und Buttersäure bilden. Es versteht
sich nach dem früher Gesagten von selbst, dass man den Genuss von fettem
Fleisch, den Genuss von Saucen zum Braten verbietet, dass man die Speisen
ordentlich kauen und immer nur kleine Portionen auf einmal geniessen lässt.
Manche Kranke befinden sich vortrefflich, wenn sie nur concentrirte nicht
abgeschäumte Fleischbrühe, andere, wenn sie nur kalten Braten und wenig
Weissbrot geniessen. Die letztere Verordnung empfiehlt sich vorzugsweise
bei den Patienten, welche an excessiver Säurebildung leiden, und man kann
in solchen sehr hartnäckigen Fällen oft mit Vortheil statt der „Kaltenbra-
tencur" den Genuss von gesalzenem oder geräuchertem Fleisch empfehlen.
Wenn man es als ein Curiosum darstellt, dass manche Kranke das Fleisch in
diesem schwer verdaulichen Zustande besser vertragen, als in anderer Form,
so lässt man ausser Acht, dass geräuchertes und gesalzenes Fleisch, wenn es
auch schwerer verdaulich ist, den Vorzug vor frischem Fleische hat, dass es
nicht so leicht in Zersetzung übergeht. — In einem von mir behandelten Falle
weiss der Kranke, welcher an chronischem Magencatarrh mit grosser Neigung zur Säurebildung leidet, genau den Zeitpunct, in welchem er alle anderen Speisen, weil sie die Magensäure vermehren, vermeiden und sich auf den
Genuss geräucherten mageren Schinkens, etwas weissen Schiffszwiebacks
und kleiner Mengen Ungarweins beschränken muss. — Der ausschliessliche
Genuss von Milch, eine sogenannte Milchcur, bekommt manchen Kranken
vortrefflich, andere vertragen sie gar nicht, und es lässt sich von vorn her-
ein durchaus nicht immer mit Sicherheit bestimmen, ob das Eine oder das
Andere der Fall sein werde. Besser als frische Milch bekommt vielen Kranken die Buttermilch. Ich habe in *Krukenberg*'s Klinik von der Verordnung,

dass der Kranke „Buttermilch essen solle, wenn er hungrig, Buttermilch trinken, wenn er durstig sei", sehr glänzende Resultate gesehen. Vielleicht ist die frische Milch deshalb, weil sie im Magen zu grossen und festen Klumpen gerinnt, weniger zuträglich, als die Buttermilch, in welcher das Casein meist schon geronnen, aber fein vertheilt ist.

Bei der Behandlung des chronischen Magencatarrhs reicht man nicht so oft, als bei der des acuten Magencatarrhs, mit diätetischen Vorschriften aus; aber wir besitzen auch gerade gegen die in Rede stehende Krankheit sehr wirksame Heilmittel. Unter diesen sind vor Allem die k o h l e n s a u r e n A l - k a l i e n zu nennen. Wir haben bereits für prolongirte acute Catarrhe des Magens das Natron bicarbonicum in refracta dosi und die Tinctura Rhei aquosa empfohlen. In einigermaassen hartnäckigen Fällen von chronischem Magencatarrh verdient der Gebrauch des Sodawassers oder der natürlichen Natron-Säuerlinge von Ems, Salzbrunn, Selters, Bilin, so wie derjenigen Wässer, welche neben kohlensaurem Natron viel schwefelsaure Alkalien und Erden oder Chlor-Natrium enthalten, volle Berücksichtigung. Den glänzendsten Erfolg haben Brunnencuren in Karlsbad oder Marienbad. Es lässt sich kaum etwas Besseres zu ihrer Empfehlung sagen, als dass diese Empfehlung von einer Seite ausgeht, von der Niemand behaupten kann, dass sie sich leicht über therapeutische Erfolge Illusionen mache: es sind die Coryphäen der Wiener und Prager Schule, welche den Gebrauch der Karlsbader Thermen als das beste Mittel gegen den chronischen Magencatarrh und selbst gegen das chronische Magengeschwür preisen. Dazu kommt, dass die zahlreichen Fälle, in welchen durch eine Brunnencur in Karlsbad hartnäckige Gelbsucht geheilt wird, fast durchweg solche sind, in welchen ein Gastro-Duodenal-Catarrh der Gelbsucht zu Grunde lag. Es ist kein Grund vorhanden, mit der Verordnung jener Cur so lange zu warten, bis der Catarrh des Magens und des Duodenum zu Icterus geführt hat, oder anzunehmen, dass die Cur weniger wirksam sei, wenn jene Complication fehlt. Wenn die Verhältnisse des Kranken es erlauben, so lasse man die Cur in Karlsbad oder Marienbad selbst gebrauchen; es sind an jenen Orten so haarsträubende Anekdoten über die schlimmen Folgen von Diätfehlern im Umlauf, dass die Diät, welche der chronische Magencatarrh fordert, dort sicher mit grösster Pünctlichkeit befolgt wird. Selbst wenn die Kranken nach Hause zurückgekehrt sind, unterwerfen sie sich Monate lang mit grösster Bereitwilligkeit den strengsten Vorschriften; sie furchten, der Brunnen könne noch jetzt sich für den geringsten Diätfehler rächen. Ist man genöthigt, den Brunnen zu Hause gebrauchen zu lassen, so ist es ziemlich gleichgültig, welche von den Karlsbader Quellen man ver-

ordnet, da sich dieselben fast nur durch ihre verschiedene Temperatur unterscheiden, und da man es in der Hand hat, den Brunnen beliebig zu erwärmen.
In Karlsbad selbst werden bei chronischem Magencatarrh am Häufigsten die
weniger heissen Brunnen, namentlich der Schlossbrunnen und der Theresi-
enbrunnen, getrunken. Ist nicht gleichzeitig hartnäckige Stuhlverstopfung
vorhanden, so kommt man mit dem Sodawasser oft eben so weit, vorausgesetzt, dass man es „curmässig" gebrauchen lässt, d. h. dass der Kranke dieselbe Diät hält, welche in Karlsbad üblich ist, dass er namentlich, nachdem er
am Abend vorher nicht zu spät und nur wenig gegessen hat, das Sodawasser
Morgens nüchtern trinkt und erst eine volle Stunde nach dem letzten Becher
frühstückt, damit das Medicament nicht mit Ingestis gemischt, sondern un-
verdünnt auf die Magenschleimhaut und den sie bedeckenden Schleim einwirken kann. — Die Erfolge dieses Verfahrens gehören zu den glänzendsten,
welche durch die ärztliche Kunst erreicht werden.

In grossem Rufe bei der Behandlung des chronischen Magencatarrhs stehen das Bismuthum hydrico-nitricum und das Argentum nitricum. Diese Metallsalze, namentlich das letztere, können sowohl dadurch,
dass sie den Zersetzungen im Magen Einhalt thun, als auch dadurch, dass
sie kräftig adstringirend auf die hyperaemische und aufgelockerte Magenschleimhaut einwirken, einen günstigen Einfluss auf den Verlauf der Krankheit haben. Ich habe dieselben in der Greifswalder Klinik in sehr grossen Dosen, das Bismuth. nitric. zu gr. x, das Argent. nitric. zu gr. j — ij auf einmal,
und zwar in ähnlicher Weise, wie die kohlensauren Alkalien, des Morgens
nüchtern vor dem Frühstück nehmen lassen. Die meisten Kranken vertru-
gen diese Dosen sehr gut: niemals traten heftige Schmerzen, Uebelkeit oder
Erbrechen, und nur in einigen Fällen Durchfall ein; der Erfolg aber war sehr
verschieden: während in manchen Fällen eine auffallend schnelle Besserung
beobachtet wurde, blieb dieselbe in anderen vollständig aus, ohne dass ich
anzugeben vermöchte, wie diese Fälle von jenen sich unterschieden hätten.

Im Verlaufe des chronischen Magencatarrhs tritt zuweilen ein Zustand
ein, in welchem man mit der reizlosen Kost nicht fortfahren darf, in welchem
vielmehr leicht gewürzte und gesalzene Speisen besser vertragen werden,
als ungewürzte und nicht reizende. Wenn ein solcher Zustand von „Atonie
der Magenschleimhaut", welcher oft nur ex juvantibus et nocentibus erkannt
werden kann, eingetreten ist, so muss man mit Vorsicht zu der Verordnung
von Eisenpräparaten und leichten Reizmitteln übergehen: der Eger Franz-
brunnen und selbst die eigentlichen Stahlquellen von Pyrmont, Driburg, Cu-
dowa werden dann besser vertragen und mit besserem Erfolge angewandt,

als die Karlsbader und Marienbader Quellen. Als das zweckmässigste Reizmittel für die Magenschleimhaut bei den in Rede stehenden Zuständen wird
von *Budd* die Ipecacuanha zu gr. β–j in Pillen mit gr. iij–jv Rheum, von welchen man kurz vor der Mahlzeit eine Dosis nehmen lässt, empfohlen. Für
diese Fälle passen auch die Tinct. Rhei vinosa, das Elixir viscerale Hoffman-
ni, die Quassia, der Ingwer, der Calinus; aber man hüte sich, mit diesen Mitteln Missbrauch zu treiben, sie in ungeeigneten Fällen oder in zu grossen
Dosen anzuwenden.

Durch die Indicatio symptomatica ist nur äusserst selten die Application von Blutegeln oder Schröpfköpfen in die Magengegend angezeigt. Sie sind nur dann anzuwenden, wenn ausnahmsweise
das Epigastrium eine grössere Schmerzhaftigkeit zeigt. Die Schmerzen werden in der That, so schwer verständlich dieser Einfluss ist, fast immer durch
die Blutentziehungen gemildert. – Für die Fälle, in welchen die Hyperämie
und der Catarrh des Magens eine Theilerscheinung hochgradiger Unterleibsplethora ist, die auf Compression der Pfortader oder auf gehemmtem Abflüsse des Blutes aus den Lebervenen beruht, zeigt sich häufig eine Blutentzie-
hung aus den Anastomosen der Pfortader durch Application von Blutegeln an den After von überraschender Wirkung. – Zur Darreichung
der Narcotica, welche bei der Behandlung des Magengeschwürs unentbehr-
lich sind, ist beim einfachen chronischen Magencatarrh nur selten Veranlassung gegeben. – Unter ähnlichen Verhältnissen, unter welchen wir beim
acuten Magencatarrh zur Erfüllung der Indicatio symptomatica Brechmittel
empfohlen haben, können dieselben auch beim chronischen Magencatarrh
indicirt sein; doch muss man hier noch vorsichtiger sein als dort, da man
nicht wissen kann, ob nicht bereits Ulceration eingetreten ist. – Die fast immer vorhandene Stuhlverstopfung ist durch Klystiere oder leicht wirkende
Abführmittel zu beseitigen. Die gebräuchlichsten Mittel gegen die Stuhlverstopfung beim chronischen Magencatarrh sind Rheum, Aloe, in hartnäckigen Fällen Extract. Colocynthidis. Meist pflegt man mehrere dieser Mittel
mit einander zu verbinden; das officinelle und vielfach angewandte Extract.
Rhei composit. stellt eine zweckmässige Verbindung von Aloe, Rheum und
Jalapenseife dar. *Budd* spricht geradezu aus, dass die Aloe und die Coloquinthen ihre Hauptwirkung auf den Dickdarm ausüben und den Magen wenig
irritiren, so dass sie die besten Abführmittel beim chronischen Magencatarrh
seien, während er vor dem Gebrauch der Senna und des Ricinusöles warnt.

Kapitel III.
Croupose und diphtheritische Entzündung der Magenschleimhaut.

Die croupose und die diphtheritische Entzündung werden auf der Magenschleimhaut, wenn nicht giftige Substanzen auf dieselbe eingewirkt haben (s. Kap. V.), sehr selten beobachtet. In einzelnen Fällen steigert sich bei Säuglingen die catarrhalische Form der Entzündung zur crouposen, in anderen gehört die croupose und diphtheritische Gastritis der Reihe der secundären Entzündungen an, welche bei acuten dyskrasischen Krankheiten, namentlich bei Typhus, Septichaemie und Pocken beobachtet werden.

Die Croupmembranen überziehen nur selten grössere Strecken der Magenschleimhaut; meist finden sie sich nur an kleinen und umschriebenen Stellen. Auch die diphtheritischen Schorfe bilden meist nur einzelne Inseln; sie hinterlassen, wenn sie abgestossen werden, Substanzverluste mit missfarbiger, zottiger Basis.

Die Krankheit wird, wenn nicht Pseudomembranen durch Erbrechen entleert werden, während des Lebens wohl nie erkannt: die Beschwerden, zu welchen die Krankheit bei Kindern führt, lassen sich niemals mit Sicherheit richtig deuten, Krankheitsbild einer Septichaemie, eine intercurrente Gastritis crouposa oder diphtheritica so wenig modificirt, dass auch in solchen Fällen eine Diagnose unmöglich ist.

Kapitel IV.
Entzündung des submucosen Bindegewebes. Gastritis phlegmonosa.

Auch die Entzündung des submucosen Bindegewebes des Magens, welche *Rokitansky* dem Pseudoerysipelas vergleicht, ist eine seltene Erscheinung. Sie tritt entweder als ein primäres Leiden ohne nachweisbare Ursachen bei früher gesunden Subjecten auf, oder sie stellt, wie die vorige Form, eine sogenannte secundäre oder metastatische Entzündung dar und gesellt sich als solche zu Typhus, Septichaemie und ähnlichen Krankheitsprocessen.

Das submucose Gewebe des Magens ist mit Eiter, welcher sich in den ausgedehnten maschigen Räumen desselben ansammelt, diffus infiltrirt; weit seltener kommen circumscripte Abscesse im submucosen Bindegewebe vor.

Die unterminirte Schleimhaut ist verdünnt und zeigt später zahlreiche, kleine Oeffnungen, aus denen der Eiter wie durch ein Sieb hervorsickert. Frühzeitig verbreitet sich die Entzündung auf die Muskelschicht, das submucose Gewebe und das Peritonaeum. Heilt die Krankheit, so kann sich in den Maschenräumen der Submucosa Narbengewebe bilden und es kann dadurch, wie Präparate des Erlanger Museum beweisen, eine Strictur entstehen.

Die wichtigsten Symptome der Krankheit sind heftiger Schmerz im Epigastrium, Erbrechen, grosse Angst, heftiges Fieber; später gesellen sich Symptome von Peritonitis hinzu, der Kranke collabirt und geht meist in wenigen Tagen zu Grunde. Aus diesen Symptomen, so wie aus dem Nachweis von Eiter in den erbrochenen Massen lässt sich selbstverständlich nur in den seltenen Fällen, in welchen es gelingt, andere Entzündungsformen des Magens, namentlich die toxischen, auszuschliessen, die Diagnose mit einiger Sicherheit stellen. — Die Behandlung kann nur eine symptomatische sein.

Kapitel V.

Entzündungen und weitere Veränderungen, welche der Magen durch Kaustica und Gifte erfährt.

§. 1. Pathogenese und Aetiologie.

Die Veränderungen, welche der Magen durch die Einwirkung concentrirter Säuren, kaustischer Alkalien und mancher Metallsalze erfährt, beruhen darauf, dass jene Substanzen mit Gewebselementen der Magenwand chemische Verbindungen bilden, und dass in Folge dessen die organische Structur der Magenwand untergeht. Die Veränderungen, welche die arsenige Säure und scharfe vegetabilische oder animalische Gifte auf der Magenschleimhaut hervorrufen, lassen sich dagegen nicht auf chemische Vorgänge zurückführen.

Durch Fahrlässigkeit werden am Häufigsten Kupfersalze, Schwefelsäure oder vegetabilische Gifte in den Magen eingeführt, zu absichtlichen Vergiftungen am Häufigsten Arsenik oder Schwefelsäure verwandt.

§. 2. Anatomischer Befund.

Haben Mineralsäuren auf die Schleimhaut eingewirkt, so werden, wenn sie wenig concentrirt waren, nur die Epithelialdecke und die oberflächlichen Schleimhaut-Strata in einen weichen, bräunlichen oder schwarzen Schorf verwandelt. Sind grössere Mengen concentrirter Säure in den

Magen gelangt, so werden alle Schichten der Schleimhaut in eine morsche, schwarze Masse verwandelt, deren Dicke in Folge der Imbibition mit blutig-wässeriger Flüssigkeit mehrere Linien betragen kann. Die Muscularis wird erweicht oder gallertartig, leicht zerreisslich; seltener tritt vollständiger Zerfall derselben so wie der Serosa ein, und der Magen wird perforirt. Die beschriebenen Veränderungen sind gewöhnlich auf einzelne faltige Streifen der Schleimhaut, welche von der Cardia nach dem Pylorus hinziehen, beschränkt, während die Umgebung durch Hyperaemie und Blutaustritt geröthet und durch seröse Infiltration geschwellt ist; das Blut in den Gefässen der Magenwand und oft selbst in den benachbarten grossen Gefässstämmen ist in eine schwarze, schmierige, theerähnliche Masse verwandelt. — Nur bei leichteren Graden kann Heilung eintreten, indem die zerstörten Parthieen abgestossen und der Substanzverlust durch schwieliges Narbengewebe ersetzt wird.

Durch kaustische Alkalien werden die Epithelien und die oberflächlichen oder auch die tieferen Schichten der Schleimhaut in eine breiige, missfarbige Masse verwandelt. Die Zerstörung greift häufiger, als nach der Einwirkung von Säuren, auch auf die Muscularis und die Serosa über und führt dadurch zur Perforation. Bei nur oberflächlicher Zerstörung kann auch in solchen Fällen nach Abstossung der nekrotisirten Massen Heilung eintreten.

Nach der Einwirkung von Sublimat, von Kupfer- oder anderen Metallsalzen bilden sich braune oder schwarze Schorfe, umgeben von lebhafter Injection und seröser Schwellung der Schleimhaut. Aehnliche Veränderungen ruft der Phosphor hervor.

Tritt nach Vergiftungen durch Arsenik Gastritis ein, so findet man eine oder mehrere Stellen der Magenschleimhaut, welchen eine pulverige, weissliche Substanz aufliegt, aufgequollen, geröthet und breiig erweicht oder in einen gelblichen oder grünlich-bräunlichen Schorf verwandelt. Von den verschorften Stellen gehen geröthete Schleimhautfalten aus, zwischen welchen die Magenwand oft keine Veränderungen zeigt.

Nach Einwirkung ätherischer Oele oder scharfer vegetabilischer und animalischer Gifte zeigen sich im Magen die Residuen hochgradiger catarrhalischer, crouposer oder diphtheritischer Entzündungen.

§. 3. Symptome und Verlauf.

Das Bild der Gastritis toxica ist dadurch ausgezeichnet, dass auch in den Fällen, in welchen Gifte eingeführt sind, die keinen direct lähmenden Einfluss auf das Nervensystem haben, zu den örtlichen Symptomen schnell eine allgemeine Depression und namentlich ein fast völliges Darniederliegen der Circulation sich hinzugesellen. Diese Lähmungserscheinungen werden auch bei anderen schweren Verletzungen des Magens oder der übrigen Unterleibsorgane, vor Allem bei Perforation des Magens in Folge eines Geschwüres beobachtet.

Wird ein bisher gesunder Mensch plötzlich von heftigen Schmerzen befallen, die sich vom Epigastrium über den Unterleib verbreiten, gesellt sich dazu Erbrechen, durch welches schleimige oder schleimig-blutige Massen entleert werden, und Durchfälle, denen heftige Colikschmerzen und Tenesmus vorhergehen, und welche gleichfalls schleimig-blutige Massen entleeren; ist der Kranke dabei verfallen und entstellt, sind seine Extremitäten kühl, der Puls klein, die Haut mit kaltem, klebrigem Schweisse bedeckt: so liegt der dringende Verdacht vor, dass eine corrodirende Substanz oder ein anderes Gift auf seine Magenschleimhaut eingewirkt habe. Sind c o n - c e n t r i r t e   S ä u r e n oder k a u s t i s c h e   A l k a l i e n eingeführt, so finden sich fast immer charakteristische Schorfe in der Umgebung des Mundes; die Schleimhaut im Munde selbst ist stellenweise zerstört, es sind gleichzeitig heftige Schmerzen im Munde und Schlunde vorhanden, das Schlingen ist ungemein beschwerlich oder unmöglich. Nach der Aufnahme von M e t a l l - s a l z e n oder von A r s e n i k fehlen, wenn sie in verdünnter Form eingeführt sind, die Zeichen von Corrosion im Munde und Schlunde, und die Symptome der Gastritis treten nicht unmittelbar, sondern erst einige Zeit nach der Zufuhr des Giftes auf. Die Erscheinungen, welche in verschiedenen Organen beobachtet werden, namentlich aber die Untersuchung der entleerten Massen, giebt Aufschluss über die Qualität des genossenen Giftes. In den schwersten Fällen treten zwar Vomituritionen ein, aber der gelähmte Magen vermag seinen Inhalt nicht zu entleeren; eine eisige Kälte verbreitet sich über den Körper, die Paralyse wird eine totale, und der Kranke kann nach wenigen Stunden sterben. In leichteren Fällen tritt der Tod erst später ein, oder es können, wenn eine grössere Menge des Giftes durch Erbrechen wieder ausgeleert wird, die Lähmungserscheinungen allmälig nachlassen, die Circulation sich wieder herstellen; aber immer pflegt die Reconvalescenz eine sehr langsame zu sein, und oft bleibt für das ganze Leben ein Siechthum

zurück, sei es, dass sich Stricturen im Oesophagus oder im Magen ausbilden, sei es, dass die genossenen Gifte durch ihre anderweitige Wirkung die
Constitution untergraben.

§. 4. Therapie.

Nur in frischen Fällen, d. h. eine oder einige Stunden nach der Zufuhr von
Säuren, kaustischen Alkalien oder Metallsalzen, dürfen die durch
die Toxicologie festgestellten Antidota angewandt werden. Wenn jene Substanzen bereits durch Erbrechen entleert sind oder schon Verbindungen mit
den Elementen der Magenschleimhaut eingingen, können die Antidota unmöglich einen günstigen, wohl aber dadurch, dass sie einen neuen Reiz für
die entzündete Magenschleimhaut bilden, einen sehr nachtheiligen Einfluss
haben. Anders verhält sich die Sache bei dem Arsenik und den scharfen vegetabilischen und animalischen Giften, gegen welche, da ihre Einwirkung eine dauernde ist, die üblichen Antidota auch längere Zeit nach der
Zufuhr angewandt werden dürfen. Fehlt das Erbrechen ganz oder reicht es
nicht aus, um die Gifte aus dem Magen zu entfernen, so kann man ein Brechmittel aus Ipecacuanha verordnen. Ausser diesen Maassregeln, welche der
Indicatio causalis entsprechen, ist durch die Indicatio morbi die Anwendung
der Kälte angezeigt, während Blutentziehungen wenig oder gar Nichts versprechen. Man bedecke den Leib mit oft gewechselten kalten Umschlägen
und gebe innerlich kleine Mengen Eiswasser, oder man lasse den Kranken,
wenn er zu schlingen vermag, kleine Stückchen Eis verschlucken. Für die
anderweitig geforderte Therapie müssen wir auf die Toxikologie verweisen.

Kapitel VI.
Chronisches (rundes, perforirendes) Magengeschwür.

Ulcus ventriculi chronicum (rotundum, perforans).

§. 1. Pathogenese und Aetiologie.

Das chronische Magengeschwür hat so scharfe Grenzen, und es fehlen in seiner Umgebung so constant die Zeichen von Entzündung und Eiterbildung,
dass seine noch dunkle Pathogenese jedenfalls eine andere sein muss, als
die der meisten Geschwüre. *Virchow*'s Ansicht von der Entstehung des Magengeschwüres ist die, dass die Krankheit mit einer Verstopfung kranker

arterieller Gefässe beginne, dass in Folge dessen die Magenwand im capillaren Stromgebiet der verstopften Arterie nekrotisire, und dass der Magensaft die nekrotisirte Stelle, welche seiner Einwirkung keinen Widerstand leisten könne, zur Erweichung und zum Zerfall bringe.

Die Disposition für das chronische Magengeschwür ist sehr verbreitet. Wir besitzen durch *Jaksch* und Andere statistische Zusammenstellungen über die Häufigkeit des runden Magengeschwürs überhaupt und über die Häufigkeit desselben in verschiedenen Lebensaltern, bei verschiedenen Geschlechtern, bei verschiedener Lebensweise etc. Jaksch fand, dass die Sectionsprotokolle von 2330 Leichen 57 Mal runde Magengeschwüre, 56 Mal Narben von geheilten Geschwüren erwähnten, so dass etwa auf 20 Leichen je ein Magengeschwür oder die Narbe eines solchen kam. Er stellte fest, dass es in jedem Alter vorkomme, aber im reiferen Alter häufiger sei, als bei Kindern, dass Frauen und schwächliche Subjecte häufiger befallen würden, als Männer und robuste Individuen, dass es besonders häufig mit Lungentuberculose zugleich vorkomme; auch schien es ihm, als ob das Wochenbett eine Disposition zu der Krankheit in sich schliesse; einen besonderen Einfluss der Lebensweise oder der Beschäftigung konnte *Jaksch* nicht nachweisen.

Die Gelegenheitsursachen des chronischen Magengeschwüres sind dunkel. Diätfehler, kalter Trunk bei erhitztem Körper, Missbrauch von Spirituosen, Menstruationsstörungen werden als solche aufgeführt, ob mit Recht oder Unrecht, ist schwer zu controlliren.

§. 2. Anatomischer Befund.

Das chronische Geschwür kommt nur im Magen und im oberen Querstück des Duodenum vor, während es niemals in irgend einem anderen Theile des Darmtractus auftritt. Am Häufigsten hat es seinen Sitz in der Pylorushälfte des Magens, häufiger an der hinteren als an der vorderen Magenwand und fast constant an der kleinen Curvatur oder in ihrer Nähe; nur selten wird es im Fundus beobachtet. — Meist ist nur ein Geschwür vorhanden, zuweilen zwei oder mehrere und gar nicht selten ein frisches Geschwür neben Narben von geheilten Geschwüren. In exquisiten Fällen findet sich, nach *Rokitansky*'s classischer Schilderung, in der Serosa des Magens ein kreisrundes Loch mit scharfem Rande, als wäre ein rundes Stück aus der Magenwand mittels eines scharfen Locheisens herausgeschlagen. Von Innen gesehen ist der Substanzverlust in der Mucosa grösser als der in der Muscularis, und dieser grösser als der in der Serosa, so dass das Geschwür Terrassen bildet und einen seichten Trichter darstellt. — Die Grösse des Geschwüres beträgt im Durchmesser oft nur $\frac{1}{4}$ – $\frac{1}{2}$ Zoll, in anderen Fällen erreicht sie die Grösse eines Thalers oder eines Handtellers. — Die G e s t a l t ist anfänglich fast immer rund; bei längerem Bestehen wird das Geschwür meist elliptisch oder bekommt Ausbuchtungen und wird dadurch unregelmässig. Die Ausbreitung geschieht in den meisten Fällen in der Querrichtung, so dass zuweilen der ganze Magen gürtelförmig umzogen ist.

In vielen Fällen h e i l t d a s G e s c h w ü r, bevor es alle Magenhäute perforirt hat. War der Substanzverlust auf die Mucosa und das submucose Bindegewebe beschränkt, so ersetzt er sich durch Granulationen; diese werden in schrumpfendes Narbengewebe umgewandelt, ziehen die Ränder des Geschwüres an einander, und so entsteht auf der inneren Fläche des Magens eine strahlige, sternförmige Narbe von verschiedener Grösse. War das Geschwür tiefer gedrungen und hatte es auch die Muscularis zerstört, so wird bei der Heilung durch narbige Schrumpfung des neugebildeten Bindegewebes auch das Peritonaeum strahlig zusammengezogen; es kann sogar seine innere Fläche in Form einer Falte in den Magen hineingezogen werden. War das Geschwür sehr gross, so kann die Heilung desselben, indem durch die narbigen Contractionen der Querdurchmesser des Magens bedeutend verengt wird, zu einer Strictur führen, welche als ein unheilbares Hinderniss für den Uebergang der Magencontenta in den Darm zurückbleibt.

Wenn das Geschwür seinen Sitz, wie gewöhnlich, an der kleinen Curvatur hat, so wird, selbst wenn alle Magenwände zerstört sind, ein Austritt des Mageninhaltes in das Cavum peritonaei meist durch eigenthümliche Vorgänge bald nur für kurze Zeit, bald auf die Dauer verhütet. Während nämlich das Geschwür von Innen nach Aussen vordringt, bildet sich eine partielle Peritonitis an der erkrankten Stelle aus; die bedrohte Stelle der Serosa verklebt und verwächst mit benachbarten Organen; wird sie dann zerstört, so schliessen jene Organe, am Häufigsten das Pancreas, der linke Leberlappen, das Netz, welche an den Rändern des Geschwüres fest angelöthet sind, die in der Magenwand entstandene Lücke. Der Geschwürsprocess greift zuweilen in das Organ über, welches das Magengeschwür „verlegt", häufiger aber bildet sich auf der Oberfläche dieses Organes eine massenhafte Schicht von Bindegewebe und bildet den Grund des Geschwüres. Niemals liegt das verlegende Organ in einem Niveau mit der inneren Magenwand, oder ragt in die Magenhöhle hinein. Die Schleimhaut schlägt sich vielmehr, nachdem die Muskelhaut sich retrahirt hat, am Rande des Geschwüres nach Aussen um und stösst hier auf das vorliegende Organ. Tritt in solchen Fällen Heilung ein, so contrahirt sich die Bindegewebsschicht auf den Organen, welche das Geschwür verlegen; die Ränder des Geschwüres nähern sich, treten endlich an einander, und es bildet sich eine fest aufsitzende, schwielige Narbe.

Während das Geschwür um sich greift, werden sehr häufig die Gefässe der Magenwand oder die Gefässe der Organe, in welche das Magengeschwür perforirt, zerstört, und es kommt zu bedeutenden Haemorrhagieen in die Magenhöhle. Man hat Perforationen der Arteriae coronariae ventriculi, der Arteriae pyloricae, gastro-epiploica sinistra, gastro-duodenalis oder ihrer Aeste und Zweige, der Arteria lienalis, am Häufigsten aber der das Pancreas versorgenden Zweige der Arteria lienalis und pancreatico-duodenalis beobachtet.

Die Magenschleimhaut bietet im Uebrigen die im vorigen Kapitel beschriebenen Veränderungen dar, welche dem chronischen Magencatarrh angehören.

§. 3. Symptome und Verlauf.

Es kommt vor, dass ein Magengeschwür durch Perforation sämmtlicher Häute und durch Austritt der Magencontenta in die Bauchhöhle zu tödtlich verlaufender Peritonitis oder durch Arrosion grösserer Gefässe zu abundantem Blutbrechen führt, ehe die Krankheit erkannt wurde und ehe sie erkannt werden konnte. Man geht indessen zu weit, wenn man behauptet, dass in solchen Fällen die Zeichen der plötzlich eintretenden Peritonitis oder der Magenblutung die ersten Symptome des Magengeschwüres gewesen seien. Forscht man genauer nach, so ergiebt sich wohl immer, dass geringe Verdauungsstörungen und ein leichter Druck im Epigastrium, welcher durch das Essen vermehrt wurde, vorausgegangen seien, und dass die Kranken namentlich durch ein festes Anziehen der Gurte oder Rockbänder belästigt wurden. Zwischen dem ersten Auftreten dieser unbedeutenden Beschwerden und der tödtlichen Katastrophe liegt zuweilen nur ein Zwischenraum von wenigen Tagen oder Wochen, so dass es nicht zu bezweifeln ist, dass in dieser kurzen Zeit sämmtliche Magenhäute perforirt werden können.[*] Es

---

[*] Ich habe eine sehr traurige Gelegenheit gehabt, mich von dem schnellen Verlaufe eines perforirenden Magengeschwüres zu überzeugen. In Magdeburg starb an demselben einer der ausgezeichnetsten und hoffnungvollsten jungen Aerzte, Dr. *Brunnemann*. Derselbe war, als die Perforation erfolgte, keinen Augenblick über die Diagnose in Zweifel und versicherte auf das Bestimmteste, dass er nicht länger als acht Tage an unbedeutenden Beschwerden gelitten hätte, welche ihm als Zeichen eines leichten Magencatarrhs erschienen wären.

hat sogar den Anschein, als ob Perforation mit Austritt des Mageninhaltes
in die Bauchhöhle am Häufigsten in den Fällen zu Stande komme, welche
in jener versteckten Weise auftreten und einen sehr schnellen Verlauf nehmen, dass dagegen in den Fällen, in welchen die Krankheit mit sehr heftigen und pathognostischen Symptomen auftritt und viele Monate oder Jahre
lang besteht, der Magen gleichsam Zeit hat, mit den benachbarten Organen
zu verwachsen und dadurch den Austritt der Contenta in die Bauchhöhle zu
verhüten. Ich erinnere daran, dass die infiltrirte Tuberculose, welche einen
sehr schnellen Verlauf nimmt, weit häufiger zu Perforation der Pleura und
zu Pneumothorax führt, als die langsam verlaufende Miliartuberculose, bei
welcher die Pleurablätter fast immer mit einander verwachsen sind, wenn
der Zerfall bis zur Pleura vordringt.

Die Fälle, in welchen die Beschwerden so unbedeutend sind, dass eine
sichere Diagnose des Magengeschwüres unmöglich ist, oder in welchen die
Kranken so wenig belästigt werden, dass sie vor Eintritt der Perforation oder
der Magenblutung gar nicht ärztliche Hülfe suchen, sind indessen denen gegenüber, in welchen die Krankheit sehr leicht erkannt werden kann und sehr
quälende Symptome hervorruft, nur selten. Zu den häufigsten und lästigsten
Symptomen des chronischen Magengeschwürs gehören S c h m e r z e n   i n
d e r   M a g e n g e g e n d. Die Kranken klagen sowohl über eine permanente
schmerzhafte Empfindung im Epigastrium, welche sich beim Druck auf dasselbe vermehrt und gewöhnlich an einer umschriebenen Stelle ganz besonders heftig ist, als auch über Paroxysmen der heftigsten Schmerzen, welche
im Epigastrium beginnen, nach dem Rücken ausstrahlen und gewöhnlich
als cardialgische Anfälle bezeichnet werden. Diese Anfälle pflegen fast immer kurze Zeit nach der Mahlzeit sich einzustellen und um so heftiger zu
sein, je schwerer verdaulich und je reizender die genossenen Speisen waren. Die Kranken stöhnen und ächzen, krümmen sich zusammen und finden
oft erst Erleichterung, wenn der Magen durch Erbrechen wieder leer geworden ist; kommt es nicht zum Erbrechen, so können die Schmerzanfälle
Stunden lang andauern. Aus der Zeit, in welcher die Schmerzen nach der
Mahlzeit folgen, lässt sich sogar mit einiger Wahrscheinlichkeit auf den Sitz
des Geschwüres schliessen: treten sie unmittelbar nach der Mahlzeit auf, so
darf man annehmen, dass das Geschwür in der Nähe der Cardia sitze, treten sie ein bis zwei Stunden nach der Mahlzeit auf, dass es im Pylorustheile
des Magens seinen Sitz habe. — Wenn es auch im Allgemeinen Regel ist,
dass die Schmerzanfälle nach dem Essen auftreten, und zwar um so heftiger, je schwerer verdaulich und je reizender die genossenen Speisen sind,

so giebt es doch einzelne Ausnahmen, und es ist wichtig, dass man dieselben kennt, wenn man sie auch nicht erklären kann. In diesen Ausnahmefällen treten die Schmerzen bei leerem Magen auf und werden durch Zufuhr von Speisen erleichtert, oder die Kranken bleiben nach dem Genüsse von schwerer verdaulichen Speisen von Schmerzen verschont, während leichter verdauliche Speisen heftige Schmerzen hervorrufen. Gewöhnlich leitet man die Schmerzanfälle von dem Reize ab, welchen die Contenta, die im Magen hin und her gewälzt werden, auf die Geschwürsfläche ausüben, während bei leerem Magen ein derartiger Insult fehle. Eine andere Erklärung ist die, dass der bei Zufuhr von Nahrung reichlich ergossene saure Magensaft das Geschwür irritire und dadurch die Schmerzanfälle hervorrufe, während die Intermissionen dadurch entständen, dass bei leerem Magen eine wenig reizende Schleimdecke dem Geschwüre auf liege. Wenn man aber bedenkt, dass Perforationen aller Magenhäute zu Stande kommen können, ohne dass jene Schmerzanfälle vorhergegangen sind, dass dagegen sehr oft die allerheftigsten Schmerzparoxysmen fortbestehen, wenn das Geschwür geheilt, der Magen aber mit benachbarten Organen verwachsen ist, so scheint es unzweifelhaft, dass die chronische Peritonitis, zu welcher das Magengeschwür führt, und die Zerrungen, welche bei den Bewegungen des Magens die an benachbarte Theile angelöthete Magenwand erfährt, eine wesentliche Rolle bei der Entstehung der cardialgischen Anfälle spielen.

Ein fast eben so häufiges Symptom, als die Empfindlichkeit des Epigastriums und die cardialgischen Anfälle, ist ein periodisches E r b r e c h e n . Dasselbe pflegt durch dieselben Veranlassungen, welche die Schmerzanfälle bedingen, hervorgerufen zu werden und diese oft gleichsam zum Abschlüsse zu bringen. Auch das Erbrechen folgt je nach dem Sitze des Geschwürs in der Nähe der Cardia oder des Pylorus bald kürzere, bald längere Zeit auf die Mahlzeit. Je näher das Geschwür an den Magenmündungen sitzt, um so constanter tritt Erbrechen auf. *Henoch* macht darauf aufmerksam, dass andere hohle Organe insofern ein analoges Verhalten zeigen, als Reflexbewegungen auch bei diesen vorzugsweise leicht durch Leiden der Mündungen hervorgerufen werden: er erinnert daran, dass heftige Blasenkrämpfe namentlich bei entzündlicher Reizung des Collum vesicae vorkommen, dass von Krankheiten des Dickdarmes abhängender Tenesmus um so quälender ist, je näher dem After die Krankheit ihren Sitz hat. Meist brechen die Kranken die genossenen Speisen mehr oder weniger verändert, mit Schleim und saurer Flüssigkeit gemischt, wieder aus. Die Beschaffenheit der erbrochenen Substanzen, in welchen sich häufig Sarcine findet, hängt vorzugsweise von der

Intensität und der Ausbreitung des immer gleichzeitig vorhandenen Magencatarrhs ab. In manchen Fällen werden nur grosse Mengen von Schleim und saurer Flüssigkeit ausgebrochen, während die Speisen im Magen zurückbleiben.

Heftige Cardialgieen und Erbrechen, welche constant nach der Mahlzeit eintreten, lassen immer mit grösster Wahrscheinlichkeit auf ein chronisches Magengeschwür schliessen; die Diagnose wird gesichert, wenn Blutbrechen sich hinzugesellt. Das Blutbrechen kann verschiedene Quellen haben: zuweilen liegen demselben capillare Blutungen zu Grunde, zu welchen das Umsichgreifen des Geschwüres Veranlassung gab; häufiger wird es durch die Arrosion grösserer Gefässe veranlasst, und gerade diese Form ist fast pathognostisch für das Magengeschwür. Wir werden im VIII. Kapitel ausführlicher von den Magenblutungen reden.

Die Symptome des chronischen Magencatarrhs, welcher das Magengeschwür begleitet, gesellen sich zwar stets zu den charakteristischen Symptomen des letzteren hinzu, aber sie sind nach dem verschiedenen Grade und der verschiedenen Ausbreitung des Catarrhs bald sehr ausgesprochen, bald nur andeutungsweise vorhanden. Manche Kranke leiden an bedeutender Aufgetriebenheit des Epigastrium, an häufigem Aufstossen und heftigem Sodbrennen, ihr Appetit liegt gänzlich darnieder; andere befinden sich in den Intervallen ihrer Schmerzen verhältnissmässig wohl, und selbst ihr Appetit ist kaum vermindert.

Die Zeichen des Mundcatarrhs, welcher gleichfalls das Magengeschwür complicirt, zeigen einige Abweichungen von dem gewöhnlichen Verhalten des Mundes bei chronischem Mundcatarrh. Durch die sauren Massen, welche in den Mund gelangen, scheinen die Epithelien aufgelöst und durch das Erbrechen abgestossen zu werden; wir finden wenigstens statt der dick belegten Zunge, welche bei einfachem chronischen Magencatarrh fast niemals fehlt, die Zunge meist roth und rissig und diesen Zustand fast immer von vermehrtem Durst begleitet.

Endlich ist, wie fast in allen Fällen von chronischem Magencatarrh, eine habituelle Stuhlverstopfung vorhanden.

Was das Allgemeinbefinden des Kranken anbetrifft, so kann das chronische Magengeschwür frühzeitig die Ernährung untergraben, so dass der Kranke schnell herunterkommt, abmagert und ein bleiches, kachektisches Ansehen zeigt; in anderen Fällen leidet die Ernährung weniger. Auch diese Verschiedenheit hängt unverkennbar von dem verschiedenen Grade und der verschiedenen Ausbreitung des begleitenden Magencatarrhs ab.

Der Verlauf der Krankheit ist bis auf die zuerst erwähnten Fälle, in welchen man mit mehr Recht von einem acuten, als von einem chronischen Magengeschwüre reden könnte, meist ein sehr langwieriger. Das Uebel kann viele Jahre lang bestehen. Während dieser Zeit bieten die Beschwerden mannigfache Schwankungen dar: auf eine Zeit, in welcher sich die Kranken erträglich befanden, folgt oft ohne bekannte Veranlassung eine Zeit der schwersten Leiden. Gar nicht selten tritt inmitten einer scheinbaren Reconvalescenz plötzlich Blutbrechen auf; es können sogar, bei der grossen Neigung des chronischen Magengeschwürs zum Recidiviren, die Leiden mit alter Heftigkeit zurückkehren, nachdem sie Jahre lang verschwunden waren.

Von den Ausgängen des chronischen Magengeschwürs ist der in Genesung der häufigste. Die Beschwerden des Kranken verlieren sich dabei allmälig, die Ernährung retablirt sich vollständig, alle Beschwerden verschwinden, und erst, wenn das betreffende Individuum an irgend einer anderen Krankheit gestorben ist, findet man als Residuum des Geschwüres die charakteristische Narbe.

Nicht selten ist zweitens der Ausgang in unvollständige Genesung. Es verlieren sich zwar die Zeichen des chronischen Magencatarrhs, oft auch das periodische Erbrechen, der Kranke kann ein gesundes und frisches Ansehen bekommen; aber auf jede Mahlzeit folgen Cardialgieen, welche zuweilen noch heftiger sind, als zuvor. In solchen Fällen ist das Geschwür geheilt und somit die Magenschleimhaut relativ ad integrum restituirt; aber eine Narbe, welche die Bewegungen des Magens an einer bestimmten Stelle hemmt, oder noch häufiger eine Anlöthung des Magens an benachbarte Organe, durch welche die Magenwand bei Bewegungen des Magens gezerrt wird, bewirkt das Fortdauern der cardialgischen Anfälle.

In anderen Fällen führt das Magengeschwür zum Tode. Dieser kann eintreten a) durch Perforation der Magenwände und Austritt der Magencontenta in die Bauchhöhle. Der Kranke stirbt in solchen Fällen zuweilen, ehe sich Peritonitis entwickelt, oder ehe dieselbe einen so hohen Grad erreicht hat, dass aus ihr der lethale Ausgang zu erklären wäre. Während plötzlich die furchtbarsten Schmerzen im Leibe auftreten, wird die Haut kühl, der Puls klein, das Gesicht entstellt, der Kranke collabirt und geht in diesem Zustande zu Grunde. Wenn die Herzaction schwächer, die Füllung der Arterien immer geringer wird, so kann durch Anhäufung des Blutes in den Venen eine exquisite Cyanose entstehen und das Aeussere eines solchen Kranken dem eines Cholerakranken im asphyktischen Stadium sehr ähnlich werden. Die Perforation scheint in diesen Fällen eine Lähmung im vegetativen Nervensysteme zu bewirken, wie sie in analoger Weise auch bei anderen

schweren Verletzungen vorkommt. Wenn auch solche Fälle nicht selten sind,
so sind doch diejenigen häufiger, in welchen der Tod nicht im Verlaufe des
ersten oder zweiten Tages erfolgt, sondern in welchen an den beschriebenen Symptomencomplex der einer lethal verlaufenden Peritonitis sich anschliesst. — Selten tritt der Tod b) durch Magenblutung ein. Selbst in den
Fällen, in welchen die Kranken ganz blutleer und wachsbleich erscheinen, in
welchen jedem Versuche, den Kopf zu erheben, eine Ohnmacht folgt, in welchen Angst, Herzklopfen, Schwindel, Ohrensausen und andere Vorboten der
Verblutung vorhanden sind, pflegt sich der Kranke oft wider alles Erwarten
zu erholen. Durch Arrosion grosser arterieller Gefässe kann indessen der
Tod sehr schnell eintreten: ich sah in einem Falle, in welchem der Stamm
der Lienalarterie perforirt war, den Kranken plötzlich umfallen und sterben,
noch ehe es zum Blutbrechen gekommen war. — Der Tod wird c) durch allmälige Erschöpfung herbeigeführt, und dies kann auch in den Fällen
geschehen, in welchen das Geschwür geheilt, aber eine Strictur im Magen
durch Narbencontraction entstanden ist. Im letzteren Falle bestehen nicht
nur die heftigsten Cardialgieen fort, sondern es wird auch Alles, was die
Kranken geniessen, wieder ausgebrochen; dabei bleibt der Stuhlgang Wochen lang aus, der Leib sinkt ein, die Kranken magern zum Skelett ab und
sterben in Folge der Inanition.

§. 4. Diagnose.

Die Unterscheidung des chronischen Magengeschwüres von dem einfachen
chronischen Magencatarrh ist in den seltenen Fällen, in welchen es
ohne alle pathognostischen Symptome verläuft, nicht möglich; in den meisten Fällen aber bietet die differentielle Diagnose beider Krankheiten keine
Schwierigkeiten dar. Grosse Empfindlichkeit des Epigastrium an einer umschriebenen Stelle, heftige cardialgische Anfälle, häufiges Erbrechen, vor
Allem abundantes Blutbrechen, lassen den einfachen chronischen Magencatarrh mit grosser Bestimmtheit ausschliessen. Einen freilich weit weniger
sicheren Anhalt giebt auch die Betrachtung der Zunge, welche beim Ulcus
rotundum oft roth und glatt, beim einfachen Catarrh des Magens fast immer
dick belegt (lingua hirsuta) ist. — Schwierig kann die Unterscheidung des
Magengeschwüres von einer durch Hypertrophie der Magenhäute entstandenen Pylorusstenose sein. Die geringe Heftigkeit der cardialgischen
Anfälle, welche in keinem Verhältnisse zu der Häufigkeit des Erbrechens
steht, die regelmässige Wiederkehr des Erbrechens, so wie der Nachweis ei-

ner consecutiven Erweiterung des Magens geben für die Diagnose einigen Anhalt, indem sie für die Strictur, gegen das Ulcus sprechen. Eine Narbe, durch welche die Magenwand in ihren Bewegungen beeinträchtigt und gezerrt wird, kann wenigstens mit einiger Wahrscheinlichkeit in den Fällen diagnosticirt werden, in welchen, bei grosser Heftigkeit der cardialgischen Anfälle, alle dyspeptischen Erscheinungen fehlen und der Kranke trotz der langen Dauer seines Leidens ein blühendes Ansehen zeigt. Noch grösser wird diese Wahrscheinlichkeit, wenn vorher längere Zeit hindurch sichere Zeichen eines Magengeschwüres vorhanden waren, die später, bis auf die heftigen Cardialgien, vollständig verschwunden sind. — An eine n a r b i g e Strictur muss man in solchen Fällen denken, in welchen, nachdem die Zeichen eines chronischen Magengeschwüres vorhergegangen sind, sich langsam, aber stetig wachsend, die Symptome einer Strictur entwickelt haben.

Ueber die Unterscheidung des chronischen Magengeschwürs vom M a - g e n k r e b s und der n e r v ö s e n C a r d i a l g i e s. die folgenden Kapitel.

§. 5. Prognose.

Die Prognose des chronischen Magengeschwürs ist, nach dem, was wir über den Verlauf und die Ausgänge desselben gesagt haben, im Ganzen als eine günstige zu bezeichnen; indessen darf man nicht vergessen, dass die Krankheit häufig Remissionen macht und dann von Neuem exacerbirt, dass inmitten der scheinbaren Besserung Blutungen auftreten können, dass selbst nach eingetretener Heilung stets Recidive drohen.

§. 6. Therapie.

So dunkel die Pathogenese und Aetiologie des Magengeschwüres auch ist, so scheint doch festzustehen, dass dasselbe einen eigenthümlichen, durch besondere Umstände, wahrscheinlich durch consecutive Erkrankung arterieller Gefässe herbeigeführten Ausgang des chronischen Magencatarrhs darstellt. Die Indicatio causalis würde also vor Allem die Aufgabe haben, den chronischen Magencatarrh zu bekämpfen, und in der That ist eine darauf gerichtete Therapie meist von den besten Erfolgen gekrönt. Die diätetischen und medicamentösen Vorschriften, welche wir im zweiten Kapitel gegeben haben, behalten daher ihre volle Gültigkeit auch für die Behandlung des chronischen Magengeschwüres. Ganz besonders empfehlen sich

die Milch- und Buttermilchcuren. *Budd* räth, die frische Milch stets
mit mehlhaltigen Substanzen gemischt geniessen zu lassen, damit sie nicht
im Magen zu festen Massen gerinne, und dieser Vorschlag verdient Berücksichtigung. Nur in den nicht immer vorher zu bestimmenden Fällen, in welchen die Milch nicht vertragen wird, gebe man andere Nahrung, aber suche solche aus, welche nicht nur leicht verdaulich, sondern auch möglichst
wenig compact ist und durch ihre Form das Geschwür möglichst wenig irritirt. — Ueberraschend günstig wirkt der curmässige Gebrauch der kohlensauren Alkalien, namentlich die Brunnencuren in Marienbad und
Carlsbad. Die Verordnung derselben und die ausschliessliche Milchdiät ist
das Verfahren, welches bei der Behandlung des Magengeschwüres das meiste Vertrauen verdient.

Bleibt wider Erwarten bei dieser Behandlung der gehoffte Erfolg aus, so
gehe man zur Anwendung des salpetersauren Silber- oder des ba-
sisch-salpetersauren Wismuthoxyd über. Diese Mittel, namentlich
das erstere, können nach dem Einflusse, den wir sie auf Geschwüre der äusseren Haut und anderer Schleimhäute ausüben sehen, dadurch, dass sie die
Vernarbung der Magengeschwüre beschleunigen, der Indicatio morbi
entsprechen. Sie werden auch beim chronischen Magengeschwüre selbst in
grossen Dosen meist gut vertragen; aber ihr Erfolg ist bei diesem Uebel meist
eben so unsicher, als beim chronischen Magencatarrh: während sie in manchen Fällen einen überraschend günstigen Einfluss haben, lassen sie in anderen Fällen gänzlich im Stich.

Die Indicatio symptomatica verlangt dringend Berücksichtigung
der cardialgischen Anfälle, und es giebt wenige Fälle von chronischem Magengeschwür, in welchen sich die Darreichung der Narkotica entbehren
lässt. Die Wirkung, welche die Narkotica auf die Schmerzanfälle haben, ist
eine meist augenblickliche und ungemein glänzende. Schon wenige Minuten, nachdem eine kleine Dosis Morphium in den Magen eingeführt ist, tritt
Erleichterung, zuweilen vollständige Euphorie ein. Diese Erfahrung scheint
gleichfalls dafür zu sprechen, dass die Schmerzanfälle hauptsächlich durch
Zerrungen des Magens hervorgebracht werden. Hingen sie von dem Reize
ab, welchen die Wundfläche durch die Ingesta oder durch den sauren Magensaft erfährt, so wäre die Wirkung der Narkotica, von welcher *Jaksch* sagt,
dass sie wie mit einem Zauberschlage eintrete, in der That nicht zu begreifen; hängen sie aber von den Zerrungen der Magenwand ab, so ist es leicht
erklärlich, dass die Narkotica, welche neben der anaesthesirenden Wirkung
auch die Bewegung des Magens verlangsamen, jenen Einfluss ausüben. *Sto-*

kes erklärt das Morphium für das einzige Medicament, welches bei der Behandlung der chronischen Magengeschwüre Vertrauen verdiene, und glaubt,
dass alle anderen Mittel, von denen man Erfolge rühme, nur dann wirksam
seien, wenn man sie, wie es z. B. bei dem Bismuthum hydrico-nitricum gewöhnlich geschieht, in Verbindung mit Narkoticis verordne. In den meisten
Fällen reicht man mit sehr kleinen Dosen Morphium (gr. $\frac{1}{12} - \frac{1}{8}$) aus und
hat nicht nöthig, dieselben zu steigern. *Jaksch* sah eine Frau mehr als hundert gleich grosse Dosen Morphium nehmen, ohne dass die schmerzstillen-
de Wirkung ausgeblieben wäre. Das Morphium verdient vor dem gleichfalls
empfohlenen Extr. Hyoscyami oder Belladonnae den Vorzug. — Bei grosser
Empfindlichkeit des Epigastrium gegen Druck wird der Indicatio symptomatica durch Application einiger B l u t e g e l oder b l u t i g e r S c h r ö p f k ö p f e
in das Epigastrium entsprochen. Bleiben dieselben ohne Erfolg, so nützen
zuweilen V e s i c a t o r e oder P o c k e n p f l a s t e r, welche man längere Zeit
in der Herzgrube tragen lässt. — Zu den Symptomen, welche besondere Berücksichtigung verdienen, kann ein sehr hartnäckiges Erbrechen gehören.
Die Narkotica, namentlich das Morphium, pflegen auch gegen diese Erscheinung Hülfe zu bringen. Lassen sie im Stich, so nützen zuweilen kleine Portionen Eiswasser oder Eispillen, und in manchen Fällen, in welchen alles Andere im Stiche lässt, die Darreichung von Kreosot (gutt. jv auf ℥vj Wasser, esslöffelweise zu nehmen) oder von Jodtinctur (gutt. ij–iij in Zuckerwasser). —
Endlich können im Verlaufe des chronischen Magengeschwürs eintretende
Magenblutungen oder Bauchfellentzündungen besondere Berücksichtigung
erfordern; doch werden wir die durch diese Ereignisse verlangten Maassregeln in besonderen Kapiteln besprechen.

Kapitel VII.
Carcinom des Magens.

§. 1. Pathogenese und Aetiologie.

Unter den inneren Organen wird der Magen am Häufigsten von Carcinom
befallen; meist erkrankt derselbe primär, seltener gesellt sich Magenkrebs
als secundäre Erkrankung zu krebsigen Entartungen anderer Organe oder
pflanzt sich von benachbarten Organen auf den Magen fort.

Die Ursachen des Magenkrebses sind eben so dunkel, als die der Krebse überhaupt. In manchen Familien scheint die Krankheit erblich zu sein:
Napoleon's Vater, seine Schwester und er selbst starben an Magenkrebs. In

Betreff des Einflusses, welchen Geschlecht, Alter und Lebensweise auf die
Entstehung des Magenkrebses haben, ist zu bemerken, dass Männer häufiger als Frauen erkranken, dass die grösste Zahl der Erkrankungsfälle zwischen das 40ste und 60ste Lebensjahr fällt, während vor dem 40sten Jahre die
Krankheit selten, vor dem 30sten nur ausnahmsweise vorkommt; dass endlich kein Stand von derselben verschont bleibt; — wenn Magenkrebs häufiger
bei Leuten niederen Standes als bei Personen der höheren Stände beobachtet wird, so beruht dies darauf, dass sich jene überhaupt in der Majorität
befinden. Was über den Einfluss des Branntweingenusses, der deprimirenden Gemüthsaffecte, der Unterdrückung von Ausschlägen und Geschwüren
(*J. Frank*) gesagt wird, ist unerwiesen.

§. 2. Anatomischer Befund.

Der Magenkrebs entwickelt sich am Häufigsten im Pylorustheile des Magens, seltener im Cardiatheile oder an der kleinen Curvatur, am Seltensten
im Fundus und an der grossen Curvatur. Er zeigt fast in allen Fällen die
Tendenz, sich der Quere nach auszubreiten, so dass Krebse an der kleinen
Curvatur gegen die grosse vordringen, Krebse am Pylorus oder an der Cardia leicht zu ringförmigen Stricturen führen. Die krebsige Strictur des Pylorus pflegt sich an der Pförtnerklappe scharf zu begrenzen, während der
Cardiakrebs fast immer mehr oder weniger weit auf den Oesophagus übergreift.

Unter den verschiedenen Formen von Carcinom wird am Häufigsten
der S k i r r h u s, weniger häufig der M a r k s c h w a m m, am Seltensten der
A l v e o l a r - oder G a l l e r t k r e b s im Magen beobachtet. Oft combiniren sich
die verschiedenen Krebsformen mit einander, am Häufigsten der Skirrhus
und der Markschwamm.

Der S k i r r h u s beginnt fast in allen Fällen im submucosen Gewebe; er
bildet in demselben bald einzelne Knoten, bald eine diffuse Verdickung, welche durch ungleiches Wachsen ein höckeriges Ansehen annimmt. Das Afterproduct zeigt die charakteristischen Eigenschaften des harten Krebses und
stellt eine mattweissliche, dichte Masse von oft knorpelähnlicher Härte dar.
— Frühzeitig verschmilzt die Schleimhaut mit der unterliegenden Neubildung, später erweicht sie zu einem schwärzlichen Brei, wird abgestossen,
und es bleibt die nackte Krebsfläche zurück. — Die Muscularis wird meist
in grosser Ausdehnung hypertrophisch und bietet das früher beschriebene,
eigenthümlich fächerige Ansehen dar; im weiteren Verlaufe kann sie unter
dem Drucke des Afterproductes atrophiren oder in demselben untergehen.

— Die Serosa wird durch partielle Peritonitis verdickt und getrübt, verwächst häufig mit der Umgebung und bedeckt sich öfter mit harten, milchweissen, plattenförmigen Ablagerungen. — Nach Zerstörung der Schleimhaut beginnt der freiliegende Krebs zu verjauchen, es bilden sich anfangs seichte, später in die Tiefe dringende grubige Aushöhlungen, und so entsteht ein Krebsgeschwür von unregelmässiger Form, mit harten callosen Rändern, ähnlich den Krebsgeschwüren der äusseren Bedeckungen. In anderen Fällen wuchern auf dem Boden und auf den Rändern des skirrhösen Geschwüres Markschwammmassen empor.

Tritt der Magenkrebs von Anfang an unter der Form des Markschwammes auf, so haben schon die im submucosen Gewebe entstandenen Knoten und diffusen Verdickungen eine weichere Beschaffenheit, zeigen ein hirnmarkähnliches Ansehen, und man kann, nach einem Durchschnitt durch dieselben, reichlich die eigenthümliche Krebsmilch aus dem Afterproducte ausdrücken. Der Markschwamm breitet sich um Vieles schneller aus, als der Skirrhus und wuchert bald auf der Innenfläche des Magens unter der Form weicher, leicht blutender, schwammiger Excrescenzen empor. Gewöhnlich zerfällt das Afterproduct in der Mitte zu schwärzlichen, weichen, zottigen Massen, während die Wucherung an der Peripherie fortschreitet. Werden die abgestorbenen Massen losgestossen, 80 entsteht ein kraterförmiges Geschwür, von aufgeworfenen, nach Aussen umgestülpten, blumenkohlartigen Rändern wallartig umgeben. Ein solches Krebsgeschwür kann den Umfang zweier Hände erreichen, und die Wucherungen können so beträchtlich werden, dass die Höhlung des Magens durch dieselben namhaft verengt wird.

Der Alveolar- oder Gallertkrebs tritt im Ganzen selten unter der Form zerstreuter Knoten, häufiger unter der Form einer diffusen Entartung auf. Auch er beginnt meist im submucosen Gewebe, führt aber bald zu einer Entartung sämmtlicher Magenhäute. In der um mehrere Linien, oder sogar um einen halben Zoll verdickten Magenwand lassen sich kaum Spuren der ursprünglichen Structur wahrnehmen: sie besteht fast durchweg aus unzähligen kleinen Hohlräumen (Alveolen), in welchen eine gelatinöse Flüssigkeit enthalten ist. Die mikroskopische Untersuchung lässt in letzterer die für den Gallertkrebs charakteristischen zelligen Gebilde wahrnehmen. Auch beim Alveolarkrebs zerfällt endlich die Schleimhaut, die Alveolen entleeren ihren Inhalt, die freie Fläche erscheint zottig und missfarbig; doch dringt nur selten der Substanzverlust bis zu grosser Tiefe, da, während oben der Zerfall erfolgt, unten neue Production vor sich geht.

Häufig greift die krebsige Entartung auf benachbarte Gebilde über, namentlich auf die Lymphdrüsen, das Pancreas, die Leber, das Colon transversum, das Netz. Auch der Zerfall des Afterproductes kann über den Magen hinaus in die oben genannten Gebilde vorschreiten, und so können Communicationen des Magens mit dem Darm und, nach Anlöthung des Magens an die vordere Bauchwand, sogar eine Perforation nach Aussen zu Stande kommen. Nur der Alveolarkrebs greift selten auf die erwähnten Organe über; dagegen führt derselbe sehr häufig zu diffuser Entartung des Peritonäums und damit zu hydropischen Ergüssen in den Peritonäalsack.

Dringt der Zerfall des Krebses bis zum Peritonäum vor, ehe der Magen mit den benachbarten Theilen verwachsen ist, so kann ein Austritt der Contenta in die Bauchhöhle und tödtliche Peritonitis die Folge sein.

Führt die krebsige Degeneration zu beträchtlichen Stenosen des Pylorus, welche durch knotige Protuberanzen und winklige Biegungen des verengerten Stückes ein noch bedeutenderes Hinderniss für den Austritt der Magencontenta bilden können, so wird der Magen oft erweitert. Hat der Krebs dagegen seinen Sitz an der Cardia, oder ist die Magenwand, wie es namentlich beim Alveolarkrebs nicht selten geschieht, in grosser Ausbreitung entartet, so kann die Magenhöhle verengt werden.

In den meisten Fällen bleibt der entartete Pylorus, weil er durch Adhäsionen fixirt ist, in seiner normalen Stelle, doch giebt es Ausnahmen, in welchen derselbe frei beweglich bleibt und durch seine Schwere in eine tiefere Bauchregion, selbst bis an die Symphyse, herabsinkt.

§. 3. Symptome und Verlauf.

Es giebt Fälle, in welchen es unmöglich ist, einen Magenkrebs während des Lebens mit Sicherheit zu erkennen. In der Armen- und Spitalpraxis kommen gar nicht selten Kranke zur Behandlung, welche, fast bis zum Skelett abgemagert, gleichgültig und theilnahmlos keinerlei Klagen führen und über die Anamnese ihres Siechthums keinen Aufschluss zu geben im Stande sind. Dabei zeigt sich ihr Epigastrium nicht empfindlich gegen Druck, der Appetit ist gering, aber die genossenen Speisen werden nicht wieder ausgebrochen, die Untersuchung des Leibes lässt keinen Tumor wahrnehmen. Man muss wissen, dass ein Magenkrebs ohne die zuletzt genannten Symptome verlaufen kann, muss an die Möglichkeit denken, dass derselbe die Ursache des hochgradigen Marasmus sei, aber eine bestimmte Diagnose ist unmöglich.

Stirbt ein solcher Kranker, und findet sich bei der Section desselben im Magen ein grosses Krebsgeschwür, so sind unerfahrene Aerzte gewöhnlich aufs Höchste erstaunt und können es nicht begreifen, dass das wichtige und vorgeschrittene Uebel nicht erkannt worden ist.

In anderen Fällen ist der Magenkrebs nur mit annähernder Bestimmtheit zu erkennen. Man hat es mit Kranken im vorgerückten Lebensalter zu thun, welche über Appetitlosigkeit, über ein Gefühl von Druck und Vollsein im Epigastrium, über Aufstossen und andere dyspeptische Erscheinungen klagen. Neben diesen im Ganzen mässigen Beschwerden aber fällt es auf, dass die Kranken schnell ihre Kräfte verlieren, dass sie eine schmutzig gelbe, kachektische Gesichtsfarbe bekommen, dass sich zuweilen selbst ein leichtes Oedem an den Knöcheln einstellt. Lassen sich in solchen Fällen anderweitige Krankheiten, welche die Kachexie und den Marasmus erklären könnten, ausschliessen, so liegt der dringendste Verdacht vor, dass kein chronischer Catarrh, sondern ein malignes Leiden des Magens, ein Magenkrebs vorliege, selbst wenn eigentlicher Schmerz, Erbrechen und der charakteristische Tumor fehlen.

In den meisten Fällen ist das Bild, unter welchem der Magenkrebs verläuft, um Vieles deutlicher und kaum zu verkennen. Zu den dyspeptischen Erscheinungen und den Symptomen der Kachexie und des Marasmus tritt ein empfindlicher Schmerz in der Magengegend. Dieser wird durch äusseren Druck vermehrt und steigert sich nach dem Essen, ohne jedoch gewöhnlich die Heftigkeit cardialgischer Anfälle zu erreichen. — Fast eben so häufig gesellt sich E r b r e c h e n hinzu. Dasselbe pflegt bei Krebsen, welche an der kleinen Curvatur sitzen, nur von Zeit zu Zeit, bei Krebsen, welche die Cardia oder den Pylorus verengen, nach jeder Mahlzeit einzutreten. Bei Pylorusstricturen erfolgt das Erbrechen meist erst mehrere Stunden nach dem Essen, bei Cardiastricturen unmittelbar nach demselben oder noch während des Essens. Zuweilen geschieht es, dass das Erbrechen, nachdem es längere Zeit hindurch mit grosser Regelmässigkeit bestanden hat, allmälig selten wird, sich gänzlich verliert oder durch eine Art Wiederkäuen ersetzt wird. Diese Erscheinung wird verständlich, wenn die Section ergiebt, dass durch Zerfall des Krebses die verengte Stelle weiter geworden ist, oder dass der enorm erweiterte oder in seinen Wänden diffus entartete Magen augenscheinlich nicht im Stande gewesen ist, sich zu contrahiren und die für den Brechact nöthige Hülfe (*Budge*) zu leisten. In anderen Fällen giebt die Section über das Aufhören des Erbrechens keinen Aufschluss. — Die e r b r o c h e n e n M a s - s e n bestehen bald aus den genossenen, in eine dicke Schleimlage eingebet-

teten Speisen, welche beim Cardiakrebs sich wenig verändert zeigen, beim
Pyloruskrebs oft kaum wieder zu erkennen sind, bald nur aus grossen Mengen von Schleim und verschieden gefärbter, sauer und bitter schmecken-
der Flüssigkeit. Das Auftreten von Milchsäure, Buttersäure und Essigsäure
in den erbrochenen Massen hängt von denselben Bedingungen ab, welche
wir bei der Besprechung des Magencatarrhs und der einfachen Strictur des
Pylorus erörtert haben. Sehr häufig kommt die Sarcina ventriculi in den erbrochenen Massen vor, dagegen lassen sich nur äusserst selten Fragmente
des Afterproductes in denselben nachweisen. Dies erklärt sich daraus, dass,
während der Krebs verjaucht und zerfällt, auch fast immer die charakteristische Form seiner Elemente zu Grunde geht. — Bei dem Zerfall des gefässreichen Afterproductes entstehen leicht capilläre Blutungen. Das in den
Magen ergossene Blut wird durch den sauren Inhalt desselben schnell verändert und in eine eigenthümliche, schwärzliche, krümlige Masse verwandelt.
Die Beimischung von „ kaffeesatzähnlichen" Massen zu den erbrochenen Substanzen ist daher ein häufiges und wichtiges Symptom des Magenkrebses; doch hat man die diagnostische Bedeutung desselben vielfach
überschätzt. Weit seltener werden durch Verjauchung des Carcinoms grössere Gefässe arrodirt, so dass abundantes Blutbrechen eintritt; dieses Symptom spricht demnach in zweifelhaften Fällen gegen das Carcinom, für das
chronische Geschwür (s. Kap. VIII.). — Das wichtigste Symptom des Magenkrebses ist das Auftreten einer Geschwulst im Epigastrium. Es ist nöthig
zu wissen und, wenn man die Lage der Magentheile zu der Leber und dem
Rippenbogen kennt, leicht zu verstehen, dass dieses Symptom in einer grossen Zahl von Fällen fehlt. Cardiakrebse veranlassen fast nie und nur, wenn
sie eine enorme Ausdehnung erreichen, eine fühlbare Geschwulst, Krebse an
der kleinen Curvatur erst dann, wenn sie sich weit gegen die grosse Curvatur
ausgebreitet haben, selbst Krebse am Pylorus nur in den Fällen, in welchen
der Pylorus nicht mit seiner Umgebung verwachsen, sondern in Folge seiner
Schwere herabgesunken ist. Die Geschwulst hat ihren Sitz am Häufigsten in
der Nähe des Nabels, meist etwas oberhalb und häufiger auf der rechten als
auf der linken Seite desselben. Liegt sie noch tiefer, so kann eine Verwechselung mit Ovarialtumoren vorkommen. Die Grösse der Geschwulst variirt
von der eines Taubeneies bis zu der einer Faust. Ist dieselbe sehr gross, so bildet sie zuweilen eine sichtbare Hervorwölbung am Bauche. Ihre Oberfläche
ist meist uneben und höckerig. In vielen Fällen ist die Geschwulst beweglich,
man kann sie verschieben, und sie wechselt, je nachdem der Magen leer oder
gefüllt ist, ihre Stelle; in anderen Fällen, wenn Adhäsionen vorhanden sind,

ist sie unbeweglich. Ebenso ist der Grad der Empfindlichkeit der Geschwulst sehr verschieden. Zuweilen beobachtet man statt eines umschriebenen und höckerigen Tumors nur eine gleichmässige, mehr oder weniger ausgedehnte Hervorwölbung und Resistenz des Epigastrium. Die Percussion der durch den Magenkrebs gebildeten Geschwülste ergiebt fast immer einen nicht ganz leeren und deutlich tympanitischen Percussionsschall.

Die physikalische Untersuchung kann ausser dem Nachweis des Tumors bei krebsigen Pylorusstricturen eine Erweiterung des Magens erkennen lassen, deren Symptome wir bei der Besprechung der einfachen Pylorusstrictur beschrieben haben; ist dagegen der Magen verengert, und sind, wie es häufig geschieht, die Gedärme leer, so springt der untere Rippenbogen weit nach vorn hervor, während der Bauch tief eingesunken ist, so dass man deutlich die Wirbelsäule und die pulsirende Aorta fühlt. — Modificirt wird das Krankheitsbild des Magenkrebses durch consecutive Entwickelung von Krebsen in anderen Organen, namentlich in der Leber. Zuweilen verbreitet sich auch der Krebs von den Lymphdrüsen des Magens auf die des hinteren Mediastinum und von da auf die Drüsen des Halses, so dass eine harte Anschwellung der Supraclaviculardrüsen, wie ich sie in zwei Fällen von Magenkrebs beobachtet habe, diagnostische Bedeutung gewinnen kann. Die Symptome des Alveolarkrebses werden dagegen oft durch das Auftreten hydropischer Ergüsse in die Bauchhöhle modificirt.

Der Magenkrebs lässt in seinem Verlaufe meist ein stetiges Wachsen aller Symptome bemerken; seltener treten Perioden ein, in welchen der Kranke sich besser befindet, Schmerzen und Erbrechen nachlassen und selbst der Appetit wiederkehrt. Diese Remissionen pflegen nicht lange anzuhalten; bald exacerbiren die Beschwerden von Neuem, der Appetit schwindet gänzlich, der von Anfang an meist angehaltene Stuhlgang ist kaum zu erzwingen, die Abmagerung macht reissende Fortschritte. Ist die Neubildung ein Markschwamm, so verläuft die Krankheit meist in mehreren Monaten, während Skirrhus, und namentlich Alveolarkrebs, ein oder mehrere Jahre lang bestehen können.

Der einzige Ausgang des Magenkrebses ist der Tod. Diejenigen Fälle, in welchen man aus dem klinischen Verlaufe eines Magenleidens die Heilung eines Carcinoms geschlossen hat, können auf diagnostischen Irrthümern beruht haben; diejenigen Beobachtungen, in welchen die Section die Narbe eines Krebsgeschwürs nachgewiesen haben soll, sind gleichfalls nicht ganz zuverlässig: zeigen sich nämlich in der Umgebung der Narbe frische Krebsmassen, so ist die Krankheit nicht wirklich erloschen; fehlt aber dieser Anhalt, so lässt sich sicher nicht die Narbe eines Carcinoms von der eines Geschwürs unterscheiden. Der Tod tritt in den meisten Fällen unter den Erscheinungen allmäliger Erschöpfung ein. Da sich meist kein Fieber hinzugesellt, so pflegt die Agonie sehr lange zu dauern; und während man stündlich das Ende erwartet, bleibt der Kranke oft noch Tage lang am Leben. Gerade in diesen Fällen pflegt die Zunge roth zu werden, zur Trockenheit zu neigen und sich mit Soormassen zu bedecken. Ausser diesem quälenden Uebel bildet sich nicht selten ein schmerzhaftes, pralles Oedem des einen oder des anderen Beines kurz vor dem Tode aus. Dieses Symptom beruht auf einer Verstopfung der Schenkelvene und zeigt an, dass die Verlangsamung der Circulation zu einer Gerinnung in derselben geführt hat. – Weit seltener tritt der Tod nach Perforation des Magens unter den Symptomen einer schnell tödtlich verlaufenden Peritonitis ein. – Noch seltener beschleunigen abundante Magenblutungen die Erschöpfung oder führen durch Verblutung ein plötzliches Ende herbei. – Endlich kann der Tod durch Complicationen und secundäre Erkrankungen herbeigeführt oder beschleunigt werden.

§. 4. Diagnose.

Die Unterscheidung des Magenkrebses vom chronischen Magencatarrh ist in den Fällen, in welchen das Epigastrium schmerzhaft wird, häufiges Erbrechen eintritt, von Zeit zu Zeit kaffeesatzartige Massen den erbrochenen Substanzen beigemischt sind oder sogar ein Tumor im Epigastrium bemerkt wird, sehr leicht. Fehlen diese Symptome, fehlt namentlich der Tumor, welchen *Andral* für das einzige sichere Zeichen des Magenkrebses hält, so kann die differentielle Diagnose beider Krankheiten grosse Schwierigkeit haben. Das Alter des Kranken ist für die Entscheidung von Wichtigkeit; ausserdem giebt oft nur das Allgemeinbefinden Aufschluss.

Auch die Unterscheidung vom chronischen Magengeschwüre ist bald leicht, bald überaus schwierig. In einem berühmt gewordenen Falle konnten sich zwei medicinische Celebritäten, *Oppolzer* und *Schoenlein*, nicht darüber einigen, ob ein Magenkrebs oder ein Magengeschwür vorliege. Die Momente, welche bei der differentiellen Diagnose vorzugsweise berücksichtigt werden müssen, sind folgende: 1) das Alter des Kranken. Magenkrebs kann bei jugendlichen Individuen fast mit Sicherheit ausgeschlossen werden. 2) Die Dauer der Krankheit. Besteht das Leiden länger als einige Jahre, so spricht dieser Umstand gleichfalls gegen Magenkrebs. 3) Die Kräfte und der Ernährungszustand des Kranken. Diese werden bei Magengeschwüren oft wenig und spät, bei Magenkrebsen sehr bedeutend und sehr früh beeinträchtigt. 4) Die Art der Schmerzen. Eigentlich cardialgische Anfälle sprechen mehr für Magengeschwür, als für Magenkrebs. 5) Die Beschaffenheit des mit dem Brechen entleerten Blutes. Beim Magengeschwür werden häufiger grosse Mengen, und deshalb nur wenig verändertes Blut, bei Magenkrebs häufiger spärliche Mengen unter der Form schwarzer, kaffeesatzartiger Massen erbrochen; doch wird auch in einzelnen Fällen abundantes Blutbrechen bei Magenkrebs und Erbrechen von schwarzen, krümligen Massen bei Magengeschwüren beobachtet. 6) Das Auftreten oder das Fehlen einer Geschwulst. Der erstere Fall spricht fast mit Bestimmtheit für einen Magenkrebs, denn die Fälle, in welchen ein Magengeschwür durch Verdickung der Magenwand und durch Bindegewebsneubildung in seiner Umgebung einen Tumor bildet, sind verschwindend selten. Man darf auf der anderen Seite nicht vergessen, dass das Fehlen einer Geschwulst keinesweges gegen den Magenkrebs spricht.

Welcher Form von Carcinom der Magenkrebs angehöre, ist während des Lebens nur selten mit Sicherheit zu eruiren. Der Gallertkrebs, als die seltenste Form, darf nur in den Fällen vermuthet werden, in welchen das Leiden einen auffallend langsamen Verlauf nimmt, und in welchen während desselben sich Ascites entwickelt. Fast sicher wird die Diagnose, wenn sich nach der Punction höckerige Massen, welche dem Netze angehören, durch Palpation wahrnehmen lassen. Fehlen diese Momente, so muss man an Skirrhus oder an Markschwamm denken. Je acuter der Verlauf ist, je grösser der Tumor wird, je schneller er wächst, um so wahrscheinlicher ist es, dass die Neubildung dem Markschwamme an gehört.

§. 5. Therapie.

Da der Indicatio causalis und der Indicatio morbi nicht entsprochen werden kann, so müssen wir uns bei der Behandlung des Magenkrebses auf ein symptomatisches Verfahren beschränken. Die Diät muss nach den in der Therapie des chronischen Magencatarrhs ausgesprochenen Grundsätzen geregelt werden. Wird Milch vertragen, so ist sie die zweckmässigste Nahrung für Kranke, welche an Magenkrebs leiden; wird sie nicht vertragen, so sind concentrirte Fleischbrühen, Eigelb und andere nahrhafte Stoffe, aber immer in kleinen Dosen auf ein Mal, und, zumal bei krebsigen Stricturen, in flüssiger Form oder fein zertheilt zu verordnen. Auch etwas Wein, namentlich

Rothwein, darf dem Kranken gereicht werden und wird meist gut vertragen. Gegen die excessive Säurebildung empfehlen sich kohlensaure Alkali-
en, namentlich in der Form des Sodawassers. Oft lassen dieselben gänzlich
im Stich, und es gelingt, zumal bei Stricturen am Pylorus, auf keine Weise,
der Säurebildung Schranken zu setzen. In solchen Fällen verdient die Empfehlung von Budd, bei jeder Mahlzeit Pillen zu reichen, welche gutt. $\frac{1}{4}$ –
$\frac{1}{2}$ Kreosot enthalten, Berücksichtigung. — Gegen die hartnäckige Stuhlverstopfung empfehlen sich Pillen aus Aloe und Coloquinthen. — Gegen heftige Schmerzen und Schlaflosigkeit müssen Opiate, besonders Morphium,
gereicht werden.

Kapitel VIII.

Magenblutungen.

§. 1. Pathogenese und Aetiologie.

Magenblutungen entstehen 1) durch Ruptur der überfüllten Gefässe
ohne vorhergegangene Texturveränderung. Nur selten werden
arterielle Fluxionen so hochgradig, dass sie zu Rupturen führen; dies
geschieht, abgesehen von den geringen Blutungen, welche bei Entzündungen des Magens beobachtet werden, zuweilen bei Menstruationsanomalien.
Das Factum, dass die Reifung und Abstossung eines Eies unter Umständen
nicht mit Fluxionen und Blutungen im Uterus, sondern mit Fluxionen und
Blutungen in anderen Organen verbunden ist, kann nicht in Abrede gestellt
werden, obwohl eine Erklärung nicht möglich ist. — Weit häufiger geben venöse Stauungen in der Magenschleimhaut zu Magenblutung Veranlassung. Die beträchtlichsten Stauungen entstehen, wenn das Blut bei seinem
Durchtritt durch die Leber Hindernisse findet. Verstopfungen der Pfortader
durch Blutgerinnsel, Compression ihrer Aeste durch das schrumpfende Bindegewebe bei der Cirrhose der Leber oder durch die ausgedehnten Gallengänge bei Verschluss des Ductus hepaticus oder choledochus, Verstopfungen der Lebercapillaren durch Pigmentschollen bei bösartigen Malariafie-
bern (*Frerichs*), endlich Untergang der Lebercapillaren bei der sogenannten
gelben Leberatrophie können zu Magenblutungen führen (s. die betreffenden Kapitel). Seltener wird die Hyperämie der Magenschleimhaut bei Hindernissen, welche das Blut während seines Durchtrittes durch die Brust bei
Krankheiten der Lunge, der Pleura, des Herzens und des Herzbeutels findet, so hochgradig, dass es zur Ruptur von Gefässen kommt, doch werden in

einzelnen Fällen auch bei jenen Krankheiten Magenblutungen beobachtet. Hierher gehören wohl auch die Magenblutungen, welche zuweilen bei Neugebornen vorkommen. Es ist am Wahrscheinlichsten, dass diese von einer unvollkommenen Ausdehnung der Lunge und den dadurch für den Abfluss des Blutes aus dem Magen gesetzten Hindernissen abhängen.

Magenblutungen können 2) durch Rupturen kranker Gefässe entstehen. In seltenen Fällen platzen Varicen, oder öffnen sich Aneurysmen in die Magenhöhle. Häufiger muss eine kranke Beschaffenheit der Gefässwände supponirt werden, ohne dass sich dieselbe makroskopisch oder mikroskopisch nachweisen lässt. Hierher gehören die Magenblutungen, welche sich bei sogenannten Blutern ereignen können, diejenigen, welche nach erschöpfenden Krankheiten, im Verlaufe des gelben Fiebers und anderer schwerer Erkrankungen vorkommen, endlich diejenigen, welche unter dem Einflüsse einer unzweckmässigen Lebensweise, namentlich bei der Entziehung von frischem Fleisch und Gemüse, als Theilerscheinung des Scorbut entstehen. Es ist unstatthaft, in diesen Fällen eine abnorme Blutbeschaffenheit als die unmittelbare Ursache der Magenblutung anzusehen. Diese kann nur mittelbar dadurch, dass sie die Ernährung der Gefässwände stört, zu Blutungen Veranlassung geben.

Endlich 3) können Magenblutungen durch Arrosion und anderweitige Verletzungen der Gefässwände zu Stande kommen. Hierher gehören die Fälle, in welchen das chronische Magengeschwür oder das verjauchende Carcinom zu capillären Blutungen oder zu Blutungen aus grossen Gefässen führen, diejenigen, in welchen corrodirende Substanzen und scharfe, fremde Körper Gefässe des Magens öffnen, endlich diejenigen, in welchen durch einen Stoss oder Schlag in die Magengegend Gefässe des Magens zerrissen werden.

§. 2. Anatomischer Befund.

Selbst bei beträchtlichen Haemorrhagieen der Magenschleimhaut sucht man oft vergebens bei der Section nach der Quelle der Blutung; wenn der Kranke an Verblutung gestorben ist, findet man zuweilen die Magenschleimhaut, nach Abspülung des Blutes, eben so blass und blutleer, als den ganzen Körper. — In anderen Fällen hat gleichzeitig eine capilläre Blutung in die Substanz der Schleimhaut stattgefunden, und wir finden in letzterer blaurothe oder schwarzrothe Flecken, aus denen sich durch leisen Druck Blut ausdrücken lässt. Diese haemorrhagische Infiltration umschriebener Stellen der

Schleimhaut führt gewöhnlich zu einer oberflächlichen Erweichung und zur
Abstossung der erweichten Partieen; auf diese Weise entstehen seichte Ver-
tiefungen, welche man erst dann entdeckt, wenn man die schmutzig braunen
Blutpartikel, welche ihnen gewöhnlich adhäriren, entfernt hat. Die flachen,
blutenden Grübchen, welchen man den Namen der haemorrhagischen
Erosionen gegeben hat, sind meist ziemlich zahlreich vorhanden, haben
geringen Umfang, eine rundliche oder längliche Form und finden sich vorzugsweise auf der Höhe der Längsfalten, welche die Magenschleimhaut bildet. — Sind durch Magengeschwüre oder Magenkrebse grössere Gefässe arrodirt, oder sind geplatzte Varicen oder Aneurysmen die Ursache der Magenblutung gewesen, so gelingt es in vielen Fällen, die klaffenden Gefässlumina
zu finden.

   Das im Magen enthaltene Blut bildet, wenn der Kranke kurz nach der
Blutung starb, und wenn der Bluterguss sehr copiös war und schnell erfolgte,
rothe, klumpige Massen. Ist das Blut langsam ergossen und längere Zeit im
Magen zurückgehalten worden, so dass der Magensaft und der saure Mageninhalt auf dasselbe einwirken konnte, so erscheint es braun oder schwarz.
Bei sehr geringen Blutungen finden sich nur einzelne schwarze Striemen
und Flocken oder krümlige kaffeesatzartige Massen im Magen.

§. 3. Symptome und Verlauf

Sind die Magenblutungen wenig abundant, und wird das ergossene Blut
nicht durch Erbrechen entleert, so bleiben dieselben gewöhnlich während
des Lebens verborgen. Beim acuten Magencatarrh kommen nach *Beaumont's*
Beobachtungen gewöhnlich kleine Haemorrhagieen im Magen zu Stande,
während fast niemals mit Blut gemischter Schleim erbrochen wird. — Auch
die haemorrhagischen Erosionen, welche nach den Sectionsresultaten ziemlich häufig die chronischen Catarrhe, die Carcinome und Geschwüre begleiten, führen nur selten zu Blutbrechen und werden deshalb auch nur selten
während des Lebens erkannt.

   In anderen Fällen lässt die Beimischung geringer Mengen von Blut zu
den erbrochenen Massen, wenn es sicher ist, dass dasselbe nicht vorher verschluckt wurde, zwar keinen Zweifel übrig, dass eine Magenblutung stattgefunden hat, aber häufig bleibt das Blutbrechen das einzige Symptom jenes Vorganges. Dergleichen Fälle kommen täglich bei Kranken, welche an
Magenkrebs leiden, zur Beobachtung: sie befinden sich nicht besser, nicht
schlechter, wenn sie die kaffeesatzartigen Massen erbrechen.

Ist die Menge des in den Magen ergossenen Blutes beträchtlich, so gehen dem Blutbrechen meist Vorboten voraus. Diese beruhen theils auf der Füllung des Magens, theils auf dem Leerwerden der Gefässe. Die Kranken haben das Gefühl von Druck in der Magengegend, ein Verlangen, die Kleider zu öffnen, sind beklommen und haben Uebelkeiten; gleichzeitig werden sie blass, ihr Puls wird klein, ihre Haut kühl, es stellt sich Flimmern vor den Augen, Sausen vor den Ohren, Schwindel ein, oder die Kranken werden ohnmächtig. Ich habe erlebt, dass ein Chirurgus seiner Mutter in solchem Zustande eine Ader öffnete, weil er glaubte, dass sie apoplektisch sei. Bei robusten und kräftigen Leuten fehlen die Ohnmachtserscheinungen und die Vorboten beschränken sich auf das Gefühl von Druck und Vollsein im Epigastrium. — Nach kürzerem oder längerem Uebelsein, welches meist von dem Gefühle, als ob eine warme Flüssigkeit im Oesophagus in die Höhe steige, und von einem süsslichen, faden Geschmacke begleitet ist, kommt es zu stürmischem Erbrechen, bei welchem zur grössten Bestürzung der Kranken theils flüssiges, theils klumpiges, meist dunkel-schwarz-rothes Blut durch Mund und Nase entleert wird. Oefter gelangen kleine Mengen von Blut in den Kehlkopf, reizen zum Husten, und da auch bei diesem Blut entleert wird, so geben die Kranken später zwar an, dass sie einen „Blutsturz" gehabt hätten, wissen aber oft nicht zu sagen, ob sie das Blut ausgebrochen oder ausgehustet haben. Auf das Blutbrechen folgt bald früher, bald später ein Abgang blutiger Massen mit dem Stuhlgang. War der Bluterguss sehr reichlich, so tritt der Abgang von Blut aus dem After frühzeitig ein, und das entleerte Blut besteht aus schwarzrothen, klumpigen Massen; erfolgt erst am zweiten oder dritten Tage nach dem Blutbrechen der Abgang des in den Darm gelangten Blutes, so pflegt dasselbe in eine schwarze, theerartige Masse verwandelt zu sein. In Ausnahmefällen wird das in den Magen ergossene Blut nur mit dem Stuhlgange ausgeleert, während das Blutbrechen fehlt. Wenn Kranke, welche an einem chronischen Magengeschwüre leiden, in kurzer Zeit auffallend blass werden und andere Symptome darbieten, die von einer inneren Blutung abgeleitet werden könnten, so versäume man nicht die wiederholte Besichtigung der Faeces. — Durch Magenblutungen können in kurzer Zeit viele Pfunde Blut der Circulation entzogen werden; dann werden auch die kräftigsten Individuen auffallend bleich, kühl und zu Ohnmachten geneigt. In schweren Fällen ruft jeder Versuch der Kranken, sich aufzurichten oder nur den Kopf zu heben, Uebelkeit, Schwarz werden vor den Augen, Schwindel, jeder Versuch aufzustehen, tiefe Ohnmachten hervor. Die Ohnmachten, ein so beängstigendes Symptom sie für die Kranken und die Angehörigen zu sein pflegen, haben unverkennbar einen günstigen Einfluss auf den Verlauf des Anfalles, indem sie die Blutung momentan sistiren und die Thrombus-bildung begünstigen. Gerade von ihnen scheint es abzuhängen, dass der Aus-gang des Leidens meist günstiger ist, als das Ansehen des Kranken erwarten lässt. In der That sterben verhältnissmässig wenig Kranke an Magenblutun-gen, indem sie verbluten oder durch in die Luftwege gelangtes Blut ersticken. Weit häufiger kommt es vor, dass, nachdem die wachsbleichen Kranken aufs Aeusserste erschöpft sind und Tage lang in einem scheinbar hoffnungslosen Zustande dagelegen haben, das Blutbrechen aufhört, das Blut allmälig aus dem Stuhlgange verschwindet und eine sehr langsame Reconvalescenz be-ginnt. Lange Zeit bleiben die Kranken appetitlos, klagen über fauliges Auf-stossen und einen widerlichen Geschmack. Da der enorme Blutverlust zu-nächst durch Aufnahme von Wasser ersetzt wird, so werden die Kranken in exquisiter Weise hydrämisch und häufig wassersüchtig; aber auch diese Zu-stände können sich, wenn auch langsam, verlieren, und die Kranken völlig genesen.

Endlich müssen wir Fälle erwähnen, in welchen die Blutung so bedeu-tend ist, dass der Kranke stirbt, ehe das Blut nach Oben oder Unten entleert ist. An diese Fälle hat man zu denken, wenn ein Kranker, welcher an den Symptomen eines chronischen Magengeschwüres oder eines Magencarci-noms gelitten hat, plötzlich unter den Symptomen einer inneren Verblutung zusammenbricht und in wenigen Minuten stirbt.

§. 4. Diagnose.

Da Kranke, welche an Haemoptoe leiden, oft gleichzeitig brechen, und Kran-ke, welche an Haematemesis leiden, oft gleichzeitig husten, so ist es in vielen Fällen nicht leicht, eine Magenblutung von einer L u n g e n - oder B r o n c h i -a l b l u t u n g zu unterscheiden, zumal wenn man während des Actes nicht zugegen war, oder wenn es sich um die Deutung eines vor Jahren erfolgten „Blutsturzes" handelt. Für die differentielle Diagnose geben folgende Mo-mente Anhalt:

1) die Beschaffenheit des entleerten Blutes. Das erbrochene Blut ist in den meisten Fällen dunkel, schwärzlich, dabei klumpig, mit Speiseresten ge-mischt, der Blutkuchen, welcher keine Luftblasen einschliesst, ist specifisch schwerer, die Reaction des entleerten Blutes zuweilen durch die Einwirkung des Magensaftes sauer. Das aus den Lungen und den Bronchien stammen-de Blut ist dagegen gewöhnlich hellroth, schaumig, mit Schleim gemischt,

anfänglich nicht geronnen, und, wenn sich später ein Blutkuchen bildet, so schliesst derselbe Luftblasen ein und ist leicht; die Reaction dieses Blutes ist immer alkalisch. Man muss indessen wissen, dass das Blut, welches nur kurze Zeit im Magen verweilte und auf welches der Magensaft nur wenig eingewirkt hat, hellroth sein kann, und dass bei Haemoptoe im späteren Verlaufe oft kleine Stücken schwärzlichen Blutes ausgeworfen werden.

2) Dem Blutbrechen gehen in der Mehrzahl der Fälle Cardialgieen und andere Symptome des Magengeschwüres oder des Magencarcinoms vorher; in den um Vieles selteneren Fällen, in welchen Stauungen und Fluxionen die Magenblutung hervorriefen, Zeichen von Hyperaemie in sämmtlichen Organen des Abdomens; dem Bluthusten dagegen gehen in den meisten Fällen Störungen der Respiration und der Circulation in den Brustorganen vorher.

3) Verständige Kranke wissen meist anzugeben, ob das Erbrechen zuerst vorhanden gewesen und erst später Husten hinzugetreten sei, oder ob umgekehrt Uebelkeit, Würgen und Erbrechen erst durch den Husten hervorgerufen worden seien.

4) Beim Blutbrechen ergiebt die Percussion des Epigastrium meist die Anfüllung des Magens, die physikalische Untersuchung der Brust lässt keine Abweichungen erkennen. Bei dem Bluthusten zeigt das Epigastrium keinen leeren Percussionsschall, und am Thorax hört man, wenn nicht anderweitige Symptome vorhanden sind, wenigstens fast immer Rasselgeräusche.

5) Auf das Blutbrechen folgen in den nächsten Tagen constant blutige Stuhlgänge, auf den Bluthusten statt derselben eben so constant ein schleimig-blutiger Auswurf.

Ob das erbrochene Blut wirklich aus dem Magen stammt, oder ob es verschluckt und dadurch in den Magen gelangt ist, lässt sich weder aus der Beschaffenheit der erbrochenen noch der mit dem Stuhl entleerten Massen erkennen. Man muss in zweifelhaften Fällen die Nase und den Pharynx genau untersuchen und vor Allem fragen, ob der Kranke, als er sich am Tage zuvor zu Bett gelegt, nicht Spuren von Nasenbluten bemerkt habe. Ein genaues Examen nach den Vorboten kann hier gleichfalls die Sache aufklären, zumal da, wo man Verdacht auf absichtliche Täuschungen hat. Simulanten pflegen in der Schilderung der Beschwerden, welche dem angeblichen Blutbrechen vorhergegangen seien, sehr zu übertreiben, und gerade diese Uebertreibungen und die verkehrten Angaben, welche sie machen, tragen oft dazu bei, sie zu entlarven.

Die Frage, ob erbrochene Massen überhaupt aus Blut bestehen oder nicht, ist in den meisten Fällen leicht zu entscheiden, wenn es auch Fälle giebt, in welchen Aerzte den Kopf verlieren und erbrochene Kirschsuppe für Blut halten. Selbst in den schwarzen, kaffeesatzartigen Massen lassen sich fast immer eingeschrumpfte und eingekerbte Blutkörperchen durch das Mikroskop erkennen, und nur in den seltensten Fällen wird eine chemische Untersuchung, welche den Eisengehalt der schwarzen Massen darzuthun hat, nothwendig, um sie als verändertes Blut zu erkennen.

Meist ist es leicht zu unterscheiden, ob der Magenblutung die Arrosion grosser Gefässe oder die Ruptur von Capillaren zu Grunde liegt. Abgesehen davon, dass im ersteren Falle die Blutung weit copiöser zu sein pflegt, als in dem letzteren, giebt auch dafür die Berücksichtigung der Vorboten fast immer sicheren Aufschluss. Sind cardialgische Beschwerden, chronisches Erbrechen und andere Zeichen des Magengeschwüres vorhergegangen, so spricht dies für die Arrosion eines grösseren Gefässes, die bei Weitem häufigste Ursache der Magenblutung. Waren dagegen schon vor dem Eintritte des Blutbrechens Ascites, Vergrösserung der Milz oder andere Zeichen einer Stauung im Pfortadersystem nachzuweisen, so darf mit grösster Wahrscheinlichkeit eine durch venöse Stauung bedingte Haemorrhagie aus kleineren Gefässen vermuthet werden. Treten Magenblutungen bei Amenorrhoe in regelmässigem vierwöchentlichen Typus auf, so muss man an eine hochgradige Fluxion zum Magen, treten sie im Verlaufe des gelben Fiebers, beim Scorbut, nach erschöpfenden Krankheiten auf, an Ernährungsstörungen der Gefässwände denken.

§. 5. Prognose.

Wir haben bereits erwähnt, dass Kranke verhältnissmässig selten an Blutbrechen sterben, und dass man meist, trotz der Wachsfarbe der Haut und selbst trotz der lange dauernden Ohnmachten, eine günstige Prognose stellen darf. — Ob die Magenblutung unter Umständen einen günstigen Einfluss auf das Grundleiden haben könne, ist für das chronische Geschwür zweifelhaft. Wenn sich die Kranken, nachdem sie sich von dem Blutverlust erholt haben, zuweilen längere Zeit besser befinden als vorher, so liegt dies wohl zum grössten Theile daran, dass der schwere Zufall sie in Schrecken versetzt hat, und dass sie deshalb vorsichtiger in ihrer Diät geworden sind. Die durch Stauung entstandenen Blutungen können vorübergehend einen günstigen Einfluss auf die übrigen Symptome der Unterleibsplethora haben. Dagegen ist beim Scorbut, so wie bei anderen Zuständen von Erschöpfung die Magenblutung stets ein die Prognose in hohem Grade verschlimmerndes Ereigniss.

§. 6. Therapie.

Die Erfüllung der Prophylaxis und der Indicatio causalis fällt mit der Behandlung des Grundleidens zusammen. Haben Kranke, die an Lebercirrhose oder anderweitigen Circulationsstörungen in der Leber leiden, Vorboten einer Magenblutung, so kann man mit Vortheil einige Blutegel an den After appliciren; bei Frauen, die an Amenorrhoe mit periodischem Blutbrechen leiden, empfiehlt es sich, von Zeit zu Zeit einige Blutegel an den Muttermund zu setzen.

Die Indicatio morbi fordert bei den auf der Ruptur von Capillaren beruhenden Blutungen ein weniger eingreifendes Verfahren, als bei denen, welche durch Arrosion grösserer Gefässe entstanden sind. Selbst *Jaksch* empfiehlt bei letzteren im Beginne der Blutung eine Venäsection. Doch hat dieses Verfahren nur selten Erfolg und vermehrt, wo dieser ausbleibt, die Gefahr. Weit eher wäre die Anwendung des *Junod'*schen Schröpfstiefels zu empfehlen, aber nur so lange, als die Magenblutung noch nicht zu Ohnmachten geführt hat; von dieser Zeit an ist auch die Anwendung der Haemospasie, welche selbst bei robusten Individuen tiefe Ohnmachten hervorruft, äusserst gefährlich. — Als das wirksamste Mittel gegen Magenblutungen muss die Anwendung der Kälte bezeichnet werden: man lasse den Kranken von Zeit zu Zeit kleine Mengen kaltes Wasser oder Eiswasser trinken oder kleine Stücke Eis verschlucken und bedecke das Epigastrium mit oft zu erneuernden Kaltwasser- oder Eisumschlägen. Die styptischen Medicamente werden nicht immer gut vertragen, sondern häufig wieder ausgebrochen. Am Meisten empfehlen sich noch die Mixtura sulphurica acida oder der Alaun, namentlich in der Form des Serum lactis aluminatum. Stets gebe man diese Mittel in kleinen Portionen auf einmal und stelle die Arznei in Eis. Das Plumbum aceticum, das Ferrum sulphuricum, das Ergotin sind entbehrlich.

Die Indicatio symptomatica fordert vor Allem eine Berücksichtigung der Ohnmachten. Die Kranken müssen flach im Bette liegen, dürfen nicht auf den Nachtstuhl gehen, sondern müssen ein Steckbecken gebrauchen. Treten dennoch Ohnmachten ein, so halte man Eau de Cologne oder Salmiakgeist vor die Nase, besprenge das Gesicht mit Wasser, sei aber vorsichtig mit der inneren Darreichung von Analepticis; unter diesen empfiehlt

sich am Meisten kalter Champagner, da er weniger als die analeptischen Medicamente zum Erbrechen reizt. — Die unaufhörliche Brechneigung, welche
theils die Ohnmachtanfälle begleitet, theils durch das im Magen enthaltene
Blut unterhalten wird, ist für die Kranken das lästigste Symptom. Man muss
bei der Bekämpfung derselben mit der Darreichung der Narkotica vorsichtig
sein und lieber von Zeit zu Zeit einen Sinapismus in die Herzgrube legen und
Brausepulver messerspitzenweise reichen. — Seitdem *P. Frank* es für dringend nothwendig erklärt hat, Kranke, welche an Magenblutungen leiden,
abführen zu lassen, damit das Blut nicht faule und putride Fieber hervorrufe, ist die Empfehlung von Klystieren und leichten kühlenden Laxanzen
fast allgemein geworden. Meine Beobachtungen stimmen mit *Bamberger*'s
Erfahrungen überein, nach welchen in den ersten Tagen nach einer Magenblutung selbst Klystiere nachtheilig sind.

Kapitel IX.
Magenkrampf. Nervöse Cardialgie.

§. 1. Pathogenese und Aetiologie.

Unter nervöser Cardialgie versteht man schmerzhafte Affectionen des Magens, welche nicht von wahrnehmbaren Structurveränderungen desselben
abhängen. *Romberg* unterscheidet zwei Formen nervöser Cardialgie, von denen die eine eine Hyperästhesie des Vagus, die andere eine Hyperästhesie
des Plexus solaris sein soll. Erstere nennt er Gastrodynia neuralgica, letztere Neuralgia coeliaca. Es wird sich im concreten Falle wohl nie bestimmen
lassen, ob die Schmerzen ihren Sitz in den Fasern des Vagus, oder in denen
des Sympathicus haben, und *Henoch* bemerkt mit Recht, dass jene Unterscheidung, wenn auch theoretisch vielleicht gerechtfertigt, practisch nicht
zu verwerthen sei.

Die nervöse Cardialgie wird 1) wie andere Neurosen häufig bei b l u t -
a r m e n   I n d i v i d u e n beobachtet. Wenn bei bleichsüchtigen Mädchen, bei
welchen leichte oder schwere Anfälle von Magenkrampf zu den constantesten Erscheinungen gehören, die Blutarmuth durch Eisenpräparate gehoben ist, so verschwinden die Cardialgieen auch in den Fällen, in welchen
die Menstruation ausbleibt und die bald eintretenden Recidive der Chlorose beweisen, dass das Grundleiden nicht gehoben ist. Aus diesen Beobachtungen ergiebt sich, dass die Cardialgieen Chlorotischer lediglich von der

Blutarmuth, nicht aber wie die Cardialgieen hysterischer Frauen, von Erkrankungen der Sexualorgane abhängen. Zu den durch Blutarmuth entstehenden Cardialgieen gehören wohl auch die Formen, welche nicht selten bei Tuberculosen, bei Reconvalescenten, bei Onanisten beobachtet werden. Oft geben 2) Krankheiten der Gebärmutter, Dislocationen und Flexionen des Uterus, chronische Entzündungen desselben, catarrhalische und folliculäre Geschwüre am Muttermunde und Erkrankungen der Ovarien zu Cardialgieen Veranlassung. Dieselben gehören zu den häufigsten Symptomen der Hysterie. Der Zusammenhang der Magenkrämpfe mit Erkrankungen der weiblichen Sexualorgane ist in den Fällen am Deutlichsten, in welchen die Anfälle ausschliesslich oder doch mit der grössten Intensität zur Zeit der Menstruation auftreten. Ich habe eine Frau an Amenorrhoe mit Reflexion des Uterus und catarrhalischen Erosionen am Muttermunde behandelt, deren cardialgische Anfälle nur in regelmässig vierwöchentlichem Typus wiederkehrten und drei Tage lang anhielten. In den Zwischenzeiten dagegen traten die Magenkrämpfe nur dann auf, wenn Blutegel an die Vaginalportion applicirt wurden, und zwar entstanden sie dann schon während der Application.

In anderen Fällen hängt die nervöse Cardialgie 3) von Krankheiten des Rückenmarkes oder des Gehirnes ab, und es ist nach der Analogie anderer Neurosen wahrscheinlich, wenn auch nicht durch stricte Beobachtungen erwiesen, dass auch materielle Veränderungen des Nervus vagus oder des Sympathicus, Anschwellungen ihres Neurilems, Geschwülste, welche auf sie drücken, Cardialgieen hervorrufen können.

Cardialgieen des Magens können 4) von Dyskrasieen abhängen. Zuweilen scheinen Infectionen des Blutes mit Malaria statt der Anfälle von Wechselfieber Anfälle von Magenkrampf hervorzurufen. *Romberg* legt besonderes Gewicht auf die Arthritis und hat selbst vor dem ersten Gichtanfall, von welchem er heimgesucht wurde, an heftiger Cardialgie gelitten.

Endlich 5) sind wir oft nicht im Stande, weder während des Lebens, noch bei der Obduction ein ätiologisches Moment für Jahre lang bestandene heftige Cardialgieen zu finden.

Zu den nervösen Cardialgieen müssen nach der Erklärung, welche wir oben von derselben gegeben haben, auch die Schmerzanfälle gerechnet werden, welche oft, ohne dass die Magenwand Structurveränderungen erfährt, durch gewisse Contenta des Magens hervorgerufen werden. Hierher gehören die Anfälle von Magenkrampf, welche bei excessiver Säurebildung, bei dem Gelangen von Spulwürmern in den Magen, nach der Einfuhr mancher

Medicamente, zuweilen nach einem kalten Trunk und bei ähnlichen Veranlassungen entstehen.

§. 2. Symptome und Verlauf.

Die nervöse Cardialgie zeichnet sich, wie die meisten Neurosen, vor anderen
Krankheiten durch ihren typischen Verlauf aus, d. h. es folgen auf Intervalle, in welchen der Kranke frei von Schmerz ist, Paroxysmen der heftigsten
Schmerzen. Zuweilen wird der Typus regelmässig, so dass die Anfälle täglich
zu derselben Stunde, oder jeden zweiten oder dritten Tag eintreten.

Es ist unmöglich, treffender und kürzer, als es von *Romberg* geschieht,
einen cardialgischen Anfall zu schildern:

„Jählings oder nach vorangegangenem Gefühle von Druck befällt ein
heftiger, zusammenschnürender Schmerz in der Magengrube, gewöhnlich
bis zum Rücken sich verbreitend, mit Ohnmachtsgefühl, verfallenem Gesicht, Kälte der Hände und Füsse, mit kleinem, aussetzendem Pulse. Der
Schmerz steigt so, dass der Kranke laut aufschreit. Die Magengegend ist
entweder aufgetrieben, kugelförmig gewölbt, oder, was häufiger der Fall ist,
eingezogen, mit Spannung der Bauchdecken. Pulsationen in der epigastrischen Gegend sind häufig. Aeusserer Druck wird vertragen und der Kranke
selbst stemmt nicht selten die Magengrube an einen festen Gegenstand oder
comprimirt sie mit den Händen. Mitempfindungen in der Brusthöhle, unter
dem Sternum, in den Schlundästen des Vagus zeigen sich oft, in äusseren
Theilen nur selten."

„Der Anfall dauert einige Minuten bis eine halbe Stunde: dann nimmt
der Schmerz allmälig ab, mit Zurücklassung einer grossen Erschöpfung, oder
hört plötzlich auf mit Aufstossen, leerem oder wässerigem, mit Erbrechen,
mit Ausbruch eines gelinden Schweisses oder röthlichem Harnabgang."

Ausser diesen heftigen Anfällen kommen schmerzhafte Empfindungen
im Magen von verschiedener Art und Intensität, welche gleichfalls mit Intervallen von Ruhe und Schmerzlosigkeit wechseln, durch Druck von Aussen
oder durch Zufuhr von Speisen nicht gesteigert, sondern vermindert werden,
und welche gleichfalls mit Mitempfindungen in der Brust und im Rücken
und mit Reflexbewegungen der Bauchmuskeln etc. verbunden sind, ziemlich
häufig vor. Diese leichteren Anfälle, bei welchen „das Gefühl der Ohnmacht
und der drohenden Lebensvernichtung" fehlt, sind es, welche *Romberg* als
Neuralgieen des Vagus der Neuralgia coeliaca gegenüberstellt.

§. 3. Diagnose.

Die Eigenthümlichkeit des Schmerzes giebt keinen Anhalt für die Unterscheidung der cardialgischen Anfälle, welche ein Magengeschwür begleiten, von denen, welche bei Neuralgieen der Magennerven auftreten. Auch bei jenen beobachten wir die Ausstrahlung des Schmerzes nach dem Rücken und nach der Brust, den Nachlass desselben mit Aufstossen und Erbrechen, den deprimirenden Einfluss des Schmerzes auf das Gesammtbefinden der Kranken. Für die Unterscheidung beider Zustände sind folgende Momente von Wichtigkeit: 1) in den meisten Fällen werden die Schmerzen, welche bei Magengeschwüren vorkommen, durch Druck von Aussen und durch Zufuhr von Nahrung („Druck von Innen") vermehrt, während umgekehrt bei nervösen Cardialgieen ein Druck in die Magengegend und Zufuhr von Speisen meist Erleichterung schafft. 2) Bei dem chronischen Magengeschwüre sind während der Intervalle dyspeptische und anderweitige Erscheinungen gestörter Magenfunction vorhanden, bei nervösen Cardialgieen fehlen dieselben. Dem entsprechend leidet bei diesen die Ernährung wenig, und wo nicht Anämie die Ursache der Neuralgie ist, können die Kranken kräftig und blühend erscheinen. 3) Dysmenorrhoe, Metrorrhagie, Sterilität und andere Symptome, welche Leiden der Sexualorgane verrathen, so wie ausgesprochene Chlorose geben die Präsumption für die neuralgische Natur des Uebels, doch ist hierauf nicht zu viel Gewicht zu legen, da gerade bei derartigen Kranken auch das Magengeschwür häufig ist. 4) Das gleichzeitige Auftreten anderer Neurosen spricht für die neuralgische Natur der Schmerzanfälle. Endlich 5) der eigentliche Magenkrampf wird durch unbekannte Veranlassungen hervorgerufen und tritt oft bei leerem Magen auf; die Schmerzanfälle beim Magengeschwüre folgen fast immer auf die Mahlzeit.

§. 4. Prognose.

Die Cardialgieen, welche auf Blutarmuth beruhen, gestatten, wenn nicht Krebs, Tuberculose oder ein anderes unheilbares Leiden die Ursache der Blutarmuth ist, eine günstige Prognose. Auch diejenigen Cardialgieen, welche von Uterinleiden abhängen, pflegen, wenn jene der Behandlung zugänglich sind, mit der Beseitigung des Grundleidens zu verschwinden. Im Ganzen günstig ist auch die Prognose bei den unter dem Einflüsse der Malaria entstandenen und bei den mit Arthritis zusammenhängenden Cardialgieen.

Dagegen bleibt die Behandlung derjenigen Formen, welche auf Erkrankungen des Gehirns oder des Rückenmarkes beruhen, und derjenigen, welche unbekannten Ursachen ihre Entstehung verdanken, fast immer erfolglos.

§. 5. Therapie.

Die Indicatio causalis fordert bei chlorotischen und anämischen Subjecten die dreiste und frühzeitige Verordnung von Eisenpräparaten. Es ist ein grosser Fehler bei der Behandlung der Bleichsucht, wenn man die Darreichung der Eisenpräparate so lange hinausschieben will, bis der Magen für sie vorbereitet, bis die dyspeptischen Beschwerden und die cardialgischen Anfälle verschwunden seien. Die Dyspepsie und die Cardialgie der Chlorotischen weichen keinem anderen Mittel schneller, als dem, welches die Blutbeschaffenheit verbessert. Vortreffliche Wirkung haben gegen dieselbe Curen in Pyrmont, Driburg, Cudova; unter den Eisenpräparaten der Pharmacopoe empfiehlt sich am Meisten das Ferrum carbonicum saccharatum. Eine sehr gute Vorschrift sind auch die *Blaud*'schen Pillen (s. Therapie der Chlorose). — Bei den hysterischen Cardialgieen können Application von Blutegeln an das Orificium uteri, Touchiren der an demselben vorkommenden Geschwüre mit Höllenstein und andere Maassregeln, welche wir bei der Besprechung der Uterinleiden kennen lernen werden, durch die Indicatio causalis indicirt sein und eine schlagende Wirkung haben. — Bei den durch Malaria und Arthritis hervorgerufenen Cardialgieen fällt gleichfalls die Erfüllung der Indicatio causalis mit der Behandlung des Grundleidens zusammen.

Der Indicatio morbi entsprechen vor Allem die Narkotica, und unter ihnen verdient das Morphium aceticum den Vorzug vor den gleichfalls empfohlenen Extractum Hyoscyami, Belladonnae etc. Meist pflegt man diese Mittel in Verbindung mit den sogenannten Antispasmodicis, namentlich mit Valeriana, Asa foetida und Castoreum zu reichen. Neuerdings wird vielfach und anscheinend zuweilen mit gutem Erfolge eine Verbindung von Tinctura Nucum vomicarum mit gleichen Theilen Tinctura Castorei (im Anfall gutt. xij zu nehmen) angewandt. Auch metallische Mittel, namentlich das Bismuth. nitric., das Argent. nitric., das Zinc. hydrocyanic. sind gegen Magenkrampf empfohlen; da sie aber fast nie allein, sondern immer in Verbindung mit Narkoticis angewandt werden, so ist ihre Wirksamkeit problematisch. Endlich empfiehlt *Romberg*, zur Unterstützung der Cur die Magengegend mit Emplastr. Belladonnae oder Emplastr. de Galbano crocatum zu bedecken, oder eine Mischung von Mixtura oleosa-balsamica ($\mathfrak{Z}$j) mit Tinctura Opii simpl. ($\mathfrak{Z}$ij) in dieselbe einzureiben.

Kapitel X.

Dyspepsie.

Wir haben in den vorigen Kapiteln sehr häufig von dyspeptischen Erscheinungen, d. h. von Zeichen gestörter Verdauung gesprochen. Wenn wir daher der Dyspepsie noch ein besonderes Kapitel widmen, so wollen wir nur von denjenigen Verdauungsstörungen reden, welche ohne nachweisbare Structurveränderungen des Magens vorkommen. Die verschiedenen Formen dieser Dyspepsie lassen sich sämmtlich unter zwei Kategorieen bringen: die Verdauung wird entweder dadurch gestört, dass der secernirte Magensaft von abnormer Beschaffenheit ist, oder dadurch, dass die Bewegungen des Magens vermindert sind und in Folge dessen die Ingesta nicht hinlänglich mit Magensaft gemischt werden. Die Nerven können auf die Verdauung, welche ein rein chemischer Vorgang ist, keinen anderen Einfluss haben, als den, dass sie die Secretion des Magens oder die Bewegungen desselben modificiren, und nur in diesem Sinne darf man von nervöser Dyspepsie reden.

Die abnorme Beschaffenheit des Magensaftes beruht entweder auf qualitativen oder auf quantitativen Abweichungen. Von den qualitativen Veränderungen wissen wir sehr wenig. Sie können darin bestehen, dass das Verhältniss der normalen Bestandtheile zu einander verändert ist — so wissen wir, dass ein zu geringer Gehalt an freier Säure das Lösungsvermögen des Magensaftes schwächt —; oder darin, dass dem Magensafte fremdartige Substanzen beigemischt sind — wie dies für den Harnstoff bei urämischen Zuständen nachgewiesen ist —; oder darin, dass unter gewissen Verhältnissen die Constitution des Magensaftes eine ganz andere wird, indem Bestandtheile desselben ausfallen und durch andere ersetzt werden. Die Symptome, welche durch qualitative Veränderungen des Magensaftes hervorgerufen werden, sind uns gänzlich unbekannt, und noch weniger kennen wir die Mittel, mit welchen die in Rede stehenden Zustände zu behandeln sein würden.

Was die quantitativen Veränderungen des Magensaftes anbetrifft, so hat man den Krankheitserscheinungen, welche durch eine zu sparsame Bildung von Magensaft oder durch eine zu geringe Concentration desselben entstellen, den höchst unpassenden Namen der „atonischen Verdauungsschwäche" gegeben. Wir haben in der Aetiologie des Magencatarrhs erwähnt, dass sich eine zu sparsame Secretion oder eine zu dünne Beschaffenheit des

Magensaftes bei blutarmen und bleichsüchtigen Individuen vorfinde. Wir
haben dort ausgeführt, dass diese Anomalie die Disposition für den Magencatarrh erhöhe, weil die Ingesta leicht abnorme Zersetzungen eingehen, deren Producte einen intensiven Reiz auf die Magenschleimhaut ausüben. Wir
müssen dem früher Gesagten hinzufügen, dass bei Weitem nicht in allen Fällen, in welchen die Contenta abnorm zersetzt werden, die Magenschleimhaut erkrankt, und dass man die Fälle, in welchen die Magenschleimhaut
gesund bleibt, von denen, in welchen sie krank wird, genau zu trennen hat.
Die Symptome, welche durch die beschränkte Secretion von Magensaft entstehen, sind allerdings denen, welche dem chronischen Catarrh, und selbst
denen, welche dem chronischen Magengeschwüre zukommen, häufig sehr
ähnlich. Auch bei dieser Form der Dyspepsie ist der Appetit vermindert,
oder es folgt schon nach Zufuhr geringer Mengen von Speisen Sättigungsgefühl. Die Magengegend bläht sich einige Zeit nach dem Essen auf, es erfolgt Aufstossen von Gasen oder von sauren und ranzigen Flüssigkeiten; die
Kranken leiden an Blähungen und sind durch ihren Zustand verstimmt und
geängstigt. Abgesehen von den nervösen Cardialgieen, welche bei blutarmen und bleichsüchtigen Subjecten vorkommen, kann die excessive Säurebildung zusammenziehende Schmerzen in der Magengegend hervorrufen;
(*Frerichs* fand in den von Chlorotischen erbrochenen Massen Essigsäure und
grosse Mengen von Hefenpilzen), und gerade in diesen Fällen kann leicht
die Täuschung entstehen, dass ein chronisches Magengeschwür vorliege. —
Die Diagnose der in Rede stehenden Form von Dyspepsie hat sich vor Allem an die Aetiologie zu halten. Kommen die gedachten Erscheinungen bei
bleichsüchtigen Mädchen vor, welche sich in den Jahren der Entwickelung
befinden, oder bei Individuen, welche durch geschlechtliche Ausschweifungen, namentlich durch Onanie, geschwächt sind, oder bei Leuten, welche
durch Kummer und Sorgen, durch angestrengtes Arbeiten, durch Nachtwachen erschöpft sind, oder treten sie in der Reconvalescenz von langwierigen
und angreifenden Krankheiten auf, lässt sich vor Allem nachweisen, dass die
Ernährung gestört war, ehe die Verdauungsstörungen entstanden, so spricht
dies für das Vorhandensein der sogenannten atonischen Verdauungsschwäche und gegen eine Structurveränderung des Magens. — Einen weiteren Anhalt für die Diagnose giebt die Beschaffenheit der Zunge. Während beim
chronischen Magencatarrh fast constant belegte Zunge und andere Zeichen
eines Mundcatarrhs vorhanden sind, ist bei der Dyspepsie blutarmer Subjecte die Zunge meist rein, der Geschmack unverändert, und es fehlt der Foetor
ex ore. — In vielen Fällen lässt sich erst die Diagnose ex juvantibus et no-

centibus stellen. Gewürzte und reizende Substanzen, welche die Beschwerden beim chronischen Catarrh und beim chronischen Geschwür vermehren, werden bei der atonischen Verdauungsschwäche gut vertragen und erleichtern die lästigen Erscheinungen, von welchen dieselbe begleitet ist.

Vor Allem haben eine Lebensweise, durch welche die Ernährung gebessert wird, die Darreichung von Eisenpräparaten, die Verordnung von Seebädern, Maassregeln, welche von nur geringem Einfluss auf den Verlauf des chronischen Magencatarrhs oder des chronischen Magengeschwüres sind, glänzende Erfolge bei den von Anämie oder Hydrämie abhängenden Dyspepsieen.

Eine zu sparsame Secretion von Magensaft und die von denselben abhängenden Symptome entstehen ferner bei Individuen, deren Magenschleimhaut durch die Gewöhnung an stärkere Reize abgestumpft ist, sobald sie ihre Lebensweise ändern und die Speisen ohne Zusatz stärkerer Reizmittel geniessen. So wenig wir die Erscheinung, dass sich ein Organ an Reize gewöhnt, erklären können, so wenig ist dieselbe in Abrede zu stellen. Man kann die Magenschleimhaut von Individuen, welche täglich grosse Mengen von Pfeffer-, Senf und anderen Gewürzen geniessen, recht füglich mit der Nasenschleimhaut von Leuten vergleichen, welche an das Tabakschnupfen gewöhnt sind. Kleine Mengen Schnupftabak rufen, in die Nase der meisten Menschen eingeführt, heftige Reflexerscheinungen hervor, während sich Gewohnheitsschnupfer die ganze Nase voll Schnupftabak stopfen, ohne dass sie niesen. Auch die Secretion des Magensaftes muss als eine Reflexerscheinung aufgefasst werden, hervorgerufen durch den Reiz, welchen die Ingesta auf die Magenschleimhaut ausüben. Bei den in Rede stehenden Individuen reicht die Reizung, welche die Zufuhr der gewöhnlichen Nahrungsmittel erzeugt, nicht aus, um eine genügende Secretion von Magensaft zu bewirken. Ein Theil der Ingesta bleibt unverdaut, zersetzt sich, und es entstehen alle Symptome, welche wir oben geschildert haben. Werden dagegen die Speisen mit einem starken Zusatze von Gewürzen genossen, so befinden sich die Kranken ganz wohl, ihre Ernährung geht hinreichend von Statten und Nichts berechtigt uns, anzunehmen, dass sie an chronischem Magencatarrh oder anderen Strukturveränderungen des Magens leiden, bis sich endlich Symptome entwickeln, welche beweisen, dass der Magen nicht ohne Nachtheil die wiederholten Insulte ertragen hat. — Bei der Behandlung dieser Leute muss man sehr vorsichtig zu Werke gehen; man darf nicht dulden, dass sie ihre üblen Gewohnheiten beibehalten, darf sie aber auch nur allmälig von denselben entwöhnen. Verstösst man gegen die eine oder die andere dieser Regeln, so werden sich leicht Magencatarrhe oder andere Erkrankungen des Magens ausbilden.

Eine zu sparsame Secretion des Magensaftes, welche theils von einem Mangel des für die Bildung desselben nöthigen Materials, theils von der verminderten Erregbarkeit der Magennerven abhängen kann, scheint auch der Dyspepsie der Greise zu Grunde zu liegen. Wie weit die schlechte Ernährung der Magenmuskeln bei dieser, wie bei der zuerst erwähnten Form von Dyspepsie an dem Zustandekommen von Verdauungsstörungen betheiligt ist, lässt sich schwer entscheiden, und es genügt, noch einmal darauf aufmerksam zu machen, dass die gehemmte Bewegung des Magens, in Folge mangelhafter Ernährung der Magenmuskeln, zu einer unvollkommenen Mischung der Ingesta mit Magensaft und zu Dyspepsie führen kann.

Eine abnorm vermehrte Secretion von Magensaft führt zwar nicht zu Dyspepsie, doch wollen wir hier mit wenigen Worten die Symptome erwähnen, welche durch einen zu reichlichen Erguss von Magensaft, namentlich bei leerem Magen, zu entstehen scheinen. Man beobachtet, dass bei Reizungen, welche nicht die Magenwand selbst, sondern benachbarte Organe, namentlich die Ureteren, den Ductus choledochus oder selbst entferntere, wie den Uterus treffen, Erbrechen entsteht. Man leitet dasselbe gewöhnlich einfach von reflectirten Bewegungen ab. *Budd* macht indessen in geistreicher und schlagender Weise darauf aufmerksam, dass in solchen Fällen wahrscheinlich zugleich eine als Reflexerscheinung aufzufassende vermehrte Thätigkeit der Nerven betheiligt sei, welche die Secretion des Magensaftes vermitteln. Wenn *Spallanzani* bei sich selbst durch Kitzeln der Fauces, während er noch nüchtern war, Erbrechen erregte, so erbrach er eine sauer reagirende Flüssigkeit, welche Fleisch auflöste; es beweist dies, dass mechanische Reizung der Fauces auch bei leerem Magen eine Absonderung von Magensaft erregen kann. *Budd* erwähnt ferner, dass bei eingeklemmten Gallen- oder Harnsteinen die erbrochenen Massen oft sehr sauer seien, selbst wenn der Magen vorher vollständig von Speisen entleert war, und dass die Säure, welche sie enthielten, von *Prout* als Salzsäure nachgewiesen sei. Dieser Umstand und die beträchtliche und rasche Erleichterung dieser Magenbeschwerden durch alkalische Mittel macht es ihm wahrscheinlich, dass ein Theil der Schmerzen und vielleicht auch des Erbrechens von der Reizung der Magenschleimhaut durch den in den leeren Magen ergossenen Magensaft herrühren. Jedenfalls verdient die dringende Empfehlung von *Budd* und *Prout*, bei Gallen- und Harnsteinkoliken grosse Dosen von Natron bicarbonicum ($\mathfrak{Z}$ij auf $\frac{1}{2}$ Quart warmen Wassers) zu reichen, Berücksichtigung.

Fünfter Abschnitt.
Krankheiten des Darmcanals.

Kapitel I.
Catarrhalische Entzündung der Darmschleimhaut.

Enteritis catarrhalis. Catarrhus intestinalis.

§. 1. Pathogenese und Aetiologie.

Der Catarrh ist auch auf der Darmschleimhaut die constante Folge jeder Hyperaemie, mag die Gefässüberfüllung auf rein mechanische Weise zu Stande gekommen oder durch Einwirkung anderer Schädlichkeiten entstanden sein. Im Beginne der Krankheit und in acuten Fällen führt die Hyperaemie vorzugsweise zu massenhafter Transsudation einer eiweissarmem, salzigen Flüssigkeit, im weiteren Verlaufe und in chronischen Fällen dagegen meist nur zu abnormer Schleim- und Zellenproduction.

Der acute und namentlich der chronische Darmcatarrh gehören zu den am Häufigsten vorkommenden Krankheiten. Der Darmcatarrh ist 1) der constante Begleiter von Circulationshindernissen in der Leber. Der gehemmte Abfluss des Blutes in die Pfortader muss nothwendiger Weise zu Ausdehnung und Ueberfullung der Darmvenen und damit zu Catarrh des Darmes Veranlassung geben.

Der Darmcatarrh gesellt sich häufig, aber weniger constant, 2) zu den oft genannten Erkrankungen der Respirations- und Circulations-Organe, welche eine gehemmte Entleerung der Hohlvenen zur Folge haben. So wie in Folge dieser Zustände im ganzen grossen Kreisläufe venöse Stauung sich entwickelt, so entsteht dieselbe auch in der Darmschleimhaut; die Hyperaemie und der Catarrh des Darmes stellt also in diesen Fällen gleichsam die Cyanose der Darmschleimhaut dar.

Seltener giebt 3) eine Circulationsstörung an der Peripherie zu fluxionärer Hyperaemie und zu Catarrh der Darmschleimhaut Veranlassung. Hierher scheinen die hochgradigen Hyperaemieen des Darmes zu gehören, welche bei ausgebreiteten Entzündungen der äusseren Haut in Folge von Verbrennungen vorkommen, so wie die schnell eintretenden und bald

vorübergehenden Hyperaemieen des Darmes mit reichlichen serösen Transsudationen, welche durch die plötzliche Einwirkung einer niederen Temperatur auf die Haut, z. B. bei Reisen in Gebirgen (*Bidder* und *Schmidt*), entstehen. Ob hierher auch die durch Erkältung der Füsse und des Unterleibes
entstehenden Catarrhe, welche die Einwirkung der Erkältung längere Zeit
überdauern, und die unter dem Einflüsse eines nasskalten Klimas entstehenden chronischen Darmcatarrhe zu zählen seien, lassen wir dahin gestellt.

Als die Folge einer hochgradig enfluxionären Hyperaemie muss 4) auch
der intensive Catarrh der Darmschleimhaut angesehen werden, welcher häufig bei Peritonitis, namentlich bei Puerperal-Peritonitis, entsteht. Die intensive Entzündung des serösen Ueberzuges führt in diesen Fällen zu Oedem
des subserosen Gewebes, der Muscularis, der Submucosa und der Schleimhaut des Darmes. Ein derartiges Oedem sehen wir überall in der Nachbar-
schaft entzündlicher Circulationsstörungen auftreten, und wir haben dasselbe wiederholt als collaterales Oedem oder als Oedem durch collaterale
Fluxion bezeichnet. Es erklärt leicht die wässrigen Durchfälle, welche trotz
der Lähmung der Muscularis häufig die Peritonitis begleiten.

Eine Fluxion zu den Darmcapillaren mit consecutiver seröser Transsudation scheint 5) auch den durch Gemüthsbewegungen hervorgerufenen Diarrhöen zu Grunde zu liegen. Wir müssen für diese Fälle annehmen,
dass durch Nerveneinfluss die zuführenden Gefässe erweitert werden, und
diese Hypothese hat wenigstens einigen Boden gewonnen, seitdem *Budge*
nach Exstirpation des Ganglion coeliacum bei Kaninchen constant Durchfälle auftreten sah.

In den meisten Fällen ist die Hyperaemie und der Catarrh der Darmschleimhaut 6) die Folge örtlich einwirkender Reize. Als solche
sind die meisten Purganzen anzusehen, da nur wenige derselben dadurch ab-
führend wirken, dass sie als concentrirte Salzlösungen auf endosmotischem
Wege eine massenhafte Diffusion von Flüssigkeit aus den Darmgefässen in
den Darm veranlassen, ohne Hyperaemie zu erzeugen. — Weit seltener, als
man früher glaubte, wird durch reichlichen Erguss von Galle, und auch nicht
eben häufig durch Anwesenheit von Parasiten, Darmcatarrh hervorgerufen.
— Hierher gehören auch die Darmcatarrhe, welche nach der Zufuhr vieler
nicht medicamentöser Substanzen, namentlich mancher Obstarten, entstehen, vor Allem aber die Darmcatarrhe, welche durch den Uebertritt unverdauter und in Zersetzung begriffener Magencontenta in den Darm hervorgerufen werden (s. Aetiologie des Magencatarrhs). — Ausserordentlich häufig
liegt den Darmcatarrhen die Retention von Fäcalmassen zu Grunde. Blei-

ben diese an irgend einer Stelle des Darmes längere Zeit liegen, so erfahren sie abnorme Zersetzungen, und es bilden sich Producte, welche eine sehr nachtheilige und reizende Einwirkung auf die Darmschleimhaut ausüben. *Virchow* gebührt das Verdienst, auf das häufige Vorkommen partieller Peritonitis und der von derselben abhängenden Lageveränderungen, Verzerrungen und Knickungen des Darmes aufmerksam gemacht zu haben. Diese sind in der That in sehr vielen Fällen Ursachen der habituellen Stuhlverstopfung, und manches chronische Siechthum, welches in den grossen Topf der „chronischen Unterleibsbeschwerden" geworfen wird, beruht einfach auf einer Verzerrung und Verengerung des Darmrohrs, auf der Entwickelung von Gasen aus den zersetzten Fáces, auf consecutiven Darmcatarrhen.

Zu gewissen Zeiten häufen sich 7) Darmcatarrhe unter unbekannten Einflüssen, welche man, ohne sie zu kennen, als das Herrschen eines Genius epidemicus gastricus zu bezeichnen pflegt.

In vielen Fällen endlich ist der Darmcatarrh nur Symptom einer allgemeinen Erkrankung. Er lässt sich künstlich bei Thieren durch Einspritzen faulender Substanzen in die Venen (*Stich*) hervorrufen, begleitet constant den Abdominal-Typhus, ist das wichtigste Symptom der asiatischen Cholera. Ueber diese symptomatische Form, sowie über den Darmcatarrh, welcher sich zu Geschwüren und Entartungen des Darmcanals hinzugesellt, werden wir später reden.

§. 2. Anatomischer Befund.

Der Catarrh befällt nur selten den Darmtractus in seiner ganzen Ausdehnung. Am Häufigsten kommt er im Dickdarm vor, weniger häufig im Ileum, am Seltensten im Jejunum und Duodenum. — Die anatomischen Veränderungen, welche der acute Darmcatarrh in der Leiche hinterlässt, bestehen in einer bald blassen, bald dunklen, bald diffusen, bald nur auf die Umgebung der solitären und *Peyer*'schen Drüsen beschränkten Röthung der Schleimhaut, in einer Schwellung, Auflockerung und leichten Zerreisslichkeit derselben, in einer serösen Infiltration des submucosen Gewebes. Zuweilen ist nach dem Tode die Injection vollständig verschwunden, und die Schleimhaut erscheint bleich und blutleer. Ein fast constanter Befund beim acuten Darmcatarrh ist die Anschwellung der solitären und *Peyer*'schen Drüsen, welche deutlich über die Oberfläche der Schleimhaut prominiren. Meist findet man auch die Mesenterialdrüsen hyperämisch und mässig vergrössert. Der Inhalt des Darmes besteht anfänglich aus einer reichlichen serösen

Flüssigkeit, gemischt mit abgestossenen Epithelien und jungen Zellen, später aus einem spärlichen trüben Schleim, welcher der Darmwand adhärirt und gleichfalls epitheliale Gebilde einschliesst.

Bei dem chronischen Darmcatarrh zeigt die Schleimhaut eine mehr braunrothe oder schiefergraue Färbung; sie erscheint gewulstet und bildet zuweilen, namentlich im Mastdarm, polypenartige Hervorragungen. Die vergrösserten Follikel ragen meist noch deutlicher als beim acuten Catarrh in Form weisser Knötchen über die mit zähem, grauem oder puriformem Schleime bedeckte Oberfläche hervor. Zuweilen, wenn auch seltener, als im Magen, entwickelt sich auch beim chronischen Darmcatarrh Hypertrophie der Muscularis, durch welche eine der einfachen Strictur des Pylorus analoge Verengerung des Darmes entstehen kann.

In manchen Fällen zeigt die catarrhalische Entzündung Uebergänge zur diphtheritischen Form. Auf der stark gerötheten Schleimhaut bilden sich dann flache Schorfe, so dass sie wie mit Kleie bestreut aussieht. Nachdem die Schorfe abgestossen sind, bleiben oberflächliche, leicht blutende Erosionen zurück. Dieser anatomische Befund, welcher sich fast ausschliesslich im unteren Theile des Dickdarms und im Mastdarm vorfindet und sich im Gefolge von Kothanhäufung an jenen Stellen entwickelt, entspricht dem klinischen Bilde einer leichten catarrhalischen Ruhr.

Die intensiven Formen des Darmcatarrhs können zu Verschwärungen führen, und zwar kommt sowohl das diffuse catarrhalische Geschwür, als das Follicular-Geschwür im Darme vor.

Die diffusen catarrhalischen Geschwüre entstehen in Folge acuter, oder noch häufiger in Folge chronischer Entzündung, zu welcher sich eine acute hinzugesellt. Fremde Körper im Darm oder verhaltene Kothmassen geben am Häufigsten zu denselben Veranlassung. Sie bilden sich daher am Häufigsten da, wo die Darmcontenta am Leichtesten stagniren: im Coecum und im Kolon ascendens (Typhlitis stercoralis), im Processus vermiformis, nächstdem im Mastdarm und im Dickdarm, oberhalb verengter oder verzerrter Stellen. — Die dunkel geröthete und geschwellte Schleimhaut erweicht und zerfällt durch Eiterbildung in ihrem Gewebe; es entsteht ein Substanzverlust, der die Submucosa oder die Muscularis bloss legt. Heilt das Geschwür in diesem Stadium, so wird der Substanzverlust mit Granulationen gefüllt, und es bleibt später eine derbe, den Darm fast immer verengernde Narbe zurück. In anderen Fällen wird auch die Muscularis und die Serosa zerstört und der Darm perforirt. Während die Zerstörung von Innen nach Aussen vorschreitet, kann sich eine partielle Peritonitis entwickeln, und diese kann durch Verklebung mit benachbarten Darmstücken den Austritt der Darmcontenta in die Bauchhöhle verhüten. Dieser Vorgang wird am Häufigsten bei Perforationen des Processus vermiformis beobachtet. Fast eben so häufig als Peritonitis entsteht bei Entzündungen und Verschwärungen des Coecum, welche man als Typhlitis stercoralis bezeichnet, eine phlegmonöse Entzündung in dem lockeren Bindegewebe, welches das Coecum und das Kolon ascendens an die Fascia iliaca anheftet, — Perityphlitis. Von dieser werden wir, da sie auch unabhängig von Erkrankungen des Darmes vorkommen kann, in einem besonderen Kapitel reden.

Die zweite Form der catarrhalischen Verschwärung, das Follicular-Geschwür, kommt fast ausschliesslich im Dickdarm und namentlich im unteren Theile desselben vor. Es richtet daselbst vaste Zerstörungen an und ist ausgezeichnet durch die geringe Reaction, welche die Schleimhaut in der Umgebung des Geschwürs erkennen lässt. Nach *Rokitansky*'s meisterhafter Schilderung ist seine Entstehung folgende: im Anfang sind die Follikel stark geschwollen, von einem dunkelrothen Gefässkranze umgeben, später tritt Verschwärung in ihrem Innern ein, der Eiterherd durchbricht die Decke, es entsteht ein kleiner Follicular-Abscess, welcher rothe, schwammig-körnige Wandungen und eine kleine, geschwürige, feingefranzte Oeffnung zeigt. Während die Verschwärung allmälig den ganzen Follikel zerstört, verliert sich die Hyperämie der zunächst gelegenen Schleimhaut; dieselbe zeigt vielmehr ein bleiches oder schiefergraues Aussehen; das Geschwür ist dann etwa linsengross, kreisrund oder etwas oval. Bald greift die Verschwärung auch auf die umgebende Schleimhaut über, die runde Form des Geschwürs geht verloren, es bilden sich ausgedehnte, buchtige Geschwürsflächen, oder es bleiben auf grossen Strecken des Darmes nur einzelne Inseln und zackige Vorsprünge der Schleimhaut erhalten, während an den übrigen Stellen das submucose Gewebe oder die Muscularis bloss liegt. Im Darme findet man meist einen grauröthlichen, halbflüssigen, flockig-krümlichen Inhalt, mit unverdauten Ingestis gemischt.

§. 3. Symptome und Verlauf.

Bei dem acuten Darmcatarrh pflegt neben der in den Darm erfolgenden serösen Transsudation die peristaltische Bewegung der Gedärme beschleunigt zu sein, so dass die Stuhlgänge nicht nur flüssiger, sondern auch häufiger werden. Der Durchfall, welchem oft laute rollende und polternde Geräusche im Darme vorhergehen, ist das constanteste, und zuweilen das einzi-

ge Symptom des acuten Darmcatarrhs. Schmerzen und andere Beschwerden
können fehlen, die Kräfte und die Ernährung des Kranken, wenn die Ausleerungen nicht zu häufig und zu copiös sind und nicht zu lange anhalten,
normal bleiben. In solchen Fällen wird der Durchfall von Laien meist als
ein erfreuliches Ereigniss angesehen, von welchem sie sich eine Reinigung
des Körpers und allerhand andere Vortheile versprechen. Die Ausleerungen
bestehen anfänglich aus verdünnten Fäcalmassen (Diarrhoea stercoralis).
Wenn die seröse Transsudation und die beschleunigte Darmbewegung noch
fortbesteht, nachdem schon alle vorhandenen Fäces aus dem Darme entleert sind, so verlieren die Dejectionen allmälig den eigenthümlichen Fäcal-
geruch und bestehen aus salzigem Transsudate, welchem epitheliale Massen
(Cylinder-Epithelien) und junge Zellen, sowie unverdaute und wenig veränderte Ingesta in grösseren oder geringeren Mengen beigemischt sind (Diarrhoea serosa). Die Farbe der flüssigen Stuhlgänge ist meist grünlich in verschiedenen Nuancen; dies beruht keinesweges darauf, dass etwa abnorme
Quantitäten von Galle in den Darm ergossen wären, sondern darauf, dass die
Galle, ehe sie die normalen Umwandlungen erlitten hat, mit der Flüssigkeit
und dem Darmgeschabsel ausgeleert wird. Je massenhafter die Transsudate
sind, desto blasser werden sie, weil die beigemischte Galle nicht ausreicht,
um sie vollständig zu färben. In den catarrhalischen Ausleerungen finden
sich kaum Spuren von Eiweiss, nicht selten aber Krystalle von phosphor-
saurer Ammoniak-Magnesia, deren Vorkommen man eine Zeit lang als charakteristisch für Typhusstühle ansah, endlich meist reichliche Mengen von
Kochsalz. Gewöhnlich, nachdem der Durchfall einen oder einige Tage oder
auch noch länger angedauert hat, beginnt wieder die normale Umwandlung
der Ingesta; die Ausleerungen werden seltner und bekommen wieder das fa-
culente Ansehn, sowie den fäculenten Geruch. Gewöhnlich folgt dann auf
den Durchfall eine bald mehr, bald weniger hartnäckige Stuhlverstopfung.

    In anderen Fällen gesellen sich zu dem Durchfall schmerzhafte
Empfindungen im Leibe. Diese bestehen hauptsächlich in periodisch wiederkehrenden kneifenden Schmerzanfällen, Koliken, bei denen die Kranken zuweilen, wenn die Schmerzen einen hohen Grad erreichen, auffallend
bleich und kühl erscheinen. Diese Kolikschmerzen lassen meist nach, wenn
ein neuer Durchfall eintritt oder nur bevorsteht. Weit seltener als die erwähnten Schmerzanfälle wird ein continuirliches Gefühl von Druck oder
Wundsein im Leibe und Empfindlichkeit des Bauches gegen Druck beobachtet. — Nur in den seltenen Fällen, in welchen sich acuter Darmcatarrh
zu ausgebreiteten Verbrennungen der äusseren Haut gesellt, sind die zuletzt

erwähnten Schmerzen ungemein heftig. Diese Eigenthümlichkeit und das Vorkommen von Blut in den Ausleerungen unterscheiden diese Form des Darmcatarrhs von jeder anderen.

Sehr häufig zeigt der Leib beim acuten Darmcatarrh einen mässigen Grad von Aufgetriebenheit, und es entleeren sich bei den Durchfällen grosse Mengen, meist übelriechender Gase. Die Gasentwickelung im Darme kann nicht als ein Symptom oder als die Folge des acuten Darmcatarrhs angesehen werden, so lange sich dieser in dem Stadium massenhafter Transsudation und vermehrter peristaltischer Bewegung befindet; sie hängt vielmehr dann von derselben Ursache ab, welche am Häufigsten zu Entstehung des Catarrhs selbst Veranlassung giebt, nämlich von dem Uebertreten unverdauter und in Zersetzung begriffener Substanzen aus dem Magen in den Darm.

Der acute Darmcatarrh ist endlich nicht selten mit Fiebererscheinungen verbunden. Ist er in Folge von Erkältungen entstanden, so zeigt das Fieber meist die Eigenthümlichkeiten des sogenannten Catarrhalfiebers (s. Seite 57); in anderen Fällen ist das Fieber heftiger, und dann entstehen, zumal bei gleichzeitiger Erkrankung des Magens, die früher geschilderten Bilder eines gastrischen Fiebers, eines Gallen- oder Schleimfiebers.

In der bisher beschriebenen Weise verläuft der acute Darmcatarrh, wenn er über grosse Strecken des Darmes verbreitet ist, oder wenn er, wie gewöhnlich, seinen Sitz im unteren Theile des Ileum und im Kolon hat. — Catarrhe des Duodenum begleiten häufig die Catarrhe des Magens, sind aber nur zu erkennen, wenn sie sich auf den Ductus choledochus fortpflanzen und dadurch zu Gallenstauung und Gelbsucht führen; in allen anderen Fällen modificiren sie das Krankheitsbild des Magencatarrhs zu wenig, als dass man sie erkennen könnte. — Catarrhe des Dünndarms können ohne Durchfall verlaufen, wenn der flüssige Inhalt des Dünndarms im Dickdarm längere Zeit verweilt und durch Resorption des wässrigen Antheils eingedickt wird. Gesellt sich demnach zu den Symptomen eines Magencatarrhs lautes Kollern und Poltern im Leibe, welches verräth, dass Gase und Flüssigkeiten in den Gedärmen enthalten sind und hin und her bewegt werden, bleibt aber der erwartete Durchfall aus, so darf man annehmen, dass der Magencatarrh sich auf den Dünndarm ausgebreitet, aber den Dickdarm verschont hat. — Catarrhe im unteren Theile des Dickdarms und im Mastdarm bestehen häufig ohne gleichzeitige Erkrankung der übrigen Abschnitte des Darmcanals. In Folge der grossen Intensität der Entzündung, welche oft Uebergänge von der catarrhalischen zur diphtheritischen Form zeigt (s. §. 2), entsteht ein eigenthümliches Krankheitsbild. Dem Stuhlgange gehen, ganz wie bei der Ruhr, heftige, kneifende Schmerzen vorher, welche sich von der Gegend des Nabels nach dem Kreuze verbreiten. Dann folgen krampfhafte Contractionen des Sphincter, schmerzhaftes Brennen im After, und unter heftigem Drängen und Pressen werden bald grössere, bald geringere Mengen eines weissen und glasigen, oft mit Blut gemischten Schleimes entleert. Gewöhnlich tritt darauf Erleichterung ein, bis nach Ablauf einer Stunde oder noch früher die Schmerzen von Neuem beginnen und die geschilderte Scene sich wiederholt. Von Zeit zu Zeit gehen harte Fäcalmassen ab, und der Kranke bekommt für längere Zeit Ruhe. Bei einer zweckmässigen Behandlung, d. h. bei rechtzeitiger Entfernung der stagnirenden Fäcalmassen, durch welche die Krankheit hervorgerufen und unterhalten wird, endet die catarrhalische Ruhr, mit welchem Namen man ganz passend diese Form des Darmcatarrhs bezeichnet, schnell in Genesung. Bei unzweckmässiger Behandlung kann sie leicht in schwerere Formen übergehen. — Ist endlich der acute Catarrh auf den Mastdarm beschränkt, so ist gleichfalls beständiger Stuhldrang vorhanden; es werden schleimige oder schleimigblutige Massen ohne Beimischung von Koth entleert, aber es fehlen die charakteristischen Schmerzen im Leibe, welche den Stuhlgängen bei der catarrhalischen Ruhr vorhergehen.

Der chronische Darmcatarrh führt bei Erwachsenen nur selten zu massenhafter seröser Transsudation in das Darmrohr; in der Mehrzahl der Fälle ist die Secretion der Darmschleimhaut nur spärlich und das Secret schleimig. Daher kommt es, dass der chronische Darmcatarrh Erwachsener selten oder nur vorübergehend von Durchfällen begleitet ist, dass im Gegentheil die Kranken gewöhnlich an Stuhlverstopfung leiden. Durch die zähe Schleimdecke, welche der Darmwand aufliegt, wird die Resorption gehindert und die Ernährung beeinträchtigt: die Kranken verlieren an Kräften, magern ab, bekommet ein bleiches oder schmutzig graues Ansehen. Der im Darm enthaltene Schleim wirkt aber ferner wie ein Ferment auf die übrigen Contenta ein und bewirkt abnorme Zersetzungen derselben, in Folge deren grosse Mengen von Gasen frei werden, welche die Gedärme ausdehnen und zu den lästigsten Beschwerden Veranlassung geben: der Bauch wird gespannt, das Zwerchfell in die Höhe getrieben, die Respiration behindert; die Compression der arteriellen Gefässe bewirkt Fluxionen zu anderen Organen und namentlich zum Gehirn. Der Abgang einer Blähung ist für solche Kranke ein wichtiges Ereigniss und wird mit grosser Freude begrüsst. Zu der habituellen Stuhlverstopfung, der Störung in der Ernährung, der Flatulenz mit ihren Folgen gesellt sich fast immer eine ähnliche schwere psychische Verstimmung, wie diejenige, welche wir bereits unter den Symptomen des chronischen Magencatarrhs erwähnt haben. Die Kranken beschäftigen sich entweder ausschliesslich mit ihren Körperzuständen und haben für nichts Anderes Sinn und Zeit, oder es bemächtigt sich ihrer eine allgemeine Muthlosigkeit und Verzweiflung. Es ist in dieser Beziehung höchst bemerkenswerth, dass man bei der Section von Geisteskranken und Selbstmördern auffallend häufig Knickungen und abnorme Lagerungen der Gedärme, die häufigste Ursache des chronischen Darmcatarrhs, gefunden hat. Die habituelle Stuhlverstopfung wird zuweilen vorübergehend durch heftige Kolikschmerzen und einen intercurrenten Durchfall, bei welchem enorme Massen von Schleim und sehr übelriechende Fäces entleert werden, unterbrochen. Da dieser Zwischenfall oft ohne nachweisbare äussere Veranlassung eintritt, so hat es den Anschein, als ob bei der Zersetzung der Darmcontenta sich zu Zeiten Producte bilden, welche besonders feindlich und reizend auf die Schleimhaut einwirken und den chronischen Catarrh zum acuten steigern. — Chronische Darmcatarrhe, welche in der geschilderten Weise verlaufen, gehören zu den häufigsten, lästigsten und hartnäckigsten Krankheiten. Viele Kranke werden durch die Erfolglosigkeit der ihnen verordneten Mittel schliesslich an der ärztlichen Kunst irre gemacht und fallen in die Hände von Charlatans, oder gebrauchen *Morrison*'sche Pillen, *Leroi*'sche Kräuter, *Strahl*'sche Hauspillen oder andere Geheimmittel. Wir werden später zeigen, dass diese Mittel als componirte Laxanzen einen unverkennbar günstigen Einfluss auf die Beschwerden haben, welche den chronischen Darmcatarrh begleiten, und dass der grossen Häufigkeit dieses Uebels den Ruf verdanken, Universalmittel zu sein.

Zuweilen ist allerdings der chronische Darmcatarrh mit beachtlich vermehrter Reaction der Darmschleimhaut und mit beschleunigter peristaltischer Bewegung verbunden und verläuft unter dem Bilde eines chronischen Durchfalls. Diese Fälle sind indessen bei Erwachsenen äusserst selten; ein Wochen oder Monate lang bestehender Durchfall muss daher immer den Verdacht erwecken, dass tiefere Läsionen des Darmes vorliegen, und nur wenn solche ausgeschlossen werden können, darf man als Ursache des Durchfalls einen einfachen Darmcatarrh annehmen. Die Dejectionen bestehen in solchen Fällen aus grossen Mengen glasigen oder puriformen Schleimes, welchen bald erweichte Fäcalmassen, bald, bei grosser Ausbreitung des Catarrhs, unverdaute Speisereste beigemischt sind (Diarrhoea lienterica). Gehen zu Zeiten nur ungefärbte Schleimmassen oder puriforme

Flüssigkeiten ab, während zu anderen Zeiten harte Skybala entleert werden, so darf man schliessen, dass der untere Theil des Dickdarms der Sitz der Erkrankung sei, und dass der Catarrh in folliculäre Verschwärung überzugehen drohe. Zuweilen hört der Durchfall für einige Tage auf, macht einer Obstruction Platz und tritt dann um so heftiger wieder ein. Es kommen Fälle vor, in welchen die Kranken in Folge chronischen Durchfalls erschöpft zu Grunde gehen; doch findet man dann gewöhnlich weitere Folgezustände oder anderweitige Veränderungen im Darme vor. — Ganz anders verhält es sich mit dem chronischen Darmcatarrh der Kinder. Derselbe verläuft fast immer unter dem Bilde eines hartnäckigen und erschöpfenden Durchfalls, und man hat sich daher im Gegentheil zu hüten, aus diesem Symptom zu voreilig auf Darmtuberculose, Mesenterialtuberculose, oder auch nur auf catarrhalische Geschwüre zu schliessen. In dem Darm der meisten Kinder, welche an chronischem Durchfall, oft mit der unklaren Diagnose von „Unterleibsdrüsen", sterben, findet man bei der Section Nichts, als die leicht zu übersehenden Residuen eines chronischen Darmcatarrhs. Am Häufigsten kommt bei Kindern der chronische Darmcatarrh gegen das Ende des ersten Lebensjahres, kurz nach dem Entwöhnen vor (Diarrhoea ablactatorum). Anfänglich sind die Ausleerungen mehr schleimig und wenig copios, zeigen saure Reaction und entweder gleich nach der Entleerung, oder wenn sie eine Zeit lang mit der Luft in Berührung gewesen sind, eine grünliche Farbe. Diese beruht auf der Beimischung von unzersetzter Galle und auf höherer Oxydation des noch erhaltenen Gallenfarbstoffs. Später werden die Dejectionen meist sehr copios, wässrig, von lehmiger Farbe, sehr übelriechend und sind mit unverdauten Ingestis gemischt. Durch diesen Durchfall werden die bis dahin blühenden, gut genährten Kinder anfänglich nur wenig angegriffen, aber ein unseliges Vorurtheil stempelt denselben zu einer heilsamen Erscheinung, welche die Kinder vor Zahnkrämpfen schütze, und welche man nicht „stopfen" (!) dürfe: der Arzt wird daher nicht eher gerufen, als bis das Kind welk und schlaff geworden ist, und dann ist es oft schwer, der Krankheit Herr zu werden; der Durchfall besteht fort, die Kinder magern immer stärker ab, und eine grosse Zahl stirbt im zweiten Lebensjahre in Folge chronischen Darmcatarrhs. — Bei den sogenannten Zieh- und Haltekindern tritt der chronische Darmcatarrh meist früher auf und verläuft weit schneller. Die Mutter eines solchen, bis dahin kräftigen und runden Kindes, welches wegen seines Aussehns die beste Empfehlung für die Brauchbarkeit der Mutter als Amme ist, nimmt oft schon in der sechsten oder achten Woche nach ihrer Entbindung einen Ammendienst an; das Kind wird einer alten Frau übergeben, welche ihm schlechte Milch, verdorbenen Brei und, damit es nicht zuviel schreie, in der Zwischenzeit einen Nutschbeutel oder eine Brotrinde giebt; sehr bald entsteht Durchfall, die Abmagerung geht überaus schnell vor sich und erreicht bald den höchsten Grad: Fett und Muskeln schwinden, das Kind hat Falten im Gesicht und sieht aus, wie ein altes Mütterchen; die welke Haut schlottert ihm, wie weite Hosen, um die Beine, die Umgebung des Mastdarms wird meist excoriirt und die Mundschleimhaut schliesslich mit Soormassen bedeckt. Während das Kind, welches die Amme säugt, prächtig gedeiht, geht ihr eigenes meist schon im dritten oder vierten Monate seines Lebens kläglich zu Grunde. In grossen Städten lassen Frauen, welche sich damit abgeben, Ziehkinder bei sich aufzunehmen, drei, vier oder noch mehr alljährlich begraben. Auch in diesen Fällen findet sich bei der Section meist Nichts, als die Zeichen hochgradiger Tabescenz und die geringen Residuen eines chronischen Darmcatarrhs. Letzterer kann im Grunde bei der Diarrhoea ablactatorum als eine Reihe täglich wiederkehrender acuter Darmcatarrhe, und der Uebertritt unverdauter und zersetzter Ingesta in den Darm als die Schädlichkeit, welche ihn täglich von Neuem hervorruft, angesehen werden.

Von den intensiven catarrhalischen Entzündungen, welche zur Verschwärung der Schleimhaut, und nicht selten der ganzen Darmwand führen, besprechen wir zunächst die häufigste Form, die Typhlitis, oder, wie man sie gewöhnlich nennt, die Typhlitis stercoralis. Der Krankheit gehen zuweilen Vorboten voraus, d. h. bevor es zu der intensiven Entzündung kommt, welche wir Typhlitis nennen, rufen angehäufte Fäcalmassen im Coecum und Kolon ascendens wiederholt Kolik und Darmcatarrh hervor, so dass die Kranken zeitweise über Leibschmerzen klagen und abwechselnd an Verstopfung und an Durchfall leiden. In anderen Fällen fehlen die Vorboten, und schon die erste Retention der Fäces im Coecum oder im Kolon ascendens führt zu intensiver Entzündung und Verschwärung der Darmwand. Ist dieser Zustand eingetreten, so verliert die Muscularis die Fähigkeit, sich zu contrahiren, und es entsteht ein eben so schweres Hinderniss für den Fortschritt der Darmcontenta, als bei Verengerungen oder Einklemmungen der Gedärme. Zwar gehen zuweilen schleimige und schleimig-blutige Massen, die Producte eines Catarrhs im unteren Abschnitte des Dickdarms, aus dem After ab, aber die eigentliche Defäcation bleibt aus. Der Inhalt des Dünndarms, welcher nicht nach Unten ausweichen kann, wird durch die Contractionen der Darmmuskeln nach Oben getrieben, es entstehen sogenannte antiperistaltische Bewegungen. Die in den Magen gelangten Contenta des

Dünndarms bewirken daselbst eine heftige Reizung, es stellt sich Uebelkeit, Würgen und Erbrechen ein; Anfangs werden die genossenen Speisen, später grüne, bitter schmeckende, gallige Massen, in seltneren Fällen endlich eine bräunliche Flüssigkeit von widerlichem Geschmack und fäculentem Geruch ausgebrochen (Ileus, Miserere). Aus den geschilderten Symptomen lässt sich mit Sicherheit erkennen, dass sich an irgend einer Stelle ein Hinderniss für den Fortschritt des Darminhalts gebildet haben muss; in den seltenen Fällen, in welchen die Schmerzen in der rechten Darmbeingrube gering sind und sich dort keine Geschwulst nachweisen lässt, kann man über die Art dieses Hindernisses in Zweifel sein; in den meisten Fällen aber treten gleichzeitig mit der Stuhlverstopfung heftige Schmerzen und ein charakteristischer Tumor auf, welche keinen Zweifel übrig lassen. Die Schmerzen nehmen die rechte Unterbauchgegend ein und machen nicht nur spontan nach kürzeren oder längeren Pausen, in welchen sie erträglich sind, heftige Exacerbationen, sondern werden auch durch jeden leisen Druck auf die erwähnte Gegend und durch jede Bewegung verschlimmert. Bei der Palpation, vor welcher sich die Kranken sehr zu fürchten pflegen, fühlt man eine Geschwulst, welche eine wurstförmige Gestalt hat und sich von der rechten Darmbeingrube nach dem unteren Rippenrande ausbreitet. Diese Geschwulst entspricht in Form und Lage so genau dem Coecum und dem Kolon ascendens, dass sie leicht zu deuten ist. — Bei günstigem Verlaufe der Krankheit tritt in dem geschilderten Stadium derselben Besserung ein; es erfolgen, von reissenden Schmerzen im Bauche begleitet, mehrere Stuhlgänge, durch welche grosse Massen sehr übelriechender Fäces entleert werden; das Erbrechen verliert sich, die Geschwulst nimmt ab, verschwindet aber nur allmälig, da sie nur zu einem Theile durch den Inhalt der Därme, zum anderen Theile durch die Anschwellung der Darmwände gebildet wird. Diesen günstigen Verlauf nimmt die Krankheit bei Weitem nicht immer; in den meisten Fällen breitet sich vielmehr die Entzündung von dem serösen Ueberzuge des Coecum und des Kolon ascendens theils auf das Peritonaeum, welches die benachbarten Darmschlingen und die Bauchwand bekleidet, theils auf das Bindegewebe aus, welches das Kolon ascendens an die Fascia iliaca heftet. Durch die Ausbreitung der Peritonitis wird die Schmerzhaftigkeit des Bauches diffuser, die Geschwulst verliert die wurstförmige Gestalt und wird breiter, durch die Perityphlitis, mit welchem Namen man die Entzündung des Bindegewebes hinter dem Kolon ascendens bezeichnet, entstehen Schmerzen im rechten Schenkel oder ein Gefühl von Taubheit in demselben; der Psoas und der Iliacus werden seros infiltrirt und können nicht contrahirt werden, so dass der

Kranke nicht im Stande ist, durch Verkürzung derselben den Schenkel zu heben. In diesen Fällen pflegt der Kranke, den Körper leicht vorn übergebeugt, auf der rechten Seite im Bette zu liegen und jede Veränderung dieser Lage zu fürchten, da in derselben einerseits die Bauchmuskeln am Wenigsten gespannt, andererseits der Psoas und Iliacus am Wenigsten ausgedehnt sind. – Nicht selten hat mit den geschilderten Symptomen die Krankheit ihre Akme erreicht und geht allmälig in Besserung über. Mit dem Schwinden der Typhlitis selbst werden auch die secundären Entzündungen sistirt und die Exsudate allmälig resorbirt. In solchen Fällen verliert sich nach und nach die Schmerzhaftigkeit des Leibes; die Geschwulst, welche immer mehr und mehr gegen die Mittellinie des Körpers vorgerückt war, wird wieder schmaler und verschwindet endlich ganz. In gleicher Weise lassen die Schmerzen und das Gefühl von Taubheit im rechten Schenkel nach, der Psoas und der Iliacus können wieder verkürzt und daher der Oberschenkel gehoben werden. – In ungünstigen Fällen breitet sich die Entzündung allmälig über das ganze Bauchfell aus, oder das abgesackte Exsudat wird nicht resorbirt, sondern unterhält eine chronische Peritonitis, und der Kranke erliegt dem lentescirenden Fieber, welches diese begleitet. Endlich können die Wände des abgesackten Exsudates allmälig in Verschwärung übergehen, es können Perforationen nach Aussen, in benachbarte Darmstücke, oder in andere Organe erfolgen, Verhältnisse, auf welche wir bei der Besprechung der Peritonitis näher eingehen werden. Die schlimmeren Ausgänge der Peritonitis, namentlich eine schnelle Ausbreitung derselben über das ganze Bauchfell, müssen den Verdacht erwecken, dass die Verschwärung des Coecum zur Perforation geführt habe; doch ist die Perforation bei dieser Form ziemlich selten und nur in wenigen Fällen während des Lebens mit Sicherheit zu constatiren. Sehr mannigfach sind die Ausgänge der Perityphlitis, wenn sie in Abscessbildung übergeht, und wenn sich Eitersenkungen bilden (s. Kapitel V.).

Die Verschwärung des Processus vermiformis ist zwar meist von leichten Schmerzen in der rechten Unterbauchgegend begleitet, aber diese pflegen so unbedeutend zu sein, dass es wohl immer unmöglich ist, sie richtig zu deuten. Erst wenn die Verschwärung das Peritonaeum erreicht, oder wenn dieses zerstört ist, und wenn dann die geschilderten Symptome der partiellen Peritonitis oder die der Perityphlitis auftreten, kann die Krankheit erkannt werden. Man würde freilich nicht wissen, ob es der Wurmfortsatz oder das Coecum ist, von welchem die consecutiven Entzündungen ausgehen, wenn nicht das Fehlen der Vorboten, sowie das Fehlen der Obstruction und des Erbrechens, vor Allem aber das Fehlen der charakteristischen

Geschwulst Aufschluss gäben. Hat man mit einem Kranken zu thun, bei welchem bereits ausgebreitete Peritonitis oder Eitersenkungen in Folge einer vorgeschrittenen Perityphlitis vorhanden sind, und der über die Anamnese seines Leidens nur unvollständige Angaben macht, so sind beide Krankheiten nicht zu unterscheiden. — Obgleich die Peritonitis und die Perityphlitis bei der Verschwärung des Processus vermiformis in den meisten Fällen durch Perforation desselben und durch Austritt seiner Contenta hervorgerufen werden, so können diese Krankheiten dennoch den früher geschilderten günstigen Verlauf nehmen. Dies geschieht am Häufigsten, wenn die Perforation allmälig erfolgt, so dass die Gedärme in der Umgebung verklebten und dadurch das übrige Peritonaeum vor dem Insult durch die ausgetretenen Contenta geschützt wurde. Es kann in seltenen Fällen schliesslich eine feste Verwachsung sich bilden, der Eiter und die ausgetretenen Massen können in ein schwieliges Gewebe eingekapselt werden, oder es kann Durchbruch der abgesackten Massen nach Aussen erfolgen, während die Perforationsstelle am Processus vermiformis durch schwieliges Narbengewebe geschlossen ist, so dass kein weiterer Austritt stattfindet.

Intensive Entzündungen und Verschwärungen der Gedärme kommen an anderen Stellen, als den genannten, weit seltener vor, am Häufigsten noch im Kolon transversum und in der Flexura sigmoidea. Die Symptome sind denen der Typhlitis ähnlich und bestehen in hartnäckiger Obstruction, in Schmerzhaftigkeit des Bauches an einer umschriebenen Stelle und in dem Auftreten der charakteristischen Geschwulst. Zu diffuser Peritonitis führen sie nur äusserst selten, zumal da es viel leichter gelingt, die Kothanhäufung an diesen Stellen zu heben und damit dem Entzündungsprocesse Einhalt zu thun.

Die folliculären Darmgeschwüre werden vorzugsweise bei kachektischen Individuen beobachtet. Die Symptome sind anfangs die eines protrahirten Dickdarmcatarrhs, bald aber bemerkt man in den schleimigen, weissen und durchsichtigen Massen, deren Abgänge leichte Tormina vorhergehen, und die ein mässiger Tenesmus begleitet, eigenthümliche, durchscheinende, gequollenem Sago ähnliche Klümpchen, welche das Uebergreifen des Catarrhs auf die Follikel anzeigen. Von Zeit zu Zeit werden Fäcalmassen, denen weisser oder blutig gefärbter Schleim und jene sagoartigen Klümpchen adhäriren, entleert. Allmälig werden nun die schleimigen Massen undurchsichtiger, flüssiger, gelb weiss und eiterähnlich, und so entsteht die Form des Durchfalls, welche man früher als Fluxus coeliacus oder als Diarrhoea chylosa bezeichnet hat. Auch in diesem Stadium können abwechselnd normal gefärbte und geformte Fäces entleert werden. Heilen die folliculären Geschwüre, so bleiben, da bei der Heilung derselben sich narbige Stricturen zu bilden pflegen, fast in allen Fällen eine sehr hartnäckige Obstruction, grosse Neigung zu Flatulenz und die früher geschilderten Symptome des chronischen Darmcatarrhs zurück.

§. 4. Diagnose.

Der ohne Fieber verlaufende acute Darmcatarrh wird nicht leicht mit anderen Krankheiten verwechselt.

Ueber die Unterscheidung des idiopathischen, fieberhaften Magen- und Darmcatarrhs von dem Anfangsstadium eines Typhus haben wir früher (s. Seite 484) gesprochen.

Sehr häufig wird diejenige Form des chronischen Darmcatarrhs, bei welcher Stuhlverstopfung, Flatulenz und psychische Verstimmungen die hervorragendsten Symptome bilden, verkannt. Vor noch nicht langer Zeit glaubte man fast allgemein, dass der genannte Symptomencomplex überall von Erkrankungen der grossen Unterleibsdrüsen, namentlich der Leber, abhange. Die Kranken wurden, um sie von ihren Infarcten und Anschoppungen zu heilen, nach Karlsbad geschickt, und wenn sie von dort gebessert zurückkamen, so galt dies für einen Beweis, dass die Diagnose richtig gewesen sei. Nachdem gewissenhafte und vorurteilsfreie Autopsieen nachgewiesen hatten, dass den chronischen Unterleibsbeschwerden, mit welchem Namen man die erwähnten Symptome zu bezeichnen pflegte, nur selten nachweisbare Erkrankungen der Leber, der Milz, des Pankreas zu Grunde lagen, und dass umgekehrt wichtige Entartungen dieser Organe, welche bei der Section gefunden wurden, keinesweges immer während des Lebens schwere Verdauungsstörungen hervorriefen, hat sich eine neue Unsitte eingeschlichen. Nach dem Vorgänge von *Rademacher* hält eine ganze Reihe von Aerzten es für erwiesen, dass zahlreiche Erkrankungen der Leber, Milz und des Pankreas vorkommen, welche keine für uns wahrnehmbare Structurveränderungen hinterlassen sollen. Wir haben nicht nöthig, uns auf eine Widerlegung solcher Annahmen einzulassen, und wollen nur auf die unerhörte Methode aufmerksam machen, nach welcher dergleichen Erkrankungen der Leber, der Milz, des Pankreas etc. diagnosticirt werden. Bessert sich ein Krankheitszustand, der nach unseren physiologischen Kenntnissen nicht im Entferntesten mit einer Textur- oder Functionsstörung jener Organe zusammenhängt, bei dem Gebrauche des Frauendistelsamens, der Tinctura Nucum vomicarum, der Aqua glandum Quercus, so reicht dieses Factum für *Rade-macher* und seine Schüler hin, um aus demselben die Abhängigkeit des Lei-dens von einer Uraffection der genannten Organe zu schliessen, trotzdem, dass für keines jener Mittel der Nachweis geführt ist, dass es eine specifi-sche Wirkung auf das Organ habe, dessen Urleiden es heilen soll. — Die Er-kennung des mit Obstruction verbundenen chronischen Darmcatarrhs wird erleichtert, wenn gleichzeitig ein chronischer Magencatarrh vorhanden ist; aber es giebt auch Fälle, in welchen die Magenverdauung intact ist. Der gu-te Appetit, das Wohlbefinden in den auf die Mahlzeit folgenden nächsten Stunden und schon die reine Zunge verleiten in letzterem Falle leicht dazu, die Ursache des Uebels in anderen Anomalieen, als in Verdauungsstörungen zu suchen. Kommt dazu noch Schmerzhaftigkeit an einer mehr oder we-niger umschriebenen Stelle des rechten Hypochondrium, so muss der Arzt oft seine ganze Autorität einsetzen, um seine Ansicht, dass es sich dennoch um ein chronisches Darmleiden handle, zur Geltung zu bringen. Gerade an der ersten Flexur des Kolon finden sich überaus häufig Verwachsungen mit der Leber, welche zu Knickungen und Verengerungen des Darmes führen, so dass eine Empfindlichkeit der Kranken gegen Druck in dieser Gegend die Diagnose des chronischen Darmcatarrhs eher unterstützt als widerlegt. Eine wesentliche Hülfe für die Diagnose der in Rede stehenden Form des chronischen Darmcatarrhs ist die Verschlimmerung der Symptome, welche eintritt, sobald der Kranke längere Zeit verstopft bleibt. — Wir kommen in den späteren Abschnitten auf die Unterscheidung des chronischen Darm-catarrhs von anderen Unterleibsleiden noch öfter zurück und wollen hier nur noch einmal darauf aufmerksam machen, dass der chronische Darmca-tarrh eine überaus häufige Krankheit ist, und dass man sich gewöhnen muss, bei der Beurtheilung von Krankheitszuständen zunächst die gewöhnlichen und alltäglichen Erkrankungsformen im Auge zu haben. Wäre diese Sitte allgemeiner, so würden die jetzt ganz zahllosen Fälle, in welchen Kranke behaupten, dass ihnen kein Arzt habe helfen können, und dass sie erst ge-bessert seien, seitdem sie sich der *Morrison*'schen Pillen bedient hätten, viel seltener sein.

§. 5. Prognose.

Die Prognose des Darmcatarrhs ergiebt sich zum grössten Theil aus dem, was wir über den Verlauf desselben gesagt haben. Ein acuter Darmcatarrh, welcher zu reichlicher Transsudation und vermehrter Darmbewegung führt, ist meist ein Uebel ohne Bedeutung und Gefahr; sogar der Durchfall kann einen heilsamen Einfluss haben, indem durch denselben schädliche Stoffe, welche in den Darm gelangten, entfernt werden. Auch zur Zeit der Dentition kann ein mässiger Darmcatarrh für Kinder, welche zu Gehirn- und Lungenhyperämie neigen, eine nicht unerwünschte Erscheinung sein; indessen hat man die dringende Pflicht, seine Clienten vor dem Aberglauben zu schützen, dass alle Kinder während des Zahngeschäftes Durchfall haben müssten, und dass man gegen einen zur Zeit der Dentition vorkommenden Durchfall nicht einschreiten dürfe. Dieser Aberglaube ist überaus verbreitet und überaus gefährlich; er verschuldet oft, dass der Arzt nicht eher gefragt wird, als bis die Kinder entkräftet und abgemagert sind und sich in einem bedenklichen Zustande befinden. Bei einer rechtzeitigen und zweckmässigen Behandlung gestatten auch die chronischen Kinderdurchfälle meist eine günstige Prognose. Selbst die Typhlitis und ihre Folgen bedrohen, nach dem, was wir über den Verlauf derselben gesagt haben, nicht häufig das Leben. Am Uebelsten ist die Prognose bei den folliculären Dickdarmgeschwüren, zumal wenn sich dieselben, wie gewöhnlich, bei schon kachektischen Individuen entwickeln.

§. 6. Therapie.

Der Indicatio causalis ist bei den durch Stauung entstandenen Darmcatarrhen nur selten durch radicale Massregeln zu genügen, da es nur selten gelingt, das Hinderniss für den Abfluss des Blutes aus den Darmvenen zu beseitigen. Häufiger ist man bei diesen Fällen im Stande, durch Berücksichtigung der veranlassenden Ursachen eine palliative Hülfe zu schaffen: man setze Kranken, welche an chronischem Darmcatarrh in Folge venöser Stauungen leiden, von Zeit zu Zeit, namentlich dann, wenn sich die Beschwerden steigern, einige Blutegel an den After. Zuweilen treten, wenn man diese Blutentziehungen eine Zeit lang in regelmässigen, etwa vierwöchentlichen Intervallen wiederholt hat, späterhin periodisch spontane Blutungen aus den Mastdarmvenen ein, welche dem Kranken grosse Erleichterung verschaffen.

— Sind durch Erkältungen acute Darmcatarrhe entstanden, so fordert die Indicatio causalis, dass der Kranke sich zu Bett lege, einige Tassen warmes Getränk, zu welchem man gewöhnlich Kamillen- oder Pfeffermünzthee wählt,
zu sich nehme, und dass er den Leib mit gewärmten Servietten etc. bedecke.
Kranke, welche unter dem Einflüsse eines nasskalten und windigen Klimas
an chronischem Darmcatarrh leiden, müssen wollene Strümpfe tragen und,
so oft sie kalte Füsse haben, die Strümpfe wechseln. Sehr zu empfehlen sind
ferner für solche Fälle Leibbinden von Flanell; vor Allem aber sorge man
dafür, dass Frauen, welche an chronischem Darmcatarrh leiden, Hosen, und
zwar im Winter Hosen von Barchent oder einem anderen dichteren Stoffe
tragen.*) Versäumt man diese Vorsicht, oder ist man den Damen gegenüber
in seinen Fragen zu zimperlich, so unterbleibt eine Massregel, welche für die
Herstellung der Kranken oft viel wichtiger ist, als alle anderen diaetetischen
und arzneilichen Verordnungen.

Bei den durch unzweckmässige Ernährung entstandenen chronischen
Darmcatarrhen der Kinder erheischt die Indicatio causalis die Regulirung
der Diaet, und eine Berücksichtigung dieser Forderung wird oft von glänzenden Erfolgen gekrönt. Nur selten vertragen die Kinder, wie dies bereits
früher auseinandergesetzt wurde, während der Dauer des Durchfalls eine
Milchdiaet; am Besten bekommen ihnen kräftige Fleischbrühen, namentlich
aber kleine Portionen von feingeschabtem rohen Rindfleisch, welches man
sie mit etwas Semmel geniessen lässt, und kleine Quantitäten eines edlen sü-
ssen Weines, wie echten Tokayer, Malaga. Bei dieser Behandlung verschwindet der Durchfall, welcher bis dahin allen angewandten Mitteln widerstand,
oft in kurzer Zeit, und auch die Erholung der abgezehrten Kinder lässt nicht
lange auf sich warten. Ueber die Anwendung des Calomel und anderer bei
der Behandlung des Magen- und Darmcatarrhs üblicher Mittel s. Seite 490.
— Sind harte Kothmassen, welche im Colon oder an einer anderen Stelle des
Darmes verhalten sind, die Ursache des Catarrhs, so muss ein Abführmittel
die Cur beginnen. Wenn man Darmcatarrhe glücklich behandeln will, so se-
he man selbst in den Nachtstuhl, um zu controliren, ob sich nicht einzelne
harte Skybala neben den flüssigen Massen vorfinden. Ganz besonders gilt
die Regel, die Cur des Darmcatarrhs mit einem Laxans zu beginnen, für die
catarrhalische Entzündung des Kolon, welche wir als catarrhalische Ruhr
beschrieben haben. In solchen Fällen reicht eine einzige etwas grosse Dose

---

*)In Greifswald tragen selbst die dürftigsten Frauen Hosen, ein Kleidungsstück, welches in
anderen Gegenden bekanntlich nur bei Frauen aus den höheren Ständen üblich ist.

Ricinusöl oft aus, um Leibschmerzen, Stuhlzwang und selbst das schleimig-
blutige Ansehn der Dejectionen nach wenig Stunden vollständig zum Verschwinden zu bringen. Dieser Erfolg ist um so frappanter, wenn die Kranken
tagelang schleimige Suppen genossen und Opiate eingenommen, und wenn
sich bei dieser Behandlung die Beschwerden stetig gesteigert hatten. — In
den Fällen, in welchen Knickungen und Verzerrungen der Gedärme, oder
die im nächsten Kapitel zu besprechenden Verengerungen des Darmes zu
habitueller Stuhlverstopfung, und diese wieder zu Darmcatarrh führten, ist
der Indicatio causalis gleichfalls nur unvollständig zu genügen, da wir wohl
die Stuhlverstopfung, aber nicht die Ursache derselben zu heben im Stande
sind. Dergleichen Kranke fühlen sich nur wohl und können sich nur wohl
fühlen, wenn sie fortdauernd Abführmittel gebrauchen, und man hat auf die
Wahl und die Composition der darzureichenden Laxanzen grosse Sorgfalt
zu verwenden. Die Regel, in seinen Ordinationen möglichst einfach zu sein,
gilt nicht für die Fälle, in welchen man Abführmittel verordnen will, welche
Monate lang ihre Wirkung thun sollen. Compositionen aus Rheum, Jalapen-
Seife, Aloe, Coloquinthen leisten bessere Dienste, als jedes dieser Mittel allein; da es jedoch darauf ankommt, dass die Kranken reichliche, aber höchstens breiige, nicht wässrige Stuhlgänge haben, so muss man oft lange probi-
ren, ehe man die passende Composition und die passende Gabe findet; man
kann es sich bequem machen und aus der Berliner Elephanten-Apotheke einige Schachteln der *Strahl*'schen Hauspillen No. II. und III. kommen lassen;
die Kranken müssen dann selbst ausprobiren, wie viel von jeder Sorte sie zu
nehmen haben, um die gewünschte Wirkung zu erzielen. Der Erfolg, welchen man mit einer peinlichen Sorge für regelmässige Stuhlentleerungen
erreicht, ist bei der in Rede stehenden Krankheitsform ein höchst eclatanter.
Mit Klystieren allein, namentlich mit Kaltwasser-Klystieren, reicht man fast
niemals, namentlich nicht für die Dauer, aus; doch empfehlen sich dieselben zur Unterstützung der Cur. Sehr erleichtert wird die Wirkung der Laxanzen durch gewisse diaetetische Vorschriften, deren Einfluss jedoch nicht
immer verständlich ist. Manchen Kranken bekommt es gut, wenn sie morgens nüchtern einige Gläser Wasser trinken oder eine Pfeife rauchen, anderen, wenn sie Buttersemmeln zum Kaffee essen, den meisten, wenn sie
geschmortes Obst, namentlich geschmorte Backpflaumen, bei ihrer Mittags-
mahlzeit verzehren. Regelmässige Spaziergänge, Reiten oder andere Körper-
bewegungen unterstützen gleichfalls die Cur, doch darf man ihre Wirkung
nicht überschätzen. Endlich empfiehlt es sich, die Kranken dazu anzuhalten, dass sie täglich zu derselben Stunde wenigstens einen Versuch machen,

Stuhlgang zu bekommen. — Bei der Typhlitis stercoralis fordert zwar die Indicatio causalis gleichfalls, dass die im Blinddarm und Kolon ascendens angehäuften Fäcalmassen entfernt werden, aber man hat dabei ganz bestimmte Vorsichtsmassregeln zu beobachten. Wenn der Fall frisch und nicht von Erbrechen begleitet ist, so gebe man eine dreiste Dosis ($\mathfrak{Z}\beta$–1) Ricinusöl; ist aber Erbrechen eingetreten und wird auch das dargereichte Ricinusöl wieder ausgebrochen, so stehe man von dem Versuche, durch innere Mittel Stuhlgang zu erzielen, ganz ab und lasse sich namentlich nicht verleiten, stärkere Drastica zu geben. So lange ein nicht zu beseitigendes Hinderniss für den Fortschritt des Darminhalts nach Unten vorhanden ist, werden durch alle Mittel, welche die Bewegung des Darmes vermehren, die in demselben enthaltenen Substanzen nach Oben geschoben, und es tritt stärkeres Erbrechen ein. Für die letzteren Fälle dagegen ist die Anwendung des Clysopompes ein ganz unschätzbares Mittel, welches durch einfache Klystierspritzen, selbst wenn man viele Klystiere hinter einander applicirt, nicht zu ersetzen ist. Man kann, wie ich mich oft überzeugt habe, bis zu 2 Quart Flüssigkeit einspritzen; da aber reines Wasser leicht im Dickdarm resorbirt wird, so setze man demselben Salz, Oel, Milch oder Honig zu. Gewöhnlich hört das Erbrechen auf, noch ehe massenhafte Ausleerungen eintreten, und wenn nur der Abgang einzelner sehr übelriechender, bröcklicher Massen beweist, dass die angehäuften Fäcalmassen von der Flüssigkeit erreicht, aufgeweicht und in Bewegung gesetzt werden. Sind aber einmal reichliche Ausleerungen eingetreten, so lasse man sich durchaus nicht durch die noch vorhandene Geschwulst in der Coecalgegend zu einer weiteren Fortsetzung des ausleerenden Verfahrens verleiten. Wenn die Darmwand oder das Peritonaeum im weiteren Umkreise entzündet ist, so steigert man die Schmerzen und vermehrt die Entzündung, wenn man fortfährt, die Bewegungen des Darmes zu energisch anzuregen.

Die Indicatio morbi verlangt beim acuten Darmcatarrh niemals die Anwendung allgemeiner Blutentziehungen, und auch Application von Blutegeln ist bis auf die Behandlung der Typhlitis entbehrlich. Bei dieser Form der catarrhalischen Enteritis aber leistet das Ansetzen von 12 bis 20 Blutegeln an die rechte Unterbauchgegend und eine starke Nachblutung, welche man durch aufgelegte Kataplasmen unterstützt, gewöhnlich vortreffliche Dienste, und es empfiehlt sich, die Procedur zu wiederholen, wenn sich die Schmerzen von Neuem steigern. — Die Kälte passt, wie wir früher bei der Besprechung der Cholera nostras erwähnt haben, für diejenigen Fälle, in welchen die Hyperaemie des Darmes sehr hochgradig und von massenhafter Transsudation in den Darm begleitet ist, ebenso bei den sehr intensiven Formen catarrhalischer Enteritis, welche sich nach ausgebreiteten Verbrennungen entwickeln und mit grosser Schmerzhaftigkeit verbunden sind. Am Besten wendet man die Kälte in der Weise an, dass man, mit kurzen Pausen, in kaltes Wasser getauchte, gut ausgerungene Tücher über den Leib legt. Bei den chronischen Formen des Darmcatarrhs, namentlich den mit Obstruction verbundenen, passen reizende und erwärmende Umschläge, und bei diesen findet mit Recht ein *Priessnitz*'scher Umschlag ausgedehnte Anwendung. Man lässt den Kranken entweder nur während der Nacht die nasse, mit einem trockenen Tuche bedeckte Binde tragen, oder erneuert dieselbe auch zwei bis drei Mal während des Tages. — Der Indicatio morbi entsprechen ferner bei dem mit der Production von zähem Schleim verlaufenden chronischen Darmcatarrh dieselben Brunnencuren, welche wir für die analoge Form des chronischen Magencatarrhs empfohlen haben. — Auch die Adstringentien, namentlich das Argentum nitricum und das Tannin, können durch ihre adstringirende Wirkung die Auflockerung der Schleimhaut mässigen, die Hyperaemie vermindern und dadurch der Indicatio morbi entsprechen. An diese Mittel, von denen namentlich das Argentum nitricum in kleinen Dosen beim chronischen Darmcatarrh der Kinder Berücksichtigung verdient schliessen sich an Catechu, Kino, Radix Colombo, Radix Cascarillae etc.; allein die Bedingungen, unter welchen diese Mittel anzuwenden sind, und unter welchen namentlich das eine vor dem anderen den Vorzug verdient, sind noch ziemlich dunkel, und man schreite immer erst dann zu denselben, wenn die übrigen Mittel im Stiche lassen. — Eine Anwendung der Adstringentia in der Form von Klystieren ist nur da anzurathen, wo der Catarrh seinen Sitz im Dickdarm hat, da selbst grosse Klystiere nicht über die Valvula Bauhini hinaus in den Dünndarm gelangen. Bei den folliculären Geschwüren, welche vorzugsweise im unteren Theile des Dickdarms vorkommen, sind Klystiere von Argentum nitricum (gr.ij–vj ad ℥vj), Zincum sulphuricum oder Tannin (Ʒβ ad ℥vj) überaus wirksam und allen anderen Mitteln vorzuziehen.

Die Indicatio symptomatica fordert in den Fällen, in welchen der Durchfall nicht als eine günstige, sondern als eine gefährliche Erscheinung angesehen werden muss, eine Bekämpfung desselben. Aus dem concreten Falle ergiebt sich leicht, wann der Zeitpunkt gekommen ist, in welchem man die Ausleerungen mässigen oder, um den üblichen Ausdruck zu gebrauchen, den Durchfall stopfen darf. Allgemeine Regeln lassen sich dafür nicht aufstellen. Gewöhnlich sucht man zuerst seinen Zweck durch diätetische

Massregeln zu erreichen: man verordnet schleimige Getränke, Hafer-, Reis-
oder Gerstenschleim, lässt Suppen aus gebranntem Mehl geniessen, und diese Verordnungen verdienen Berücksichtigung. Ob Hammelfleischbrühe, namentlich fette Hammelfleischbrühe, gleichfalls den Durchfall stopft, wie der
Volksglaube ziemlich allgemein annimmt, lasse ich dahin gestellt sein. Ausser den schleimigen Getränken pflegt man nicht eigentlich medicamentöse,
leicht adstringirende Getränke zu verordnen: Rothwein, Abkochungen von
getrockneten Heidelbeeren, Abkochungen von gebrannten Eicheln (Eichelkaffee) und dergleichen mehr. Auch diese Ordinationen können von Nutzen
sein und verdienen in leichten Fällen angewandt zu werden. Als Antidiar-
rhoica sind ferner die unter der Indicatio morbi erwähnten Adstringentia
zu nennen, unter denen, wie wir bereits erwähnten, das Argentum nitricum
sich bei chronischen Kinderdurchfällen empfiehlt, während das Catechu in
grossen Dosen ($\mathfrak{z}$ij ad $\mathfrak{Z}$vj eines schleimigen Vehikels, ein- bis zweistündlich einen Esslöffel) bei chronischen Diarrhöen Erwachsener oft von überraschender Wirkung ist. Das Plumbum aceticum wirkt gegenüber der Gefahr
seiner Anwendung zu wenig sicher, um einen ausgedehnten Gebrauch zu
verdienen. Bei Weitem das sicherste und gebräuchlichste Antidiarrhoicum
ist das Opium, so wenig Sicheres wir auch über die Art und Weise seiner
Wirkung wissen. Liegt uns wegen der Gefahr, welche ein Durchfall mit sich
bringt, daran, denselben schnell und sicher zu beseitigen, so wenden wir die
Tinct. Opii simplex oder die Tinct. Opii crocata ($\mathfrak{z}$j – $\mathfrak{z}$β auf $\mathfrak{Z}$vj Schleim oder
ein schwaches Ipecacuanha-Infus, stündlich einen Esslöffel) an, Mindestens
eben so wirksam ist die Anwendung des Opium in Klystierform.

Das typhöse Darmleiden bildet nur ein Glied, und zwar nicht einmal ein
constantes Glied in der Reihe von Veränderungen, welche der Organismus
beim Typhus erfährt, und es ist nicht möglich, ein Krankheitsbild zu entwerfen, welches dem typhösen Darmleiden entspricht, ohne ein Gesammt-
bild vom Typhus zu geben. Dazu kommt, dass das typhöse Darmleiden die
Folge der specifischen Infection ist, welche wir beim Typhus anzunehmen
gezwungen sind. Aus diesen beiden Gründen werden wir im zweiten Theile
bei der Besprechung der Infections-Krankheiten auch den Typhus und das
denselben begleitende Darmleiden besprechen.

Etwas anders verhält es sich mit dem Darmleiden bei der asiatischen
Cholera und mit der unter miasmatischen Einflüssen auftretenden Ruhr.
Bei diesen Krankheiten fehlt niemals eine Erkrankung des Darmes, und alle
Symptome der Cholera und der Ruhr lassen sich von der Erkrankung des
Darmes ableiten. Wenn wir daher in dem vorliegenden Abschnitte nur die

Cholera nostras und die catarrhalische Ruhr besprochen haben, während wir die epidemische Ruhr und die epidemische Cholera erst im zweiten Theile darstellen werden, so bestimmt uns zu diesem Verfahren nur die aus einer richtigen Würdigung der bisher bekannten ätiologischen Verhältnisse mit Nothwendigkeit hervorgehende Ueberzeugung, dass die zuletzt genannten Krankheiten zu den Infections-Krankheiten zu rechnen seien.

Kapitel II.
Verengerungen und Verschliessungen des Darmcanals.

Die sehr verschiedenartigen Vorgänge, welche zu Verengerung oder Verschliessung des Darmes Veranlassung geben, werden am Zweckmässigsten in einem Kapitel abgehandelt, da der grösste Theil der von ihnen hervorgerufenen Symptome allen gemeinschaftlich ist.

§. 1. Pathogenese und Aetiologie.

Eine Verengerung oder Verschliessung des Darmes kann 1) die Folge einer Compression sein. Am Häufigsten wird der Mastdarm comprimirt, indem entweder der retrovertirte Uterus oder Tumoren im Becken, z. B. Fibroide des Uterus, Ovarialcysten, welche eine ungewöhnliche Stelle einnehmen, Geschwülste und Abscesse, welche von den Beckenknochen oder von anderen Gebilden ausgehen, auf denselben drücken. Zuweilen comprimirt ein überfülltes oder krebsig degenerirtes Darmstück unter ihm liegende Darmtheile, oder ein Stück Mesenterium, welches durch seine in einem grossen Bruchsack gelegenen Darmschlingen nach Unten gezerrt wird, comprimirt Darmtheile, welche zwischen ihm und der Wirbelsäule liegen.

Die Verengerung des Darmes kann 2) durch Texturveränderungen der Darmwand bedingt sein. Hierher gehören die verschiedenen Formen der Darmstrictur. Die häufigste ist die, welche sich bei der Vernarbung von Darmgeschwüren, namentlich von catarrhalischen, folliculären oder dysenterischen, bildet. Seltener führt die Vernarbung tuberculöser, niemals die Vernarbung typhöser Geschwüre zu Darmstricturen. Im Mastdarm, kommen narbige Stricturen auch nach der Heilung von syphilitischen und gonorrhoischen Geschwüren oder nach der Heilung von Wunden vor. — Weit seltener wird im Darm die einfache, durch Hypertrophie der Darmwände entstehende Strictur beobachtet, wie sie am Oesophagus oder am Pylorus zuweilen vorkommt. – Endlich sind die durch Neubildungen, namentlich durch Carcinome, entstehenden Stricturen, auf welche wir später noch einmal zurückkommen, zu erwähnen.

Der Darm kann 3) durch eine A c h s e n d r e h u n g verschlossen werden. Schon eine halbe Drehung des Darmes um seine Achse hebt sein Lumen auf. Der Verschluss kann dabei entweder dadurch erfolgen, dass ein Darmstück sich um seine eigene Achse dreht, oder dadurch, dass das ganze Gekröse oder ein Stück desselben mit dem Darm, welcher ihm anhängt, sich um sich selbst herumwirft, oder endlich dadurch, dass eine Darmportion mit ihrem Gekröse um eine andere Darmschlinge sich herumschlägt. Ein langes und schlaffes Gekröse prädisponirt zur Entstehung von Achsendrehungen; der Mechanismus ihres Zustandekommens ist dunkel.

Eine Verschliessung des Darmes kann 4) die Folge i n n e r e r   E i n k l e m m u n g, Incarceratio sein. Eine solche bildet sich, wenn ein Stück Darm in eine Spalte, welche sich in der Bauchhöhle vorfindet, oder hinter ein Ligament, welches in derselben ausgespannt ist, gelangt und dadurch abgeschnürt wird. So kann ein Stück Darm im Foramen Winslowii oder in angeborenen oder erworbenen Spalten des Netzes oder des Gekröses eingeklemmt werden. Die Stränge und Brücken, welche zu inneren Einklemmungen führen, sind am Häufigsten Residuen abgelaufener Peritonitis; sie finden sich zwischen den verschiedensten Organen, namentlich aber zwischen dem Uterus und seinen Umgebungen. Auch um das straff gespannte, nach Unten angeheftete Netz, oder um den an seiner Spitze verwachsenen Processus vermiformis kann sich ein Darmstück herumschlagen und in Folge dessen eingeklemmt werden.

Der Darm kann 5) dadurch verschlossen werden, dass ein Stück desselben sich in die Höhlung des nächsten Stückes einschiebt. Die Einschiebung erfolgt fast immer in der Richtung von Oben nach Unten. Diesen Vorgang nennt man I n v a g i n a t i o, oder, da er eine Einstülpung des Darmes in sich selbst darstellt, I n t u s s u s c e p t i o. Es kommen bei derselben drei Lagen des Darmes über einander zu liegen; die äussere Lage nennt man die Scheide oder das Intussuscipiens, die mittlere und innere Lage das Intussusceptum. Die äussere und mittlere Lage berühren sich mit ihren Schleimhautflächen, die mittlere und innere mit ihren serösen Flächen. Zwischen der mittleren und der inneren Lage liegt das Mesenterium. Da dieses an seiner Wurzel befestigt ist, so wird es bei der Einstülpung stark gezerrt und übt seinerseits da, wo es sich an das invaginirte Darmrohr inserirt, einen Zug auf dasselbe aus. In Folge dieses einseitigen Zuges nimmt das invaginirte Darmstück eine gekrümmte Form an; seine Mündung wird von der Mitte nach der Wand der Scheide dislocirt und zu einer engen Spalte verzogen. Durch grössere Mengen andringenden Darminhaltes kann die invaginirte Stelle immer tiefer herabgeschoben werden, während das äussere Darmrohr sich immer weiter einstülpt. Die Intussusceptionen werden sowohl am Dünndarm als auch am Dickdarm beobachtet. Nicht selten ist das untere Ende des Dünndarms in den Dickdarm eingeschoben, und man hat Fälle beobachtet, in welchen die Valvula Bauhini dicht über der Afteröffnung lag oder aus derselben hervorragte. — Die Intussusceptionen entstehen meist im Verlaufe chronischer Durchfälle; sie kommen nach der wahrscheinlichsten Annahme dadurch zu Stande, dass ein Darmstück sich stark contrahirt und, indem es sich dabei gleichzeitig verlängert und vorwärts bewegt, in ein nicht contrahirtes, tiefer liegendes Darmstück eindringt; zugleich wird ein Theil des letzteren nachgezogen und eingestülpt. Durch neue peristaltische Bewegungen wird das invaginirte Darmstück weiter und weiter in das äussere Darmrohr hineingetrieben, bis der Widerstand des Gekröses oder die Verklebung und Verwachsung der in einander geschobenen Röhren dem Fortrücken des inneren Rohres ein Ende macht. — Zuweilen findet man, namentlich in den Leichen von Kindern, welche an Hydrocephalus gestorben sind, eine oder mehrere, meist nur kurze Intussusceptionen; diese sind während der Agonie entstanden, wie sich leicht aus dem Fehlen aller Entzündungserscheinungen ergiebt. Es scheint, dass auch sie durch verstärkte und ungleichmässige Darmcontractionen, bei welchen die verengten Stellen in die weiteren eingeschoben werden, zu Stande kommen. Bemerkenswerth ist die Thatsache, dass verstärkte, durch die Bauchdecken sichtbare Darmbewegungen bei Thieren kurz vor dem Tode beobachtet werden, nachdem schon Lähmung im Cerebro-Spinalsystem eingetreten ist.

Endlich kann 6) der Darm durch massenhaft angehäufte harte und trockene Fäces oder durch steinige Concremente, welche aus eingedickten Fäcalmassen und Niederschlägen von Tripelphosphaten und Kalksalzen bestehen, verschlossen werden. Die Verschliessung kann dabei eben so vollständig, die Symptome während des Lebens können eben so bedrohlich sein, als bei den Achsendrehungen, den inneren Einklemmungen und den Invaginationen. Die Fälle, in welchen durch grosse Gaben metallischen Quecksilbers oder durch ähnliche heroische Mittel Kothbrechen und hartnäckige Stuhlverstopfung gehoben wurden, sind nicht ohne Weiteres als Beispiele geheilter innerer Einklemmungen etc. anzusehen, sondern beweisen zum grössten Theil, dass auch durch verhaltene Fäces der Sym-

ptomencomplex entstehen kann, welchen man als Ileus oder Miserere zu
bezeichnen pflegt. Die vollständige Verschliessung des Darmes durch Fäcalmassen kommt zuweilen an den Stellen zu Stande, an welchen mechanische Hindernisse die Fortbewegung der Darmcontenta beständig erschwei-
ten und verlangsamten, und zwar namentlich oberhalb der Knickungen und
Adhäsionen, von welchen wir im vorigen Kapitel gesprochen haben, oberhalb comprimirter Darmstellen, oder oberhalb der verschiedenen Arten von
Darmstricturen. In anderen Fällen scheint ein subparalytischer Zustand der
Darmmuskeln oder eine verminderte Secretion der Darmschleimhaut die
Anhäufung der verstopfenden Fäcalmassen zu begünstigen. Zuweilen endlich giebt der Genuss von Nahrungsmitteln, aus welchen viel und fester Koth
gebildet wird, wie der Genuss von Hülsenfrüchten oder von Brot, welches
viel Kleie enthält, zu der in Rede stehenden Form der Darmverschliessung
Veranlassung.

§. 2. Anatomischer Befund.

Die verschiedenen Tumoren, welche den Darm comprimiren können, detail-
lirt zu besprechen, würde zu weit führen. — Die pathologische Anatomie der
Darmstricturen findet ihre Erledigung bei der Besprechung der Krankheitsprocesse, welche denselben zu Grunde liegen. — Die Lageveränderungen des
Darmes, welche zu Darmverschliessungen führen, sind im vorigen Paragraphen beschrieben.

Oberhalb verengter Stellen finden wir den Darm gewöhnlich beträchtlich erweitert und, da er gleichzeitig länger geworden ist, abnorm gewunden.
Die Wände dieses Darmabschnittes sind meist hypertrophisch; die Höhlung
ist mit Gasen und Kothmassen erfüllt. Unterhalb der verengten Stellen erscheint der Darm leer und zusammengefallen. Die Schleimhaut befindet sich
an den Stellen, an welchen Koth und Gas längere Zeit stagnirten, gewöhnlich
im Zustande des chronischen Catarrhs, der zeitweise zum acuten exacerbirt
(s. das vorige Kapitel).

Bei der Verschliessung des Darmes werden die Gefässe desselben und im
entsprechenden Falle auch die des Gekröses comprimirt und gezerrt. In Folge dessen entsteht hochgradige Stauung in den Capillaren, welche sofort zu
beträchtlicher Schwellung der Darmwand, zu intensivem Catarrh der Darmschleimhaut, zu Transsudationen und zu kleinen Haemorrhagieen in der Serosa führt. Meist gesellt sich sehr bald eine mehr oder weniger ausgebreitete
Peritonitis zu diesen Veränderungen hinzu. Wird der Druck und die Zerrung

der Gefässe nicht gehoben, so kommt es zu absoluter Stase in den Capillaren und in Folge dessen zu brandiger Zerstörung der Darmwand. Im letzteren Falle kann eine Perforation des Darmes entstehen, welche fast immer durch eine perniciose Peritonitis zum Tode führt. In sehr seltenen Fällen ist die perforirte Darmwand vorher mit den Bauchdecken verwachsen, und es kann sich dann eine Kothfistel oder ein sogenannter widernatürlicher After bilden, Zustände, welche in das Bereich der Chirurgie gehören. Bei den Intussusceptionen kann das brandige Absterben des invaginirten Theiles und die Entfernung desselben durch den After eine relative Heilung bewirken, wenn vor der Abstossung eine feste Verwachsung zwischen der Scheide der Intussusception und dem in dieselbe eintretenden Darmrohr zu Stande gekommen ist; doch bleibt diese Stelle gewöhnlich dauernd verengt. Dies ist noch mehr der Fall, wenn nur der untere Theil der invaginirten Darmstelle brandig abgestossen wird, während der obere Theil fest mit der Scheide verwächst, so dass an dieser Stelle die Darmwand dauernd aus drei mit einander verwachsenen Lagen besteht.

§. 3. Symptome und Verlauf.

Das wichtigste Symptom der Darmverengerung ist die erschwerte und verlangsamte Defäcation. Da aber viele Menschen an trägem Stuhlgang leiden, ohne dass ein mechanisches Hinderniss die Fortbewegung ihrer Darmcontenta hindert, so erscheint es nicht ganz unpassend, an dieser Stelle einige Worte über „die habituelle Stuhlverstopfung" im Allgemeinen einzuschieben.

Henoch, welcher in seiner Klinik der Unterleibs-Krankheiten die Ursachen der habituellen Stuhlverstopfung sehr ausführlich bespricht und ein höchst lebendiges und treues Bild der Beschwerden giebt, zu welchen dieselbe führt, macht mit Recht darauf aufmerksam, dass der Begriff „an Stuhlverstopfung leiden" ein relativer ist. Manche Individuen haben für gewöhnlich nur alle zwei oder alle drei Tage einmal Stuhlgang, sie fühlen sich dabei aber ganz wohl, oder befinden sich sogar zu den Zeiten schlechter, in welchen der Stuhlgang häufiger eintritt; andere dagegen sind krank, wenn sie nicht täglich ein oder zwei Mal zu Stuhle gehen. Die Ursache dieser Verschiedenheit beruht zum Theil darauf, dass jene Menschen wenig Koth bereiten, weil sie Nahrungsmittel geniessen, in welchen wenig unverdauliche Substanzen enthalten sind, und weil sie die verdaulichen Nährstoffe vollständig assimiliren, während diese viel Koth bereiten, weil ihre Nahrungsmittel

viel unverdauliche Substanzen enthalten, oder weil ihr Verdauungsvermö-
gen gestört ist. Aber auch Individuen, welche gleichartige Nahrung zu sich
nehmen, und welche gleich gut verdauen, zeigen dieselbe Verschiedenheit
in Betreff der Zahl der Ausleerungen, deren sie bedürfen, um sich gesund zu
fühlen. Für diese Erscheinungen eine erschöpfende Erklärung zu geben, ist
schwierig, doch scheint dieselbe in den meisten Fällen darauf zu beruhen,
dass bei manchen Individuen die Reizung der Darmschleimhaut durch die
verhaltenen Fäces und ihre Zersetzungsproducte zu Darmcatarrh führt (s.
Kapitel I.), während bei anderen, weniger vulnerablen Individuen der Darm
gesund bleibt. Im letzteren Falle kommen zu den Fäces, welche im Darme
enthalten sind, nur mässige Mengen von Gasen hinzu, der Leib wird nicht
gespannt, das Zwerchfell nicht nach Oben getrieben, selbst wenn der Stuhlgang zwei bis drei Tage oder noch länger ausbleibt. In ersterem Falle bilden
sich unter dem Einflüsse des Schleimes, welcher die Darmwand bedeckt, und
welcher wie ein Ferment auf die Darmcontenta einwirkt, durch schnellere
Zersetzung derselben grosse Mengen von Gasen, der Leib wird bedeutend
aufgetrieben, und schon nach einer kurzen Retention der Fäces entstehen
die Beschwerden, welche im vorigen Kapitel geschildert sind. — Wir haben
dieser Schilderung noch einige Symptome hinzuzufügen, welche mehr direct von der Kothansammlung in den unteren Darmabschnitten, namentlich
in der Flexur und im Rectum, abhängen. Zuweilen haben die Kranken, wie
Henoch treffend bemerkt, nur das Gefühl des „Unbefriedigtseins" durch den
Stuhlgang; sie fühlen, dass Massen im Darme zurückgeblieben sind, welche gleichfalls hätten entleert werden müssen. Schon dieses Gefühl allein
bereitet ihnen grosses Unbehagen und versetzt sie in eine höchst verdriessliche Stimmung. Dazu kommen aber häufig Symptome, welche Folgen des
Druckes sind, den die gefüllten Gedärme auf die Gefässe und die Nerven in
ihrer Umgebung ausüben. Wohl nur selten führt der Druck auf die Venae
iliacae zu ödematöser Anschwellung der Füsse; ganz gewöhnlich aber leiden Kranke mit habitueller Stuhlverstopfung an kalten Füssen, einer höchst
lästigen Erscheinung, welche sich am Einfachsten auf den gehemmten Rück-
fluss des Blutes aus den Füssen zurückführen lässt. Durch den Druck, welchen die Vena hypogastrica erfährt, entstehen am Häufigsten Gefässerwei-
terungen in den Wänden des Mastdarms und von Zeit zu Zeit Rupturen der
erweiterten Gefässe. Von Laien werden diese Varicositäten und Blutungen
(blinde und fliessende Hämorrhoiden) in ihrer Bedeutung überschätzt und
ganz gewöhnlich für die Ursache, nicht für die Folge ihres Uebels gehalten.
In gleicher Weise kann der Abfluss des Blutes aus dem Plexus pudendalis,

oder bei Frauen aus dem Plexus uterinus gehemmt sein. In Folge dessen finden wir bei fast allen Frauen, welche an habitueller Stuhlverstopfung leiden, Hyperaemie des Uterus, welche sich durch sehr abundante Menstruation und Uterincatarrhe verräth, und welche später sehr oft zu wichtigen Ernährungsstörungen des Uterus führen. Daraus erklärt sich leicht, dass nicht ganz mit Unrecht den berüchtigten *Morrison*'schen Pillen ein günstiger Einfluss auf Menstruationsanomalien und Fluor albus nachgerühmt wird. Männer mit habitueller Stuhlverstopfung können in Folge des gehemmten Blutabflusses aus dem Plexus pudendalis an häufigen Erectionen und Samenergüssen leiden, ein Umstand, der ihr ohnehin geängstigtes Gemüth gewöhnlich in noch grösseren Schrecken versetzt. Endlich kann der Druck der gefüllten Därme auf den Sacralplexus neuralgische Schmerzen in den Beinen, oder, was noch häufiger der Fall ist, das Gefühl von Taubsein in denselben erzeugen. — Die Ursachen der habituellen Stuhlverstopfung, welche nicht von Knickungen und Adhäsionen der Gedärme oder von den verschiedenen Formen der Verengerung derselben abhängt, sind ziemlich dunkel. Das Leiden kommt bei Frauen häufiger vor als bei Männern und entwickelt sich nicht selten schon bei heranwachsenden Kindern. Eine langsame Bewegung der Gedärme scheint demselben allerdings am Häufigsten zu Grunde zu liegen; indessen fehlt meist jeder Anhalt für die Erklärung dieser Trägheit der Darmmuskeln. Ueble Angewohnheit, wiederholtes gewaltsames Zurückhalten der Fäces bewirkt in manchen Fällen habituelle Stuhlverstopfung. Auch eine „sitzende Lebensweise", wie sie Gelehrte und viele Handwerker führen, wird gewiss mit Recht unter den veranlassenden Ursachen der habituellen Stuhlverstopfung genannt. Doch ist es auffallend, dass fleissiges Spazierengehen bei Weitem nicht den Einfluss auf eine leichtere Defäcation hat, als man erwarten sollte. Kranke mit habitueller Stuhlverstopfung pflegen fanatische Spaziergänger zu sein, ohne dass sie dadurch allein zu dem Ziele gelangten, welches oft ihr ganzes Sinnen und Trachten in Anspruch nimmt (*Henoch*). In manchen Fällen liegt der habituellen Stuhlverstopfung ein chronischer Darmcatarrh zu Grunde, von dem wir, wie vom chronischen Magencatarrh, gezeigt haben, dass er trotz der Verdickung der Darmwand zu einem subparalytischen Zustande der Darmmuskeln führe. Leute, welche ein sehr üppiges Leben geführt haben, leiden daher oft an habitueller Stuhlverstopfung. Sehr häufig finden wir namentlich Menschen, welche auf der Universität starke Biertrinker und die Uebermüthigsten und Ausgelassensten unter ihren Gefährten gewesen sind, wenige Jahre später als verstimmte und verdriessliche Philister wieder, welche für nichts Anderes Sinn haben, als dafür, „ob sie wohl heute noch den sehnlich erwarteten Stuhlgang haben werden." In neuerer Zeit hat man auch die Unthätigkeit der Bauchmuskeln unter den Ursachen der habituellen Stuhlverstopfung aufgeführt und Fälle beschrieben, in welchen durch Uebung der Bauchmuskeln die Kranken zum Drängen befähigt und von ihrer Stuhlverstopfung geheilt wurden. Von nachtheiligerem Einflüsse, als die geschwächte Thätigkeit der Bauchmuskeln, scheint mir die übermässige Ausdehnung und Erschlaffung der Bauchdecken zu sein, wie sie nicht selten bei Frauen nach wiederholten Geburten, namentlich nach Zwillingsgeburten, zurückbleibt. Dergleichen Frauen, denen auf die dünnen Bauchdecken zu drücken widerlich und unheimlich sein kann, weil man das Gefühl hat, als könne man durch dieselben hindurchfassen, leiden fast immer an habitueller Stuhlverstopfung, und ihnen ist es in der That unmöglich, kräftig zu drängen; aber gerade bei diesen Frauen finden wir auch constant Abdominal-Plethora*) und chronischen Darmcatarrh, welcher schon allein für die Erklärung der verlangsamten Defäcation ausreicht.

Da also die habituelle Stuhlverstopfung so mannigfache Ursachen haben kann, dass dieses Symptom allein zur Diagnose einer Darmverengerung nicht ausreicht, so fragt es sich, auf welche Weise wir eine solche als Ursache der Stuhlverstopfung erkennen können. Hier kann uns zunächst die Betrachtung der Fäces Anhalt geben. Bei den übrigen Formen der Stuhlverstopfung werden oft wurstförmige Fäcalmassen von erstaunlichem Caliber entleert; bei Verengerungen des Darmes, zumal wenn sie im unteren Theile desselben ihren Sitz haben, zeigen dagegen die Fäces häufig ein sehr kleines Caliber, bestehen entweder aus kaum fingerdicken Würstchen oder aus kleinen rundlichen, dem Schafkoth ähnlichen Massen. So wichtig dieses Symptom für die Diagnose der Darmverengerung ist, so muss man doch wissen, dass dasselbe auch nach langem Hungern, namentlich aber nach lange dauernden Krankheiten, vorkommt. Der leere, während solcher Zeit eng zusammengezogene Darm scheint erst allmälig bis auf sein früheres Lumen ausgedehnt werden zu können. Selbst krampfhafte Contractionen des Sphincter

---

*)Dass unter den erwähnten Verhältnissen leicht eine Erweiterung der in der Bauchhöhle enthaltenen Gefässe zu Stande kommen kann, wird verständlich, wenn wir berücksichtigen, dass diese Gefässe unter normalen Verhältnissen nicht allein dem Drucke der Atmosphäre, sondern auch dem durch die Spannung der Bauchdecken bedingten Drucke ausgesetzt sind, dass sie daher eines wesentlichen Hülfsmittels für die Bewahrung ihres Normalzustandes entbehren, wenn die Bauchdecken erschlafft sind und dadurch der von diesen ausgeübte Druck auf ein Minimum reducirt oder ganz aufgehoben wird.

geben zuweilen zu der in Rede stehenden Form der Fäces Veranlassung. Ehe man daher aus dieser eine Darmverengerung diagnosticiren darf, müssen die zuletzt genannten Zustände ausgeschlossen sein. — Einen weiteren Anhalt für die Diagnose der Darmverengerungen kann die Anamnese geben. Wir haben bereits auseinandergesetzt, dass unter den Stricturen die durch Narbenretraction entstandenen die häufigsten sind. Entsteht daher habituelle Stuhlverstopfung und eine auffallende Form der Fäces nach einer lange dauernden Ruhr oder im Gefolge von Durchfällen, welche den Schluss auf Darmgeschwüre gestatten, so giebt dies die Präsumption für eine Strictur. Ebenso können wir in anderen Fällen aus der Anamnese vermuthen, dass eine Retroversio uteri oder irgend ein Tumor im Becken vorhanden sei und den Darm comprimire etc. — Von grosser Bedeutung für die Diagnose ist ferner die physikalische Untersuchung. Eine partielle Auftreibung des Leibes und ein auffallend voller Percussionsschall an der aufgetriebenen Stelle lassen, wenn diese Symptome sich bei wiederholter Untersuchung als constant ergeben, schliessen, dass eine Darmpartie oberhalb einer verengten Stelle erweitert ist. Endlich versäume man nie, wo der Verdacht einer Darmverengerung vorliegt, den Mastdarm genau zu exploriren. Kann man mit dem Finger keine Strictur erreichen, so muss man einen elastischen Katheter zu Hülfe nehmen. Zu einer Täuschung kann dabei der Umstand führen, dass der Katheter gegen das Promontorium anstösst, oder dass sich in der Darmwand eine Falte bildet, welche hindert, dass derselbe weiter eindringt. Auch können ungeübte Beobachter sich durch die krampfhaften Contractionen des Mastdarms während der Untersuchung täuschen lassen. Ebenso wichtig ist es, bei Frauen sich von der Scheide aus über Stand, Grösse und Form des Uterus zu informiren und sich Aufschluss über etwaige Tumoren im Becken zu verschaffen.

Die Symptome der Darmverschliessung, welche im späteren Verlaufe grausenerregend und gefahrdrohend werden, sind im Beginne des Leidens oft unbedeutend und scheinbar ungefährlich. Die Kranken fühlen sich aufgetrieben, haben Kolikschmerzen, welche periodisch auftreten und verschwinden, glauben einen Diätfehler begangen zu haben, verordnen sich selbst Kamillenthee oder ein Krankheiten des Darmcanals, leichtes Laxans. Der Arzt wird gewöhnlich erst zu Rathe gezogen, wenn diese Hausmittel im Stich lassen, wenn die Schmerzen trotz derselben zunehmen, wenn der Stuhlgang ausbleibt, oder wenn Brechneigung und Erbrechen sich hinzugesellen. Für einen umsichtigen und erfahrenen Arzt wird der beschriebene Symptomencomplex immer ein sehr umheimlicher und besorglicher sein.

Das Erste, was er vorzunehmen hat, ist die sorgfältige, ohne alle Rücksicht und Schonung vorgenommene Untersuchung derjenigen Körperstellen, an welchen Hernien vorkommen können. Wehe ihm, wenn er sich darauf verlässt, der Kranke werde ungefragt ihm sagen, dass er an einem Bruche leide, oder wenn er sich dabei beruhigt, dass der Kranke eine verneinende Antwort giebt! Ebenso sorgfältig, als die Bruchgegenden, muss der Mastdarm und die Scheide explorirt werden, um zu erforschen, ob sich ein Hinderniss für die Entleerung des Darminhalts nachweisen lässt. Zu dieser Zeit giebt der Arzt sich wohl immer trotz der Sorge, welche ihm der Zustand einflösst, noch der Hoffnung hin, dass eine etwas hartnäckige, aber doch zu überwindende Retention von Fäces die Symptome hervorrufe. Er verordnet Klystiere, lässt Ricinusöl in grossen Dosen nehmen und setzt demselben etwas Crotonöl hinzu. Schon nach wenigen Stunden kehrt er, auch ungerufen, getrieben durch die eigne Sorge, an das Krankenbett zurück. Zuweilen haben inzwischen die Klystire einige Fäces aus dem unteren Theil des Darmes entleert, in den meisten Fällen aber sind sie ohne Wirkung geblieben, oder es ist gar nicht möglich gewesen, dem Kranken ein Klystier beizubringen. Das verordnete Ricinusöl hat trotz des Zusatzes von Crotonöl keinen Erfolg gehabt; der Kranke hat nach dem Einnehmen desselben stärkere Schmerzen bekommen und hat wiederholt grün gefärbte Massen erbrochen. Dabei hat sich sein Ansehen verändert: das Gesicht ist entstellt und blass geworden, die Haut, namentlich an den Händen, kühl, der Puls klein. Jetzt drängt sich mehr und mehr die traurige Ueberzeugung auf, dass der Darm verschlossen und vielleicht gar durch ein Hinderniss verschlossen sei, welches die ärztliche Kunst nicht zu überwinden vermag. Der Leib wird allmälig immer stärker aufgetrieben, periodisch treten heftige, drängende, wehenartige Schmerzen auf, welche die Kranken als Krämpfe zu bezeichnen pflegen. Auf diese Schmerzparoxysmen folgt meist bald Uebelkeit, und zum Entsetzen der Kranken und ihrer Angehörigen werden die erbrochenen Massen immer bräunlicher, missfarbiger, ihr Geruch immer deutlicher fäculent. Man hat viel darüber gestritten, ob auch bei Verschliessungen des Dünndarms Kothbrechen eintreten könne, oder ob dasselbe nur dann vorkomme, wenn die Verschliessung im Dickdarm, wo die eigentliche Kothbildung erst beginne, ihren Sitz habe. Man muss aber festhalten, dass schon die Contenta des Ileum, zumal wenn sie längere Zeit dort verweilen, einen fäculenten Geruch zeigen, und dass beim sogenannten Kothbrechen eigentliche Fäces wohl selten oder nie erbrochen werden. Ich halte es für unwahrscheinlich, dass die Contenta des Dickdarms über die Valvula Bauhini hinaus in den Dünndarm und den Magen gelangen können. Auch über die Entstehung der retrograden Bewegung der Darmcontenta giebt es verschiedene Ansichten. So läugnet *Betz* in seiner letzten Arbeit nicht nur jeden Einfluss der Darmcontractionen auf die rückgängige Bewegung des Inhaltes, sondern er glaubt sogar, dass die Contractionen des Darmes auch für das normale Fortschreiten der Contenta vom Magen zum Mastdarm eher hinderlich als förderlich seien. Bei dem eigentlichen Brechact spielt unverkennbar die Bauchpresse die Hauptrolle; sie ist es, welche, unterstützt von den früher erwähnten Contractionen im Pylorustheile des Magens, den Inhalt desselben nach Aussen befördert. In den Magen scheinen die Darmcontenta aber dadurch zu gelangen, dass durch die Contractionen der Darmwand die Massen, welche nicht nach Unten ausweichen können, nach Oben getrieben werden. Ob dies mit einer gewissen Regelmässigkeit geschieht, ob auf die Contraction einer tiefer gelegenen Stelle die Contraction der nächst höher gelegenen folgt, ob also eine eigentlich antiperistaltische Bewegung stattfindet, lassen wir dahingestellt sein. Jedenfalls ist es verständlich, dass alle Drastica, so lange das Hinderniss nicht beseitigt ist, durch Verstärkung der Darmcontractionen das Erbrechen vermehren müssen. — In manchen Fällen zieht sich die Krankheit mit den beschriebenen Symptomen, welche selbst zeitweise remittiren können, acht bis vierzehn Tage oder noch längere Zeit hin. Während der Schmerzanfälle, welche dem Erbrechen vorherzugehen pflegen, fühlt oder sieht man am Leibe, nach *Watson*'s plastischer Schilderung, „wie grosse Darmknäuel, so gross wie eines Mannes Arm, sich in die Höhe heben und grossen Schlangen ähnlich mit Gelärm und Kollern sich darin um und um wälzen. Der ausgedehnte Darm kämpft mit aller Macht gegen die darin befindliche Verschanzung an; — der Kampf aber ist ein vergeblicher." Die Kranken, jetzt aufs Furchtbarste entstellt, haben ein geisterhaftes Ansehen, eine schmutzige Farbe, ihr Gesicht ist mit kaltem Schweisse bedeckt, die Hände sind kühl, der Puls unfühlbar, während das Bewusstsein lange ungetrübt bleibt; endlich gehen sie erschöpft unter den Symptomen allgemeiner Paralyse zu Grunde.

Etwas anders gestaltet sich das Bild, wenn sich frühzeitig zu der Darmverschliessung eine ausgebreitete Peritonitis hinzugesellt. Dann wird der Leib weit schneller aufgetrieben, ausserordentlich gespannt und so schmerzhaft, dass nicht der leiseste Druck ertragen wird. Da das Exsudat sich fast ausschliesslich zwischen den ausgedehnten Gedärmen befindet, so lässt sich dasselbe nur selten durch den leeren Percussionsschall an den abhängigen Stellen nachweisen. Die Kranken werfen sich nicht, wie die vorher geschilderten, im Bette umher, sondern liegen still auf dem Rücken, jede Bewegung,

weil sie ihren Schmerz vermehrt, ängstlich vermeidend. Der Puls ist sehr frequent, die Temperatur sehr hoch; das nach Oben gedrängte Zwerchfell comprimirt die Lunge, die Respiration wird beschleunigt; der gehemmte Abfluss
des Blutes aus dem rechten Herzen verleiht dem Kranken ein cyanotisches
Ansehen. Die Symptome der Peritonitis treten nicht selten gegen die früher
geschilderten, welche auch hier nicht fehlen, so in den Vordergrund, dass
den letzteren nicht hinlängliche Beachtung geschenkt wird, und dass zwar
die Peritonitis erkannt wird, aber nicht die innere Einklemmung oder sonstige Darmverschliessung, welche dieselbe hervorgerufen hat. Man muss es
sich zur Regel machen, an eine „rheumatische Peritonitis" nur mit grossem
Widerstreben zu glauben, und in Fällen, in welchen, abgesehen vom Puerperium, Peritonitis auftritt, zunächst an Perforation, namentlich an Perforation
des Magens durch ein Geschwür, oder an eine acute Darmverschliessung zu
denken. Ist die Krankheit ganz plötzlich aufgetreten und nicht von Erbrechen begleitet, so spricht dies für eine Perforation. Ist sie allmälig aufgetreten, war gleich anfangs Erbrechen vorhanden, besteht dieses hartnäckig fort
oder entwickelt sich gar Kothbrechen, so spricht dies mit grosser Bestimmtheit für eine Darmverschliessung. — Der Verlauf ist bei der zuletzt geschilderten Form um Vieles schneller; schon nach wenig Tagen pflegt grosser
Collapsus, allgemeine Paralyse und fast immer ein tödtliches Ende einzutreten.

Es ist fast in keinem Falle mit Sicherheit während des Lebens zu erkennen, ob der Symptomencomplex, welchen wir geschildert haben, auf einer
Achsendrehung, auf einer inneren Einklemmung, auf einer Intussusception oder auf einer Verschliessung des Darmes durch harte Fäces oder steinige Concremente beruht. Am wenigsten Anhalt haben wir für die Diagnose
einer Achsendrehung. Für die Annahme einer inneren Einklemmung spricht einigermassen der Nachweis, dass der Kranke früher an Peritonitis gelitten hat, da die Stränge und Brücken, welche am Häufigsten
zu inneren Einklemmungen Veranlassung geben, fast immer Residuen einer abgelaufenen Peritonitis sind. Die Intussusception zeigt bisweilen
in ihren Symptomen Eigentümlichkeiten, durch welche sie von den übrigen
Formen der Darmverschliessung ziemlich leicht zu unterscheiden ist. Dahin
gehört eine wurstförmige Geschwulst von gewöhnlich nur mässiger Resistenz, welche man in manchen Fällen, namentlich wenn die Bauchdecken
wenig gespannt sind, im Bauche fühlen kann. Eine solche Geschwulst lässt
sich wenig oder gar nicht verschieben, ist schmerzhaft und giebt bei der Percussion meist einen nicht ganz leeren Schall. Bei der Intussusception ist fer-

ner die Verschliessung des Darmlumens oft nicht so vollständig, als bei den übrigen Formen, so dass zuweilen von Zeit zu Zeit kleine Mengen von Koth oder von Darmgasen entleert werden. Dazu kommt ferner, dass durch die Compression der Venen des gleichfalls invaginirten Mesenteriums sich eine hochgradige Stauung in dem invaginirten Darmstück bildet, welche sehr leicht zu Gefässrupturen in der Schleimhaut und zur Entleerung blutiger oder blutig-schleimiger Massen aus dem After führt. Diese Erscheinung ist besonders wichtig für die Diagnose der Intussusceptionen kleiner Kinder, bei welchen die Krankheit verhältnissmässig häufiger vorkommt. — (In diesen Fällen ist fast immer das Coecum und das Kolon ascendens in den unteren Theil des Dickdarms und in den Mastdarm eingestülpt; die Stuhlverstopfung ist nicht immer absolut; das Erbrechen steigert sich nur selten zum Kothbrechen; auch die Auftreibung des Leibes pflegt nur mässig zu sein, da sich selten Peritonitis entwickelt. Dagegen fehlen fast nie die blutigen oder blutig-schleimigen Dejectionen.) — Unzweifelhaft wird die Diagnose einer Intussusception, wenn man vom Mastdarm aus das invaginirte Darmstück mit seiner spaltförmigen, meist der Wand des Mastdarms zugekehrten Mündung erreichen kann, oder wenn dasselbe abgestossen ist und, durch brandigen Zerfall verändert, aber doch noch erkennbar, ausgeleert wird. — Eine Verschliessung des Darmes durch harte Fäcalmassen ist in den Fällen leicht zu erkennen, in welchen letztere im Mastdarm gefühlt werden können. In anderen Fällen lässt eine harte und verschiebbare Geschwulst im Bauche kaum einen Zweifel übrig, dass dieselbe durch harte Fäcalmassen oder steinige Concremente gebildet ist, und dass diese den Darm verstopfen. Hat der Kranke früher an Zeichen von Darmverengerung gelitten, und haben sich diese plötzlich zu den Symptomen der Darmverschliessung gesteigert, so ist gleichfalls nach dem früher Gesagten sehr wahrscheinlich, dass der plötzliche Verschluss durch harte Kothmassen zu Stande gekommen ist. Vor Allem spricht der günstige Verlauf des Leidens, das plötzliche Verschwinden der Symptome nach dem Abgang reichlicher Kothmassen für die letztere Form der Darmverschliessung.

Die Diagnose und Prognose der Darmverschliessung ergeben sich aus dem, was wir über die Symptome und den Verlauf dieser Zustände gesagt haben.

§. 4. Therapie

Die Behandlung der habituellen Stuhlverstopfung ist im vorigen Kapitel bei der Besprechung der Indicatio causalis so weit erörtert, als es der Plan dieses Buches gestattet. Die Vorzüge und Nachtheile der einzelnen Laxanzen ausführlich zu schildern, liegt nicht in der Aufgabe desselben. Ueber die Erfolge der schwedischen Heilgymnastik bei der habituellen Stuhlverstopfung fehlt nur eigene Erfahrung. Zu dieser Gymnastik ist auch die gleichfalls empfohlene Anwendung der Elektricität zu rechnen; durch das Ansetzen der Elektroden auf die Bauchdecken können Contractionen der Bauchmuskeln hervorgerufen und bei wiederholter Application die Bauchmuskeln gekräftigt werden. Einen Einfluss auf die Darmbewegung hat das Aufsetzen der Elektroden auf den Bauch nicht. Der Vorschlag, die eine Elektrode in den Mund, die andere in den After einzuführen, um dadurch die Stuhlverstopfung zu heben, muss als sehr naiv bezeichnet werden.

Die Behandlung der Darmverengerungen besteht, wenn dieselben im Mastdarm ihren Sitz haben, in der Entfernung von Geschwülsten, in der Dilatation von Stricturen, in der Anlegung eines künstlichen Afters, für den Fall, dass jene Proceduren nicht ausreichen, und gehört demnach in das Bereich der Chirurgie. Verengerungen in höher gelegenen Darmpartieen sind niemals radical zu heilen. Man muss sich darauf beschränken, den Kranken auf eine Diät zu setzen, bei welcher so wenig Fäces als möglich bereitet werden. Je drohender die Symptome der Verengerung werden, um so nothwendiger wird es, dass der Kranke nur von Eiern, starker Fleischbrühe und von reinem Muskelfleische mit zarten Fasern lebt. Dabei hat man für regelmässige Entleerungen durch Klystiere und Laxanzen zu sorgen.

Von den verschiedenen Formen der Darmverschliessung sind die durch verhärtete Fäcalmassen und steinige Concremente entstandenen weit mehr der Behandlung zugänglich, als die, welche durch Lageveränderungen des Darmes bedingt sind. Dies gilt vor Allem von den Verschliessungen des Mastdarmes durch harte Fäces, welche in oft erstaunlicher Menge über dem Sphincter angehäuft sind. Ein prüder Arzt, welcher es nicht wagt, eine örtliche Untersuchung zu verlangen, wird in solchen Fällen Tage lang Laxanzen über Laxanzen verordnen, ohne zum Ziele zu gelangen; ein Arzt aber, welcher keine Rücksichten kennt und keinen Widerspruch duldet, wenn es darauf ankommt, das Heilobject genauer zu erkennen, erzielt glänzende Erfolge. Freilich erfordert es häufig viele Mühe und grosse Geduld, bis es gelingt, mit Hülfe der Finger, eines Löffelstiels oder einer Kornzange sich Bahn zu brechen, um Klystiere, welche sich anfänglich nicht beibringen liessen, zu appliciren, und um durch ein elastisches Rohr, welches man durch jene Massen hindurchführt, erweichende Einspritzungen zu machen. — Schwieriger ist die Aufgabe, wenn die verhärteten Fäces weiter oben ihren Sitz haben. Wir können uns hier im Wesentlichen auf das beziehen, was wir über die Entfernung der stagnirenden Kothmassen bei der Therapie der Typhlitis stercoralis gesagt haben. Anfänglich versuche man durch einige Löffel Ricinusöl oder durch grosse Gaben Calomel Stuhlgang zu erzwingen; auch kann man dem ersteren Mittel pro dosi einen halben Tropfen Crotonöl hinzusetzen. Bleiben diese Mittel aber ohne Erfolg und vermehren sie das Erbrechen, so halte man sich vorzugsweise an die Anwendung des Clysopompes, bei welcher man gewiss am Meisten darauf rechnen kann, die harten, wohl immer im Dickdarm angehäuften Massen zu erweichen. Man darf sich nicht abschrecken lassen, wenn die ersten Injectionen ohne Wirkung bleiben, sondern muss auch dann dieselben zwei bis drei Mal während des Tages wiederholen. Ich habe beobachtet, dass erst nach viertägiger fleissiger Anwendung des Clysopompes kleine, bröckliche, auffallend entfärbte Fäcalmassen, welche einen entsetzlichen Geruch verbreiteten, der entleerten Flüssigkeit beigemischt waren. Erst in den nächsten Tagen folgten grössere Mengen von ähnlicher Beschaffenheit. In verzweifelten Fällen mag man zur Darreichung des laufenden Quecksilbers übergehen; man lässt von demselben einige Unzen bis zu einem Pfunde und darüber verschlucken. Es lässt sich nicht in Abrede stellen, dass in manchen Fällen, in welchen alle anderen Mittel im Stich gelassen hatten, die Schwere des Quecksilbers die verstopfenden Massen durchbrach. — Die Achsendrehungen und inneren Einklemmungen sind kaum je mit der Sicherheit zu diagnosticiren, welche nöthig ist, um die Laparotomie, welche so früh als irgend möglich vorgenommen werden muss, zu rechtfertigen. Es ist nicht unmöglich, dass das laufende Quecksilber durch seine Schwere eine Achsendrehung redressiren oder durch den Zug, welchen es, vor der eingeklemmten Darmschlinge angelaugt, auf diese ausübt, eine Reposition derselben herbeiführen könne; indessen lassen die Fälle, in welchen ein derartiger Erfolg wirklich erzielt sein soll, Zweifel an der Richtigkeit der Diagnose zu. Da bei Intussusceptionen fast ohne Ausnahme eine Einschiebung des Darmes von Oben nach Unten stattfindet, so ist die Darreichung von Laxanzen, durch welche das invaginirte Darmstück nur tiefer in seine Scheide hineingetrieben werden würde, contraindicirt; dasselbe gilt noch mehr von der Darreichung des laufenden Quecksilbers. Gestützt auf einzelne glückliche Erfolge kann man, wenn die Intussusception frühzeitig

erkannt ist, den Bauchschnitt machen. Kann man das invaginirte Darmstück
vom Mastdarm aus erreichen, so versuche man, dasselbe durch vorsichtiges
Einführen einer Schlundsonde, an deren Spitze man einen Schwamm befestigt hat, zu reponiren. Dieses Verfahren ist namentlich in einzelnen Fällen
von Intussusceptionen bei Kindern von gutem Erfolge gewesen. Kann man
das invaginirte Darmstück nicht erreichen, so wende man reichliche Einspritzungen von Flüssigkeit an oder treibe Luft durch einen Blasebalg in den
Mastdarm ein, um wo möglich dadurch das invaginirte Darmstück zurück-
zudrängen. Sobald heftige Peritonitis eingetreten ist, können, da dann auch
die Darmstücke mit einander verklebt und verwachsen sind, die erwähnten
Proceduren keinen Nutzen bringen, wohl aber die Gefahr vermehren. Man
beschränke sich dann vielmehr darauf, grosse Dosen Opium zu reichen und
den Bauch mit kalten Umschlägen zu bedecken. Zu diesem Verfahren muss
man auch in den Fällen übergehen, in welchen bei den übrigen Formen der
Darmverschliessung Zeichen ausgebreiteter Peritonitis vorhanden sind.

Kapitel III.
Tuberculose des Darmes und der Mesenterialdrüsen.

§. 1. Pathogenese und Aetiologie.

Als Tuberculose des Darmes bezeichnet man die Entwickelung von Tuber-
kelgranulationen in der Darmwand, während man unter Mesenterialtuberculose gewöhnlich auch die käsige Umwandlung der durch Vermehrung ihrer zelligen Elemente geschwellten Mesenterialdrüsen versteht.

Die Darmtuberculose ist eine überaus häufige Krankheit; doch
kommt dieselbe äusserst selten und fast nur im Kindesalter primär vor; häufiger gesellt sie sich als secundäres Leiden zu einer in anderen Organen, namentlich in den Lungen, bestehenden Tuberculose.

Die Mesenterialtuberculose tritt zuweilen, namentlich während
des Kindesalters, primär auf; doch kommt dieser Fall seltener vor, als man
früher annahm. Fast constant begleitet die Mesenterialtuberculose die Darmtuberculose, namentlich die vorgeschritteneren Formen derselben.

§. 2. Anatomischer Befund.

Der gewöhnliche Sitz der Darmtuberculose ist das Ileum. Oft breitet
sich die Erkrankung von dort auf das Kolon und ziemlich häufig auf den

Processus vermiformis aus. In manchen Fällen ist das Kolon allein erkrankt, während das Ileum frei bleibt: selten finden sich Tuberkel und tuberculose Geschwüre im Jejunum, fast nie im Duodenum oder im Magen. — Der Ausgangspunkt der Darmtuberculose, bei deren Schilderung wir *Rokitansky*'s trefflicher Darstellung folgen, sind die solitären Follikel und die *Peyer*'schen Plaques. In ihnen erscheinen anfänglich hirsekorngrosse, über das Niveau der inneren Darmoberfläche leicht prominirende, resistente Knötchen von graulicher Farbe; diese gehen allmälig eine käsige Metamorphose ein, werden gelb und zerfliessen zu Tuberkeleiter. Wird die Schleimhautdecke von letzteren durchbrochen, so entstehen runde, kraterförmige Geschwüre, p r i m i t i v e T u b e r k e l g e s c h w ü r e. Die primitiven Tuberkelgeschwüre vergrössern sich durch Schmelzung neuer Tuberkelmassen in ihren Rändern und durch Zusammenfliessen benachbarter Geschwüre zu s e c u n - d ä r e n T u b e r k e l g e s c h w ü r e n, und zeigen bei dieser Ausbreitung fast immer die Tendenz, den Darm ringförmig zu umgeben; sie haben eine unregelmässige zackige Form und leicht gewulstete Ränder, während ihre Basis aus dem meist schwielig verdickten submucosen Bindegewebe besteht. Auch in die Basis der tuberculosen Geschwüre können sich neue Tuberkelmassen ablagern; durch Schmelzung derselben kann das submucose Gewebe und die Muscularis zerstört und, nachdem die Serosa erweicht oder zerrissen ist, der Darm perforirt werden. — Während das Tuberkelgeschwür gegen die Serosa vordringt, röthet sich die entsprechende Stelle der letzteren und verdickt sich durch Wucherung ihres Bindegewebes; in der diffusen Verdickung bemerkt man gewöhnlich kleine discrete Knötchen. Diese Veränderungen am Peritonaeum lassen meist schon von Aussen die Stellen der Darmgeschwüre erkennen. Die partielle Peritonitis bewirkt auch häufig Verklebungen und Verwachsungen des Darmes an der kranken Stelle mit benachbarten Darmschlingen oder mit anderen Organen; diese können bei eintretender Perforation den Austritt der Darmcontenta in die Bauchhöhle verhüten oder, wenn sich der Zerfall auf die angelöthete Darmschlinge fortpflanzt, eine Communication mit dieser herbeiführen. Nur selten breitet sich ohne vorhergegangene Perforation die Peritonitis und die tuberculose Degeneration über das ganze Peritonaeum aus. — Bei der Vergrösserung der Darmgeschwüre kommt es nicht selten zu Blutungen; man findet dann die Ränder und die Basis der Geschwüre blutig suffundirt und mit dunklen Gerinnseln bedeckt. — Sehr selten heilen tuberculose Geschwüre: das Bindegewebe auf der Basis schrumpft dann ein, zieht die Schleimhautränder an einander, bis sie sich völlig berühren und vollständig oder doch zum gröss-

ten Theil mit einander verwachsen. Immer bleibt eine narbige Einziehung
der Darmwand zurück, welche sich auf der Innenfläche als ein leistenähn-
lich hervorspringender, resistenter Wulst darstellt.

Bei der Mesenterialtuberculose findet man die Gekrösdrüsen oft
bis zu Taubenei- oder Hühnereigrösse oder noch bedeutender angeschwollen. Die Vergrösserung beruht in manchen Fällen auf einer einfachen Hypertrophie, und nur an discreten Stellen findet man graue oder gelbe Tuberkel
und Tuberkelaggregate in die hypertrophische Drüse eingestreut; in anderen Fällen ist die vergrösserte Drüse durchweg in eine gelbe, käsige Masse
verwandelt. Nur selten kommt es bei der Mesenterialtuberculose zu einer tuberculosen Vereiterung und zu einem Durchbruch des Tuberkeleiters in das
Peritonaeum oder in den Darm; häufig aber findet man in Leichen die Residuen einer erloschenen Mesenterialtuberculose unter der Form kreidiger,
unebener, oft ästiger Concretionen, welche von normalem oder verödetem
Drüsenparenchym umschlossen sind.

§. 3. Symptome und Verlauf.

Das Bild, unter welchem die Darmtuberculose verläuft, ist in den meisten Fällen leicht zu erkennen: ein Kranker, welcher seit längerer Zeit die
Symptome der Lungentuberculose darbietet, bekommt Durchfälle, welche
namentlich in den Morgenstunden eintreten, bald eine breiige, bald eine
dünnflüssige Beschaffenheit haben und den Kranken ungemein erschöpfen.
Die Dejectionen haben zwar dasselbe Ansehen, wie beim einfachen Darmcatarrh, und weder das Mikroskop, noch die chemische Analyse giebt Aufschluss über das Grundleiden; aber die grosse Häufigkeit der Complication von Lungen- und Darmtuberculose, das Fehlen ätiologischer Momente für einen einfachen Darmcatarrh, sowie die Hartnäckigkeit des Durchfalls lassen mit grosser Wahrscheinlichkeit annehmen, dass demselben eine Darmtuberculose zu Grunde hegt. — Sicher ist die Diagnose bis dahin
nicht, denn es kommen bei vorgeschrittener Lungentuberculose sehr hartnäckige Durchfälle vor, welche weder auf Darmtuberculose, noch überhaupt
auf nachweisbaren Texturerkrankungen des Darmes beruhen, und welche
von den durch Darmtuberculose entstandenen sich nicht wohl unterscheiden lassen. (Diese sogenannten „colliquativen" Durchfälle scheinen von der
erleichterten und vermehrten Transsudation des eiweissarmen Blutserums
aus den Darmcapillaren abzuhängen und sich der vermehrten Transsudation
von Serum in das Unterhautbindegewebe bei der Tuberculose und anderen

erschöpfenden Krankheiten anzuschliessen. Bei der *Bright'*schen Krankheit, bei welcher das Blut noch ärmer an Eiweiss, und bei welcher Anasarca noch häufiger ist, kommen auch diese colliquativen Diarrhöen noch häufiger, als bei der Lungentuberculose vor.) — Im späteren Verlaufe der Krankheit pflegt den Durchfällen Kolikschmerz vorherzugehen, und der Bauch, namentlich in der Ileo-Coecalgegend, gegen Druck empfindlich zu werden. Wenn diese Symptome, welche der Theilnahme des Peritonaeum an der Erkrankung angehören, hinzutreten, so darf man den einfachen colliquativen Durchfall ausschliessen. — Nimmt die Erkrankung des Peritonaeum, welche wir im vorigen Paragraphen beschrieben haben, überhand, so pflegen die Schmerzen, welche dem Durchfall vorhergehen, heftiger zu werden und die Empfindlichkeit des Bauches gegen Druck einen hohen Grad zu erreichen. Nicht selten entsteht später durch Lähmung der Muscularis Stuhlverstopfung, und nur von Zeit zu Zeit werden mit ungemein heftigen Schmerzen breiige oder dünnflüssige Massen in grossen Quantitäten entleert. Der geschilderte Symptomencomplex kann die letzten Wochen und Monate phthisischer Kranken sehr qualvoll machen. Tritt Perforation ein, so kommt es nur selten zu dem Krankheitsbilde, welches wir für die Perforation des chronischen Magengeschwürs gegeben haben; die Peritonitis, zu welcher die Perforation führt, ist eine umschriebene: das Exsudat wird durch verklebte Darmschlingen abgesackt. Findet man bei einem derartigen Kranken, nachdem er plötzlich von ungewöhnlich heftigen Schmerzen in der Unterbauchgegend befallen wurde, in dieser Gegend eine resistente Stelle, welche bei der Palpation als ein unregelmässiger Tumor imponirt, und welche bei der Percussion einen leeren Schall giebt, so hat man an eine eingetretene Perforation zu denken.

Es ist bemerkenswerth, dass mit dem Hervortreten von Zeichen der abdominellen Erkrankung häufig die Symptome des Brustleidens in den Hintergrund treten, so dass die Kranken weniger husten und weniger Auswurf haben als früher. Man hat sich daher in solchen Fällen bei der Diagnose der Darmtuberculose vorzugsweise an die physikalischen Symptome des Lungenleidens zu halten, und wenn auch diese im Stich lassen, kann die Diagnose gänzlich zweifelhaft bleiben. Wenn bei Kindern Darmtuberculose primär auftritt oder sich zu einer leicht unerkannt bleibenden Tuberculose der Bronchialdrüsen gesellt, so fehlt der wichtigste Anhalt für die Diagnose der Darmtuberculose, und dann lassen nur die Schmerzhaftigkeit des Leibes, die Erfolglosigkeit der Behandlung und die Fiebererscheinungen die tuberculose Darmphthise mit Wahrscheinlichkeit von der catarrhalischen unterscheiden.

Man würde indessen in einen Irrthum verfallen, wenn man den Durchfall als ein constantes und nothwendiges Symptom der Darmtuberculose ansehen, und in denjenigen Fällen, in welchen derselbe bei ausgesprochener Lungenphthise fehlt, das Vorhandensein einer Darmtuberculose mit Bestimmtheit ausschliessen wollte. Es giebt Fälle, in welchen trotz ausgebreiteter tuberculoser Darmgeschwüre die Kranken regelmässigen und consistenten Stuhlgang haben; dies ist vor Allem dann der Fall, wenn der Dickdarm von der Erkrankung frei geblieben und auch nicht anderweitig erkrankt ist, so dass die diarrhoischen Contenta des Dünndarms, nachdem sie in den Dickdarm gelangt sind, durch Resorption ihres flüssigen Antheils eingedickt werden können. Auch bei Ausbreitung der Tuberculose auf den Dickdarm kann der Durchfall fehlen, und dieser Umstand scheint dafür zu sprechen, dass die dünne Beschaffenheit der Dejectionen nicht von der Secretion der Darmgeschwüre, sondern von der Transsudation in der Umgebung derselben abhängt. Die Intensität des Darmcatarrhs an diesen Stellen variirt eben so sehr, als die der Röthung und Infiltration der Cutis in der Umgebung von Hautgeschwüren; ist der Catarrh mässig, so können die Fäces von normaler Consistenz sein, ist er heftig, so sind Diarrhöen vorhanden. Da aber bis zur Theilnahme des Peritonaeum an der Erkrankung Schmerzen im Leibe und Empfindlichkeit desselben gegen Druck meist fehlen, so ist in vielen Fällen von Lungen- und Darmtuberculose kein directes Symptom von Darmerkrankung vorhanden; aber die grosse Häufigkeit einer secundären Darmerkrankung und die Erfahrung, dass jene Symptome fehlen können, dürfen uns auch in solchen Fällen in unseren Aussprüchen nicht weiter gehen lassen, als bis zu der Erklärung, „dass wir das Bestehen einer Darmtuberculose nicht nachweisen können."

In Betreff der Symptome der Mesenterialtuberculose nahm man früher allgemein an, dass die entarteten Mesenterialdrüsen impermeabel für den Chylus seien, und dass dieser Umstand in den meisten Fällen die Abzehrung der Kinder, die Tabes meseraïca, verschulde; indessen hat sich einestheils herausgestellt, dass die entarteten Drüsen keinesweges unwegsam sind, dass sie sich vielmehr leicht und vollständig injiciren lassen; anderntheils hat man bei der Section verunglückter Individuen, welche blühend und gut genährt waren, nicht selten vorgeschrittene tuberculose Erkrankung der Mesenterialdrüsen gefunden. Die primäre und isolirt bestehende Mesenterialtuberculose ist fast nie mit Sicherheit zu erkennen, und das Krankheitsbild, welches man für die Phthisis mesenterica entworfen hat, entspricht höchstens der Complication von Mesenterial- mit Darmtuberculose. Selbst in den

Fällen, in welchen die einzelnen Züge desselben, Durchfall, Auftreibung des Leibes, Fieber, Abzehrung, vorhanden sind, muss man nach dem früher Gesagten mit der Diagnose vorsichtig sein. Nur äusserst selten gelingt es, die angeschwollenen Drüsen durch Palpation zu erkennen, untl auch in solchen Fällen sind Irrthümer, Verwechselungen harter Skybala mit Drüsenpaketen, schwer zu vermeiden.

§. 4. Therapie.

Die Behandlung der D a r m t u b e r c u l o s e fällt mit der der Lungentuberculose zusammen, nur vermeide man alle Mittel, welche die Darmschleimhaut reizen und Durchfälle hervorrufen könnten; selten werden Milchcuren, noch seltener Leberthran vertragen. Fast niemals werden radicale Erfolge erzielt, und das Höchste, was man erreicht, ist die Beschränkung der Durchfälle durch ein symptomatisches Curverfahren. Das wirksamste Mittel ist auch hier das Opium, doch versuche man, ehe man zu demselben übergeht, durch die früher für die Behandlung catarrhalischer Durchfälle, zu denen auch die Durchfälle bei Darmtuberculose zu rechnen sind, empfohlenen Adstringentia und Amara seinen Zweck zu erreichen. — Wird der Leib gegen Druck empfindlich, so wende man warme Breiumschläge an; steigern sich die Schmerzen, so applicire man von Zeit zu Zeit einige Blutegel auf die empfindlichsten Stellen des Bauches.

Für die Behandlung der M e s e n t e r i a l t u b e r c u l o s e stehen der Eichelkaffee, der Wallnussblätterthee, das Jod-Eisen, die Malz- und Soolbäder in besonderem Rufe. Diese, auch gegen chronische Erkrankungen anderer Lymphdrüsen vielfach und zum Theil mit Erfolg angewandten Mittel verdienen in den Fällen, in welchen es gelingt, die missliche Diagnose einer Mesenterialtuberculose mit einiger Sicherheit zu stellen, Berücksichtigung. Doch ist jedenfalls eine zweckmässige Ernährung jeder medicamentösen Behandlung vorzuziehen.

Kapitel IV.
Carcinom des Darmcanals.

§. 1. Pathogenese und Aetiologie.

Der Darmkrebs ist weit seltener, als der Magenkrebs; er kommt fast immer primär und sogar meist isolirt im Körper vor; nur in vereinzelten Fällen greift der Krebs von benachbarten Organen auf den Darm über. — Die Aetiologie des Darmkrebses ist völlig dunkel.

§. 2. Anatomischer Befund.

Der Darmkrebs hat seinen Sitz fast ausschliesslich im Dickdarm, und zwar vorzugsweise im unteren Abschnitte desselben, in der Flexur und im Rectum. Nur in seltenen Fällen findet man zahlreiche Krebsknoten, welche sowohl dem Dickdarm als dem Dünndarm angehören und in letzterem zum Theil den *Peyer*'schen Drüsenhaufen entsprechen.

Wie im Magen, so kommen auch im Darm der Skirrhus, der Markschwamm und der Alveolar- oder Gallertkrebs vor. Auch finden wir dieselben Combinationen der verschiedenen Krebsformen, namentlich beginnt die Entartung häufig im submucosen Bindegewebe unter der Form des Skirrhus, während nach dem Durchbruche durch die Schleimhaut auf dem skirrhosen Boden Markschwammmassen emporwuchern. Ausgezeichnet ist der Darmkrebs durch die grosse Neigung, sich nach dem Querdurchmesser des Darmes auszubreiten und dadurch ringförmige Stricturen zu bilden. Häufig sinkt das kranke Darmstück durch seine Schwere in eine tiefere Bauchregion herab; anfänglich ist es frei beweglich, später wird es meist fixirt, indem sich zwischen ihm und den benachbarten Organen durch partielle Peritonitis Adhäsionen bilden, oder indem die krebsige Entartung vom Darm auf die Umgebung übergreift. Das Lumen des Darmes kann durch die im ganzen Umfange desselben entwickelte Geschwulst bis auf die Dicke eines Federkiels verengert werden; die Länge der Strictur ist meist gering und beträgt nur einige Zoll. Oberhalb der Strictur ist der Darm oft enorm erweitert, mit Koth und Gasen gefüllt, seine Wände sind hypertrophisch, und die Schleimhaut ist in verschiedenem Grade entzündet; unterhalb der Strictur ist der Darm leer und collabirt. Im Verlaufe der Krankheit kann durch jauchigen Zerfall des Carcinoms, wie wir dies auch für den Oesophagus- und Pyloruskrebs beschrieben haben, die Strictur weiter werden. — Zuweilen dringt der Zerfall der Neubildung bis auf das Peritonaeum vor, und nachdem auch dieses zerstört ist, treten entweder die Contenta in die Bauchhöhle, oder es greift, wenn sich vorher Verwachsungen gebildet haben, der Zerfall auf die benachbarten Organe über; in letzterem Falle können abnorme Communicationen verschiedener Darmstücke unter einander oder auch, wenn das kranke Darmstück mit der Bauchwand verwachsen war, Kothfisteln, bei verjauchenden Krebsen des Mastdarms Perforationen in die Scheide oder in die

Blase zu Stande kommen. Auch die Verschwärung des entzündeten Darmstücks oberhalb der Strictur kann zu Perforationen des Darmes und zum
Austritt der Darmcontenta in die Bauchhöhle oder zu abnormen Communicationen führen.

§. 3. Symptome und Verlauf.

In vielen Fällen ist es unmöglich, den Darmkrebs mit Sicherheit zu erkennen.
Die Kranken, bei welchen er sich entwickelt, klagen über dumpfe, bald anhaltende, bald in Intervallen auftretende Schmerzen an einer umschriebenen
Stelle des Unterleibes. Dazu kommt bald habituelle Stuhlverstopfung, welche meist schon vor dem Zustandekommen der Strictur vorhanden ist und
dann von der Entartung der Muscularis und der an der entarteten Stelle un-
terbrochenen Darmbewegung abhängt. Von Zeit zu Zeit wird die Stuhlverstopfung ungemein hartnäckig: die Schmerzen steigern sich, der Leib wird
aufgetrieben, und es entstehen Uebelkeiten, Erbrechen und andere Symptome der Darmverschliessung. Ist die Stuhlverstopfung gehoben, so retablirt
sich ein relatives Wohlbefinden. Die beschriebenen Anfälle wiederholen sich
in immer kleineren Pausen, nehmen an Heftigkeit zu und bedrohen immer
mehr das Leben. Endlich gelingt es nicht mehr, die Stuhlverstopfung zu heben, und dann tritt der Tod unter den Symptomen des Ileus ein. Hat bis dahin
das Aussehen und die Ernährung des Kranken nicht gelitten, war kein Tumor im Bauche nachzuweisen, haben auch die Fäces keinen Anhalt für die
Diagnose gegeben, so bleibt der Fall zum grossen Theil dunkel. Es lässt sich
zwar erkennen, dass ein allmälig wachsendes Hinderniss für den Fortschritt
der Darmcontenta vorhanden sei, aber über die Natur desselben giebt erst
die Obduction sicheren Aufschluss.

In anderen Fällen gehen die Kranken nicht so frühzeitig an einem acuten Anfall von Darmverschliessung zu Grunde, vielmehr erscheinen neben
der allmälig wachsenden Stuhlverstopfung und den dumpfen Schmerzen im
Leibe, als Zeichen einer schweren Kachexie, sehr bald ein schneller Verfall
der Kräfte, bedeutende Abmagerung, ein schmutziges Colorit der Haut. Diese Symptome geben schon mehr die Präsumption für die krebsige Natur der
Stenose. Wenn die Abmagerung stärker wird und die in Folge dessen dün-
ner gewordenen Bauchdecken in den tieferen Regionen des Bauches eine
unebene, höckerige, harte, mässig schmerzhafte, anfangs meist bewegliche
Geschwulst entdecken lassen, so wird die Diagnose ausser Zweifel gestellt.

Hat der Krebs, wie es häufig der Fall ist, seinen Sitz im Mastdarm selbst oder einige Zoll oberhalb desselben, so klagen die Kranken über heftige Schmerzen in der Gegend des Kreuzbeines, welche von dort aus nach dem Rücken und nach den Schenkeln ausstrahlen. Diese Kreuz- und Rückenschmerzen werden oft lange Zeit in ihrer Bedeutung unterschätzt und, zumal wenn zugleich varicose Erweiterungen der Mastdarmvenen sich entwickeln und Schleim mit Blut gemischt aus dem After abgeht, für die Zeichen eines gefahrlosen Leidens gehalten. Allmälig aber wird die zunehmende Stuhl Verstopfung und die eigenthümliche Beschaffenheit der Fäces verdächtig. Letztere haben ein auffallend kleines Caliber, sind zuweilen rund, zuweilen abgeplattet und bandförmig, oder stellen kleine, dem Schafkoth ähnliche Kügelchen dar. Der Abgang dieser Massen, welchen anfangs schleimige und glasige, später blutige und eitrige Beschläge adhäriren, wird von immer wachsenden und endlich zu einer qualvollen Höhe gesteigerten Schmerzen begleitet. Zuweilen erfolgt der Stuhlgang leichter, nachdem der Krebs verjaucht ist, oder es tritt statt der Stuhlverstopfung ein nicht zu beseitigender Durchfall ein. Dabei kommt es oft zu abundanten Blutungen, und auch ausser der Zeit der Defäcation fliesst eine missfarbige, stinkende, den After und seine Umgebung corrodirende Flüssigkeit aus dem Mastdarm ab. Wird die Mastdarmwand durchbrochen und greift der Zerfall auf die Scheide und die Harnblase über, so entstehen die furchtbarsten Zerstörungen und die desolatesten Zustände. Die Schilderung derselben, sowie die Angabe der Regeln für die Untersuchung des Mastdarms mit dem Finger und dem Speculum, welche die wichtigsten Aufschlüsse giebt, überlassen wir den Lehrbüchern der Chirurgie.

Der Verlauf des Darmkrebses ist mit wenigen Ausnahmen, von welchen wir oben geredet haben, ein ziemlich langwieriger; der alleinige Ausgang desselben ist der Tod. Letzterer tritt bald unter den Symptomen des Ileus, welche sich allmälig oder plötzlich ausbilden, bald unter den Zeichen eines hochgradigen Marasmus ein, zu welchen sich nicht selten als Terminalerscheinungen Hydrops und Venenthrombose gesellen; zuweilen wird der Tod durch eine Peritonitis beschleunigt, welche sich mit oder ohne Darmperforation entwickeln kann.

§. 4. Therapie.

Die Behandlung des Darmkrebses kann nur eine palliative sein. Man hat durch eine angemessene Diät dafür zu sorgen, dass möglichst wenig Fäces gebildet werden; am Besten ist es, wenn man die Kranken nur mit concentrirter Fleischbrühe, weichen Eiern und etwas Milch ernährt. Auf das Sorgfältigste hat man auf tägliche Stuhlentleerungen zu halten und muss zu dem Ende zwar sicher wirkende, aber möglichst wenig reizende Laxanzen verordnen. Am Meisten eignet sich dazu das Ricinusöl, und nach *Henoch*'s Beobachtungen schwindet bei längerem Gebrauche desselben der fast unüberwindliche Widerwillen, welchen die meisten Kranken gegen dieses Mittel zu haben pflegen. Im Uebrigen verweisen wir auf die für die Behandlung der Darmstrictur im Kapitel II. gegebenen Vorschriften und, was die operativen Eingriffe anbetrifft, auf die chirurgischen Lehrbücher.

Kapitel V.
Entzündungen des Bindegewebes in der Umgebung des Darmes.

Perityphlitis und Periproktitis.

Unter P e r i t y p h l i t i s versteht man die Entzündung des Bindegewebes, welches das Kolon ascendens an die Fascia iliaca heftet. Bei Weitem in den meisten Füllen ist diese Phlegmone vom Coecum und Kolon ascendens fortgepflanzt; in anderen Füllen bildet sie ein selbstündiges Leiden, und man pflegt sie dann als rheumatische Perityphlitis zu bezeichnen; in anderen Fällen endlich kommt sie im späteren Verlaufe des Typhus, der Septichaemie, des Puerperal-Fiebers vor und gehört dann den sogenannten metastatischen Entzündungen an. Das bei der Perityphlitis gesetzte Exsudat kann resorbirt werden und die Krankheit mit Zertheilung enden; häufiger aber führt die Entzündung zu diffuser Nekrose des entzündeten Bindegewebes, und es bilden sich grosse Jaucheherde, welche sich nach Oben bis zur Niere erstrecken könnten und sich abwärts oft bis unter das Ligamentum Poupartii zur inneren Schenkelfläche senken. Endlich kann die hintere Wand des Coecum und des Kolon ascendens, die vordere Bauchfläche oder die äussere Haut am Oberschenkel perforirt werden, oder der Inhalt des Abscesses ergiesst sich in die Bauchhöhle und führt zu Peritonitis.

Entwickelt sich die Krankheit aus einer Typhlitis, so bleibt, nachdem die oberflächliche Geschwulst, welche dem entzündeten Coecum angehörte, verschwunden ist, eine schmerzhafte, mehr in der Tiefe gelegene Geschwulst zurück. Sie ist vom lufthaltigen Coecum bedeckt und giebt deshalb einen hellen Percussionsschall. Durch den Druck, welchen die Geschwulst auf die Nervenstämme ausübt, entstehen oft Schmerzen oder das Gefühl von Taubsein in dem entsprechenden Bein, durch Druck auf die Venen Oedem desselben. Zertheilt sich die Entzündung, so wird die Geschwulst kleiner, die Schmerzen geringer, und der Kranke erholt sich schnell. Führt sie zu Verjauchung und Abscessbildung, so wächst die Geschwulst; im günstigen Falle zeigt sich früher oder später Fluctuation am Bauche oder am Oberschenkel; nach Aufbruch des Abscesses werden eitrige Massen mit nekrotischem Bindegewebe gemischt entleert, und wenn die Kräfte des Kranken ausreichen, kann auch in diesen Fällen Genesung erfolgen; in anderen Fällen tritt Tod durch Erschöpfung ein. Ergiesst sich der Jaucheherd nach Perforation der hinteren Darmwand in das Kolon ascendens, so pflegt der Ausgang günstig zu sein. Bricht der Abscess dagegen nach der Bauchhöhle durch, so führt die hinzutretende Peritonitis schnell zum Tode. — Ganz ähnlich ist der Verlauf der rheumatischen Perityphlitis, während bei der metastatischen Form der Tod unter dem Einflüsse des Allgemeinleidens bereits einzutreten pflegt, ehe es zu Eitersenkungen und Perforationen kommt.

Im Beginne der Krankheit setze man, wie bei der Typhlitis, Blutegel, deren Application man öfter wiederholen kann; später passen warme Breiumschläge. Sobald sich Fluctuation zeigt, muss der Abscess geöffnet werden.

Die Periproktitis ist eine Entzündung des Bindegewebes, welches den Mastdarm umgiebt; sie entwickelt sich theils im Verlauf acuter und chronischer Entzündungen und Entartungen des Mastdarms, theils gesellt sie sich zu Erkrankungen des Beckens und der im Becken gelegenen Organe, theils tritt sie, wie die Perityphlitis, als Theilerscheinung verbreiteter metastatischer Entzündungen auf. Ausserdem aber sehen wir Periproktitis sich ziemlich häufig bei Kranken mit Lungen- und Darmtuberculose entwickeln. Die Entstehung dieser Complication ist dunkel, da die Annahme, dass die Entzündung des Bindegewebes von einer Vereiterung tuberculoser Lymphdrüsen ausgehe, nicht erwiesen ist.

Die acute Periproktitis kann mit Zertheilung endigen, führt aber häufiger zur Bildung von Abscessen, welche später nach Aussen oder in den Mastdarm perforiren. Die chronische Periproktitis führt zu beträchtlicher Verdickung und Induration des entzündeten Bindegewebes, meist aber kommt es auch zu partieller Vereiterung, und es bilden sich schwer heilende fistulöse Geschwüre.

Im Beginne der acuten Periproktitis bemerkt man eine harte, schmerzhafte Geschwulst am Damm oder in der Nähe des Steissbeins. Führt man den

Finger in den Mastdarm ein, so erkennt man häufig vermittelst des Gefühles die Infiltration des Bindegewebes. Die Kranken können nicht sitzen und haben beim Stuhlgang die heftigsten Schmerzen; geht die Entzündung in Eiterung über und perforirt der Abscess nach Innen, so wachsen die Schmerzen beim Stuhlgang, es tritt heftiger Tenesmus ein, und endlich werden eitrige, furchtbar stinkende Massen aus dem After entleert. Auf diese Weise entsteht die innere, unvollständige Mastdarmfistel. Perforirt der Abscess nach Aussen, so bildet sich in der Mitte der harten Geschwulst am Damm oder in der Nähe des Steissbeins Fluctuation, und nachdem die Decke durchbrochen ist, werden die oben beschriebenen Massen entleert. Dieser Vorgang kann zu einer äusseren, unvollständigen Mastdarmfistel Veranlassung geben. — Die Symptome der chronischen Periproktitis pflegen bis zu der Zeit, in welcher die Krankheit zu Stricturen des Mastdarms führt, dunkel zu sein und gegen die Symptome der Schleimhauterkrankung oder der übrigen Grundleiden in den Hintergrund zu treten. Bilden sich Abscesse, so entstehen heftige Schmerzen und die übrigen oben angeführten Symptome.

Anfangs versuche man es, namentlich durch Anwendung der Kälte, die Entzündung zur Zertheilung zu bringen; später lasse man Kataplasmen und Bähungen anwenden und öffne frühzeitig den Abscess, um einer Perforation nach dem Mastdarm oder der Blase vorzubeugen.

Kapitel VI.
Blutungen und Gefässerweiterungen des Darmes.

§. 1. Pathogenese und Aetiologie.

Die Blutungen in den oberen Abschnitten des Darmcanals kommen unter ähnlichen Bedingungen zu Stande, wie die Blutungen im Magen. Am Häufigsten hängen dieselben von hochgradigen Stauungen im Pfortadersystem ab, wie sie sich namentlich bei Lebercirrhose bilden. In anderen Fällen werden durch Verschwärungen der Darmschleimhaut Gefässe arrodirt, dergleichen Blutungen werden im Verlaufe des Typhus, der Dysenterie und in seltenen Fällen im Verlaufe der Darmtuberculose beobachtet. Endlich giebt es Blutungen im Darmcanal, welche von Erkrankungen der Gefässwände abgeleitet werden müssen, obgleich das Mikroskop keine Veränderungen an denselben erkennen lässt; hierher gehören die Darmblutungen beim gelben Fieber, beim Scorbut etc.

Varicose Erweiterungen der Mastdarmvenen (blinde Haemorrhoiden, Haemorrhoidalknoten) und Blutungen aus den Gefässen des Mastdarms (fliessende Haemorrhoiden, güldene Ader) gehören zu den häufigsten Leiden. Vor noch nicht langer Zeit wurden dieselben fast allgemein als Symptome einer besonderen constitutionellen Krankheit, der Haemorrhoidalkrankheit, angesehen, und zwar bildeten sie nach der herrschenden Ansicht die günstigste Form, unter welcher sich die Krankheit localisiren konnte; weit schlimmer war es, wenn die Haemorrhoiden andere Organe befielen, nach dem Kopfe, nach der Brust, nach dem Unterleibe „versetzt" wurden. Diese Ansicht ist fast allgemein verlassen, seitdem man erkannt hat, eine wie grosse Rolle bei der Entstehung der Venenerweiterungen und der Blutungen im Mastdarm mechanische Verhältnisse spielen, und wie wenig haltbar die Lehre von den „versetzten Haemorrhoiden" ist. Nichtsdestoweniger hat die Pathogenese und Aetiologie noch manches Dunkele.

Als das wichtigste Moment für die Entstehung der Haemorrhoiden, mit welchem gemeinschaftlichen Ausdruck wir die im Mastdarm auftretenden Venenerweiterungen und Blutungen bezeichnen wollen, muss ein gehemmter Abfluss des Blutes, die häufigste Ursache der Phlebektasien überhaupt, bezeichnet werden.

Der Abfluss des Blutes aus dem Plexus haemorrhoidalis kann 1) durch Kothanhäufungen im Mastdarm, durch Tumoren im Becken oder durch den schwangeren Uterus gehemmt sein, und die auf diese Weise zu Stande kommenden Haemorrhoiden sind die häufigsten.

Der Abfluss des Blutes kann 2) durch Compression oder durch Verschluss der Pfortader erschwert sein. So werden wir die Haemorrhoiden bei der Besprechung der Stauungen, zu welchen die Cirrhose der Leber führt, als eine der gewöhnlichsten Erscheinungen erwähnen. Einen ähnlichen Einfluss scheint auch eine Ueberfüllung der Pfortader zu haben, und vielleicht erklärt sich aus einer solchen am einfachsten das häufige Vorkommen der Haemorrhoiden bei Schlemmern. Während der Verdauung findet eine verstärkte Diffusion von Flüssigkeit aus dem Darm in die Darmvenen statt; wir wissen, dass die in Folge dessen entstehende stärkere Füllung der Pfortader den Abfluss des Blutes aus den Lienalvenen hemmt, und dass dadurch die Milz während jeder Verdauung vergrössert wird. Es liegt aber nahe, anzunehmen, dass beim Uebermass im Essen und Trinken die Ueberfüllung der Pfortader stärker und dauernder wird, dass sich in Folge dessen auch andere Venen, welche in die Pfortader münden, erweitern, und dass dieselben bei wiederholten Excessen erweitert bleiben. Diese Erklärung ist freilich hypothetisch, aber gewiss nicht mehr, als andere Erklärungen, welche man für die Entstehung der Haemorrhoiden nach Uebermass im Essen und Trinken aufgestellt hat.

Das Circulationshinderniss, welches den Abfluss des Blutes aus dem Plexus haemorrhoidalis erschwert, kann aber 3) jenseits der Leber in der Brust liegen. So sehen wir bei Lungenkrankheiten, bei welchen Capillaren comprimirt werden oder veröden, häufig Haemorrhoiden entstehen, welche dann von den Kranken für die Ursache, nicht für die Folge ihres Brustleidens gehalten werden. In derselben Weise entwickeln sich Haemorrhoiden bei Herzkrankheiten neben anderen Folgen der Venenüberfüllung.

Die angeführten Circulationshindernisse reichen aber gewöhnlich nicht aus, um Haemorrhoiden hervorzurufen. Die Häufigkeit der Haemorrhoiden steht in keinem Verhältniss zu der Grösse des Hindernisses; bei schwer beeinträchtigtem Abfluss des Blutes aus dem Haemorrhoidalplexus finden sich dieselben oft nicht, während sie in anderen Fällen, in welchen sich bis auf eine vorübergehende Stuhlverstopfung kein Hinderniss nachweisen lässt, sehr hochgradig sind. Ein ganz analoges Verhalten lassen auch die Varicositäten an den Beinen schwangerer Frauen erkennen; bei manchen Frauen entstehen „Weheadern" schon in den ersten Schwangerschaftsmonaten und werden sehr bedeutend, bei anderen Frauen bleiben sie auch in den letzten Schwangerschaftsmonaten trotz vielen Fruchtwassers, trotz grosser Kinder, trotz der verschiedensten Kindeslagen aus. Dieses Verhalten spricht dafür, dass bei gewissen Individuen die Venenwände nachgiebiger sind, als bei anderen, und dass der verminderte Tonus der Venenwand für die Entstehung der Phlebektasieen überhaupt und für die Entstehung der Haemorrhoiden insbesondere von der grössten Bedeutung ist. Diese abnorme Nachgiebigkeit der Venenwände ist in vielen Fällen angeboren. Die Thatsache, dass in gewissen Familien alle Glieder durch mehrere Generationen hindurch an Haemorrhoiden leiden, ist nicht in Abrede zu stellen und lässt sich nur durch die Annahme erklären, dass eine eigenthümliche Beschaffenheit der Gefässe vererbt werde. In anderen Fällen dagegen wird die Nachgiebigkeit der Mastdarmvenen unverkennbar acquirirt, und zwar durch die Ernährungsstörungen, welche die Venenwände bei chronischen Catarrhen des Mastdarms erfahren. Wir haben die Erweiterung der Venen auf allen Schleimhäuten unter den anatomischen Kennzeichen des chronischen Catarrhs kennen gelernt und müssen es daher begreiflich finden, dass auch die Venen des Mastdarms, welche durch ihre Lage besonders zu Erweiterungen disponirt sind, bei chronischen Catarrhen der Mastdarmschleimhaut in ähnlicher Weise varicos werden. Die verschiedenen Insulte, welche der Mastdarm zu ertragen hat, die Häufigkeit acuter und chronischer Erkrankungen in den benachbarten Organen, welche den Mastdarm in Mitleidenschaft ziehen, endlich die Circulationsstörungen, von welchen wir oben gesprochen haben, erklären hinlänglich die Häufigkeit des chronischen Mastdarmcatarrhs und damit die Häufigkeit der Relaxation der Mastdarmvenen.

Man nimmt gewöhnlich an, dass auch eine allgemeine Plethora zu Haemorrhoiden führe, und dass eintretende Haemorrhoidalblutungen für plethorische Zustände von kritischer Bedeutung seien. Freilich lässt sich nicht in Abrede stellen, dass bei Menschen, welche namentlich zu der Zeit, in welcher das Wachsthum vollendet ist, mehr aufnehmen, als sie zur Erhaltung des Körpers bedürfen, sich häufig Haemorrhoiden entwickeln, dass ferner Gicht, chronische Catarrhe und andere Krankheitszustände, welche bei derartigen Individuen gleichfalls häufig sind, nach eintretenden Haemorrhoidalblutungen meist eine Besserung erfahren. Nichtsdestoweniger muss man Anstand nehmen, sowohl die Haemorrhoiden, als die übrigen Leiden in diesen Fällen von einer allgemeinen Plethora, einer absoluten Vermehrung des Gefässinhaltes abzuleiten, da das dauernde Vorkommen eines solchen Zustandes nicht erwiesen ist, und da Vieles dafür spricht, dass die Ueberfüllung der Gefässe so lange zu vermeinten Ausscheidungen führt, bis das Missverhältniss ausgeglichen ist. Die Veränderungen, welche das Blut bei übermässiger Stoffzufuhr erfährt (abnorme Concentration?), sind nicht hinlänglich bekannt, und daher ist auch die Pathogenese der Krankheitszustände, welche sich unter solchen Umständen entwickeln, äusserst dunkel.

Haemorrhoiden sind im Kindesalter seltener, als bei Erwachsenen, eine Erfahrung, welche in dem im Kindesalter selteneren Vorkommen der früher erwähnten Circulationshindernisse und des chronischen Mastdarmcatarrhs ihre Erklärung findet. Auf der anderen Seite ist es leicht verständlich, weshalb eine sitzende Lebensweise, der Genuss reizender Nahrungsmittel, der Missbrauch scharfer Drastica, die häufige und rohe Anwendung von Klystieren unter den veranlassenden Ursachen der Haemorrhoiden aufgeführt werden. Dass bei Frauen Haemorrhoiden seltener sind, als bei Männern, dass sie in heissen Klimaten häufiger vorkommen, als in gemässigten, dass Excesse in Venere Haemorrhoiden hervorrufen, ist, wenn sich diese Angaben bestätigen, weniger leicht auf die angeführten Momente zurückzuführen.

§. 2. Anatomischer Befund.

Für die Blutungen, welche sich im oberen Abschnitte des Darmes ereignen, lässt sich, da sie meist capillärer Art sind, auch bei der Obduction die Quelle fast niemals nachweisen. Zuweilen findet man die Schleimhaut bei capillären Darmblutungen in grosser Ausbreitung blutig suffundirt, ein Zeichen, dass der Bluterguss nicht nur auf die freie Fläche, sondern auch in das Gewebe der Schleimhaut stattgefunden hat. Nach Blutungen, zu welchen Geschwüre im Darme Veranlassung gaben, pflegen den Geschwüren, welche geblutet haben, Coagula zu adhäriren und der Rand oder der Grund dieser Geschwüre blutig suffundirt zu sein. — Das ergossene Blut ist bald flüssig, bald locker geronnen, wird selten roth, sondern meist zum Chocoladenbraun entfärbt oder in eine schmierige, schwarze, theerartige Masse verwandelt.

Die Varicositäten des Mastdarms, die man als blinde Haemorrhoiden bezeichnet, finden sich fast nur am Ende des Mastdarms innerhalb des Sphincter und am Rande der Afteröffnung. Erstere nennt man innere, letztere äussere Haemorrhoiden. Anfänglich ist die Venenerweiterung mehr diffus und bildet ein dickes blaues Netz, später zeigen sich einzelne Varicen, und nicht selten wird die Afteröffnung von einem Kranze der letzteren eingefasst. Im Beginne sind die Varicen klein, sitzen mit einer breiten Basis auf, kommen und verschwinden zu verschiedenen Zeiten; später können sie die Grösse von Kirschen erreichen oder noch grösser werden. Da aber die inneren Varicen bei der Kothentleerung aus dem After hervorgepresst werden und die Schleimhaut desselben nach sich ziehen, so bekommen sie bald von letzterer einen Stiel und bleiben oft vor der Afteröffnung liegen; auch dann bemerkt man noch, dass sie bald prall, bald schlaff sind, aber die einmal gebildeten Säcke verschwinden nicht mehr. Auch das Ansehen und die Structur der Haemorrhoidalknoten ändert sich im weiteren Verlaufe. Während sie anfänglich ein bläuliches Ansehen haben und ihre Wandungen dünn und zart sind, verwachsen sie später durch wiederholte chronische Entzündungen mit der Schleimhaut, verlieren das bläuliche Ansehen und werden derb und dickwandig. Nicht selten verschmelzen benachbarte Varicen unter einander, es bleiben nur Rudimente ihrer Zwischenräume zurück, und so entstehen grössere sinuöse Säcke, in welche mehrere Venen einmünden. Zuweilen kommt es vor, dass sich in den Varicen ein Thrombus bildet, welcher dieselben ausfüllt und zu Obliteration und Verödung derselben führt. — Grosse Varicen, welche während des Stuhlganges nach Aussen gedrängt werden, können durch die Einklemmung, welche sie erfahren, sich entzünden und selbst brandig werden; in anderen Fällen bildet sich eine Entzündung und Verschwärung der Schleimhaut an der Wurzel der Haemorrhoidalknoten, und es entstehen haemorrhoidale Geschwüre; in anderen Fällen greift die Entzündung auf das umgebende Bindegewebe über, es entwickelt sich Periproktitis, in Folge deren Mastdarmfisteln zurückbleiben können.

Die Haemorrhoidalblutungen entstehen zum Theile aus den berstenden Varicen; kleinere Blutungen jedoch erfolgen meist aus den überfüllten Capillaren.

Bei der anatomischen Untersuchung der Mastdarmschleimhaut findet man dieselbe nach *Virchow*'s Beschreibung „aufgelockert, oft sehr wulstig und faltig, leicht verdickt, von einem grauweissen Ansehen, das submucose Gewebe reichlich, lax, beide sehr gefässreich. Sie ist gewöhnlich mit einem zähen, weisslichen Schleime bedeckt, der wesentlich aus abgelösten epithelialen Massen mit wirklicher Schleimbeimengung besteht."

§. 3. Symptome und Verlauf.

Die Blutungen in den oberen Abschnitten des Darms sind nach §. 1. stets Theilerscheinungen wichtiger Krankheitsprocesse und müssen in der Symptomatologie derselben beschrieben werden.

Die Schilderung der Haemorrhoiden, welche sich in den älteren Lehrbüchern der Pathologie findet, und welche noch heute der Auffassung der Laien entspricht, lässt drei Gruppen von Symptomen unterscheiden: 1) örtliche Beschwerden, welche durch den Catarrh, die Varicen und die Blutungen hervorgerufen werden: „Schleimhaemorrhoiden, blinde und fliessende Haemorrhoiden." 2) Periodisch auftretende, sowohl örtliche, als allgemeine Beschwerden, welche der stärkeren Anschwellung der Varicen und den Mastdarmblutungen vorhergehen, und welche durch den Eintritt der letzteren erleichtert werden: „Molimina haemorrhoidalia." 3) Dauernde Beschwerden, welche auf ein Leiden der Constitution oder auf ein Leiden in entfernteren Organen hindeuten, welche aber gleichfalls durch den Eintritt einer Haemorrhoidalblutung gebessert werden: „versetzte Haemorrhoiden," oder, wenn an anderen Stellen Blutungen eintreten, „vicariirende Haemorrhoiden." —

Die letzte Reihe müssen wir aus der Symptomatologie der Haemorrhoiden streichen. Wenn eine venöse Abdominalplethora, welche von Cirrhose der Leber abhängt, durch den Eintritt einer Haemorrhoidalblutung gebessert wird, wenn nach einer solchen die Dyspepsie, die Flatulenz, die hypochondrische Stimmung sich für einige Zeit verlieren, so berechtigt uns dieser

Umstand in keiner Weise dazu, jene Symptome für Aeusserungen eines haemorrhoidalen Leidens zu halten. Ebensowenig dürfen wir Bronchialcatarrhe oder Gichtanfälle bei Individuen, welche man gewöhnlich als plethorische bezeichnet, wenn sie nach dem Eintritte einer Haemorrhoidalblutung remittiren, als anomale oder versetzte Haemorrhoiden ansehen.

In Betreff der Molimina haemorrhoidalia müssen wir *Virchow* beipflichten, welcher dieselben als Symptome des recrudescirenden Mastdarmcatarrhs bezeichnet. Die Kranken haben ein Gefühl von Brennen und Spannen im Mastdarm, wie wir es auch auf anderen Schleimhäuten bei acuten Catarrhen oder bei der Recrudescenz von chronischen Catarrhen kennen. Dazu gesellen sich heftige Kreuz- und Rückenschmerzen, welche an die heftigen Kopfschmerzen bei Catarrhen der Nase und der Stirnhöhlen erinnern. Auch das Allgemeinbefinden wird durch den Catarrh des Mastdarms in ähnlicher Weise gestört, wie durch Catarrhe in anderen Organen, die Kranken werden schlaff, träge und verstimmt. Die Beschwerden, welche die unter dem Einflüsse der gesteigerten Hyperaemie stärker schwellenden Varicen hervorrufen, vollenden das Bild der Haemorrhoidalmolimina. In vielen Fällen tritt auf der Höhe der Beschwerden eine Blutung ein, welche einen günstigen Einfluss auf den Catarrh und auf die Füllung der Varicen hat, so dass der Kranke sich nach derselben bald erleichtert oder von allen Beschwerden befreit fühlt. Wird der Kranke nach einiger Zeit von Neuem durch Molimina heimgesucht, so ist es ihm nicht zu verargen, dass er mit Sehnsucht auf die wohlthuende Blutung wartet. Gelingt es, den Catarrh und die Schwellung der Varicen anderweitig zu beseitigen, indem man etwa eine Stuhlverstopfung hebt, welche die vermehrte Stauung und Hyperaemie im Mastdarm verschuldete, so verlieren sich die Molimina auch ohne dass es zu einer Blutung kommt.

Die örtlichen Beschwerden, welche die Haemorrhoiden hervorrufen, variiren nach der Zahl, nach der Grösse und nach der Füllung der Varicen. Anfänglich sind sie gering, die Kranken haben das Gefühl eines fremden Körpers im After, und nur bei hartem Stuhlgange treten Schmerzen ein. Später, wenn der After von einem Kranze grösserer Varicen umschlossen ist, oder wenn einzelne Varicen sehr gross geworden und sehr prall gespannt sind, haben die Kranken beständig Schmerzen, vermögen nicht zu sitzen, und schon ein breiiger Stuhlgang bereitet ihnen furchtbare Qualen, die sich nur langsam verlieren, und welche nicht selten die Kranken dazu veranlassen, den Stuhlgang thörichter Weise zurückzuhalten. Den höchsten Grad erreichen die Schmerzen, wenn grössere Varicen vor den After getrieben, dort eingeklemmt werden und sich entzünden.

Die Haemorrhoidalblutungen treten gewöhnlich während der Defäcation ein; sind sie capillaren Ursprungs, so adhärirt eine nur geringe Menge Blut den Fäces, stammen sie aus zerplatzten Varicen, so werden oft einige Unzen Blut ergossen. Nur in seltenen Fällen wird die Blutung so beträchtlich, dass sie Gefahr bringt.

Die sogenannten Schleimhaemorrhoiden bestehen in dem Abgänge des oben beschriebenen catarrhalischen Secretes; dasselbe wird zum Theil mit den Fäces entleert, zum Theil wird es ohne Beimischung von Fäces von Zeit zu Zeit aus dem Mastdarm ausgepresst. Oft sind lange Zeit nur die Symptome der Schleimhaemorrhoiden vorhanden, und erst später treten die der blinden und fliessenden Haemorrhoiden hinzu.

Es ist leicht verständlich, dass der Verlauf der Krankheit bei der meist lange andauernden Einwirkung der Schädlichkeiten, durch welche sie hervorgerufen wird, meist langwierig ist. Wirken die Schädlichkeiten nur kurze Zeit ein, so können auch die Haemorrhoiden nach kurzem Bestehen sich für immer verlieren.

Der Wechsel, welchen die Symptome der Haemorrhoiden bei längerem Bestehen der Krankheit darbieten, hat zu den verschiedensten Hypothesen Veranlassung gegeben. Man hat die Haemorrhoiden namentlich mit der Menstruation verglichen und selbst dem Mondwechsel einen Einfluss auf ihren Verlauf vindicirt. Wenn sich die Kranken zu manchen Zeiten wohl befinden, zu anderen schwer zu leiden haben, so lässt sich die Ursache der Verschlimmerung in vielen Fällen nachweisen: eine eingetretene Stuhlverstopfung hat den Abfluss des Blutes aus den Mastdarmvenen stärker beeinträchtigt, oder die Kranken haben durch Schlemmereien eine Ueberfüllung der Pfortader und dadurch eine Stauung in den Mastdarmgefässen verschuldet, oder sie haben sich einer anderen Schädlichkeit ausgesetzt, welche bei ihnen nicht Nasen- oder Bronchialcatarrh, sondern, weil der Mastdarm der locus minoris resistentiae ist, eine Verschlimmerung des Mastdarmcatarrhs hervorgerufen hat. In anderen Fällen sind derartige Schädlichkeiten nicht nachzuweisen, aber dies begegnet uns auch bei den zeitweisen Verschlimmerungen anderer Krankheiten und berechtigt uns nicht zu abenteuerlichen Hypothesen.

Man hört endlich vielfach von dem gefährlichen Einfluss reden, welchen das Ausbleiben habituell gewordener Haemorrhoidalblutungen haben könne. Aller Boden ist dieser Behauptung nicht abzusprechen, nur darf man in den Haemorrhoidalblutungen kein Heilbestreben der Natur sehen. Der Mastdarm ist vielleicht der Ort, an welchem Krankheiten den geringsten

Nachtheil für den Organismus haben, und Kranke, bei welchen der Mastdarm am Leichtesten erkrankt, wenn sie sich Schädlichkeiten aussetzen, sind
besser daran, als solche, bei welchen unter denselben Einflüssen der Magen
oder die Bronchien erkranken. Tritt bei ihnen ausnahmsweise unter nachtheiligen Einflüssen eine Erkrankung in einem der zuletzt genannten Organe auf, so darf man dies beklagen, bekommen sie Haemorrhoiden, so darf
man mit demselben Rechte „Prosit!" sagen, als wenn Jemand, der sich einer
schweren Erkältung aussetzte, anfängt zu niesen und damit documentirt,
dass er nur einen Schnupfen und nicht ein schlimmeres Leiden acquirirt hat.
— Auch in dem Falle, in welchem von Zeit zu Zeit durch Haemorrhoidalblutungen eine von mechanischen Hindernissen abhängende Abdominal-
plethora gebessert wurde oder eine Remission der Bronchialcatarrhe und der
anderen Krankheiten eintrat, welche sich bei Leuten in den vierziger Jahren,
die ein üppiges Leben führen, zu entwickeln pflegen, kann das Ausbleiben
der Haemorrhoiden üble Folgen haben. Da es aber in diesen Fällen lediglich
auf die Blutung ankommt, und da diese durch locale Blutentziehungen zu
ersetzen ist, so ist factisch nur dann ein Schaden vorhanden, wenn der Arzt
es übersieht, dass letztere indicirt sind.

§. 4. Therapie.

Der Indicatio causalis entspricht in den Fällen, in welchen die wiederholte Ansammlung harter Fäces den Catarrh und die Varicositäten des Mastdarms hervorrief, die Sorge für regelmässige Stuhlentleerung. Man zieht gegen die Stuhlverstopfung der Haemorrhoidarier indessen nur im Nothfall die
stärkeren Drastica, namentlich die Aloe und die Coloquinthen, in Gebrauch,
da man die reizende Einwirkung derselben auf die Mastdarmschleimhaut
fürchtet, und wendet am Liebsten Flores Sulphuris oder das Sulphur praeci-
pitatum an, welche seit langer Zeit bei der Behandlung der Haemorrhoiden
im besten Rufe stehen. Meist giebt man den Schwefel in Verbindung mit Kali
tartaricum oder Tartarus depuratus. Eine der gebräuchlichsten Verordnungen ist: ℞   Sulphur. depur. ʒij,
           Kali tartar. ℥β,
           Elaeosacchari citri,
           Sacch. albi ana ʒiij.
        M. f. pulv. D. S.
        Zwei- bis dreimal täglich einen Theelöffel voll.

Gelangt man mit dieser Verordnung nicht zum Ziele, so setzt man derselben einige Drachmen Senna oder Rheum hinzu. Eine andere, gleichfalls vielfach angewandte Form, in welcher man den Schwefel darreicht, ist die des Pulvis Glycyrrhizae compositus, von welchem man gleichfalls den Tag über einige Theelöffel verbrauchen lässt. Klystire sind im Ganzen nicht anzurathen, da selbst bei vorsichtiger Anwendung derselben der Mastdarm leicht irritirt wird. — In den Fällen, in welchen Lebercirrhose oder Krankheiten der Lunge oder des Herzens den Haemorrhoiden zu Grunde liegen, sind wir meist nicht im Stande, die Indicatio causalis zu erfüllen. Auch bei diesen ist die Darreichung der Schwefelpräparate indicirt, sobald der Stuhlgang träge wird, damit nicht zu dem einen Hinderniss ein zweites hinzukomme. — Wenn wir unter den veranlassenden Ursachen der Haemorrhoiden auch die Ueberfüllung der Pfortader durch Uebermass in Essen und Trinken angeführt haben, so fordert die Indicatio causalis, dass derartige Kranke nicht zu häufige und nicht zu lange Mahlzeiten halten. — Was endlich die Causalbehandlung derjenigen Haemorrhoiden anbetrifft, welche sich neben anderen Störungen nach einer übermässigen Zufuhr von Nahrung entwickelt haben, so müssen wir Kranken, welche in dieser Richtung sündigen, die strengsten Vorschriften geben. Wenn es sich in solchen Fällen wirklich um eine Plethora handelt, so ist diese nur dadurch zu erklären, dass aus dem Blutserum bei einem grösseren Gehalt desselben an Proteinsubstanzen, namentlich an Eiweiss, nur dann, wenn der Blutdruck erhöht, wenn die Gefässfüllung über die Norm gesteigert ist, diejenige Menge von Flüssigkeit ausgeschieden wird, welche bei dem normalen Eiweissgehalte aus den normal gefüllten Gefässen austritt. Für die Urinsecretion kann man es als erwiesen annehmen, dass die Menge des ausgeschiedenen Urins mit dem zunehmenden Gehalte des Blutserums an Eiweiss abnimmt. Auch der allgemeine Glaube der Laien und Aerzte entspricht der aufgestellten Ansicht: Ein Mensch wird nicht dadurch vollblütig, dass er zu viel isst, zu viel trinkt, sondern dadurch, dass er zu nahrhafte Speisen isst und Spirituosen trinkt. Ohne uns weiter auf die Controversen einzulassen, ob es sich bei der sogenannten Plethora wirklich um eine Vermehrung des Blutes handle, oder nur um eine Vermehrung der Blutzellen oder des Eiweisses im Blute (Polycythaemie und Hyperalbuminose, *Vogel*), lassen sich für die betreffenden Individuen Lebensregeln aufstellen, welche ebenso der rohen Empirie, als der physiologischen Auffassung entsprechen. Es muss 1) die Zufuhr von Proteïnsubstanzen eingeschränkt werden: die Kranken dürfen nur wenig und nur einmal am Tage Fleisch- oder Eierspeisen essen; dagegen ist ihnen der Genuss von Gemüsen,

namentlich von Wurzelgemüsen, von Früchten, Mehlspeisen, Reis etc., anzurathen. Es muss 2) die Consumption gesteigert werden: Die Empfehlung des
fleissigen Spazierengehens und anstrengender Muskelbewegungen, sowie
des reichlichen Wassertrinkens, da bei diesen Proceduren der Stoffumsatz
beschleunigt wird, ist ebenso rationell, als das Verbot von Spirituosen, von
Thee und Kaffee, da durch die Zufuhr dieser Substanzen der Stoffumsatz
verlangsamt zu werden scheint. Von auffallend günstigem Einfluss auf solche Kranken sind 3) salinische Abführungen, namentlich der mässige und
anhaltende Gebrauch des Glaubersalzes und des Kochsalzes, wie er in den
Brunnencuren in Marienbad, Kissingen, Homburg, Soden etc. üblich ist. Curen in Karlsbad erfordern wegen der hohen Temperatur der dortigen Quellen
grössere Vorsicht. Bestätigt es sich, dass das Blut bei der Anwendung dieser
Curen reicher an Salzen und ärmer an Eiweiss wird (*C. Schmidt*, *Vogel*), so
wäre damit auch für die bekannten glänzenden Erfolge derselben bei der
Behandlung der Plethora eine rationelle Erklärung gefunden.

Durch die Indicatio morbi sind in den Fällen, in welchen von Zeit zu
Zeit sich mässige Beschwerden einstellen, die nach kurzem Bestehen durch
spontan eintretende Blutungen gebessert werden, keine weiteren Massregeln gefordert; man begnügt sich damit, der Indicatio causalis so weit als
möglich nachzukommen. Werden dagegen die Kranken durch heftige Molimina gequält, welche nach der Beseitigung der etwa vorhandenen Stuhlverstopfung nicht gemässigt werden, so ist die Application von vier bis sechs
Blutegeln in die Umgebung des Afters indicirt. Man lässt die Blutegelwun-
den in der Weise nachbluten, dass man den Kranken auf einen Nachtstuhl
setzt, unter welchem ein Gefäss mit warmem Wasser steht. Dasselbe Verfahren empfiehlt sich auch, wenn die stärkere Füllung und heftige Spannung der
Varicen grosse Beschwerden bereitet, oder wenn die Schleimhaemorrhoiden
mit sehr lästigem Tenesmus verbunden sind. — Mässige Haemorrhoidalblutungen, zumal wenn sie Erleichterung von bestehenden Beschwerden versprechen, lässt man gewähren, und nur bei bedeutendem Blutverlust wendet
man die Kälte und im Nothfall Styptica an. Nach Aussen eingeklemmte Haemorrhoiden reponirt man durch anhaltenden vorsichtigen Druck mit beöl-
ten feinen Leinwandläppchen, während man den Kranken mit gespreizten
Beinen sich möglichst bücken und mit dem Oberkörper auf das Bett legen
lässt. Entzündete Haemorrhoidalknoten bedeckt man mit Kaltwasser- und
Bleiwasserumschlägen. Die Besprechung der operativen Eingriffe übergehen wir.

Nach unserer Auffassung von den Haemorrhoiden können wir nicht der herrschenden Sitte folgen und auch die Mittel besprechen, welche empfohlen sind, um „unterdrückte Haemorrhoiden wieder herzustellen." Zum Glück für die Kranken haben die Proceduren, welche zu diesem Zwecke angestellt werden, die periodischen Blutentziehungen, die warmen Sitzbäder, die Application reizender Suppositorien, die Darreichung der sogenannten Pellentia fast niemals den Erfolg, Haemorrhoiden hervorzurufen, während durch die periodischen Blutentziehungen das erreicht wird, was anzustreben allein vernünftig ist.

Kapitel VII.
Würmer im Darmcanal. — Helminthiasis.

Die im Darmcanal des Menschen am Häufigsten beobachteten Würmer sind die Taenia solium, der Bothriocephalus latus, der Ascaris lumbricoides, der Oxyuris vermicularis und der Trichocephalus dispar.

Die Taenia solium, der langgliedrige Bandwurm oder Kettenwurm, ist ein 10 – 20 Fuss langer, gelbweisser Wurm, welcher an seinem vorderen Ende dünn und rundlich, nach hinten breiter und platter wird. Man unterscheidet an ihm den Kopf, den Hals und den aus vielen hundert Gliedern, Proglottiden, bestehenden Leib. Der Kopf bildet eine stumpf-viereckige, kantenartige Anschwellung; er besteht aus einem nur wenig prominirenden conischen Rüssel, welcher von einem doppelten Hakenkranze eingeschlossen und im weiteren Umfange von vier runden Saugnäpfen symmetrisch umgeben ist. Der sich an den Kopf anschliessende Hals ist sehr schmal und etwa $\frac{1}{2}$ Zoll lang. Darauf folgen die jüngsten Glieder, welche kaum $\frac{1}{4}$ Linie breit sind, während die letzten und zugleich ältesten Glieder des Wurmes eine Breite von $\frac{1}{2}$ Zoll und darüber erreichen können. Die einzelnen Glieder, welche durch ihre Form an einen Kürbisskern mit abgestumpften Spitzen erinnern, lassen je nach ihrem Alter eine verschiedene Structur erkennen. Die jüngeren enthalten einen einfachen, schwach bräunlich-gelben Mediancanal mit kurzen seitlichen Ausläufern, die ersten Andeutungen der Geschlechtsorgane. Die älteren Glieder zeigen am Rande bald auf der einen, bald auf der anderen Seite, aber nicht ganz regelmässig alternirend, einen kleinen Höcker, aus welchem der sichelförmige Penis hervorragt und in welchen der geschlängelte Samengang und der Eileiter münden. Das Innere der älteren Glieder ist fast ganz von einem nach beiden Seiten hin dendritisch verzweigten Uterus oder Eierstock eingenommen. In den ältesten reifen Gliedern ist das zuletzt genannte Gebilde strotzend mit Eiern gefüllt, in welchen man oft deutlich den kleinen Embryo mit seinen sechs Haken erkennen kann. Aus einem im Innern des Kopfes gelegenen Gefässringe entspringen Gefässe, welche an jeder Seite der Glieder herablaufen und nach einigen Beobachtungen durch quere Canäle miteinander communiciren. Andere Organe hat man bei der Taenia bisher nicht nachgewiesen.

Die Taenia solium bewohnt den Dünndarm, doch kann sie auch in den Dickdarm gelangen. Meist findet sich nur ein, seltener zwei oder selbst mehrere Exemplare in demselben Individuum. Die Taenia solium kommt in Europa, Amerika, Asien und Afrika vor und fehlt wunderbarer Weise, mit Ausnahme der Schweiz, in den Gegenden, in denen der Bothriocephalus latus vorkommt.

Der Bothriocephalus latus, Taenia lata, der breitgliedrige Bandwurm, ist der Taenia solium ähnlich, aber doch leicht von derselben zu unterscheiden. An seinem Kopfe bemerkt man statt des Rüssels, der Hakenkränze und der Saugnäpfe nur zwei seitliche spaltenförmige Gruben. Der Hals ist kaum angedeutet. Die Breite der Glieder herrscht vor der Länge vor, verhält sich zu dieser wie 3:1. Das wichtigste Unterscheidungsmerkmal, durch welches man jedes einzelne Glied des einen von einem Gliede des anderen Bandwurms unterscheiden kann, ist der Sitz der Geschlechtsöffnungen. Beim Bothriocephalus finden sich dieselben nicht seitlich, sondern in der Mitte der Glieder, so dass man bei ihm von einer Bauch- und Rückenfläche reden kann. Auch der Bothriocephalus bewohnt den Dünndarm. Er kommt im östlichen Europa bis zur Weichsel und ausserdem neben der Taenia solium in der Schweiz vor.

Die Ascaris lumbricoides, der Spulwurm, ist ein cylindrischer, nach beiden Seiten spitz zulaufender Wurm von $\frac{1}{2}$–1 Fuss Länge und 2–3 Linien Dicke. Der Körper ist so durchsichtig, dass man den Darmcanal, welcher sich von einem Ende bis zum anderen erstreckt, sowie die Geschlechtsorgane durchscheinen sieht. Der Kopf ist durch einen ringförmigen Einschnitt etwas abgeschnürt und zeigt drei kleine Knötchen, zwischen denen der Mund liegt. Der Spulwurm ist getrennten Geschlechtes. Im Innern der Weibchen finden sich colossale Eierstöcke und Eileiter, im Innern der kleineren, am Schwanzende etwas gekrümmten Männchen die langgewundenen Samengänge und die Hoden. Am Schwanzende der Männchen bemerkt man den haarförmigen, zuweilen doppelten Penis. Die Weibchen haben am oberen Drittheil eine 6–8 Linien lange Spalte, die Oeffnung der Geschlechtsorgane. Der Spulwurm wohnt im Dünn- und Dickdarm, macht aber von dort aus weite Wanderungen und kann dabei in den Magen, in den Oesophagus, selbst in den Larynx gelangen. Vom Duodenum aus dringt er zuweilen in den Ductus choledochus ein. Dass er den Darm perforiren könne, erscheint unwahrscheinlich; ist aber der Darm durch irgend eine Erkrankung perforirt, so findet man sehr häufig Spulwürmer in der Bauchhöhle. Er kommt oft in unglaublicher Anzahl vor.

Der Oxyuris vermicularis, Madenwurm oder Springwurm, ist ein kleiner Wurm von der Dicke eines Zwirnfadens. Die Männchen sind sehr selten, haben die Länge von $1 - 1\frac{1}{2}$ Linien und sind am Schwanzende eingerollt. Die grösseren Weibchen sind gestreckt oder nur wenig gebogen. Der Kopf der Madenwürmer ist durch flügelförmige Anhänge kolbig. Am Schwanzende des Männchens tritt der Penis hervor. Die Geschlechtsöffnung der Weibchen liegt ziemlich nahe am Kopfe. Der Wohnsitz dieser Würmer ist der untere Theil des Darms, besonders der Mastdarm, doch gehen sie auch weiter bis in den unteren Theil des Dünndarms über. Häufig kriechen sie aus dem After heraus und wandern bis in die Vagina etc.

Der Trichocephalus dispar, Haarkopf, Peitschenwurm, ist etwa $1\frac{1}{2}$–2 Zoll lang, sein Hintertheil ist beträchtlich dicker, der vordere Theil des Körpers haarförmig. Bei den kleineren Männchen ist das Hintertheil spiralig gewunden und zeigt an seinem Ende den hakenförmig gekrümmten, von einer Glocke umgebenen Penis. Das dickere Weibchen ist gestreckt und sein hinteres Ende strotzend mit Eiern gefüllt. Der Trichocephalus bewohnt den Dickdarm und besonders das Cöcum.

§. 1. Entwickelung der Eingeweidewürmer und Aetiologie der Helminthiasis.

Der Standpunkt, auf welchem man an eine Generatio aequivoca glaubte und die Bildung der Eingeweidewürmer von Ansammlung und Veränderung des Darmschleimes ableitete, ist überwunden. Die im Darmcanale lebenden Parasiten stammen aus Eiern und sind als solche oder in einem späteren Entwickelungsstadium in den Darmcanal gelangt. Nur von der Taenia solium kennt man die Entwickelungsgeschichte etwas genauer. Die letzten Glieder — Proglottiden — des Bandwurms, in welchen reife Eier enthalten sind, stossen sich von Zeit zu Zeit ab und werden ausgeleert. Die aus den Eiern ausschlüpfenden Embryonen müssen, um sich weiter entwickeln zu können, in den Körper eines anderen Thieres gelangen. Wenn sie von einem passenden Thiere veschluckt worden sind, bohren sie sich vom Darmcanale aus in das Parenchym des Körpers ein, bis sie an eine passende Stelle gelangt sind. Dort werfen sie die Häkchen ab, und aus ihrer Wand wächst ein Hals und Kopf — Scolex — hervor, welcher dem des Bandwurms durchaus ähnlich ist. Anfänglich ist der Scolex in der Höhle des Embryo eingeschlossen, später tritt er frei hervor, und der geschwellte Leib des Embryo hängt ihm als Schwanzblase an. Die Scoleces stellen auf dieser Entwickelungsstufe die als Blasenwürmer (Cystica) bekannten Parasiten dar. So ist die gewöhnliche, meist beim Schweine vorkommende Finne, der Cysticercus cellulosae, der Scolex von Taenia solium. Gelangt diese Finne in den Darm eines Menschen, so saugt sich der Scolex an der Darmwand fest, wirft die Schwanzblase ab, setzt Glieder an und wird zum Bandwurm.

Die Scoleces des Bothriocephalus latus sind nicht bekannt, ebensowenig kennt man die Vorstufen der Ascaris lumbricoides, des Oxyuris vermicularis und des Trichocephalus dispar; aber auch für diese steht es fest, dass aus den Eiern der im Darmcanale vorhandenen Würmer sich nicht an Ort und Stelle junge Würmer entwickeln. Man muss daher annehmen, dass auch hier wahrscheinlich mit der Nahrung die junge Brut von Aussen her in den Organismus eingeführt werde.

Die Aetiologie der Helminthiasis ist mit den Entdeckungen der Neuzeit in eine neue Aera getreten; die meisten Momente, aus denen man früher die Helminthiasis ableitete, sind jetzt als unbegründet erkannt worden. Es ist sogar unwahrscheinlich geworden, dass überhaupt bestimmte Veränderungen der Darmschleimhaut oder eine besondere Beschaffenheit des Darminhaltes erforderlich seien, damit die Würmer im Darme sich entwickeln und leben können. Für das Vorkommen der Taenia lassen sich in vielen Fällen aetiologische Momente nachweisen. *Küchenmeister* fand im Darm eines Enthaupteten, dem er wenige Tage vor seinem Tode Cysticerken beigebracht hatte, junge Taenien. Von den Thieren, deren Fleisch wir geniessen, wird vor Allem das Schwein vom Scolex der Taenia bewohnt. Ausserdem kommt er im Muskelfleisch des Rehes und, wenn auch seltener, in dem des Rindes vor. Bei Juden und Muhamedanern, welche kein Schweinefleisch essen, finden sich Taenien äusserst selten, und während in Abyssinien fast alle Menschen an Bandwurm leiden, bleiben dort die Patres Carthusiani, welche nur Fische geniessen, von demselben frei. Taenien sind viel häufiger in Gegenden, wo die Schweinezucht blüht, während sie da nur selten vorkommen, wo es wenige Schweine giebt. Dem Kochen, Braten und Räuchern widerstehen die Finnen nicht, und der Genuss von finnigem Fleisch, welches in dieser Weise zubereitet ist, kann niemals zu der Entwickelung von Bandwürmern führen. Dagegen finden sich dieselben vorzugsweise bei Leuten, welche rohes

Fleisch essen, dasselbe kosten oder das durch Finnen verunreinigte Messer in den Mund nehmen, wie dies nicht selten von Gastwirthen, Köchinnen und Fleischern geschieht. Letztere können dadurch, dass sie mit einem unreinen Messer die Wurst oder den Schinken schneiden, welchen sie verkaufen und welcher dann nicht weiter gekocht wird, sehr zur Verbreitung der Bandwürmer beitragen.

Dass der Genuss von Muskelfleisch, in welchem die Trichina spiralis vorhanden ist, zur Entwickelung des Trichocephalus dispar führt, ist weit weniger erwiesen. Denn obgleich *Küchenmeister* die Trichina für eine Vorstufe des Trichocephalus hält, konnte er nach Fütterung von Thieren mit der ersteren keine Trichocephali im Darme derselben finden. — Wenn man beobachtet zu haben glaubte, dass sich Ascaris und Oxyuris am häufigsten bei Individuen vorfänden, welche vorzugsweise von Amylaceen lebten, so könnte vielleicht diese Ansicht in den Beobachtungen von Stein, welcher beim Mehlkäfer Entozoen nachwies, eine Erklärung finden. Es ist möglich, dass bei dem Genüsse von unreinem Mehl Eier oder Larven von Ascaris oder Oxyuris in den Darm gelangen.

§. 2. Symptomatologie.

Die Erscheinungen, welche durch Eingeweidewürmer hervorgerufen werden, sind nach der Individualität des heimgesuchten Organismus sehr verschieden. In zahlreichen Fällen verräth sich das Dasein der Helminthen nicht, ehe Würmer oder Fragmente derselben mit dem Stuhlgange abgehen. Dies gilt zunächst von den Bandwürmern. Viele Kranke, welche an Taenia oder Bothriocephalus leiden, erfreuen sich der besten Gesundheit, klagen weder über Leibschmerzen, noch haben sie Reflexerscheinungen, und nur die von Zeit zu Zeit abgehenden Glieder machen sie auf ihr Uebel aufmerksam. Oft ist es nicht leicht für den Arzt, die in Papier gewickelten und eingetrockneten Proglottiden, welche ihm von solchen Kranken überbracht werden, zu erkennen. — In anderen Fällen klagen die Kranken von Zeit zu Zeit über heftige Leibschmerzen, welche sie als windend und drehend zu bezeichnen pflegen (vielleicht aber nur dann, wenn sie wissen, dass sie einen Bandwurm beherbergen); sie krümmen sich zusammen oder drücken den Leib gegen einen harten Gegenstand, bekommen Uebelkeiten und zuweilen Erbrechen. Dabei ist die Speichelsecretion fast immer bedeutend vermehrt, so dass der Speichel aus dem Munde fliesst. Die geschilderten Anfälle, zumal wenn sie sich nach dem Genuss von Heringen, Zwiebeln, Meerrettig oder grobkörnigen Früchten einstellen, gelten den Laien für ein sicheres Zeichen der Würmer und müssen allerdings auch bei Aerzten den Verdacht erwecken, dass der Kranke an einem Bandwurme leide; die Gewissheit aber tritt erst dann ein, wenn spontan oder nach der Darreichung eines Laxans oder Anthelminthicum Bandwurmglieder abgehen. — In anderen Fällen erträgt der Organismus die Gegenwart des Parasiten schlechter; es stellen sich von Zeit zu Zeit, namentlich nach dem Genüsse salziger und gewürzter Speisen, Durchfälle ein, die Kranken werden kraftlos, blass und mager; dies geschieht am Leichtesten bei von vornherein schwächlichen Personen, namentlich bei Kindern und jungen Mädchen. — Endlich kann der Reiz, welchen der Bandwurm auf die Darmnerven ausübt, durch Reflex auf andere Nervenbahnen übertragen werden; allein man hat die Häufigkeit der auf diese Weise entstehenden Nervenzufälle sehr übertrieben, und diese Uebertreibungen haben zu zahlreichen Irrthümern geführt. Das Gefühl von Kitzeln in der Nase, welches die Kranken verleitet, sich die Nase zu reiben und in den Nasenlöchern zu bohren, die Erweiterung der Pupille, das Schielen, das Zähneknirschen und andere unbedeutende und mehr isolirte Störungen der Innervation werden mehr den Spulwürmern zur Last gelegt, während man die Bandwürmer beschuldigt, schwerere und verbreitete Neurosen, namentlich Epilepsie und Veitstanz, hervorrufen zu können. Man darf die schwache Hoffnung haben, dass eine ohne bekannte Veranlassung auftretende Epilepsie auf Wurmreiz beruhe, muss sich aber hüten, wenn einem Epileptischen Bandwurmglieder abgehen, es für erwiesen zu halten, dass die Epilepsie mit dem Bandwurme zusammenhange und verschwinden werde, wenn man den Bandwurm abtreibe. Fälle, in welchen dies eintritt, sind verschwindend selten gegen die, in welchen nach Abtreibung des Bandwurms die Epilepsie nach wie vor fortbesteht.

Für die Spulwürmer ist es geradezu die Regel, dass ihre Anwesenheit im Darme keine Erscheinungen hervorruft. Bei der ungemein grossen Verbreitung derselben könnte es nicht so viele gesunde und blühende Kinder geben, wenn durch die Spulwürmer der Darmcanal heftig irritirt und die Ernährung wesentlich beeinträchtigt würde. Ist eine grosse Anzahl derselben im Darme vorhanden, so können sie sich zusammenknäueln, und diese Convolute können ähnlich wie harte Kothmassen den Darm verschliessen, heftige Kolikschmerzen oder, wenn sie sich nicht wieder entwirren, oder wenn es nicht gelingt, sie durch Drastica zu entfernen, die Symptome des Ileus hervorbringen. In anderen Fällen scheinen auch stürmische Bewegungen der Spulwürmer Leibschmerzen hervorzurufen, ähnlich denen, welche bei Bandwürmern vorkommen. Die Ursachen dieser Unruhe der Würmer sind unbekannt, und *Küchenmeister*'s Vermuthung, dass die Spulwürmer vielleicht beim Coitus ungewöhnlich lebendig würden, scheint wohl nicht ernst gemeint zu sein. — Aus einem blassen, kachektischen Ansehen und aus den oben erwähnten Neurosen bei Kindern zu schliessen, dass dieselben an Spulwürmern leiden, ist eine noch mehr verbreitete Unsitte, als die, aus ähnlichen Symptomen bei Erwachsenen auf das Vorhandensein eines Bandwurms zu schliessen. Gehen solchen Kindern Spulwürmer durch den After ab, oder werden sie durch Erbrechen entleert, so hält man gar zu leicht die Diagnose der Helminthiasis für gesichert, versäumt eine genaue Untersuchung, und erst zu spät kommt es an den Tag, dass die Würmer an den Symptomen unschuldig sind, dass die Kinder an einem Hydrocephalus oder an einer anderen gefährlichen Krankheit leiden. Ganz ähnlich verhält es sich mit der Febris verminosa. Zuweilen mögen Spulwürmer zu Darmcatarrh und leichten Fiebererscheinungen Veranlassung geben, aber in den meisten Fällen haben die abgehenden Spulwürmer mit dem Fieber, welches man auf ihre Rechnung bringt, nichts zu thun. — In den Magen gelangt, rufen die Spulwürmer zuweilen grosses Unbehagen, Angst und Brechneigung hervor. Die Kranken können nicht beschreiben, wie übel ihnen zu Muthe sei, und auch der Arzt kann in Verlegenheit kommen, bis der ausgebrochene Wurm das Räthsel löst. In anderen Fällen macht das Hinaufkriechen des Wurmes in den Magen und den Oesophagus so wenig Symptome, dass der Wurm während des Schlafes aus dem Munde kriecht, ohne dass die Kranken erwachen. Kommt derselbe auf seiner Wanderung in den Larynx, so entsteht krampfhafte Verengerung der Glottis; man hat sogar in Folge dieses seltenen Zufalles Kinder ersticken sehen. Bohrt sich der Spulwurm in den Ductus choledochus ein, so kann Gallenstauung, und gelangt er weiter in die Gallengänge der Leber, partielle Hepatitis die Folge sein; aber nur selten wird es gelingen, die dadurch entstehenden Zufälle richtig zu deuten und mit einem verirrten Spulwurme in Verbindung zu bringen.

Die O x y u r e n erregen, wenn sie sich der Afteröffnung nähern oder aus dem After hervorkriechen, durch die unaufhörlichen Bewegungen, in welchen sie sich befinden, ein lästiges Jucken. Die Beschwerden pflegen in den späten Abendstunden und während der Nacht sich zu steigern und das Einschlafen zu verhindern. Gewöhnlich gesellt sich zu dem juckenden Gefühle ein unaufhörlicher Drang zum Stuhl. In den entleerten, oft mit vielem Schleim gemischten Fäces machen die Würmer noch lange schlängelnde und zuckende Bewegungen. Kriechen sie über den Damm nach der Vulva und in die Vagina, so entsteht auch hier ein lästiges Prickeln und Jucken. Der Reiz der Würmer und das Reiben, zu welchem derselbe verleitet, können Catarrh in jenen Theilen hervorrufen, so dass die Mütter voller Schrecken dem Arzte klagen, dass ihr Töchterchen „bereits an Fluor albus leide." Eine genaue Untersuchung giebt in solchen Fällen schnell den beruhigendsten Aufschluss. Der Trichocephalus dispar ruft keine Erscheinungen hervor.

§. 3. Therapie.

In Betreff der Prophylaxis ergeben sich die Massregeln, durch welche man sich vor der Taenia solium zu schützen hat, aus dem Gesagten von selbst. Man darf kein Schweinefleisch essen lassen, welches nicht vorher den Proceduren unterworfen worden ist, durch welche die etwa in ihm enthaltenen Cysticerci getödtet werden. Man empfehle ferner Vorsicht bei der in der Kinderpraxis sehr gewöhnlichen Darreichung des rohen Rindfleisches und lasse die Mütter dasselbe eigenhändig schaben, damit nicht den Kindern Finnen zugeführt werden. Den Köchinnen verbiete man, das rohe Bratwurstfleisch zu kosten oder das Küchenmesser in den Mund zu nehmen. Die Fleischer weise man an, die Messer, mit welchen sie rohes Fleisch zurichten, nicht bei dem Abschneiden der Wurst und des Schinkens zu benutzen. Prophylaktische Vorschriften gegen die übrigen Helminthen zu geben, ist nicht möglich, da uns die Art ihrer Einwanderung dunkel ist.

Zur Abtreibung des Bandwurms benutzt man in neuerer Zeit von den zahllosen Mitteln, welche früher in Gebrauch waren, fast nur die Farrenkrautwurzel, die Granatwurzelrinde, die Kousso und allenfalls das Oleum Therebinthinae.

Die Farrenkrautwurzel, Radix Filicis maris, scheint hauptsächlich wirksam gegen den Bothriocephalus zu sein, während sie, gegen Taenia solium angewandt, häufig im Stich lässt. Man giebt von der gepulverten Rinde pro dosi $\frac{1}{2}$–1 Drachme und lässt zwei bis drei von diesen Gaben morgens nüchtern, nach anderen Vorschriften abends vor dem Schlafengehen, einnehmen. Einige Stunden später, oder, wenn man das Pulver am Abend gegeben hat, am anderen Morgen, lässt man ein starkes Laxans aus Gummigutti, Scammonium, Calomel oder eine bis einige Unzen Ricinusöl folgen. Wirksamer und leichter zu nehmen, als das Pulver, ist das Aether-Extract der Farrenkrautwurzel, welches man gewöhnlich mit gleichen Theilen der gepulverten Wurzel zu Pillen machen und in der Dosis von einem Scrupel bis zu einer halben Drachme in zwei Portionen verbrauchen lässt. — Die Farrenkrautwurzel spielt eine grosse Rolle in den zahlreichen und complicirten, in neuerer Zeit mehr und mehr verlassenen Bandwurmmitteln.

Die G r a n a t w u r z e l r i n d e, Cortex radicis Punicae Granati, scheint, zumal wenn sie frisch ist, das sicherste Mittel gegen die Taenia solium zu sein. Man lässt von derselben zwei bis vier Unzen mit ein bis zwei Pfund Wasser übergiessen und nach 24stündigem Maceriren das Quantum auf die Hälfte einkochen. So vortrefflich die Wirkung dieses Decoctes, welches man morgens nüchtern in drei Portionen verbrauchen lässt, meist zu sein pflegt, so wird es doch zuweilen von den Kranken wieder ausgebrochen und erregt immer die heftigsten Leibschmerzen, welche dem Kranken qualvolle Stunden bereiten. Ich kann dringend empfehlen, ehe man das Decoct anwendet, den Versuch zu machen, ob man nicht mit der einfachen Maceration, welche man gleichfalls aus zwei bis vier Unzen Granatwurzelrinde bereiten lässt, zum Ziele kommt. Die Wirkung dieser Maceration ist ungleich milder: die Kranken leiden fast gar nicht, und ich habe nach dem Gebrauche derselben in vielen Fällen einen Bandwurm, in einem Falle aber drei mit ihren Köpfen abgehen sehen. Lässt die Maceration im Stich, so kann man das Decoct an einem der nächsten Tage folgen lassen. Gewöhnlich geht der Wurm nach der Darreichung der Granatwurzelrinde unzerstückelt, oft zu einem Knäuel geballt, ab. Erfolgt der Abgang nicht 1–3 Stunden nach der letzten Dosis, so lasse man den Kranken eine bis zwei Unzen Ricinusöl nehmen. *Küchenmeister* empfiehlt, aus vier bis sechs Unzen Granatwurzelrinde ein Extract zu bereiten und dieses mit sechs bis acht Unzen heissen Wassers, einem Scrupel bis einer halben Drachme Extr. filicis maris aethereum und vier bis sechs Gran Gummigutti zumischen. Von dieser Mischung sollen gewöhnlich zwei Tassen, mit einer Pause von $\frac{3}{4}$ Stunden genommen, ausreichen, um den Wurm abzutreiben. Tritt dieser Erfolg nach anderthalb Stunden nicht ein, so soll man die dritte Tasse geben.

K o u s s o, die getrockneten und gepulverten Blüthen von Brayera anthelminthica, ein erst neuerdings aus Abyssinien eingeführtes Mittel, hat den Erwartungen, welche man anfangs von ihm hegte, nicht entsprochen; wenigstens sind die glänzenden Erfolge, welche einige Beobachter von demselben rühmen, von anderen nicht bestätigt. Man giebt das Mittel zu zwei Drachmen bis einer halben Unze, in Wasser eingeweicht oder mit Honig zu einer Latwerge gemacht, und lässt dieses Quantum auf zwei Male, mit einer Pause von $\frac{1}{2}$ Stunde, morgens, nachdem eine Tasse Kaffee genossen ist, verbrauchen. Tritt Uebelkeit ein, so reicht man etwas Citronensaft. Ist nach 3 Stunden kein Stuhlgang erfolgt, so verordnet man eine Laxanz aus Ricinusöl oder Senna.

Das Oleum Terebinthinae ist, obgleich es zu den sichersten Bandwurmmitteln gehört, nur für den Nothfall zu empfehlen, da es nicht nur abscheulich schmeckt, sondern auch in den Dosen, in welchen man es gegen den Bandwurm reichen muss, leicht Reizungen der Harnorgane hervorruft. Man lässt von dem Terpentinöl ℥j – ij auf einmal entweder allein, oder mit Honig oder Ricinusöl, oder in Form einer Emulsion abends vor dem Schlafengehen einnehmen.

In Betreff aller aufgeführten Mittel ist es zweckmässig, sie zu den Zeiten anzuwenden, in welchen spontan einzelne Bandwurm-Glieder oder Stücke abgegangen sind; dagegen ist es völlig überflüssig, mit der Cur auf gewisse Mondphasen zu warten, in welchen nach dem herrschenden Aberglauben die Würmer leichter abgehen sollen. – Es ist endlich zweckmässig, der eigentlichen Abtreibung eine Vorbereitungscur vorauszuschicken. Diese besteht darin, dass man den Kranken mässig leben lässt, seinen Darm mit Ricinusöl entleert und ihn einige Tage fast ausschliesslich von Hering, Schinken, Zwiebeln und anderen salzigen und gewürzigen Substanzen leben lässt. Statt dessen kann man dem Kranken auch als Vorbereitungscur den fleissigen Genuss von Walderdbeeren, Heidelbeeren oder Preisselbeeren empfehlen, da die zahlreichen Kerne dieser Früchte augenscheinlich den Wurm krank machen (*Küchenmeister*). – Die Cur ist nur dann als gelungen anzusehen, wenn man den Kopf des Bandwurmes findet; jedoch darf man auch nicht vergessen, dass mehr als ein Bandwurm im Darme vorhanden sein kann.

Für die Abtreibung der Ascaris lumbricoides stehen mit Recht die Semina Cinae, s. Santonici, die Blüthenknospen von Artemisia Contra, im besten Rufe. Die Methode, den gepulverten Zittwersamen, mit Jalape, Baldrian, Honig und anderen Substanzen gemischt, als Latwerge zu reichen, mit welcher früher fast alle Kinder einige Male im Jahre gequält wurden, sowie die Darreichung desselben in der Form von Wurmchocolade oder Wurmkuchen ist jetzt fast allgemein durch die sicherer und angenehmer wirkenden Präparate, das Extractum aethereum und namentlich das Santonin, verdrängt. Von ersterem lässt man die Kinder gr.v – x den Tag über, von letzterem gr.iij – iv verbrauchen. In den Apotheken sind wohlschmeckende Trochisci Santonini, welche gr.β oder gr.j Santonin enthalten, vorräthig. *Küchenmeister* empfiehlt, das Santonin (gr.ij – iv) in Ricinusöl (℥j) zu lösen und von dieser Lösung stündlich einen Theelöffel bis zur Wirkung zu reichen. Noch bessere Erfolge sah derselbe bei dem Gebrauche des weit unschuldigeren Natron Santonicum eintreten, wenn er dasselbe einige Tage lang morgens und abends zu gr. ij – v nehmen liess. – Auf die Darreichung des Zittwersamens oder seiner Präparate muss man stets ein leichtes Laxans folgen lassen. — Die übrigen Anthelminthica sind für die Abtreibung der Spulwürmer entbehrlich.

Um die O x y u r e n aus dem Mastdarme zu vertreiben, reicht die Anwendung von Klystieren aus. Schon Klystiere von kaltem Wasser mit einem Zusatze von Essig sind sehr wirksam; aber man muss grosse Klystiere geben, um auch die in der Flexur weilenden Würmer zu erreichen, und muss den Gebrauch der Klystiere lange fortsetzen. In hartnäckigen Fällen kann man zu den Klystieren eine schwache Sublimatlösung (gr. $\frac{1}{4}$ auf ℥ij) benutzen.

Kapitel VIII.
Neurosen des Darmes, Kolik, Enteralgie.

§. 1. Pathogenese und Aetiologie.

Sensibilitäts-Neurosen im Gebiete des Plexus mesentericus, Koliken im engeren Sinne des Wortes, sind keinesweges häufig. Dass sie zuweilen durch Texturerkrankungen in den Ganglien und Geflechten des Sympathicus entstehen, ist nach der Analogie zu vermuthen, aber es ist nicht erwiesen. Das häufige Vorkommen von Mesenterial-Neuralgieen bei hysterischen Frauen spricht für ihre reflectorische Entstehung. Die Bleikolik endlich ist das schlagendste Beispiel einer durch Intoxication entstandenen Neurose. Bei letzterer scheint es sich indessen nicht um eine einfache Sensibilitäts-Neurose, eine Hyperaesthesie, sondern gleichzeitig um eine Motilitäts-Neurose, eine Hyperkinesis zu handeln, da der schmerzhafte Darm sich in einem Zustande von krampfhafter Contraction befindet. Das Blei, durch dessen Aufnahme in den Organismus die Bleikolik, eine Theilerscheinung der Bleivergiftung, entsteht, wird theils in fein vertheiltem Zustande eingeathmet, theils im Darme resorbirt, theils durch Vermittelung der Nasenschleimhaut der Blutmasse zugeführt. Man findet die Krankheit daher bei Arbeitern in Bleiweissfabriken oder in Blei- und Silberhütten, bei Anstreichern, Farbenreibern, Töpfern, bei Schriftgiessern, Buchdruckern und bei anderen Handwerkern, welche in einer mit Bleipartikeln verunreinigten Atmosphäre arbeiten. Dass der Missbrauch von Bleipräparaten in der Form von Medicamenten, die Verfälschung des Weines oder anderer Getränke durch Bleizucker, die zufällige Beimischung von Bleipräparaten zu denselben Bleikolik hervorruft, ist in jetziger Zeit weit seltener, als die vorher erwähnte Entstehungsweise. Doch scheinen die berüchtigten Koliken von Devonshire, die Kolik von Poitou und andere epidemische und endemische Koliken, welche in ihren Erscheinungen der Bleikolik sehr ähnlich waren, nicht auf Vergiftungen mit vegetabilischen Substanzen, sondern auf Vergiftungen der Bevölkerung durch bleihaltiges Getränk beruht zu haben. — In seltenen, aber constatirten Fällen kommt Bleikolik bei Leuten vor, welche in Stanniol verpackten Tabak schnupfen. — Die Disposition für die Bleikolik ist sehr verschieden; aber man kennt von den prädisponirenden Momenten nur die grosse Neigung zu Recidiven, welche eine einmal überstandene Bleikolik hinterlässt; alle anderen Veranlassungen, welche man anklagt, die Anlage zur Bleikolik zu steigern, Liederlichkeit, Missbrauch der Spirituosen etc., lassen sich kaum nachsprechen, da sie sich überall wiederholen, wo man andere Ursachen nicht finden kann.

Unter Koliken im weiteren Sinne versteht man aber ausser den Neurosen im Plexus mesentericus alle schmerzhaften Affectionen der Gedärme, welche nicht durch Entzündungen und Texturerkrankungen der Darmwand bedingt sind. So haben wir unter den Erscheinungen der Helminthiasis, unter den Vorboten der Typhlitis stercoracea, unter den Symptomen der Darmverengerung und Darmverschliessung von Kolikschmerzen gesprochen, haben aber schon dort die Schmerzen, welche der Entzündung vorausgingen, die Kolikschmerzen, von denen geschieden, welche die Entzündung begleiteten und von ihr abhingen. Dieselbe Schädlichkeit, welche heute eine Kolik erzeugt hat, kann morgen eine Kolitis hervorrufen. Es gelingt nicht immer zu erklären, durch welche Vorgänge bei diesen Koliken die sensitiven Nerven des Darmes in einen Zustand von gesteigerter Erregung versetzt werden; aber wir dürfen annehmen, dass die Schmerzen immer durch Reizungen entstehen, welche die peripherischen Endigungen der Darmnerven erfahren, so dass die in Rede stehenden Formen der Kolik von den eigentlichen Neurosen des Darmes getrennt werden müssen. — Der häufigste Vorgang, durch welchen Kolikschmerzen entstehen, ist unverkennbar die excessive Ausdehnung eines Darmstückes und die dadurch bedingte Zerrung der Darmwand, und zwar scheinen vor Allem Darmgase, welche an einer umschriebenen Stelle abgesperrt sind, zu einer schmerzhaften Ausdehnung dieser Stelle zu führen. Man kann oft deutlich wahrnehmen, dass die im Darme enthaltene Luft durch die Darmcontractionen gegen eine Kothsäule oder gegen ein anderes Hinderniss für das Fortschreiten getrieben wird und, vor demselben angelangt, die heftigsten Schmerzen hervorruft; in anderen Fällen, dass die angehäuften Gase durch die Darmcontractionen von einer Stelle zur anderen getrieben werden, und dass mit der Ortsveränderung derselben auch der Schmerz seine Stelle wechselt. Dass die Schmerzen

bei dieser Kolica flatulenta durch die reizende Einwirkung der Darmgase auf die Schleimhaut entstehen, ist eben so unwahrscheinlich, als dass sie
von dem Druck abhängen, welchen die Contractionen der Darmmuskeln auf
die Nerven des Darmes ausüben. Da die Zersetzungen der Darmcontenta die
häufigste Ursache der Anhäufung von Gasen im Darme sind, so ist es leicht
verständlich, dass die Krankheiten, bei welchen der Darminhalt abnorme
Zersetzungen erfährt, sehr oft von den Symptomen der Windkolik begleitet
sind. Dies gilt vor Allem von dem Darmcatarrh, welcher durch den Uebertritt
unverdauter Ingesta aus dem Magen in den Darm hervorgerufen wird, oder
welcher durch lange Retention von Fäces entsteht. Da bei Kindern ausserordentlich häufig unverdaute und in Zersetzung begriffene Milch in den Darm
gelangt, so ist die Kolica infantum ein überaus verbreitetes Leiden. Werden die in Zersetzung begriffenen Substanzen aus dem Darme entfernt, ehe
die Darmschleimhaut catarrhalisch erkrankte, so kann die Kolik das einzige
Zeichen den abnormen Vorgänge im Darme sein. In ähnlicher Weise, wie die
Kolica flatulenta durch die Anhäufung von Darmgasen entsteht, scheint die
Kolica stercoracea bei einer Ausdehnung des Darmes durch Kothmassen, die Kolica verminosa bei einer Ausdehnung des Darmes durch den
zusammengeknäuelten Bandwurm oder durch ein Paket von Spulwürmern
zu Stande zu kommen. Die nach dem Gebrauche starker Drastica oder schädlicher Ingesta entstehenden Leibschmerzen pflegt man zwar gleichfalls als
Kolikschmerzen zu bezeichnen, doch sprechen die Veränderungen, welche
nach dem Gebrauche jener Mittel, nach dem Genüsse von unreifem Obste
und vielen anderen Substanzen die Secretion der Darmschleimhaut erfährt,
dafür, dass man in diesen Fällen mit leichten entzündlichen Vorgängen zu
thun hat, welche von kurzer Dauer sind und mit der Entfernung der schädlichen Substanzen verschwinden. Man kann diese Schmerzen recht gut mit
denen vergleichen, welche während der Application eines Sinapismus auf
der äusseren Haut entstehen, und welche gleichfalls schnell verschwinden,
wenn man den Sinapismus entfernt. Vielleicht gehören hierher auch manche
Fälle von Kolica verminosa, zumal solche, bei welchen auf die Schmerzanfälle der Abgang grosser Schleimmassen, sogenannter Wurmnester, folgt. — Bei
den nach Erkältungen der äusseren Haut, namentlich der Füsse und des Unterleibes, auftretenden sehr schmerzhaften und anhaltenden Koliken scheint
die Darmmusculatur in ähnlicher Weise zu leiden, wie die Muskeln anderer
Theile bei rheumatischen Affectionen, so dass der Name Kolica rheumatica
einigermaassen gerechtfertigt ist.

§. 2. Symptome und Verlauf.

Romberg beschreibt die N e u r a l g i a   m e s e n t e r i c a mit folgenden Worten: „Schmerz verbreitet sich vom Nabel aus in den Unterleib, anfallsweise, abwechselnd mit Intervallen von Ruhe. Der Schmerz ist reissend, schneidend, drückend, am Häufigsten windend, kneifend, eingeleitet und begleitet von eigenthümlichem wehen Gefühle. Der Kranke ist unruhig, sucht in Veränderung seiner Lage und in Compression des Unterleibes Erleichterung; seine Hände, Füsse, Backen haben eine kühle Temperatur; das Gesicht ist gespannt; die gerunzelten Augenbrauen und zusammengekniffenen Lippen verrathen den Schmerz. Der Puls ist klein und hart. Die aufgetriebenen oder einwärtsgezogenen Bauchdecken sind gespannt. Uebelkeit, Erbrechen, Harndrang und Zwang sind oft zugegen, zuweilen Tenesmus. Verstopfung begleitet gewöhnlich, seltener ist ungehinderter oder vermehrter Stuhlgang vorhanden. Die Dauer eines solchen Anfalls erstreckt sich von Minuten auf Stunden, mit eingeschobenen Nachlässen. Plötzlich hört er auf, wie abgeschnitten, mit dem Gefühle grösster Euphorie. Der Verlauf ist periodisch, jedoch minder regelmässig, als bei anderen Neuralgieen."

Dem Eintritt der B l e i k o l i k gehen als Vorboten fast immer Erscheinungen der Bleidyskrasie vorher. Die Kranken sind mager und elend, ihre Hautfarbe schmutzig und erdfahl, das Zahnfleisch dunkel-, fast schieferblau, die Zähne selbst missfarbig, der Athem übelriechend; die Kranken haben einen süsslich-metallischen Geschmack im Munde. Dann entstehen periodische Schmerzen, welche anfangs nur dumpf sind und vom Epigastrium nach dem Rücken und nach den Extremitäten ausstrahlen. Bald werden die Schmerzen heftiger, so dass die Kranken in den Anfällen stöhnen und jammern, sich im Bette umherwerfen oder verzweiflungsvoll das Bett verlassen und die thörichtesten Dinge begehen. Dabei ist der Puls meist auffallend verlangsamt, die Stimme klanglos; oft gesellen sich Strangurie, Uebelkeit und Erbrechen hinzu, Zeichen, dass die abnorme Erregung der Darmnerven sich auch anderen Nerven mitgetheilt habe. Fast immer ist hartnäckige Stuhlverstopfung vorhanden, und trotz der stärksten Drastica können 8 bis 14 Tage vergehen, ehe trockene, harte, kugelige Fäcalmassen in spärlicher Menge entleert werden. Auffallend ist die Beschaffenheit der Bauchdecken, welche, stark contrahirt, den Leib hart wie ein Brett und nach Innen eingezogen erscheinen lassen. — Mit wenigen Ausnahmen zeigt der Verlauf der Krankheit einen deutlich remittirenden Typus, so dass Paroxysmen der heftigsten Qualen mit erträglichen Pausen wechseln. Die Dauer der Krankheit ist verschieden: der erste Anfall von Bleikolik geht bei zweckmässiger Behandlung meist in einigen Tagen oder Wochen vorüber; nach wiederholten Recidiven kann sich die Krankheit Monate lang hinziehen. Erfolgt die Genesung, so tritt sie bald allmälig, bald plötzlich ein; die Schmerzen verschwinden, es erfolgen reichliche Ausleerungen, und auch die Kräfte kehren bald zurück. — Oft ist die Genesung unvollständig, und es bestehen, nachdem die Bleikolik gehoben, Erscheinungen chronischer Bleivergiftung fort. — Nur äusserst selten endet die Krankheit mit dem Tode, und auch in diesem Falle sterben die Kranken nicht an der Bleikolik, sondern an Complicationen derselben.

Die oben gegebene Schilderung der Symptome einer Mesenterial-Neuralgie passt auch für das Krankheitsbild der Koliken im weiteren Sinne. *Henoch* hat Recht, wenn er darauf aufmerksam macht, dass die Qualität der Schmerzen dieselbe sei, mag durch eine Reizung die peripherische Ausbreitung eines sensitiven Nerven, oder mag derselbe an seinem Ursprünge oder in seinem Verlaufe getroffen sein. Die Heftigkeit der Schmerzen kann bei der Kolica flatulenta und anderen hierher gehörenden Koliken einen hohen Grad erreichen, und dann prägt sich auch das schwere Leiden in dem veränderten Ansehen des Kranken aus: er ist einer Ohnmacht nahe, der Körper ist mit kaltem Schweisse bedeckt, das Gesicht bleich und entstellt, der Puls klein; zuweilen gesellen sich Uebelkeit, Erbrechen, Harndrang und andere consensuelle Erscheinungen hinzu. Man muss dieses Krankheitsbild kennen, um sich nicht täuschen zu lassen und ohne Noth ernsthafte Besorgnisse zu haben. Oft hört und fühlt man deutlich am Leibe des Kranken, dass die Gase, aus ihrer Einklemmung befreit, in weitere Darmstellen überströmen, ein wichtiges Ereigniss, mit dessen Eintritt sich oft wie mit einem Schlage die Schmerzen verlieren; in anderen Fällen tritt erst Besserung ein, wenn Stuhlgang erfolgt und dadurch die Kothmassen, welche den Darm ausgedehnt, oder hinter denen sich Gase angehäuft haben, weiter fortrücken.

§. 3. Therapie.

Die Indicatio causalis kann bei der neuralgischen Form der Kolik eine Bekämpfung des Uterinleidens, welches die Neuralgie hervorgerufen hat, fordern. — Bei der Bleikolik hat man, um der Indicatio causalis zu entsprechen, versuchen wollen, das in den Körper aufgenommene Blei durch chemische Mittel zu binden und zu präcipitiren. In dieser Absicht hat man Schwefelsäure und schwefelsaure Salze, namentlich Alaun und Bittersalz, verordnet. So wenig dieses oder ein anderes Verfahren die eingetretene Bleivergiftung aufzuheben im Stande ist, so Vieles lässt sich thun, um dem Eintreten derselben vorzubeugen. Zu diesem Ende muss das Blei bei der Anfertigung von Röhren und Gefässen, in welchen Wasser und andere Getränke fortgeleitet und auf bewahrt werden sollen, vermieden werden. Die Arbeiter in Hütten und Werkstätten, in welchen Bleipartikel die Luft verunreinigen, müssen sich fleissig baden und waschen, müssen häufig die Wäsche wechseln, dürfen nicht in den Werkstätten essen, und diese müssen vor Allem hinlänglich luftig und gut ventilirt sein. Statt des Bleiweisses sollte das Zinkweiss zum Anstreichen der Thüren und Fenster eingeführt und die Verpackung des Schnupftabaks in bleihaltigem Stanniol polizeilich verboten werden. — Bei den durch einen abnormen Darminhalt entstandenen Koliken sind evacuirende Mittel, und zwar solche indicirt, welche nicht selbst, wie die Drastica, zu kolikartigen Schmerzen Veranlassung geben. Am Meisten empfiehlt sich der innere Gebrauch des Ricinusöls und die Application von eröffnenden Klystieren. — Sind Erkältungen der Füsse und des Unterleibes die Ursachen der Kolik, so fordert die Indicatio causalis ein diaphoretisches Verfahren, und die sehr beliebten aromatischen Thees, sowie die warmen Kruken und Steine, mit welchen man den Leib zu bedecken pflegt, sind für diese Fälle ganz zweckmässige Verordnungen.

Der Indicatio morbi entspricht bei allen Formen der Kolik, von welchen in den vorigen Paragraphen die Rede war, die Darreichung der Narkotica, namentlich des Opium. Die Wirkung des Opium bei der neuralgischen Form erklärt sich aus den anaesthesirenden Eigenschaften dieses Mittels. Bei der Kolica stercoracea, flatulenta etc. scheint zu dieser einen Wirkungsweise eine zweite zu kommen. Die Contractionen der Darmmuskeln, welche die Gase und Fäces nach gewissen Stellen des Darmes drängen oder an diesen absperren, werden bei dem Gebrauche des Opium aufgehoben, und dadurch dem Darminhalte die Möglichkeit gewährt, sich auf grössere Strecken des Darmes zu vertheilen. Bei der Kolica flatulenta und stercoracea haben auch die warmen Aufgüsse von Kamillenblüthen, Pfeffermünzkraut, Baldrianwurzel, tassenweise getrunken oder in der Form von Klystieren, ebenso manche andere Carminativa und das lange und anhaltende Reiben des Leibes mit warmem Oel besonderen Ruf. — Das Opium ist das wirksamste Mittel gegen die Bleikolik und wird bei dieser selbst von den Homoeopathen in voller Dosis angewandt. Man darf sich vor der Anwendung desselben nicht scheuen, in der Idee, dass es die bestehende Verstopfung vermehren werde. Es giebt kein Mittel, welches die Verstopfung bei der Bleikolik

mit mehr Erfolg bekämpft, als das Opium. Diese Wirkungsweise scheint besonders dafür zu sprechen, dass bei der Bleikolik neben der Hyperaesthesie
eine krampfhafte Contraction des Darmes vorhanden ist, und dass diese der
Stuhlverstopfung zu Grunde liegt.*) — Wenn aber auch das Opium gegen die
Stuhlverstopfung das wichtigste Mittel ist und mehr leistet als die Laxanzen,
wenn man sie allein giebt, so darf man doch die Darreichung der letzteren
neben dem Opium nicht versäumen. Aus der Zahl der Drastica wendet man
bei der Bleikolik in neuerer Zeit vorzugsweise das Oleum Crotonis an. In
den meisten Fällen wird man gut zum Ziele kommen, wenn man drei Mal
täglich $\frac{1}{2}$–1 Gran Opium und zweistündlich einen Esslöffel einer Mischung
von Ol. Crotonis (gutt. iij) mit Ol. Ricini ($\mathrecipe$ij) reicht. Warme Bäder, narkotische Kataplasmen und abwechselnd eröffnende und narkotische Klystiere
unterstützen die Wirkung dieser Cur. Ausser diesem einfachen Verfahren
und geringen Modificationen desselben, welche in der Darreichung anderer Laxanzen, namentlich des Bittersalzes, der Senna, des Calomel und in
einer dreisteren oder vorsichtigeren Anwendung des Opium bestehen, giebt
es für die Behandlung der Bleikolik eine Reihe complicirter Methoden, unter
denen das Traitement de la Charité besonders berühmt ist. Bei allen diesen
Curverfahren spielen unter den zahlreichen Mitteln, welche den Kranken
gereicht werden, constant Laxanzen und Opium eine Rolle, und auf diesen
scheint die Wirksamkeit derselben zu beruhen.

---

*)*Romberg* hält diese Annahme für unwahrscheinlich, da man nicht an einen Wochen lang
bestehenden Krampf denken dürfe, und glaubt, dass die Unbeweglichkeit des Darmes ihren
Grund in den Schmerzen habe, ganz wie bei der Ischias die Bewegungen des kranken Beines
gehemmt sind.

Sechster Abschnitt.
Krankheiten des Bauchfells.

Kapitel I.
Entzündung des Bauchfells. — Peritonitis.

§. 1. Pathogenese und Aetiologie.

Wir können uns in Betreff der Pathogenese der Peritonitis auf das beziehen, was wir über die Pathogenese der Pleuritis und Pericarditis gesagt haben. Dieselben Vorgänge, welche wir bei der Besprechung jener Processe in der Pleura und im Pericardium beschrieben haben, ereignen sich bei der Peritonitis im Peritonaeum: während eine Neubildung von jungem Bindegewebe, eine Wucherung im Peritonaeum vor sich geht, wird auf die Oberfläche desselben ein fibrinhaltiges Exsudat ergossen, welchem in verschiedener Anzahl junge, hinfällige Zellen — Eiterkörperchen — beigemischt sind. In manchen Fällen von chronischer Peritonitis scheint der entzündliche Vorgang indessen auf die Wucherung des peritonaealen Bindegewebes beschränkt zu bleiben und ein freies Exsudat nicht zu Stande zu kommen. Auf diese Weise entstehen am Wahrscheinlichsten die Verdickungen und Verwachsungen des Peritonaeum, welche sich ganz den Verdickungen und Verwachsungen der Pleura anschliessen und sich wie diese, ohne Symptome zu machen, bilden.

Die Disposition für die Peritonitis, wenigstens für die acute und diffuse Form derselben, ist bei gesunden und kräftigen Menschen nicht gross. Geringfügige Schädlichkeiten, wie sie häufig zu Entzündungen von anderen serösen Häuten und von Schleimhäuten Veranlassung geben, rufen fast niemals Peritonitis hervor. Man muss es sich deshalb zur Regel machen, wenn ein bis dahin gesunder Mensch an Peritonitis erkrankt, zunächst an die Einwirkung der schweren Schädlichkeiten, von welchen wir unten reden werden, zu denken, und erst nach gewissenhafter Ausschliessung derselben, welche nicht immer leicht ist, an eine sogenannte rheumatische Peritonitis zu glauben. — Bedeutend grösser, als bei gesunden Individuen, ist die Disposition zur Peritonitis bei Menschen, welche an Tuberculose, Morbus Brightii und anderen mit Erschöpfung verbundenen Krankheiten leiden, sowie bei Frauen zur Zeit der Menstruation. Bei diesen reichen allerdings

nicht selten geringfügige Schädlichkeiten aus, um eine Peritonitis hervorzurufen. Die Gründe, aus welchen wir diese Fälle von Peritonitis, wie die unter
ähnlichen Verhältnissen häufig vorkommenden Pneumonieen und Pleuriti-
den nicht zu den secundären Entzündungen rechnen, haben wir wiederholt
angegeben. — In nicht seltenen Fällen endlich ist die Peritonitis die unmittelbare Folge einer acuten Bluterkrankung und steht in gleicher Reihe mit
den Hautentzündungen bei den acuten Exanthemen. Diese Form muss bei
der Besprechung des Puerperalfiebers und anderer Infections-Krankheiten,
welche sich „auf dem Peritonaeum localisiren", beschrieben werden.

Unter den veranlassenden Ursachen der Peritonitis sind
1) schwere Contusionen und penetrirende Wunden des Unterleibes zu nennen. Unter den operativen Eingriffen führt die Paracenthese
selten zu diffuser Entzündung des Bauchfells, häufiger die Bruchoperation,
in jedem Falle die Laparotomie. — Hieran schliessen sich 2) Rupturen und
Perforationen der vom Bauchfell überzogenen Organe und
das dabei erfolgende Eindringen heterogener Substanzen in die Bauchhöhle.
So können perforirende Magengeschwüre oder Magenkrebs, Verschwärungen des Processus vermiformis oder des Coecum, typhöse oder tuberculose
Darmgeschwüre, Perforation der Gallen- oder der Harnblase, Durchbruch
von Leber- oder Milz-Abscessen und andere Vorgänge zu Peritonitis führen.

In allen diesen Fällen pflegt sich die Entzündung schnell über das ganze
Peritonaeum zu verbreiten. Nur selten bleibt sie dadurch circumscript, dass
alte Wucherungen oder frische Verklebungen der Gedärme unter einander
den übrigen Theil des Peritonaeum vor der Berührung mit den ausgetretenen Substanzen schützen. — Die Peritonitis kann 3) durch Fortpflanzung
einer Entzündung von benachbarten Organen entstehen. Das
Peritonaeum nimmt an den Entzündungen der von ihm überzogenen Organe eben so oft Antheil, wie die Pleura an den Entzündungen der Lunge.
Hierher gehören die Fälle, in welchen sich Peritonitis zu der Typhlitis stercoracea, zu eingeklemmten Brüchen, zu inneren Einklemmungen, Achsendrehungen und Intussusceptionen gesellt. Sehr häufig pflanzt sich die Entzündung von den weiblichen Sexualorganen auf das Peritonaeum fort. Ebenso
können Entzündungen der Leber oder der Milz zu Peritonitis führen. In allen
diesen Fällen pflegt die Entzündung des Peritonaeum anfangs circumscript
zu sein; in vielen Fällen bleibt sie es auch im weiteren Verlaufe, in anderen,
namentlich in den durch Incarcerationen und ähnliche Vorgänge entstandenen, wird sie später diffus. — Nur selten und, wie wir oben ausgesprochen
haben, fast niemals bei vorher gesunden Individuen tritt 4) Peritonitis in
Folge von Erkältungen oder von unbekannten atmosphärischen

Einflüssen auf; diese letztere Form pflegt man als rheumatische Peritonitis zu bezeichnen.

§. 2. Anatomischer Befund.

Wir besprechen zunächst den Befund der acuten diffusen Peritonitis.

Im Beginne derselben ist das Peritonaeum theils durch capillare Hyperaemie, theils durch Blutaustritt in das Gewebe geröthet. Indessen muss man,
um diese Röthung zu entdecken, meist erst die später zu beschreibenden
Auflagerungen vom Peritonaeum entfernen. Im weiteren Verlaufe tritt die
Röthung zurück, indem, wie es scheint, die Capillaren durch das Oedem,
welches sich im Gewebe des Peritonaeum entwickelt, comprimirt werden.
Frühzeitig wird die Oberfläche durch Verlust der Epithelien getrübt, und bald
bietet sie das sammetartige Ansehen dar, welches, wie wir bei der Pleuritis
ausführlich geschildert haben, auf dem Emporwuchern junger Zellen an
der Oberfläche beruht.

Weit auffallender, als diese Texturveränderungen des Bauchfells selbst,
sind die Exsudate, welche schon nach sehr kurzem Bestehen der Peritonitis
niemals vermisst werden. Die Form und Menge derselben ist sehr verschieden. Zuweilen überzieht nur eine dünne, durchsichtige Lage geronnenen Fibrins, welches sich als ein feines Häutchen abschaben lässt, das entzündete
Peritonaeum und verklebt die Darmschlingen locker mit einander; ein flüssiges Exsudat ist nirgend aufzufinden. In anderen Fällen ist die geronnene
Auflagerung dicker, undurchsichtiger, gelber, einer Croupmembran ähnlich,
und in den abhängigen Stellen der Bauchhöhle findet sich in mässiger Menge ein trübes, flockiges Serum. In noch anderen Fällen ist das vorhandene
Exsudat sehr massenhaft; aus der geöffneten Bauchhöhle ergiesst sich ein
oft colossales Quantum einer trüben, flockigen Flüssigkeit, während noch
ein grosser Theil derselben theils zwischen den Gedärmen, theils im kleinen
Becken und neben der Wirbelsäule zurückbleibt. Ausser den membranösen
Auflagerungen, welche das Peritonaeum bedecken, findet man dann ferner
zahlreiche gelbe Klumpen geronnenen Faserstoffs, welche theils in der Flüssigkeit schwimmen, theils sich in derselben gesenkt haben und zusammengehäuft an den abhängigen Stellen der Bauchhöhle liegen.

Das spärliche, sehr fibrinreiche Exsudat findet sich hauptsächlich bei der
durch Verletzungen oder durch Fortpflanzung der Entzündung von benachbarten Organen entstandenen Peritonitis. Die abundanten, serös-fibrinösen

Ergüsse kommen dagegen häufiger bei den durch Perforationen entstandenen, bei den auf Infection beruhenden, namentlich puerperalen, und endlich bei den seltenen Fällen von sogenannter rheumatischer Peritonitis vor.

Sämmtliche Darmhäute sind, zumal bei der mit reichlichem Exsudat verlaufenden Peritonitis, der Sitz eines collateralen Oedems. Die Darmwand erscheint in Folge dessen verdickt; das Oedem der Schleimhaut hat zu seröser Transsudation in das Lumen des Darmes geführt, das Oedem und die Lähmung der Muscularis zu einer oft enormen Ansammlung von Gasen im Darm. Auch die oberflächliche Schicht der Leber, der Milz, der Bauchwand sind serös infiltrirt und entfärbt. Endlich ist zu erwähnen — und zwar mit besonderem Nachdruck, da dieser Befund zum Theil den frühen Tod erklärt —, dass durch das Exsudat und noch mehr durch die Ausdehnung der Gedärme das Diaphragma bis zur dritten oder zweiten Rippe hinaufgedrängt und ein grosser Theil beider Lungen comprimirt sein kann.

Stirbt der Kranke nicht auf der Höhe der Entzündung, so ändert sich der Befund. Im besten Falle wird der flüssige Antheil des Exsudates schnell resorbirt. Später verschwinden auch die geronnenen Massen, sowie die Eiterkörperchen, welche theils in diesen eingeschlossen, theils in der Flüssigkeit suspendirt sind, nachdem sie eine Fettmetamorphose eingegangen, verflüssigt und der Resorption zugänglich geworden sind; immer aber bleiben partielle Verdickungen und Verwachsungen des Peritonaeum zurück. — In weniger günstig verlaufenden Fällen tritt die Resorption des flüssigen Exsudatantheiles nur unvollständig ein. Die Eiterkörperchen, welche dem Exsudat im Beginne nur spärlich beigemischt waren, mehren sich, so dass durch dieselben die Flüssigkeit ein purulentes Ansehen annimmt und auch die Fibrinniederschläge gelber und weicher werden. An manchen Stellen verwachsen die Gedärme ziemlich fest mit einander und schliessen die Flüssigkeit, welche dadurch immer weniger frei beweglich wird, endlich an einzelnen Herden ein. — Ueberleben die Kranken auch dieses Stadium, welches man gewöhnlich bei den in der vierten bis sechsten Woche an Peritonitis Gestorbenen antrifft, so kann die abgekapselte eitrige Flüssigkeit endlich resorbirt oder eingedickt und in eine gelbe käsige oder selbst kreidige Masse verwandelt werden, welche, in schwieliges Bindegewebe eingeschlossen, in der Bauchhöhle liegen bleibt. In anderen Fällen greift die massenhafte Zellenbildung, welche auf der freien Fläche des Peritonaeum stattfindet, auch auf das Gewebe desselben über; es tritt Verschwärung und Perforation des Peritonaeum ein, und das abgekapselte Exsudat gelangt, je nach der Stelle der Perforation, in den Darm, in die Blase, durchdringt die Bauchwand, oder senkt sich in das Zellgewebe des Beckens und tritt an einer tiefer gelegenen Stelle nach Aussen.

Bei der acuten partiellen Peritonitis bleibt die Veränderung, welche wir beschrieben haben, auf den serösen Ueberzug der Leber, der Milz, eines Darmstücks oder einiger nahe gelegenen Darmschlingen und auf die nächste Umgebung dieser Theile beschränkt. Ist das Exsudat ein spärliches und fibrinreiches, so pflegt der Process mit Verwachsung der entzündeten Theile unter einander zu enden. Ist das Exsudat reichlicher und serösfibrinös, so können sich, wie bei der diffusen Form, abgesackte Herde zwischen den entzündeten Theilen bilden, welche die geschilderten Ausgänge nehmen.

Als chronische Peritonitis pflegt man zunächst diejenige Form zu bezeichnen, welche, als acute diffuse Peritonitis beginnend, einen protrahirten Verlauf nimmt und zur Bildung der beschriebenen Eiterherde führt. Ausserdem aber kommen, namentlich bei Kindern, in Verbindung mit Darm- und Mesenterialtuberculose entzündliche Processe im Peritonaeum vor, welche sich von Anfang an chronisch entwickeln und sich über das ganze Bauchfell oder den grössten Theil desselben verbreiten. Diese Form ist ausgezeichnet durch die massenhafte Wucherung des peritonaealen Bindegewebes, in Folge deren bald mehr gallertartige, bald mehr schwielige Verdickungen des Peritonaeum entstehen. Die Gedärme sind gewöhnlich unter einander zu unförmlichen Convoluten verwachsen, und zwischen den einzelnen verengten und vielfach geknickten Darmwindungen finden sich Herde mit einer bald mehr serösen, bald eitrigen, bald blutigen Flüssigkeit gefüllt. Die Beimischung von Blut beruht auf Gefässrupturen, welche sich überall zu ereignen pflegen, wo eine chronische Entzündung wiederholt recrudescirt, da dann nicht nur das ursprüngliche Gewebe, sondern das junge, an weiten und dünnwandigen Capillaren reiche Bindegewebe, welches auf demselben bei früheren Entzündungen emporwucherte, der Sitz der neuen Entzündung ist. Sehr oft und gerade neben dem haemorrhagischen Exsudate finden sich bei dieser Form Tuberkel auf dem verdickten Peritonaeum (s. Kapitel III.). Endlich drittens kommt überaus häufig eine partielle chronische Peritonitis vor, welche wir besser in ihren Ausgängen, als während ihrer ersten Stadien kennen. Sie bildet sich bei chronischen Entzündungen und Entartungen der Unterleibsorgane und hat partielle Trübungen und Verdickungen des Peritonaeum, Verwachsungen der benachbarten Organe unter einander, Verzerrungen und Knickungen der Gedärme in ihrem Gefolge.

§. 3. Symptome und Verlauf.

Das Bild, unter welchem die a c u t e d i f f u s e Peritonitis beginnt, ist je nach den Schädlichkeiten, durch welche sie hervorgerufen wurde, verschieden. Das erste Auftreten der traumatischen Peritonitis verräth sich meist dadurch, dass sich ein heftiger Schmerz von der verletzten Stelle schnell über den ganzen Unterleib verbreitet. — Auch bei der durch Perforationen entstehenden Peritonitis ist, wenn die Perforation plötzlich erfolgt, und wenn bei derselben differente Substanzen in die Bauchhöhle gelangen, ein massloser Schmerz, der den ganzen Unterleib einnimmt, das erste Symptom. Anfangs sind neben demselben die Zeichen einer schweren allgemeinen Depression vorhanden, und erst später gesellt sich heftiges Fieber hinzu. — Erfolgt die Perforation allmälig, und treten nur geringe Mengen und wenig differente Substanzen in die Bauchhöhle aus, so gehen den Symptomen der allgemeinen Peritonitis oft die später zu schildernden Symptome der partiellen Peritonitis vorher. — Weit weniger auffallend kündigt sich der Beginn einer acuten diffusen Peritonitis in den Fällen an, in welchen sich die Entzündung von benachbarten Organen auf das Peritonaeum fortpflanzt. Die schon früher vorhandenen Schmerzen steigern sich nur allmälig, sind anfangs auf die Stelle beschränkt, an welcher das entzündete Organ liegt, und breiten sich langsam von dieser über den ganzen Unterleib aus. — Nur bei der sogenannten rheumatischen Peritonitis und bei der durch Infection entstandenen Form pflegt, wie bei anderen wichtigen Entzündungen, ein heftiger Schüttelfrost und ein intensives Fieber die Invasion der Krankheit zu bezeichnen.

Mag die Krankheit auf die eine oder die andere Weise beginnen, mag das Fieber gleich anfangs vorhanden sein oder sich erst später hinzugesellen, immer ist der Schmerz das qualvollste und zugleich das am Meisten charakteristische Symptom. Jeder leise Druck auf den Bauch vermehrt denselben, selbst der Druck der Bettdecke kann unerträglich werden. Die Kranken werfen sich nicht, wie bei den Koliken, im Bette umher, sondern liegen still auf dem Rücken mit angezogenen Schenkeln und scheuen jede Lageveränderung. Bei einem leichten Hustenstosse verziehen sie schmerzhaft das Gesicht; sie sprechen leise und vorsichtig und wagen nicht tief zu athmen, um den Druck, den das herabsteigende Zwerchfell ausübt, zu vermeiden. — Schon nach kurzem Bestehen der Krankheit beginnt der Leib gespannt und aufgetrieben zu werden. Die Auftreibung hängt anfänglich nur zum kleinsten Theile von der Füllung der Bauchhöhle mit Exsudat ab, zum grössten Theile ist sie bedingt durch die Ausdehnung der Gedärme, welche mit Ga-

sen gefüllt sind. Dieser Meteorismus ist nicht leicht zu erklären; es ist unwahrscheinlich, dass eine vermehrte Bildung von Gasen denselben verschuldet, denn es lässt sich keine Ursache für eine beschleunigte Zersetzung der
Darmcontenta auffinden; eben so wenig ist anzunehmen, dass bei der Peritonitis Luft von der Darmwand exhalirt werde. So scheint denn der Meteorismus zum kleinen Theile abzuhängen von der Expansion der Gase, an welcher
die Erschlaffung der Darmwände, zum grösseren Theile von dem gehemmten Abgänge derselben, an welchem die Lähmung der Muscularis die Schuld
trägt. Die Auftreibung des Leibes kann schnell einen hohen Grad erreichen.
Das Exsudat und die ausgedehnten Gedärme drücken aber selbstverständlich in derselben Weise, wie sie gegen die Bauchdecken drücken, auch gegen das Zwerchfell, und daraus entstehen bald die Symptome, welche nächst
den Schmerzen am Quälendsten sind und am Meisten Gefahr bringen. Die
Compression, welche die unteren Lungenlappen durch das weit nach Oben
gedrängte Zwerchfell erfahren, sowie die hochgradige Hyperaemie, welche
sich in den nicht comprimirten Lungenabschnitten entwickelt (in Folge der
Circulationsstörung in den comprimirten Theilen), bewirken eine bedeutende Dyspnoe und eine Athemfrequenz von 40 – 60 Athemzügen in der Minute. Die Circulationsstörung in der Lunge kann ihre Wirkung über das rechte
Herz auf die Venen des grossen Kreislaufes ausdehnen, so dass die Kranken
ein leicht cyanotisches Aussehen bekommen. – Der Stuhlgang ist in den
meisten Fällen von acuter diffuser Peritonitis hartnäckig verstopft, eine Erscheinung, welche sich aus der durch collaterales Oedem entstandenen Lähmung der Darmmuscularis erklärt. Nur bei der Puerperal-Peritonitis kommen gewöhnlich wässrige Durchfälle vor, da bei dieser Form das Oedem sich
bis auf die Mucosa erstreckt und ein reichliches Transsudat in den Darm veranlasst, welches bei einer gewissen Füllung des Darmes trotz der Lähmung
der Muscularis abfliesst. Richtet man eine solche Kranke auf, oder drückt
man stärker auf ihren Bauch, so entleeren sich wässrige, schwach gefärbte Massen aus ihrem After. – Zu den geschilderten Symptomen gesellt sich
häufig Erbrechen, vorausgesetzt, dass die Peritonitis nicht durch die Perforation eines chronischen Magengeschwürs entstanden ist. Anfangs werden
schleimige, farblose, später mehr wässrige, grünliche oder selbst intensiv
grün gefärbte Massen erbrochen. Die Ursachen des Erbrechens und die Bedingungen, unter welchen es fehlt, sind dunkel. Eine Theilnahme des Magen-
überzuges an der Entzündung oder ein Freibleiben desselben erklären diese
Verschiedenheit nicht. – Pflanzt sich die Entzündung auf den Peritonaealüberzug der Blase fort, so entsteht ein unaufhörlicher Drang zum Urinlassen

und das Gefühl, als ob die Blase gefüllt sei. Lässt sich ein unerfahrener Arzt dadurch täuschen und durch das Drängen des Kranken sich verleiten, den Katheter einzuführen, so werden meist nur wenige Tropfen eines dunklen, concentrirten Harnes entleert. — Zu dem Krankheitsbilde der acuten diffusen Peritonitis gehört endlich das Fieber, welches auch da, wo es nicht die Scene eröffnete, frühzeitig hinzutritt. Die Pulsfrequenz ist sehr bedeutend, die Blutwelle auffallend klein, die Temperatur des Körpers steigt auf 40 Grad oder noch höher. Das Allgemeinbefinden ist, wie bei jedem heftigen Fieber, schwer beeinträchtigt, das Sensorium in den meisten Fällen frei.

Bei einem schweren Verlaufe der Krankheit steigern sich die geschilderten Symptome in wenigen Tagen zu einer bedeutenden Höhe. Nur die Schmerzen pflegen im Beginn am Heftigsten zu sein und im weiteren Verlauf etwas abzunehmen. Der Leib erscheint trommelartig aufgetrieben, die Leber und die Herzspitze sind oft bis zur dritten Rippe in die Höhe gedrängt. Bei der Percussion, welche im Beginne der Krankheit einen voll tympanitischen Schall gab, findet man, wenn das Exsudat sehr massenhaft ist, an den abhängigen Stellen eine deutliche, aber fast nie eine absolute Dämpfung. Die Angst der Kranken wird entsetzlich, sie flehen um Hülfe, ihr Blick ist verzweiflungsvoll. Ist nicht viel Blut gelassen, und ist die Blutmenge nicht durch sehr reichliche Exsudationen beträchtlich vermindert, so kann das Gesicht ein exquisit cyanotisches Ansehen darbieten. Endlich trübt sich das Sensorium, die Kranken werden apathisch und fangen an zu deliriren, der Puls wird immer kleiner und frequenter, die Haut mit kühlem Schweisse bedeckt, und zuweilen schon am dritten oder vierten Tage nach dem Auftreten der Krankheit, häufiger erst zu Ende der ersten Woche, erliegen die Kranken ihren Leiden.

Nimmt die Krankheit einen günstigen Verlauf, ein Fall, welcher nur da einzutreten pflegt, wo es gelingt, die veranlassenden Ursachen zu beseitigen, oder wo dieselbe weniger bösartig ist, so lässt Schmerz, Meteorismus und Fieber allmälig nach, die Respiration wird freier und der Kranke kann sich schnell erholen. Sehr oft aber bleiben, in Folge der Adhäsionen und Knickungen der Gedärme, habituelle Stuhlverstopfung und Neigung zu Kolikschmerzen vor dem Eintritt des Stuhlganges für das ganze Leben zurück.

Geht der Kranke nicht im Verlaufe der ersten Woche zu Grunde, und tritt während dieser Zeit keine entschiedene Besserung ein, so ändert sich in der Regel das Bild, und die Krankheit beginnt einen mehr chronischen Verlauf zu nehmen. Der Schmerz wird mässiger, der Leib ist nur noch bei tieferem Drucke empfindlich, der Meteorismus lässt nach, ohne völlig zu verschwinden. Litt der Kranke bisher an Stuhlverstopfung, so tritt jetzt Stuhlgang ein; waren dagegen in Folge der massenhaften Transsudation in den Darm Durchfälle vorhanden, so verlieren sich diese, oder es wechselt Stuhlverstopfung mit Durchfall ab. Auch die Pulsfrequenz und die Temperatur sinken einigermassen, ohne jedoch zur Norm zurückzukehren. Mit dem Nachlassen des Meteorismus pflegt die Dämpfung an den abhängigen Stellen des Bauches deutlicher zu werden, und man nimmt an den gedämpften Stellen eine allmälig wachsende Resistenz wahr; der Leib wird schliesslich unsymmetrisch und höckerig, und die abgesackten Exsudate imponiren als unregelmässige Tumoren. Das Fieber, welches, obgleich gemässigt, fortbesteht und von Zeit zu Zeit exacerbirt, consumirt inzwischen mehr und mehr die Kräfte des Kranken, sein Blut und seine Gewebe. Das Fett schwindet, die Muskeln werden welk und schlaff, die Haut trocken und spröde, nicht selten tritt Oedem der Beine auf, und in der vierten, fünften oder sechsten Woche gehen die Kranken fast immer in einem Zustande der hochgradigsten Erschöpfung zu Grunde. — Kommt es wider Erwarten zur Resorption des Exsudates, so ist die Reconvalescenz sehr langsam, und die Erscheinungen der Darmverengerung und Darmverzerrung, welche nach diesen Fällen noch constanter zurückbleiben, als bei einer frühzeitigeren Resorption des Exsudates, sind eine Quelle langer und schwerer Leiden. — Bildet sich eine Verschwärung im Peritonäum und Perforation desselben aus, so wächst das Fieber, die Schmerzen vermehren sich, und es werden entweder die Bauchdecken an einer umschriebenen Stelle infiltrirt, geröthet und endlich vom Eiter durchbrochen, oder es bilden sich Senkungsabscesse, die an den verschiedensten Stellen zum Vorschein kommen, oder aber es wird — und zwar im glücklichsten Falle — nach erfolgtem Durchbruche des Abscesses in den Darm der Eiter mit dem Stuhlgange entleert. Meist gehen auch in diesen Fällen die Kranken erschöpft zu Grunde, und nur wenige erholen sich nach einer sehr langwierigen Reconvalescenz.

Der acuten partiellen Peritonitis gehen gewöhnlich Vorboten voraus, Symptome, welche der Erkrankung desjenigen Organes angehören, von welchem sich die Entzündung auf das Peritonäum ausbreitete. So gehen z. B. der acuten partiellen Peritonitis, welche in der rechten Darmbeingrube aufzutreten pflegt, meist die Symptome von Typhlitis, derjenigen, welche in der Unterbauchgegend, in der Magengegend, in der Lebergegend ihren Sitz hat, die Symptome von Darmgeschwüren, Magengeschwüren, Leberabscessen etc. vorher. Der Eintritt der Krankheit selbst kündigt sich zwar auch durch einen über den ganzen Unterleib verbreiteten Schmerz an, doch ist die grosse Empfindlichkeit der Bauchdecken gegen äusseren Druck, welche für die Peritonitis fast pathognostisch ist, auf eine umschriebene Stelle des Unterleibes beschränkt. Der Meteorismus fehlt oder ist gleichfalls nur partiell, das Fieber ist mässiger, als bei der diffusen Form. — Bei nicht sehr reichlichem Exsudate gehen die genannten Symptome gewöhnlich schnell vorüber, und die Krankheit endet mit vollkommener Genesung, wenn sich nicht Verwachsungen bilden, welche die Darmbewegung stören, oder wenn nicht das ursprüngliche Leiden einen anderen Ausgang herbeiführt. — Anders gestaltet sich der Verlauf der acuten partiellen Peritonitis, wenn das gesetzte Exsudat reichlicher ist. Dann wird im Bereiche der Peritonitis der Percussionsschall allmälig leerer, die Resistenz der Bauchdecken grösser, bis endlich bei der Palpation auch in diesem Falle ein Tumor in der Bauchhöhle gefühlt wird. Dergleichen Herde kommen selten nach Perforationen von Magengeschwüren, häufiger bei den langsamer eintretenden Perforationen von tuberculosen Darmgeschwüren und bei den Verschwärungen des Coecum und des Processus vermiformis vor. Ihr weiterer Verlauf ist derselbe, wie bei den abgesackten Herden nach protrahirter diffuser Peritonitis.

Von der c h r o n i s c h e n Peritonitis, welche vorzugsweise im Kindesalter neben Darm- und Mesenterialtuberculose vorkommt, giebt *Henoch* in seiner Klinik der Unterleibskrankheiten ein sehr getreues Bild. Er schildert die Kinder als schwächliche, scrophulose Individuen, bei welchen die von Zeit zu Zeit auftretenden Kolikschmerzen, die mit Stuhlverstopfung wechselnden Durchfälle, die wachsende Abmagerung häufig den Verdacht auf Würmer oder auf Tabes meseraica rege machen. Bei einer genauen Untersuchung des Unterleibes, bei welcher man sich übrigens hüten müsse, die Aeusserungen des Unbehagens für Aeusserungen des Schmerzes zu halten, bemerke man, dass der Leib an einzelnen Stellen sehr empfindlich gegen Druck sei; auch komme es vor, dass schon die Thätigkeit der Bauchpresse den Kindern Schmerzen bereite, so dass sie beim Drängen zum Stuhle anfingen zu weinen. Während die Abmagerung schnelle Fortschritte mache und in wenigen Monaten einen hohen Grad erreiche, während in den Abendstunden sich Fieber einstelle, werde der Leib der Kinder immer stärker hervorgetrieben und nehme allmälig eine kuglige Gestalt an. Endlich werden die Bauchdecken prall gespannt, selbst glänzend und seien oft von erweiterten Venen durchzogen. Bei einem Drucke auf den Leib, welcher noch immer für die Kinder schmerzhaft sei, empfinde man einen elastischen Widerstand. Bei der Percussion des Leibes endlich seien die Resultate verschieden. Nur in seltenen Fällen lasse eine Dämpfung an den abhängigen Stellen, welche in verschiedenen Körperlagen ihre Stelle wechsele, ein freies Exsudat in der Bauchhöhle erkennen. Häufiger gebe der ganze Unterleib einen leeren Percussionsschall, da die Gedärme von dem schrumpfenden Mesenterium nach der Wirbelsäule gezogen seien und das Exsudat der Bauchwand anliege. In den meisten Fällen sei der Percussionsschall an einzelnen Stellen, an welchen die Gedärme liegen, voll tympanitisch, an anderen, an welchen sich flüssige Exsudate befinden, gedämpft. — Man wird die Krankheit, welche nicht häufig vorkommt und für sich oder durch ihre Complicationen immer mit dem Tode endet, nicht leicht verkennen, wenn man die Züge des gegebenen Bildes festhält.

Die chronische partielle Peritonitis, deren Residuen wir unter der Form von Verdickungen, Verwachsungen und narbigen Schrumpfungen des Peritonaeum fast ebenso häufig in den Leichen finden, als die Verdickungen und Verwachsungen der Pleura, entwickelt sich ebenso latent, wie die Pleuritis, durch welche letztere entstehen, und wir sind nicht im Stande, ein Krankheitsbild derselben zu geben.

§. 4. Diagnose.

Die Peritonitis wird nicht leicht mit anderen Krankheiten verwechselt, da die grosse Empfindlichkeit des Leibes gegen den leisesten Druck, der Meteorismus und bei der acuten Form das Fieber fast immer sicheren Anhalt für die Diagnose geben. Einige Schwierigkeit kann die Erkenntniss der Form bieten, welche durch Perforation von Magen- und Duodenalgeschwüren entsteht, ehe die letzteren erkannt sind. Das verfallene Gesicht, die kühle Haut, der kleine Puls, der eingezogene Leib und andere Zeichen einer schweren allgemeinen Depression erinnern mehr an das Krankheitsbild einer Kolik, als an das einer heftigen Entzündung. Wenn man weiss, wie unbedeutend die Symptome der Magen- und Duodenalgeschwüre sein können, und wenn man die excessive Empfindlichkeit des Leibes gegen Druck, welche auch bei dieser Form der Peritonitis von Anfang an zugegen ist, berücksichtigt, wird man Täuschungen vermeiden.

Auf der anderen Seite können Koliken und die Einklemmung von Gallensteinen oder Harnsteinen irrthümlich für Peritonitis gehalten werden; indessen ist die Unterscheidung nur in den Fällen schwer, in welchen sich bei hysterischen Frauen eine Neuralgia mesenterica mit Hyperaesthesie der Bauchdecken complicirt, bei der sogenannten rheumatischen Kolik und bei Gallensteinkoliken, wenn bei diesen das rechte Hypochondrium eine grosse

Empfindlichkeit gegen Druck zeigt. Hier kann es nöthig werden, den weiteren Verlauf abzuwarten, ehe man eine bestimmte Diagnose stellt. In allen
anderen Fällen giebt schon früher die Unempfindlichkeit des Leibes gegen
einen Druck und noch mehr die Erleichterung, welche dieser den Kranken
verschafft, sicheren Aufschluss.

§. 5. Prognose.

Wenn die Mehrzahl der Kranken, welche an Peritonitis leiden, der Krankheit
erliegt, so beruht dies keineswegs darauf, dass die Entzündung des Peritonaeum besonders schlecht vom Organismus ertragen würde, sondern darauf, dass die Krankheit fast immer von bösartigen Verletzungen oder schweren Bluterkrankungen abhängt oder bei Individuen auftritt, welche, schon
vorher krank, eine nur geringe Widerstandsfähigkeit haben. Entsteht die
Peritonitis unter dem Einflüsse von Schädlichkeiten, wie sie den meisten
Fällen von Pleuritis zu Grunde liegen, so ist die Prognose unverkennbar besser, als die der Pleuritis. So sehen wir die rheumatische Peritonitis, welche
ausnahmsweise bei gesunden Individuen, namentlich bei menstruirenden
Frauen, auftritt, sowie die, welche sich zu Kothverhaltungen, zur Typhlitis,
selbst zu eingeklemmten Brüchen gesellt, wenn nur früh genug die Ursachen
beseitigt werden können, in vielen Fällen mit Genesung enden. Noch weniger gefährlich ist die umschriebene chronische Peritonitis, welche chronische Entzündungen und Entartungen der Unterleibsorgane complicirt. Man
könnte diese, wenn eine grobe teleologische Auffassung erlaubt wäre, als
eine gut gemeinte Anstrengung der Natur zur Verhütung von Unheil bezeichnen.

Unter den Symptomen, von welchen die Prognose des einzelnen Falles
abhängt, sind im Beginne der Krankheit vor Allem der Meteorismus und die
mit demselben unmittelbar zusammenhängenden dyspnoetischen Erscheinungen zu bezeichnen: Je schwerer die letzteren, um so grösser ist die Gefahr. Im späteren Verlaufe, namentlich bei protrahirten Fällen, ist die Heftigkeit des Fiebers und das mit diesem wiederum in genauem Zusammenhange
stehende Mass der Kräfte und der Ernährung für die Prognose von grösserer
Wichtigkeit, als die meisten übrigen Symptome.

§. 6. Therapie.

Die Indicatio causalis kann in den Fällen, in welchen eine Kothver-
haltung und eine davon abhängige Darmverschwärung, namentlich die Typhlitis stercoracea, oder in welchen ein eingeklemmter Bruch zu Peritonitis führte, durch die früher empfohlene Behandlung des Grundleidens und
resp. durch den Bruchschnitt erfüllt werden. In allen anderen Fällen sind wir
nicht im Stande, derselben zu genügen. Es ist indessen hier der passende Ort,
um von der Behandlung der Perforationen mit Opium in verhältnissmässig
grossen und oft wiederholten Dosen zu reden, da diese bezweckt, durch möglichst vollkommene Aufhebung der Darmbewegungen den Contact der ausgetretenen Substanzen mit grösseren Strecken des Bauchfells zu verhüten
und namentlich, wenn dieselben durch Verklebungen oder Verwachsungen
von der übrigen Peritonaealhöhle abgeschlossen sind, einen Durchbruch zu
vermeiden. Die statistischen Nachrichten legen für die glücklichen Erfolge
dieses Verfahrens ein sehr günstiges Zeugniss ab, und ich habe in Fällen, in
welchen statt desselben roh symptomatisch verfahren und die Stuhlverstopfung durch Klystiere und Abführmittel bekämpft wurde, wiederholt gesehen, dass unmittelbar nach Anwendung dieser Mittel die Peritonitis, welche
bis dahin eine circumscripte war, und welche vielleicht eine circumscripte
hätte bleiben können, sich schnell über das ganze Peritonaeum verbreitete.
Man giebt von dem Opium gr.β–j, anfangs halbstündlich, später seltener.

Ueber die Indicatio morbi haben sich die Ansichten in neuerer Zeit
wesentlich geändert. Früher wurden jedem Kranken, welcher lege artis behandelt wurde, durch Venäsectionen ein oder einige Pfund Blut entzogen;
sodann wurde der Leib mit Blutegeln bedeckt, innerlich zweistündlich 1 –
2 Gran Calomel gereicht und gleichzeitig eine grosse Quantität von grauer Quecksilbersalbe mit oder ohne Schonung der Blutegelstiche in die Haut
des Bauches und der Oberschenkel eingerieben. „Das war die Arzenei, die
Patienten starben — und Niemand fragte, wer genas." Man kann zwar keine
glänzenden Erfolge von der jetzt üblichen Behandlungsweise rühmen, aber
doch leicht beweisen, dass jenes Verfahren ebenso irrationell als verderblich
ist. Schon bei der Section von Individuen, welche, ohne dass ihnen Blut entzogen war, an Peritonitis mit abundanten Ergüssen starben, findet man die
Leiche in Folge der bedeutenden Exsudationen meist auffallend blutleer. Se-
cirt man aber die Leichen von Individuen, welche an einer lege artis behandelten Peritonitis gestorben sind, so enthalten Herz und Gefässe gewöhnlich
eine so überaus geringe Menge von Blut, dass man versucht ist, der Behand-

lung eine grössere Schuld an dem eingetretenen Tode beizumessen, als der Krankheit selbst. Fügen wir hinzu, dass nach aller Erfahrung ein grosser Blutverlust während der Entbindung keinen Schutz gegen das herrschende Puerperalfieber gewährt, und dass alle Schädlichkeiten, welche sonst Peritonitis im Gefolge zu haben pflegen, bei heruntergekommenen und blutleeren Individuen ganz ebenso wie bei kräftigen und gut genährten die Krankheit hervorrufen, so können wir andere Gründe, welche gegen die Venäsectionen, sprechen, mit Stillschweigen übergehen. (Wir werden später sehen, dass die Indicatio symptomatica uns zuweilen dennoch zwingt, zu venäseciren.) — An die antiphlogistische und antiplastische Wirkung der Mercurialien glaubt man in neuerer Zeit fast allgemein nicht mehr, und auch wir stehen nicht an, uns dahin auszusprechen, dass wir das Calomel und die graue Salbe bei der Behandlung der Peritonitis mindestens für überflüssig, das Calomel in abführenden Dosen aber geradezu für nachtheilig halten. — Ganz anders verhält es sich mit örtlichen Blutentziehungen, welche weit geringere Bedenken haben, als die Venäsectionen, und deren günstiger Einfluss wenigstens auf die Schmerzen der Kranken keinem Zweifel unterliegt, eine Wirkung, welche selbst in den Fällen nicht ausbleibt, in welchen die Peritonitis durch Perforation eines Magengeschwüres entstanden ist. — In ganz ähnlicher Weise und vielleicht noch günstiger auf die Entzündung selbst wirkt die Anwendung der Kälte. Vertragen die Kranken dieselbe, was leider nicht immer der Fall ist, so bedecke man den ganzen Unterleib mit kalten Compressen und erneuere dieselben in Pausen von 10 Minuten. Von dieser Behandlung, welche von *Abercrombie, Kiwisch* und Anderen empfohlen wird, habe ich in Fällen, welche überhaupt der Behandlung zugänglich waren, die besten Erfolge gesehen, darf aber nicht verschweigen, dass die Anwendung warmer, nicht zu schwerer Kataplasmen von vielen Kranken besser vertragen wird, als die kalten Umschläge. — In neuester Zeit haben die Erfolge der Opiumbehandlung bei der durch Perforation entstandenen Peritonitis und die Ueberzeugung, dass die entzündeten Theile vor Allem der Ruhe bedürfen, dem Opium bei der Behandlung aller Formen der Peritonitis mehr und mehr Eingang verschafft. — Wir schliessen uns gern den Stimmen an, welche die einmalige oder wiederholte Application von Blutegeln auf den Unterleib, die Anwendung der Kälte und den inneren Gebrauch des Opium als die zweckmässigste Behandlung der Peritonitis bezeichnen. — Zieht sich die Krankheit in die Länge, bilden sich abgesackte Eiterherde, so ist die consequente Anwendung von Kataplasmen und die frühzeitige Eröffnung fluctuirender Abscesse dringend zu empfehlen. Dieselbe Behandlung ist bei chronischer Peritonitis indicirt, gegen welche auch der innere Gebrauch der Jodpräparate und das Bepinseln des Leibes mit Jodtinctur zu empfehlen ist.

Was endlich die Indicatio symptomatica anbetrifft, so fordert eine frühzeitig auftretende bedeutende Cyanose, noch mehr eine hochgradige Dyspnoe, wenn sich Zeichen von Oedem in den oberen Lungenlappen hinzugesellen, eine Venäsection. Dieselbe beseitigt freilich nur für den Augenblick die drohende Lebensgefahr; doch besitzen wir kein anderes Mittel, welches dieser dringenden Indication genügen könnte. Die vor längerer Zeit von England aus empfohlene Darreichung des Terpenthinöls leistet gegen die Grundursache der Dyspnoe, den Meteorismus, ebenso wenig, wie die Absorbentia und andere Mittel, durch welche man die Gase binden oder entfernen wollte. Zu verwerfen ist das Einstechen eines feinen Troicarts in den Bauch, während man immerhin den Versuch machen kann, die Luft durch ein Mastdarmrohr auszuziehen (*Bamberger*). — Gegen das Erbrechen sind Stückchen Eis, welche man verschlucken lässt, am Wirksamsten. Gegen die Stuhlverstopfung dürfen nur nach Ablauf der Entzündung die mildesten Ekkoprotica gereicht werden, gegen die Durchfälle endlich, welche auf dem Oedem der Schleimhaut beruhen, bleibt meist das Opium ebenso erfolglos, wie die Adstringentien. — In protrahirten Fällen, in welchen die Gefahr von der Consumption durch das Fieber droht, gebe man den Kranken Chinin, sulph. in grösseren Dosen, ausserdem kleine Mengen Wein, und namentlich eine nahrhafte und leicht verdauliche Nahrung.

Kapitel II.
Bauchwassersucht. — Ascites.

§. 1. Pathogenese und Aetiologie.

Bei der Wassersucht des Peritonaeum, dem Ascites, haben wir es mit einem in die Bauchhöhle gesetzten Transsudate zu thun, welches sich in seiner Constitution den normalen Transsudaten des Körpers anschliesst. Die Bedingungen, unter welchen sich der Ascites entwickelt, sind dieselben, unter welchen auch an anderen Stellen vermehte Transsudationen zu Stande kommen, und lassen sich entweder auf verstärkten Seitendruck in den Gefässen oder auf verminderten Eiweissgehalt des Blutserum oder endlich auf eine Degeneration des Peritoneaum zurückführen.

Der Ascites ist 1) sehr häufig eine Theilerscheinung allgemeiner Wassersucht, mag diese von Herz- und Lungenleiden, welche den

Abfluss des Blutes aus den Körpervenen hemmen, oder von Entartungen der Nieren, der Milz oder von anderen Krankheiten abhängen, welche eine Blutverarmung in ihrem Gefolge haben. In allen diesen Fällen pflegt der Ascites in der Reihe der hydropischen Erscheinungen eine späte Stelle einzunehmen und immer erst dann aufzutreten, wenn hydropische Ergüsse in das Unterhautbindegewebe (Anasarca) der Extremitäten, des Gesichtes etc. kürzere oder längere Zeit bestanden haben.

Der Ascites ist in anderen Fällen 2) die F o l g e   e i n e r   a u f   d i e   G e f ä s - s e   d e s   P e r i t o n a e u m   b e s c h r ä n k t e n   S t a u u n g. Da eine solche nur durch Circulationshindernisse im Bereiche der Pfortader entstehen kann, so ist es leicht begreiflich, dass die Bauchwassersucht und zwar ohne hydropische Erscheinungen in anderen Organen für sich allein bestehend gewisse Erkrankungen der Leber und der Lebergefässe begleitet.

Endlich 3) gesellt sich Ascites und zwar oft in der Form des Hydrops fibrinosus s. lymphaticus (s. Seite 260) fast constant zu a u s g e b r e i t e t e n   D e g e n e r a t i o n e n   d e s   B a u c h f e l l s, namentlich zu carcinomatösen und tuberculösen Neubildungen hinzu.

§. 2. Anatomischer Befund.

Die Menge des in die Bauchhöhle ergossenen Serum ist verschieden. In manchen Fällen beträgt sie nur einige Pfund, in anderen steigt sie auf 40 Pfund und darüber. Die Flüssigkeit ist theils klar, theils durch die Beimischung von abgestossenen und fettig degenerirten Epithelien leicht getrübt, hat meist eine hellgelbe Farbe, ist reich an Eiweiss und Salzen und enthält nur selten spärliche Flocken geronnenen Fibrins. In der Flüssigkeit, welche sich bei Degenerationen des Bauchfells in die Bauchhöhle ergiesst, bilden sich beim Stehen an der Luft zuweilen Tage lang Niederschläge von „Fibrin später Gerinnung."

Das Peritonaeum selbst erscheint gewöhnlich glanzlos und etwas weisslich, die oberflächlichen Schichten des Leber- und Milzparenchyms sind leicht entfärbt. Unter dem Drucke bedeutender Ergüsse können die Leber, die Milz, die Nieren blutleer und verkleinert werden. Das Zwerchfell endlich ist durch die angesammelte Flüssigkeit zuweilen bis zur dritten oder zweiten Rippe emporgedrängt.

§. 3. Symptome und Verlauf.

Es ist schwer, ein Krankheitsbild der Bauchwassersucht zu entwerfen, da dieselbe niemals ein für sich bestehendes Leiden bildet, und da sich nur künstlich die Erscheinungen, welche dem Ascites angehören, von denen der Grundkrankheit abgrenzen lassen.

Gesellt sich Bauchwassersucht zu allgemeiner Wassersucht, so sind die subjectiven Symptome des neuen Leidens gewöhnlich anfangs, gegenüber den anderen Beschwerden der Kranken, zu unbedeutend, um die Aufmerksamkeit auf den Ascites zu lenken. Meist giebt dann die physikalische Untersuchung, zu welcher die Vermuthung, dass sich Ascites entwickelt habe, auffordert, den ersten Aufschluss. – Anders verhält es sich mit dem Ascites, welcher sich zu Circulationsstörungen im Bereiche der Pfortader oder zu Degenerationen des Peritonaeum gesellt. Hier können bei dem latenten Auftreten einer Lebercirrhose oder eines Peritonaealkrebses die allmälig wachsenden Beschwerden, welche der Ascites mit sich bringt, die ersten Anomalieen sein, welche bemerkt werden und den Verdacht auf jene Grundleiden lenken. So lange die Füllung des Leibes mit Flüssigkeit eine mässige ist, klagen die Kranken nur über ein Gefühl von Vollsein, werden durch früher bequeme Kleidungsstücke belästigt, bemerken ein leichtes Hinderniss beim tiefen Inspiriren. Wird die Füllung des Leibes stärker, so steigert sich das Gefühl des Vollseins zu dem einer schmerzhaften Spannung und das leichte Hinderniss beim Athmen zu einer schweren Dyspnoe. Der Druck, welchen die Flüssigkeit auf das Rectum ausübt, kann zu Stuhlverstopfung führen, und die Flatulenz, welche diese wiederum im Gefolge hat, kann die Dyspnoe steigern. Noch häufiger wird durch den Druck der Flüssigkeit auf die Nieren oder auf die Gefässe derselben die Urinsecretion vermindert. Es ist ein alter Glaube, dass die Diuretica, nachdem sie ihre Wirksamkeit verloren hätten, dieselbe oft wiedergewännen, wenn die Punction des Unterleibes vorgenommen sei. Diese Annahme beruht augenscheinlich auf einer falschen Erklärung der Thatsache, dass ein hinzutretender Ascites zu dem schon bestehenden Hinderniss für die Urinsecretion ein neues fügt, und dass, wenn dieses gehoben ist, die Störung geringer wird. – Der Druck, welchen bei sehr bedeutenden Ergüssen die Vena cava und die Venae iliacae erfahren, hat einen gehemmten Abfluss des Blutes aus den Beinen, aus den äusseren Genitalien und aus den Bauchdecken zur Folge. Daraus erklären sich die Venenerweiterungen in jenen Theilen und die hydropischen Ergüsse in das Unterhautbindegewebe, welche sehr bedeutend werden und leicht zu einer falschen Auffassung der Krankheit führen können. Man versäume nie, genau zu fragen, ob die Beine und das Scrotum oder der Bauch zuerst angeschwollen seien.

Fast alle Menschen, welche an Ascites leiden, sind in grosser Gefahr, aber die meisten erliegen nicht dem Ascites, sondern dem Grundleiden. Die gehemmte Respiration oder die Excoriationen und die oberflächliche Gangrän, welche sich zuweilen in Folge der excessiven Spannung der Haut an den Genitalien und den Oberschenkeln bilden, können das Ende beschleunigen.

Von grösster Bedeutung für die Diagnose des Ascites ist die physikalische Untersuchung des Unterleibes. Bei der Adspection fällt zunächst die Ausdehnung und die eigenthümliche Form des Bauches auf. So lange der Erguss mässig ist, ändert der Bauch seine Form je nach den verschiedenen Stellungen und Lagen des Körpers. Untersucht man den Kranken, während er steht, so erscheint die untere Hälfte des Bauches gewölbt, lässt man ihn sich niederlegen, so erscheint der Bauch auffallend breit. Ist aber das Transsudat sehr massenhaft, so ist auch der Leib allseitig bis an die unteren Rippen ausgedehnt, und die falschen Rippen selbst sind gehoben und nach Aussen gedrängt. Die Form des Leibes bleibt dann in jeder Lage dieselbe. Fast immer lässt die Adspection ferner bei hochgradigem Ascites dicke blaue Venennetze in den verdünnten Bauchdecken wahrnehmen. Der Nabel ist hervorgetrieben, und das auseinanderweichende Gewebe des Corium bildet die bläulich-weiss durchscheinenden Streifen, welche bei starker Ausdehnung des Leibes auch in der Schwangerschaft vorkommen. — Erhebt sich das Niveau der Flüssigkeit über das kleine Becken, so fühlt man Fluctuation, wenn man die eine Hand flach an den Bauch legt und mit den Fingerspitzen der anderen an die gegenüber liegende Stelle rasch anschlägt. — Der Percussionsschall endlich ist in dem Umfange, in welchem die Flüssigkeit der Bauchwand anliegt, absolut leer. Dabei ist wichtig, dass bis auf diejenigen Fälle, in welchen die ganze vordere Bauchfläche einen leeren Percussionsschall giebt, sich die Grenze desselben in den verschiedenen Lagen des Kranken ändert, weil die Flüssigkeit stets die tiefste Stelle im Bauchraum einnimmt.

§. 4. Diagnose.

Für die Unterscheidung der freien Wassersucht von dem Hydrops ovarii ist es dringend nöthig, dass man sich durch ein gründliches Krankenexamen eine genaue Anamnese verschaffe, und dass man den aetiologischen Momenten, welche sich aus dieser ergeben, eine besondere Beachtung schenke. Die Bedingungen, unter welchen sich der Hydrops ovarii bildet, sind wenig bekannt, und wir wissen nur, dass er oft bei anscheinend gesunden Frauen und ohne jede Complication mit anderen Krankheiten vorkommt. Ganz anders verhält es sich mit dem Ascites. Lässt sich feststellen, dass keine der im §. 1. angeführten Anomalieen der Blutbeschaffenheit oder Blutvertheilung der Ansammlung von Flüssigkeit im Bauche vorhergegangen ist, und lässt sich ebenso eine Degeneration des Peritoneum ausschliessen, so spricht dies in fraglichen Fällen gegen den Ascites und macht die Annahme eines Hydrops ovarii um Vieles wahrscheinlicher. Es giebt Fälle, in welchen die differenzielle Diagnose beider Krankheitsformen sich allein auf die besprochenen Momente stützt, da die physikalische Untersuchung keinen Anhalt bietet. Zwar lässt bei kleineren Ovarialcysten die charakteristische Form und Lage des Sackes, die seitliche Abweichung des Muttermundes, die gleichen Ergebnisse der Percussion bei verschiedenen Lagen der Kranken leicht den Hydrops ovarii von dem Ascites unterscheiden. Aber bei sehr grossen Cysten geht die eigenthümliche Form des Sackes verloren, er liegt in der Mitte des Leibes, der Uterus ist durch die Schwere des Sackes nach Unten gedrängt, aber nicht seitlich verrückt, die Percussion ist wie bei einem hochgradigen Ascites im ganzen Umfange der vorderen Bauchwand leer. *Bamberger* räth, in solchen Fällen auf die Gegend zwischen dem Darmbeinkamm und der zwölften Rippe zu achten, da man dort selbst bei sehr grossen Eierstocksgeschwülsten in der Regel den vollen Percussionsschall des Dickdarms fände, beim Ascites nicht. Doch giebt er zu, dass auch dieses Zeichen zuweilen im Stiche lasse.

Die wichtigste Frage, nachdem der Ascites erkannt wurde, ist die nach der Ursache desselben. Wir haben bereits erwähnt, dass der Ascites, welcher Theilerscheinung allgemeiner Wassersucht ist, niemals als das erste Symptom der Wassersucht auftritt. Entwickelt sich daher Ascites bei einem Individuum, welches kein Oedem hat, so hängt derselbe entweder von einer Stauung im Pfortaderkreislauf oder von einer Entartung des Bauchfells ab. Welches von beiden der Fall ist, lässt sich oft schwer ermitteln. Im Allgemeinen lässt sich sagen, dass das gleichzeitige Auftreten von Stauungserscheinungen in anderen Wurzeln der Pfortader, sowie die Zeichen gestörter Leberthätigkeit für die erste Form, dass dagegen ausgesprochene Kachexie, Zeichen von Krebs und Tuberculose in anderen Organen, vor Allem aber das Auftreten von Tumoren im Bauche für die letztere Form sprechen.

§. 5. Therapie.

Die Indicatio causalis fordert, wenn der Ascites Theilerscheinung eines allgemeinen Hydrops ist und von gehemmter Entleerung der Hohlvenen abhängt, eine Behandlung der oft genannten Herz- und Lungenkrankheiten, wenn er die Folge hochgradiger Hydraemie ist, eine zweckmässige Behandlung der erschöpfenden Grundleiden und eine Verbesserung der Blutbeschaffenheit. Der ersten Aufgabe gegenüber sind wir in den meisten Fällen ohnmächtig. Die Erfüllung der letzteren kann bei dem durch Intermittens, Morbus Brightii und in der Reconvalescenz von schweren Krankheiten auftretenden Hydrops den besten Erfolg haben und viel mehr leisten, als die alt hergebrachte handwerksmässige Darreichung der Hydragoga. — Niemals sind wir im Stande, die Pfortader oder Lebervene, wenn sie comprimirt oder obliterirt sind, wieder wegsam zu machen oder das schrumpfende Leberparenchym, welches die Gefässe der Leber bei der Cirrhosis hepatis constringirt, wieder auszudehnen. — Ebenso ohnmächtig sind wir in Betreff der Indicatio causalis bei dem durch Tuberculose oder Carcinom entstehenden Ascites.

Die Indicatio morbi verlangt die Entfernung der im Bauche angesammelten Flüssigkeit. — Zwar werden fast allen an Ascites leidenden Kranken Diuretica verordnet, aber die Zahl derer, welche durch den Gebrauch derselben hergestellt wird, ist kaum zu nennen. Ist der Ascites Theilerscheinung allgemeiner Hydropsie, so lässt sich allenfalls die Verordnung der Diuretica rechtfertigen, ist er aber eine Folge von Pfortaderverschliessung, so hat dieselbe nicht mehr Sinn, als wenn man bei einer Thrombose in der Vena cruralis Diuretica geben wollte, um das eingetretene Oedem des Beines zu bessern. Anders verhält es sich mit den Drasticis. Diese stehen nicht nur für die Behandlung der Bauchwassersucht schon längst bei den Praktikern in besserem Rufe, als die Diuretica, sondern ihre Wirksamkeit ist bei Verschliessungen der Pfortader auch leicht verständlich, da sie ja eine Depletion der Pfortaderwurzeln bewirken und damit den verstärkten Seitendruck in den Gefässen, die Ursache, des Ascites, herabsetzen. Man pflegt unter den Drasticis beim Ascites die stärksten auszuwählen, und wir wollen von den mannigfachen Compositionen derselben, welche als Hydragoga Ruf haben, wenigstens die am Meisten angewandten *Heim*'schen Pillen erwähnen, welche neben Scilla und Stibium sulphur. aurant. namentlich Gummigutti enthalten. So lange die Kräfte des Kranken und der Zustand seines Darmcanals die Anwendung der Drastica gestatten, ist der Gebrauch derselben zu empfehlen, leiden aber die Kräfte merklich oder treten Erscheinungen einer heftigen Darmreizung auf, so muss man dieselben aussetzen. — Die Punction ist eine fast immer gefahrlose Operation, und sie entfernt sicherer als jedes andere Curverfahren die Flüssigkeit aus der Bauchhöhle. Je mehr aber die geringe Gefahr und die sichere Wirkung zu Gunsten der Punction sprechen, um so nothwendiger ist es, dass man sich die schlimmen Folgen klar mache, welche die Punction im weiteren Verlaufe nach sich zieht. Man darf nie vergessen, dass man nicht Wasser, sondern eine Eiweisslösung aus der Bauchhöhle entfernt, und dass die entleerte Flüssigkeit fast immer in kurzer Zeit durch einen neuen Erguss ersetzt ist. Dieser verzehrt die Kräfte und die Blutmasse des Kranken. Die tägliche Erfahrung lehrt, dass von der ersten Punction an die Abmagerung weit schneller vor sich geht, als zuvor. Nach dem Gesagten darf die Punction des Unterleibes bei Ascites nur in solchen Fällen vorgenommen werden, in welchen von Seiten der gehemmten Respiration oder von Seiten einer drohenden Gangrän der Haut (s. oben) eine nahe Gefahr für das Leben zu fürchten ist.

Kapitel III.
Tuberculose und Krebs des Peritonaeum.

Die Tuberculose des Bauchfells kommt fast niemals primär vor, sondern gesellt sich entweder zu einer Tuberculose der Lungen oder des Darmes oder zu einer Tuberculose der Harn- und Geschlechtsorgane. In anderen Fällen ist sie Theilerscheinung der acuten Miliartuberculose. Die letzte Form ist ohne klinisches Interesse, da die Ablagerung der wenig zahlreichen, sehr kleinen, durchscheinenden Knötchen in das Gewebe des Peritonaeum weder Symptome macht, noch einen nachweisbaren Einfluss auf den Verlauf der acuten Miliartuberculose ausübt. — Von mehr pathologisch-anatomischem als klinischem Interesse sind auch die vereinzelten kleinen weisslichen Knötchen, welche man in der verdickten Serosa des Darmes oberhalb tuberculöser Darmgeschwüre findet. — Von grösserer Bedeutung ist eine sehr massenhafte Entwickelung verhältnissmässig grosser, weisslicher Tuberkel, mit welchen man zuweilen das ganze Peritonaeum besät sieht. Die Umgebung der einzelnen Knötchen erscheint entweder blutig suffundirt, oder das ausgetretene Haematin ist in Pigment verwandelt und die weissen Tuberkel sind von einem schwarzen Hof umgeben. Gewöhnlich ist das Netz nach oben aufgerollt und bildet, ganz mit Tuberkeln durchsetzt, einen höckrigen, wurstförmigen Wulst. Auch abgesehen von der Tuberkelbildung ist das Peritonaeum bei dieser Form meist durch eine entzündliche Wucherung verdickt und im Cavum desselben eine grosse Quantität zuweilen blutiger Flüssigkeit enthalten.

Der Krebs des Bauchfells kommt gleichfalls selten als ein primäres Leiden vor, pflanzt sich vielmehr fast in allen Fällen von benachbarten Organen, von der Leber, vom Magen, vom weiblichen Sexualapparat, seltener vom Darme, auf das Bauchfell fort. Der Skirrhus und der Medullarkrebs treten gewöhnlich unter der Form zahlreicher, kaum erbsengrosser, über das ganze Peritonaeum zerstreuter Granulationen und Knötchen oder unter der Form einer diffusen, flachen Entartung des peritonaealen Gewebes auf. Der Alveolarkrebs bildet zuweilen umfangreiche und selbst colossale Geschwülste. Neben diesen, welche gewöhnlich im Netze ihren Sitz haben, sind aber auch dann fast alle Organe des Unterleibes, sowie das parietale Blatt des Peritonaeum mit zahlreichen kleinen Träubchen und Drusen von gallertartigem Ansehen bedeckt. Auch bei der krebsigen Degeneration ist das Cavum peritonaei gewöhnlich mit einer hellen oder leicht opaken Flüssigkeit angefüllt.

Die Erscheinungen, von welchen die Tuberculose und der Krebs des Bauchfells begleitet werden, sind denen des einfachen Ascites sehr ähnlich. Das wichtigste Symptom ist eine allmälige Ausdehnung des Leibes durch die wachsende Ansammlung einer freien Flüssigkeit in der Bauchhöhle. Nur die ungewöhnliche Empfindlichkeit des Leibes gegen Druck, welche bei anderen Formen der Bauchwassersucht fehlt, die sehr schnell eintretende Kachexie, der Ausschluss anderer Ursachen für die Ansammlung von Flüssigkeit im Bauche sprechen mit Wahrscheinlichkeit für eine Entartung des Peritonaeum. Erst der Nachweis von Geschwulstmassen lässt mit Sicherheit dieselbe erkennen. Aus der Form und dem Umfange der etwa vorhandenen Geschwülste, aus dem Alter der Kranken, aus dem gleichzeitigen Auftreten von Tuberculose oder von Krebs in anderen Organen schliesst man, ob die eine oder die andere Degeneration vorliege.

Krankheiten der Leber und der Gallenwege.

Erster Abschnitt.
Krankheiten der Leber.

Kapitel I.
Hyperaemie der Leber.

§. 1. Pathogenese und Aetiologie.

Der Blutgehalt der Leber kann durch verstärkten Zufluss und durch gehemmten Abfluss vermehrt werden. Die Hyperaemie, welche durch vermehrten Zufluss entsteht, nennen wir Fluxion, die, welche durch gehemmten Abfluss entsteht, Stauung.

Eine Fluxion zur Leber kann 1) durch eine Verstärkung des Seitendruckes in der Pfortader entstehen. Während jeder Verdauung findet unter normalen Verhältnissen eine Fluxion zur Leber statt. Die Diffusion von Flüssigkeit aus dem Darm in die Darmcapillaren führt zu einer vermehrten Füllung der Darmvenen; der Inhalt derselben kommt dadurch unter einen erhöhten Druck und wird mit verstärkter Kraft in die Leber getrieben. Bei Leuten, welche im Essen und Trinken unmässig sind, überschreitet diese gleichsam physiologische Fluxion das Mass, wird anhaltender, wiederholt sich oft und kann, wie andere häufig wiederkehrende Hyperaemieen, dauernde Gefässerweiterung zur Folge haben.

Eine Fluxion zur Leber kann 2) dadurch entstehen, dass die Capillaren der Leber, welche unter normalen Verhältnissen an dem Parenchym eine Stütze finden, in Folge von Relaxation dieses Parenchyms sich erweitern und dem einströmenden Blute einen abnorm geringen Widerstand leisten. Auf diese Weise scheinen die Leberhyperaemieen zu entstehen, welche sich nach Verletzungen der Leber und in der Umgebung von Entzündungen und Neubildungen entwickeln. Vielleicht gehören hierher auch die Leberhyperaemieen, zu welchen der Genuss von Spirituosen führt. In allen diesen Fällen haben wir es mit einer Reizung der Leber zu thun, denn auch der Alkohol wird durch die Pfortader zunächst der Leber zugeführt; — die erste Wirkung eines Reizes scheinen Veränderungen im Parenchym des gereizten Organes zu sein, welche gewöhnlich mit einer

Abnahme der Resistenz des Parenchyms verbunden sind. Eine solche Abnahme der Resistenz muss Erweiterung der Capillaren und vermehrten Zufluss von Blut zur Folge haben. Diese Erklärung der Thatsache „ubi irritatio,
ibi affluxus", welche in der Einwirkung der Wärme auf die äussere Haut eine
fast augenscheinliche Bestätigung findet, ist, wenn auch hypothetisch, doch
jedenfalls die auf dem heutigen Standpuncte der Wissenschaft am Meisten
berechtigte.

Ob auch 3) die bei Infection des Blutes mit Miasmen, namentlich mit Malaria, und die in den Tropen häufig vorkommenden Leberhyperaemieen aus einer Relaxation des Leberparenchyms entstehen, oder ob sie
auf einer Lähmung der Muskelfasern in den zuführenden Gefässen oder auf
einer Texturerkrankung der Gefässwände beruhen, oder wodurch sie sonst
entstehen, ist uns eben so dunkel, als die Pathogenese der Hyperaemieen
und Texturveränderungen bei Infections-Krankheiten überhaupt. — Zu den
augenscheinlich fluxionären Hyperaemieen der Leber, für welche es nicht
gelingt, eine befriedigende Erklärung zu geben, gehört auch die, welche bei
manchen Frauen unmittelbar vor der Menstruation und besonders
hochgradig bei ausbleibender Menstruation vorkommt.

Weit häufiger als Fluxionen sind Stauungen in der Leber. Alles Blut,
welches aus der Leber in die Lebervene abfliesst, hat ein doppeltes Capillar-
system zu durchlaufen*); in Folge dessen ist der Seitendruck in den Lebervenen ein überaus geringer. Die Lebervene mündet aber an einer Stelle in
die Vena cava, an welcher unter normalen Verhältnissen der Abfluss des Blutes durchschnittlich fast gar keinen Widerstand findet, da das Blut sich frei
in den entleerten Vorhof ergiessen kann, und da namentlich während jeder
Inspiration eine Aspiration des Blutes nach dem Thorax stattfindet. Wenn
diese überaus günstigen Bedingungen für den Abfluss des Blutes eine Störung erfahren, wenn der Widerstand, welchen das Blut der Lebervene in der
Vena cava findet, vermehrt wird, so häuft sich das Blut in der Leber an. Das
Hinderniss braucht nur unbedeutend zu sein, da der geringe Seitendruck
in der Lebervene selbst ein unbedeutendes Hinderniss nicht zu überwinden
vermag.

---

*)Dies gilt auch für das von der Leberarterie zugeführte Blut. Die Capillaren, welche aus
der Arteria hepatica entspringen und sich in dem serösen Ueberzuge der Leber, zwischen den
Gefässen und Gallengängen und in den Wänden derselben etc. verbreiten, sammeln sich zu
kleinen Venenstämmen, welche nicht in Lebervenen, sondern in Pfortaderäste münden und
mit diesen noch einmal zu Capillaren zerfallen.

Die Bedingungen, unter welchen sich Stauungen in der Leber entwickeln, müssen, dem Gesagten entsprechend, theils solche sein, welche die Entleerung des rechten Vorhofes hindern, theils solche, welche eine Aspiration des Blutes in den Thorax unmöglich machen. So entstehen Stauungs-Hyperaemieen in der Leber 1) bei allen Klappenfehlern des Herzens, und zwar am Frühesten bei Klappenfehlern im rechten Herzen, später bei Fehlern an der Mitralis, am Spätesten bei Fehlern an den Aortenklappen. Das frühere oder spätere Auftreten der Leberhyperaemie bei Klappenfehlern hängt, wie wir in der zweiten Abtheilung ausführlich besprochen haben, von dem vollständigen oder unvollständigen Zustandekommen und dem längeren oder kürzeren Bestehen compensatorischer Herzhypertrophieen ab.

Leicht verständlich sind die Stauungs-Hyperaemieen, welche sich 2) zu allen Texturerkrankungen des Herzens und des Herzbeutels gesellen, durch die der Abfluss des Blutes aus den Venen des Körpers erschwert wird.

Hieran schliessen sich 3) Stauungen in der Leber, welche sich bei unkräftiger Herzaction ohne nachweisbare Texturerkrankung des Herzens sowohl im späteren Verlaufe erschöpfender acuter Krankheiten als bei chronischem Marasmus entwickeln. Der Effect auf die Blutvertheilung ist bei beginnender Herzparalyse derselbe, wie bei Degenerationen des Herzfleisches.

Sehr oft geben 4) acute und chronische Lungenkrankheiten, bei welchen Lungencapillaren verödet oder comprimirt und das rechte Herz und die Hohlvenen überfüllt werden, zu Leberhyperaemieen Veranlassung.

Die Zustände 5), welche die Aspiration des Blutes in den Thorax aufheben und dadurch zu Leberhyperaemieen führen, sind entweder Erkrankungen des Lungenparenchyms, welche die Elasticität desselben aufheben, oder Verengerungen und Obstructionen der Luftwege. Die sogenannte Aspiration hängt von dem Zuge ab, welchen die elastische Lunge auf das Herz und die Gefässe des Thorax ausübt. Ist die Elasticität verloren gegangen, oder wird die Lunge wenig ausgedehnt, so fehlt der Zug, welchen sie ausübt, oder ist vermindert. Die Verdünnung der Luft in den Alveolen, welche bei verengerten Luftwegen durch energische Inspirationsversuche zu Stande kommt, wirkt zwar ähnlich, wie die Elasticität, auf das Herz und die Gefässe, aber auf der anderen Seite drückt der Thorax in solchen Fällen während der angestrengten Exspiration mit grösserer Gewalt auf seinen Inhalt, und da die Luft verhindert ist, zu entweichen,

so trifft fast dieser ganze Druck das Herz und die Gefässe und hindert den
Abfluss des Blutes in den Thorax. Man kann sich bei Kranken, welche an Emphysem leiden, sehr leicht davon überzeugen, dass mit einer Exacerbation
ihres Catarrhs die Cyanose wächst und die Leber stärker anschwillt.

In einzelnen seltenen Fällen endlich hat man 6) hochgradige Leberhyperaemie bei Compression der Vena cava durch Geschwülste, namentlich durch Aneurysmen der Aorta, beobachtet.

§. 2. Anatomischer Befund.

Die Leber ist, je nach dem Grade der Hyperaemie, mehr oder weniger, zuweilen sehr beträchtlich geschwellt; ihre Gestalt ist unverändert, nur pflegt
der Dickendurchmesser mehr vergrössert zu sein, als der Längendurchmesser. Der Peritonaealüberzug ist bei bedeutender Schwellung glatt, glänzend,
straff gespannt, die Resistenz der Leber vermehrt. Bei einem Durchschnitte
fliesst sehr reichlich Blut über die Schnittfläche. Letztere erscheint entweder
gleichmässig dunkel tingirt oder, zumal bei einer Stauungshyperaemie, welche längere Zeit bestanden hat, fleckig, indem dunkelbraune Stellen, welche
den erweiterten Venae centrales, den Anfängen der Lebervenen, entsprechen, und welche, je nach der Richtung der Schnittfläche, verschiedene Figuren bilden, mit weniger blutreichen, heller gefärbten, welche den Endigungen der Portalgefässe entsprechen, abwechseln. Das fleckige Ansehen, welches zu dem vielfach missbrauchten Namen der Muscatnussleber Veranlassung gegeben hat, tritt noch deutlicher hervor, wenn die weniger blutreichen
Stellen in der Umgebung der erweiterten Centralvenen durch Gallenstauung
auffallend gelb erscheinen. Diese Gallenstauung kann theils die Folge eines
Catarrhs der Gallengänge sein, zu welchem die Hyperaemie ihrer Schleimhaut führte, theils kann sie dadurch entstehen, dass die ausgedehnten Gefässe durch ihren Druck auf die kleinen Gallengänge die freie Entleerung der
Galle hindern, theils kann sie von einem Gastroduodenalcatarrh abhängen,
welcher auf denselben Ursachen beruht, wie die Leberhyperaemie.

Im weiteren Verlaufe kann die früher vergrösserte Leber verkleinert werden und ein granulirtes Ansehen bekommen, so dass man sie bei oberflächlicher Betrachtung mit der granulirten Leber κατ' ἐξοχήν verwechseln kann.
Man pflegt diese Form der Leberatrophie als die atrophische Form der Muscatnussleber zu bezeichnen. Die Atrophie und das granulirte Ansehen entsteht nach *Frerich* „dadurch, dass die Venae centrales lobulorum und die in

sie mündenden Capillaren sich unter dem starken Drucke des aufgestauten Blutes erweitern und so einen Schwund der in ihren Maschen liegenden Leberzellen herbeiführen. Die in der Mitte der Läppchen liegenden Zellen atrophiren, und an ihre Stelle tritt ein weiches, blutreiches Gewebe, aus erweiterten Capillaren und neugebildeten Bindegewebe bestehend."

§. 3. Symptome und Verlauf.

So lange die Hyperaemie der Leber nicht einen hohen Grad erreicht, und so lange dem entsprechend das Volumen des Organs nicht bedeutend vergrössert wird, fehlen sowohl subjective als objective Zeichen der Krankheit. — Bei beträchtlicher Schwellung der Leber haben die Kranken das richtige Gefühl, dass ihr rechtes Hypochondrium ungewöhnlich ausgefüllt sei, und dies Gefühl des Vollseins steigert sich nicht selten zu dem einer lästigen Spannung, welche sich vom rechten Hypochondrium rings um den Oberleib ausbreitet. Der Druck im rechten Hypochondrium oder die Empfindung, als sei ein fester Reif um den Leib gelegt, ist nächst der Kurzathmigkeit oft die hauptsächlichste Klage herzkranker Individuen. Auch die Beschwerden von Emphysematikern und von Leuten, welche an Lungencirrhose oder beträchtlicher Kyphosis leiden, werden, wenn die Leber anschwillt, bedeutend gesteigert. Fest anliegende Kleider sind für Kranke mit hochgradiger hyperaemischer Leberschwellung unerträglich, da sie ein tiefes Inspiriren erschweren. — Gesellt sich aus den im vorigen Paragraphen angegebenen Ursachen eine geringe Gallenstauung zur Leberhyperaemie hinzu, so entsteht ein leichter Ikterus, und da die Hautfarbe der Kranken durch die gehemmte Entleerung der Venen gleichzeitig bläulich (cyanotisch) ist, so bildet sich bei ihnen das eigenthümliche, in der That etwas grünliche Colorit aus, welches für herzkranke Individuen kurz vor dem Tode fast charakteristisch ist. — Zu den beschriebenen Symptomen und dem physikalischen Nachweise, dass die Leber vergrössert ist, kommen bei einfacher Hyperaemie nicht etwa Erscheinungen gestörter Leberfunction. Abgesehen davon, dass eine geringe Vermehrung oder Verminderung der Gallensecretion sich während des Lebens unserer Beobachtung entziehen würde, konnte *Frerichs* auch an der Leiche, selbst bei hochgradigen Stauungshyperaemieen, sich nicht von einer solchen überzeugen. Nur in einzelnen Fällen fand er die Galle eiweisshaltig. Freilich haben Kranke mit Leberhyperaemie fast immer noch mancherlei andere Klagen: sie leiden an Kopfschmerzen, an Verdauungsbeschwerden, an unregelmässigem Stuhlgange, an Haemorrhoiden etc.

Aber diese Beschwerden sind nicht Folgen der Leberhyperaemie, sondern
hängen entweder gar nicht mit derselben zusammen oder, was noch häufiger ist, sie haben dieselbe Ursache, wie die Leberhyperaemie. Herzleiden
führen nicht nur zu Leberhyperaemie, sondern auch zu Magen- und Darmcatarrh; Uebermass im Essen und Trinken ruft nicht nur Leberhyperaemie
hervor, sondern auch, und sogar schon früher, Magen- und Darmcatarrh.
Anders scheint es sich mit den Leberhyperaemieen zu verhalten, welche
häufig, wahrscheinlich unter dem Einflüsse der Malaria, in den Tropen entstehen. Diese treten mit einem schweren Allgemeinleiden, heftigem Kopfschmerz, galligen Entleerungen nach Oben und Unten und oft mit dem Abgänge blutig-schleimiger Massen auf. Die genannten Symptome dieser übrigens noch wenig bekannten Krankheitszustände sprechen mit Bestimmtheit dafür, dass es sich bei ihnen nicht um eine einfache Hyperaemie handelt, sondern entweder um eine gleichzeitige, aber unabhängig von der Hyperaemie bestehende Secretionsanomalie der Leber, oder um das Anfangsstadium einer schweren Texturerkrankung, welche sich in der That nicht
selten weiter ausbildet. Vielleicht ist indessen auch bei den in Rede stehenden Zuständen die Leberhyperaemie nur Theilerscheinung einer über die ge-
sammten Unterleibsorgane, namentlich über den Darmtractus, verbreiteten
Erkrankung, welche für die Erklärung des Allgemeinleidens und der anderweitigen erwähnten Symptome mehr in Betracht kommt, als die Leberhyperaemie.

Die physikalische Untersuchung lässt, wenn die Hyperaemie einen höheren Grad erreicht, sehr deutlich die Schwellung der Leber erkennen. Da wir hier zuerst von den physikalischen Zeichen der Lebervergrösserung reden, so müssen wir nach unserem Plane eine kurze Erörterung
derselben vorausschicken.

Um eine Vergrösserung der Leber zu erkennen, stehen uns von physikalischen Hülfsmitteln die Adspection, die Palpation und die Percussion zu
Gebote.

Die Adspection ergiebt bei sehr bedeutenden Anschwellungen der
Leber eine Hervorwölbung des rechten Hypochondrium, welche sich mehr
oder weniger weit nach der linken Seite erstreckt und sich nach Unten allmälig verliert. Gleichzeitig ist der schon normaler Weise um $\frac{1}{2}$ bis 1 Zoll
weitere rechte Thorax in seinen unteren Partieen stärker ausgedehnt. Endlich können durch die angeschwollene Leber die unteren Rippen gehoben,
an einander gedrängt und mit ihrem unteren Rande nach Vorn gewendet
werden.

Die Palpation wird durch die Zusammenziehungen der Bauchmuskeln, welche einzutreten pflegen, sobald man die Untersuchung nicht sehr
ruhig und behutsam vornimmt, wesentlich erschwert. Ungeübten imponiren
contrahirte Muskelpartieen des Musculus rectus abdominis, welche durch
die Inscriptiones tendineae begrenzt sind, leicht als Geschwülste der Leber.
Niemals darf man die Untersuchung vornehmen, während der Kranke steht
oder sitzt; man muss denselben vielmehr sich niederlegen und die Oberschenkel leicht anziehen lassen. Dabei empfiehlt es sich, den Kranken zum
gleichmässigen Respiriren aufzufordern und seine Aufmerksamkeit durch
Fragen etc. von der Untersuchung abzulenken. In vielen Fällen von Leberanschwellung, welche sich durch die Percussion sicher nachweisen lassen, trifft
man bei der Palpation zwar auf einen grösseren Widerstand im rechten Hypochondrium, kann aber den Rand der Leber nicht deutlich erkennen. Dies
ist namentlich dann der Fall, wenn die Resistenz der angeschwollenen Leber
nicht vermehrt, und noch mehr, wenn sie vermindert ist. In anderen Fällen
und um so deutlicher, je resistenter die angeschwollene Leber ist, giebt die
Palpation nicht nur über den Grad der Vergrösserung, sondern auch über
die Form des Leberrandes und der Leberoberfläche den besten Aufschluss.

Die Percussion ist für die Erkennung der Leberanschwellung das
wichtigste physikalische Hülfsmittel. Um den oberen Umfang der Leber zu
bestimmen, benutzt man gewöhnlich nicht das Leerwerden des Percussionsschalles an den Stellen, an welchen eine nur dünne Schicht Lunge zwischen
Leber und Thoraxwand liegt, sondern die absolute Dämpfung, welche da entsteht, wo die Leber die Thoraxwand berührt. Wenn wir später von der oberen
Lebergrenze reden, so verstehen wir darunter immer die Grenze des absolut gedämpften Percussionsschalles. Dieser wird von dem höchsten Puncte
der Leber etwa um 3 Cm. überragt. Bei normalem Verhalten der Leber findet
sich die obere Grenze in der Mammillarlinie gewöhnlich am unteren Rande
der sechsten Rippe, bei tiefer Inspiration steigt sie bis zur siebenten Rippe
herab, bei vollkommener Exspiration bis zur fünften Rippe hinauf. In der
Axillarlinie liegt die obere Lebergrenze etwa in der Höhe der achten, an der
Wirbelsäule in der Höhe der elften Rippe; in der Medianlinie lässt sich die
obere Lebergrenze, welche in der Höhe des Ansatzes des Schwertfortsatzes
an dem Körper des Sternum liegt, gewöhnlich nicht bestimmen, weil die
Dämpfung der Leber in die des Herzens übergeht. Die untere Lebergrenze
liegt bei normalem Verhalten in der Mammillarlinie am Rande des Rippen-
bogens oder nur wenig tiefer, in der Axillarlinie gewöhnlich oberhalb der
elften Rippe, in der Medianlinie etwa in der Mitte zwischen Schwertfortsatz

und Nabel; in der Nähe der Wirbelsäule ist sie nicht zu bestimmen. Bei Frauen und bei Kindern liegt die untere Lebergrenze, weil der Thorax kürzer ist, etwas tiefer unter dem Rippenrande. Weder der scharfe Leberrand, welcher um einige Centimeter den Rippenbogen überragt, noch der linke Leberlappen, wenn er nicht verdickt ist, verursachen eine deutliche Dämpfung des Percussionsschalles. Der Abstand der oberen von der unteren Lebergrenze betrug nach 49 Beobachtungen bei Menschen von 20 bis 40 Jahren, welche *Frerichs* anstellte, in der Mammillarlinie durchschnittlich 9,5, in der Axillarlinie 9,36, in der Sternallinie 5,82 Cm.[*]

Vergrössert sich die Leber, so wird der Ton im rechten Hypochondrium und im Epigastrium in grösserer Ausdehnung gedämpft. Die Dämpfung wird schon in der Nähe des Leberrandes undeutlich oder verschwindet ganz, eine Erscheinung, welche man kennen muss, um nicht die Leber für kleiner zu halten, als sie ist. Bevor man aus der verbreiteteren Dämpfung im rechten Hypochondrium die Diagnose auf Anschwellung der Leber stellt, muss man eine Verdrängung der Leber nach Unten ausgeschlossen haben. Wir haben über die für die differentielle Diagnose der Lebervergrösserung und Leberverdrängung wichtigen Momente Seite 245 ausführlich gehandelt. Ausserdem kann die Leber, ohne vergrössert zu sein, dadurch in grösserer Ausdehnung der Bauchwand anliegen, dass sie durch Druck auf den unteren Theil des Brustkorbes oder durch eine Erschlaffung ihres Parenchyms (*Frerichs*) sich abwärts geneigt hat, sowie dadurch, dass sie eine abnorme Gestalt hat. Unter den Formanomalieen sind die häufigsten diejenigen, welche bei Weibern durch festes Schnüren und noch mehr durch festes Binden der Rockbänder entstehen. Die Leber kann in Folge dieses dauernd auf sie wirkenden Druckes, ohne an Volumen zugenommen zu haben, bedeutend abgeplattet und dergestalt verlängert werden, dass sie mehrere Finger breit die Rippen überragt, in seltenen Fällen sogar bis zum Darmbeinkamme herabreicht. Auf diese Abweichungen der Lage und der Gestalt der Leber muss man Rücksicht nehmen, wenn man die Ergebnisse der physikalischen Untersuchung richtig verwerthen will.

Was speciell die hyperaemische Schwellung der Leber anbetrifft, so wird dieselbe nur selten schon bei der Adspection wahrgenommen. Bei der Percussion trifft man wegen der beträchtlichen Dickenzunahme des Organs auf

---

[*] Auffallend differiren hiermit die Beobachtungen von *Bamberger*, welcher aus 30 Messungen bei erwachsenen Menschen in der Mammillarlinie bei Weibern 9, bei Männern 11, in der Axillarlinie bei Weibern 10,5, bei Männern 12 und einen Zoll rechts von der Medianlinie bei Weibern 8,5, bei Männern 11 Cm. als mittlere Ausdehnung der Leberdämpfung fand.

eine sehr starke Dämpfung, welche sich vom rechten Hypochondrium bis in das linke und nach abwärts bis zum Nabel oder noch tiefer erstrecken kann. Da auch die Resistenz der Leber vermehrt ist, so kann man bei der Palpation meist deutlich den Leberrand fühlen und sich von der unveränderten Form der Leber und der glatten Beschaffenheit ihrer Oberfläche überzeugen. Charakteristisch und leicht verständlich für den hyperaemischen Lebertumor ist, dass er schneller als jede andere Form wachsen und wieder abnehmen kann.

§. 4. Therapie.

Die Indicatio causalis verlangt die Beseitigung der Bedingungen, von welchen die Fluxion zur Leber oder die Stauung in derselben abhängen. Bei den durch Uebermass im Essen und Trinken entstandenen Fluxionen muss die Diät geregelt, bei den durch Missbrauch von Spirituosen entstandenen der Alkoholgenuss verboten werden. Ebenso kann es nöthig werden, einen Wechsel des Aufenthaltsortes anzurathen, wenn Leute in den Tropen oder unter dem Einflüsse der Malaria wiederholt an Leberhyperaemie erkrankten. Entstehen endlich heftige Fluxionen zur Leber vor dem Eintritte der Menstruation oder beim Ausbleiben derselben zur Zeit des erwarteten Eintrittes, so erheischt die Indicatio causalis die Application von Blutegeln an den Muttermund oder von Schröpfköpfen an die innere Fläche der Oberschenkel. Bei den Stauungen in der Leber sind wir entweder ausser Stande, der Indicatio causalis zu genügen, oder, wo wir derselben entsprechen können, sind es fast immer andere Störungen und nicht die Leberhyperaemie, welche uns zu Eingriffen bestimmen. Wenn wir z. B. bei der Pneumonie venäseciren und damit eine Stauung in der Leber mässigen, so war es nicht die letztere, sondern die Stauung im Gehirn oder andere Gründe, welche den Aderlass forderten.

Für die Erfüllung der Indicatio morbi sind die vielfach angewandten Blutentziehungen in der Lebergegend eben so irrationell, als wenig wirksam, und Henoch hat Recht, wenn er sagt, dass es sich ziemlich gleich bleibe, ob man die Blutegel auf das rechte Hypochondrium oder auf die Knöchel des Hand- oder Fussgelenkes setze. Dagegen ist die Application von Blutegeln in die Umgebung des Afters, wenn anders die Beschwerden bedeutend genug sind, um einen derartigen Eingriff zu rechtfertigen, dringend zu empfehlen. Sie entziehen Blut aus den Anastomosen der Pfortaderwurzeln, mässigen damit den Seitendruck in der Pfortader und in Folge dessen die Blutzufuhr zur Leber. Einen ähnlichen Einfluss haben Laxanzen, und namentlich die Mittelsalze, weil sie durch Wasserentziehung gleichfalls eine Depletion der Darmvenen bewirken und damit den Seitendruck in der Pfortader herabsetzen. Für Kranke, welche an habitueller Leberhyperaemie leiden, eignen sich vorzugsweise Brunnencuren in Homburg, Kissingen, Marienbad etc., da die Salze in der Form, in welcher sie dort dem Körper zugeführt werden, unverkennbar lange und ohne Nachtheil vertragen werden.

Entzündungen der Leber.

Man muss der leichteren Uebersicht wegen fünf Formen von Hepatitis unterscheiden. Bei der ersten erleiden die Leberzellen selbst entzündliche Ernährungsstörungen; man nennt sie parenchymatöse Hepatitis oder, da sie häufig mit Abscessbildung endet, suppurative Hepatitis. — Bei der zweiten Form betrifft die Entzündung das spärliche Bindegewebe, welches von der *Glisson*'schen Kapsel aus mit den Gefässen in die Leber eindringt. Sie führt zu einer Wucherung des Bindegewebes und später zu narbiger Schrumpfung desselben. Sie hat den Namen der interstitiellen Hepatitis und ihr Ausgangsstadium den der Cirrhosis hepatis. — Eine dritte Form, welche theils umschriebene Zerstörung des Parenchyms, theils Bindegewebswucherung in der Umgebung der zerstörten Stelle hervorbringt, wird wegen ihrer Aetiologie gewöhnlich als syphilitische Hepatitis bezeichnet. — Bei der vierten Form ist die Entzündung, wenigstens anfänglich, auf die Wände der Pfortader beschränkt, und man nennt sie deshalb Pylephlebitis. — Für eine fünfte Form der Leberentzündung, welche durch ein zwischen die Leberzellen gesetztes Exsudat schnell zum Zerfall des ganzen Organs führt, wird in neuerer Zeit von den besten Pathologen die mit hochgradiger Gelbsucht verbundene acute gelbe Leberatrophie gehalten. Wir werden von dieser erst später reden, nachdem wir andere mit Gelbsucht verbundene Erkrankungen der Leber, welche leichter verständlich sind, kennen gelernt haben.

Kapitel II.
Entzündung des Leberparenchyms. — Hepatitis parenchymatosa.

§. 1. Pathogenese und Aetiologie.

Die Vorgänge, welche bei der in Rede stehenden Form der Hepatitis im Leberparenchym beobachtet werden, betreffen die Leberzellen selbst. Anfangs quellen dieselben auf, indem sie eine albuminöse Substanz in sich aufnehmen; später kommt es zum Zerfall der Leberzellen und damit zum Zerfall des Leberparenchyms; endlich entstehen Lücken in der Leber, welche mit den zerfallenen Elementen des Gewebes gefüllt sind (*Virchow*).

Die Aetiologie der parenchymatösen Hepatitis ist überaus dunkel. In den gemässigten Klimaten ist die Krankheit sehr selten, in den heissen Zonen, namentlich in Indien, kommt sie häufiger vor, wenn auch die älteren Angaben über ihre dortige Frequenz übertrieben sind.

Unter den veranlassenden Ursachen sind 1) W u n d e n u n d C o n t u - s i o n e n der Leber zu erwähnen; indessen konnte *Budd* unter 60 Fällen, welche er theils selbst beobachtet, theils aus fremden Beobachtungen gesammelt hat, nur in einem Falle eine Verletzung als Krankheitsursache nachweisen.

Hieran schliessen sich 2) E i n k l e m m u n g e n s c h a r f k a n t i g e r C o n - c r e m e n t e i n d e n G a l l e n g ä n g e n; aber auch diese müssen als selten bezeichnet werden.

Häufiger entwickelt sich parenchymatöse Hepatitis 3) bei V e r s c h w ä - r u n g e n u n d a n d e r w e i t i g e n n e k r o t i s i r e n d e n V o r g ä n g e n i n d e n U n t e r l e i b s o r g a n e n. Man hat die Krankheit Geschwüre des Magens, des Darmes, der Gallenblase compliciren, und in seltenen Fällen Leberabscesse auf Herniotomieen oder auf Operationen am Mastdarm folgen sehen. Es liegt nahe, dabei an eine Embolie der Pfortaderäste oder an eine Uebertragung von deletären Stoffen zur Leber durch das Pfortaderblut zu denken; indessen war es bisher nicht möglich, für die Richtigkeit dieser Annahme den positiven Nachweis zu führen. *Budd* und nach ihm die meisten Autoren sind der Ansicht, dass hierher auch zum grössten Theil die Hepatitis der Tropen zu rechnen sei. Es stellt sich in der That heraus, dass diese gleichfalls fast niemals primär auftritt, sondern sich fast in allen Fällen secundär zu der in den Tropen endemischen Ruhr gesellt; aber es ist auch für diese Form keinesweges erwiesen, dass die Uebertragung von nekrotischen

Schleimhautpartikelchen oder von putrider Flüssigkeit aus dem Dickdarm in
die Leber die Entzündung der letzteren nach sich ziehe, und noch weniger,
dass dies die einzige Ursache der Hepatitis in den Tropen sei. Der Umstand,
dass bei epidemischen Rühren in unseren Gegenden fast niemals Hepatitis
das Dickdarmleiden complicirt, obgleich auch hier im Dickdarm ausgebreitete Nekrose der Schleimhaut und putride Zersetzungen des Inhalts vorkommen, spricht sogar gegen die *Budd*'sche Ansicht.

Endlich müssen wir unter den veranlassenden Ursachen der parenchy-
matösen Hepatitis 4) V e r l e t z u n g e n, V e r j a u c h u n g e n, T h r o m b o s e n
u n d V e n e n e n t z ü n d u n g e n an peripherischen Theilen erwähnen. Die
Erklärung dieser Form, welche man mit der zuletzt genannten gemeinsam
als metastatische Hepatitis zu bezeichnen pflegt, bietet besondere Schwierigkeiten dar. Wir haben Seite 179 die Ansichten ausgesprochen, welche heut-
zutage über die Entstehung der Metastasen in der Lunge gangbar sind. Das
Vorkommen von Metastasen in der Leber bei peripherischen Verjauchungen
etc. würde nach der dort gegebenen Erklärung uns zu der Annahme zwingen, dass Emboli, welche die Capillaren der Lunge passirt hätten, Zweige
der Arteria hepatica verstopfen könnten. Wir müssen uns damit begnügen,
das Factum erwähnt und auf die Schwierigkeit einer Erklärung desselben
aufmerksam gemacht zu haben. – Die Sympathie zwischen Kopf und Leber, von welcher früher viel geredet wurde, ist wohl nur so zu verstehen,
dass Wunden des Schädels, welche bis zur Diploe dringen, besonders leicht
Metastasen und damit auch unter Umständen Metastasen in der Leber hervorrufen.

§. 2. Anatomischer Befund.

Die parenchymatöse Hepatitis tritt niemals als eine totale, über das ganze
Organ verbreitete Entzündung, sondern stets unter der Form einzelner Herde auf. Diese sind bald kleiner, bald grösser; oft ist nur ein einzelner vorhanden, in anderen Fällen dagegen ist die Leber mit sehr zahlreichen Herden
durchsetzt.

Nur selten gelingt es, das A n f a n g s s t a d i u m der Krankheit anatomisch
zu untersuchen. Die Beschreibung der entzündeten Partieen als dunkelro-
ther, resistenter, beim Durchschnitt durch die blutreiche Leber leicht prominirender Stellen ist wohl mehr aus der Analogie construirt, als der Beobachtung entnommen. Dagegen trifft man bei beginnender Hepatitis in der

hyperaemischen Leber auf verfärbte, gelbliche und auffallend weiche Stellen, welche, wenn sie nahe an der Oberfläche liegen, vor dem Einschneiden leicht als Abscesse imponiren. An solchen Stellen beobachtete V i r c h o w bei der mikroskopischen Untersuchung, je nach dem Grade der Entfärbung und der Erweichung, dass entweder die Leberzellen trübe, durchsichtig und granulirt erschienen, oder dass ihre Zahl vermindert und zwischen den noch vorhandenen eine freie, aus feinen Körnchen bestehende Masse ergossen war, oder endlich (an den am Meisten entfärbten und erweichten Stellen) dass die Leberzellen gänzlich verschwunden waren und an ihrer Stelle sich nur der feinkörnige Detritus derselben vorfand.

Bei Weitem häufiger kommt die parenchymatöse Hepatitis erst in ihren späteren Stadien zur Untersuchung. Man findet dann in der Leber A b s c e s s e von der Grösse einer Erbse bis zu der eines Hühnereies; wenn mehrere derselben zusammengeflossen sind, oder wenn der Zerfall weiter um sich gegriffen hat, bilden dieselben unregelmässige, ausgebuchtete Eiterherde von oft enormem Umfange. Sie sind von in Zerfall begriffenem missfarbigem Leberparenchym umgeben und enthalten einen rahmigen, häufig durch beigemischte Galle grünlichen Eiter.

Die Leberabscesse können, nachdem die Zerstörung bis zur Oberfläche vorgedrungen ist, diese durchbrechen. Die P e r f o r a t i o n erfolgt in die Bauchhöhle oder, wenn vorher Verwachsung der Leber mit der Bauchwand eingetreten ist, nach Aussen; in anderen Fällen wird nach Verwachsung der Leber mit dem Zwerchfell das letztere durchbrochen und der Eiter in die Pleurahöhle oder in die mit der Pleura costarum verwachsene Lunge ergossen; in seltenen Fällen hat man Perforationen von Leberabscessen in das Pericardium, in den Magen, in den Darm, in die Gallenblase, selbst in die Pfortader und in die untere Hohlvene beobachtet.

Bleibt der Kranke nach einer Perforation des Leberabscesses am Leben, so können sich im günstigen Falle die Wandungen des Abscesses einander nähern; es kommt dann zu einer Wucherung von Bindegewebe, und endlich bildet sich eine schwielige Narbe, welche oft eingedickte und verkreidete Eitermassen einschliesst. — Auch wenn keine Perforation eintritt, erfolgt bei längerem Bestehen des Leberabscesses gewöhnlich eine Wucherung von Bindegewebe in der Wand und in der Umgebung des Abscesses; die Innenfläche desselben glättet sich, der Eiter wird eingekapselt und allmälig durch Resorption seines flüssigen Antheils eingedickt. Durch Schrumpfung des umgebenden Bindegewebes kann dann auch der Abscess verkleinert werden, bis endlich nur ein schwieliges Narbengewebe zurückbleibt, welches eine kreidige Masse einschliesst.

§. 3. Symptome und Verlauf.

Das pittoreske Krankheitsbild, welches man von der parenchymatösen Hepatitis zu geben pflegt, entspricht, wie *Budd* treffend bemerkt, nur der traumatischen und allenfalls der durch eingeklemmte Gallensteine hervorgerufenen Hepatitis; aber diese sind, wie wir im §. 1. erwähnt haben, die seltensten Formen der Krankheit. Entsteht nach einem Schlage oder einer anderen Gewaltthätigkeit, welche auf die Lebergegend eingewirkt hat, in dieser ein heftiger Schmerz, schwillt die Leber an, tritt Gelbsucht hinzu, und ist dieser Symptomencomplex von heftigem Fieber und dem entspechenden Allgemeinleiden begleitet, so bietet die Diagnose der Krankheit keine Schwierigkeit dar.

Ganz anders verhält es sich, wenn eine Hepatitis zu nekrotisirenden Vorgängen im Unterleibe hinzutritt, wenn sie die Ruhr complicirt, oder wenn sie sich bei peripherischen Verjauchungen, nach Kopfverletzungen, nach grossen chirurgischen Operationen etc. entwickelt. Die von *Budd, Andral* und Anderen erzählten Krankengeschichten liefern ein reiches Contingent von Fällen, in welchen die auf solche Weise entstandenen Leberabscesse gar nicht oder erst spät erkannt wurden. — Bei chronischen Verschwärungen des Darmes, bei Perityphlitis und bei ähnlichen Vorgängen, sowie nach Operationen am Mastdarme oder am Bauche dürfen wir an das Hinzutreten einer Hepatitis denken, wenn wir Frostanfälle beobachten, wenn die Leber anschwillt und schmerzhaft wird, wenn sich Ikterus hinzugesellt. Aber keines dieser Symptome ist constant, und die Fälle, in welchen locale Erscheinungen einer Lebererkrankung bei einer von den Unterleibsorganen ausgehenden Metastase fehlen, sind jedenfalls eben so häufig, als die Fälle von Metastasen in den Lungen, welche ohne Schmerzen in der Brust und ohne blutigen Auswurf verlaufen. Die Frostanfälle und das Fieber lassen gewöhnlich auch andere Deutungen zu und dürfen an sich keinesweges als sichere Zeichen einer secundären Hepatitis angesehen werden. Noch schwieriger zu erkennen ist das Hinzutreten einer Hepatitis zu der endemischen Ruhr. Bei dieser Krankheit ist nämlich die Leber, auch wenn kein entzündlicher Process in derselben besteht, nicht selten angeschwollen und schmerzhaft; das vorhandene Fieber giebt keinen Anhalt, da die Ruhr an und für sich mit heftigem Fieber verbunden ist; der Ikterus fehlt in vielen Fällen und ist auf der anderen Seite da, wo er vorkommt, kein sicheres Zeichen der Hepatitis. Die grösste Schwierigkeit für die Diagnose bietet die parenchymatöse Leberentzündung dar, welche sich bei peripherischen Verjauchungen oder nach chirurgischen Operationen entwickelt und Theilerscheinung der sogenannten Pyaemie ist. Man darf bei derartigen Zuständen nicht erwarten, dass die mit benommenem Sensorium schwer darniederliegenden Kranken über Schmerzen der Lebergegend klagen werden; die vorhandenen Frostanfälle und das heftige Fieber, sogar der hochgradigste Ikterus deuten durchaus nicht mit Entschiedenheit auf eine Leberaffection hin.

Fügen wir dem Gesagten hinzu, dass die Vergrösserung der Leberabscesse, welche während der genannten Krankheiten entstanden sind, fast immer langsam, unter wenig hervorstechenden Symptomen geschieht, so ist es leicht verständlich, dass oft erst spät ein zurückbleibendes Siechthum nebst den im Folgenden zu beschreibenden Symptomen den Verdacht erweckt oder die Gewissheit giebt, dass jene Processe mit Hepatitis verbunden gewesen sind.

Das Krankheitsbild, welches durch die zurückbleibenden und sich allmälig vergrössernden Leberabscesse entsteht, ist ziemlich vielgestaltet. Fast immer ist ein dumpfer Schmerz im rechten Hypochondrium vorhanden, welcher durch einen Druck auf dasselbe vermehrt wird. Dazu gesellt sich zuweilen ein eigenthümlicher „sympathischer" Schmerz in der rechten Schulter, dessen Häufigkeit und dessen diagnostische Bedeutung früher freilich vielfach überschätzt wurde. — Die Leber ragt fast immer unter dem Rippenbogen hervor, und in den Fällen, in welchen die Abscesse gross und zahlreich sind, oder in welchen die Hyperaemie des Organs einen hohen Grad erreicht, kann die um das Doppelte vergrösserte Leber die rechte Thoraxhälfte ausdehnen, das Hypochondrium hervorwölben und tief in die Bauchhöhle hinabragen. — Wenn die Leberabscesse ihren Sitz an der convexen Fläche des Organs haben und über das Niveau derselben prominiren, so trifft man bei sorgfältiger Palpation zuweilen auf leicht gewölbte Protuberanzen, und es kann sogar gelingen, eine Fluctuation an denselben wahrzunehmen. — Ikterus ist keinesweges ein constantes Symptom der Leberabscesse, sondern fehlt sogar in der Mehrzahl der Fälle. Die Gallenstauung und Gallenresorption, von welchen der etwa vorhandene Ikterus abhängt, ist theils Folge von Compression der Gallengänge, theils Folge von Obstruction derselben durch eiweiss- und faserstoffige Gerinnungen (*Rokitansky*). Durch grosse Leberabscesse können die Verzweigungen der Pfortader und durch solche, welche an der concaven Fläche prominiren, der Stamm der Pfortader comprimirt werden. In solchen Fällen erfolgt gewöhnlich ausser den beschriebenen Symptomen eine Anschwellung der Milz und ein seröser Erguss in die Bauchhöhle. — So lange die Abscesse klein sind, pflegt das begleitende Fieber unbedeutend zu sein oder gänzlich zu fehlen, und während dieser Zeit ist das Allgemeinbefinden oft wenig getrübt, der Kräftezustand befriedigend, so dass die Kranken zuweilen Jahre lang sich einer erträglichen Gesundheit erfreuen. Sobald aber die Abscesse einen grösseren Umfang erreicht haben, wird das Fieber heftiger, es treten von Zeit zu Zeit Schüttelfröste auf, wie wir sie auch anderweitig bei chronischen Vereiterungen beobachten, die Kräfte und die Ernährung der Kranken leiden, das Ansehen derselben wird kachektisch, und die meisten gehen, aufs Aeusserste abgemagert, endlich erschöpft und hydropisch an „Leberphthisis" zu Grunde.

Tritt P e r f o r a t i o n des Leberabscesses in die Bauchhöhle ein, so bilden sich schnell die Symptome der Peritonitis aus, unter welchen die Kranken nach kurzer Zeit sterben. — Verwächst der Leberabscess mit der vorderen Bauchwand, so werden die Bauchdecken anfangs oedematos, später entzündlich infiltrirt. In Folge dessen wird die etwa früher an der Leber wahrgenommene Fluctuation, undeutlich, dagegen tritt allmälig eine oberflächliche Fluctuation in den Bauchdecken auf, bis dieselben endlich von dem Eiter durchbrochen werden. — Erfolgt die Perforation durch das Zwerchfell, so entstehen entweder die Zeichen einer Pleuritis, oder noch häufiger werden, da fast immer die Pleurablätter verwachsen sind, plötzlich dunkelrothe oder braune eitrige Massen ausgeworfen, auf deren Beschaffenheit *Budd* wiederholt die Diagnose eines Leberabscesses begründet haben will. — Bei Perforation in das Pericardium entwickelt sich Pericarditis mit schnell tödtlichem Verlaufe. Bei Perforation in den Magen werden die eigenthümlich gefärbten purulenten Massen ausgebrochen. Bei Perforation in den Darm kommt es dagegen zu purulenten Durchfällen.

Wenn der Eiter nach Aussen oder in den Magen oder in den Darm entleert, und selbst wenn er in die Bronchien gelangt und ausgehustet ist, pflegen sich die Kranken momentan erleichtert zu fühlen; indessen nur in seltenen Fällen und wohl nur, wenn der Abscess einen geringen Umfang hatte und erst kurze Zeit bestand, bleibt die Besserung von Dauer. In einem einzigen Falle beobachtete *Budd* nach Entleerung des Eiters Verschluss der Abscesshöhle und vollständige Genesung des Kranken. In den meisten Fällen besteht die Absonderung aus dem Abscesse fort, und die Kranken gehen, durch die Eiterung und das Fieber erschöpft, nach längerer oder kürzerer Zeit zu Grunde. — Fälle von Genesung durch Einkapselung und allmälige Verkleinerung des Abscesses mit Eindickung seines Inhaltes gehören zu den Seltenheiten, und dieser Ausgang lässt sich während des Lebens wohl schwerlich mit Sicherheit verfolgen.

§. 4. Therapie.

Nur in den seltenen Fällen von traumatischer Hepatitis kann man es versuchen, die Entzündung durch die Anwendung kalter Umschläge und durch das Ansetzen von Blutegeln in der Umgebung des Afters zur Zertheilung zu bringen. Für den späteren Verlauf haben die Application von Vesicatoren in die Lebergegend und die innere Darreichung des Calomel einen ziemlich verbreiteten, aber nur schwach begründeten Ruf.

Bei allen anderen Formen von parenchymatöser Hepatitis müssen wir uns, zumal da sie fast nie erkannt werden, ehe Abscesse gebildet sind, auf ein symptomatisches Verfahren beschränken. Der Standpunct, auf welchem man hoffte, durch die innere und äussere Anwendung von Mercurialien die Resorption von Eiter zu befördern, ist zum Glück für die Kranken überwunden, obgleich man behauptete, dass gerade leberkranke Individuen die grössten Dosen Calomel ungestraft gebrauchen könnten. — So lange noch keine Fluctuation zu fühlen, eine Eröffnung des Abscesses also noch nicht möglich ist, muss man sich darauf beschränken, die Kräfte der Kranken durch eine entsprechende Diät, durch Wein und Eisenpräparate aufrecht zu erhalten. — Gegen die Frostanfälle verordne man Chinin, welches auch gegen dieses Symptom seine antitypische Wirkung nicht selten glänzend bewährt. — Da die Erfahrung gelehrt hat, dass noch am Leichtesten Abscesse heilen, aus welchen ein mit Blut und zerstörtem Leberparenchym gemischter Eiter ausfloss, während die, aus welchen ein Pus bonum et laudabile ergossen wurde, fast niemals heilten, so muss man es sich zur Regel machen, die Abscesse so früh als möglich, ehe sich in ihnen eine sogenannte pyogene Membran gebildet hat, zu öffnen. Die Chirurgie lehrt, dass man bei der Eröffnung der Leberabscesse mit besonderer Vorsicht zu Werke gehen muss, und dass man, wo es sich nicht sicher entscheiden lässt, ob die Leber mit der Bauchwand verwachsen ist, bei der Eröffnung sich nicht des Messers, sondern des Aetzmittels bedienen soll.

Kapitel III.
Interstitielle Leberentzündung. — Cirrhose der Leber, granulirte Leber.

§. 1. Pathogenese und Aetiologie.

Der fibröse Ueberzug der Leber und das sparsame Bindegewebe, welches als Fortsetzung der Glissonschen Kapsel die Lebergefässe begleitet und das Leberparenchym durchzieht, ist der Sitz der interstitiellen Hepatitis. Es kommt bei dieser Form der Leberentzündung weder zu einem freien Exsudate, noch zu Eiter- und Abscessbildung in der Leber; der entzündliche Vorgang besteht vielmehr nur in einer Wucherung des genannten Gewebes durch Bildung junger Bindegewebselemente aus den vorhandenen. Während das Bindegewebe in der Leber überhand nimmt, wird das eigentliche Parenchym mehr und mehr verdrängt. — In den späteren Stadien der Krankheit erleidet das neugebildete Gewebe eine narbige Retraction, wobei das Leberparenchym zusammengeschnürt wird und theilweise verödet; die Gefässe und Gallengänge werden nicht selten in grosser Ausdehnung unwegsam, und ein grosser Theil der Leberzellen atrophirt und geht unter.

Das Irritament, welches die interstitielle Hepatitis in der Mehrzahl der Fälle hervorruft, ist der Alkohol. Die englischen Aerzte bezeichnen die granulirte Leber schlechthin als Säuferleber (Gindrinker's liver). Mit der Verschiedenheit der Verbreitung, welche der Branntweingenuss bei den verschiedenen Geschlechtern und in den verschiedenen Lebensaltern erreicht, hängt es wohl zusammen, dass die Krankheit bei Männern ungleich häufiger ist, als bei Frauen, und dass sie im Kindesalter nur sehr selten vorkommt. Selbst die scheinbaren Ausnahmen bestätigen die Regel. So beobachtete *Wunderlich* bei zwei Geschwistern von nur 11 und resp. 12 Jahren exquisite Cirrhose; — aber eine nähere Nachforschung ergab, dass beide in grosser Menge Schnaps consumirt hatten.

Der Alkoholgenuss ist indessen nicht die einzige Ursache der interstitiellen Hepatitis, und nicht alle Individuen, welche an dieser Krankheit leiden und die Gewohnheit, Branntwein zu trinken, in Abrede stellen, dürfen als heimliche Säufer betrachtet werden. Wenn man vielfach die einfache Stauungshyperaemie, wie sie namentlich bei Herzkrankheiten vorkommt, beschuldigt hat, interstitielle Leberentzündung im Gefolge zu haben, so beruht dies nach *Bamberger's* sehr zahlreichen Beobachtungen wahrscheinlich auf einem Irrthum, und zwar auf einer Verwechselung der granulirten Leber mit der atrophischen Form der Muscatnussleber. Die anderweitigen Ursachen der interstitiellen Hepatitis sind uns nicht bekannt. *Budd* spricht sich an einer auch von *Bamberger* und *Henoch* citirten Stelle dahin aus, dass „unter der ungeheuren Menge von Stoffen, welche täglich in den Magen gelangen, sowie unter den Producten einer fehlerhaften Digestion sich wohl Substanzen finden möchti, deren Absorption so gut wie der Alkohol zu der Krankheit Veranlassung geben könnte." *Budd* bezeichnet diese Annahme indessen selbst als hypothetisch.

§. 2. Anatomischer Befund.

Im ersten Stadium, welches nur selten zur Beobachtung kommt, ist die Leber vergrössert, namentlich im Dickendurchmesser; der Peritonaealüberzug derselben ist leicht verdickt und getrübt, die Oberfläche bis auf einige seichte Hervorragungen noch glatt und eben. Bei einem Durchschnitte sieht man das Parenchym von einer blutreichen, succulenten, grauröthlichen Masse durchsetzt, welche der Leber ein fleischartiges Ansehen verleiht und welche, wie die mikroskopische Untersuchung zeigt, aus zarten Bindegewebszügen mit spindelförmigen Zellen besteht. Zwischen diesem Gewebe erscheint das ursprüngliche Leberparenchym unter der Form grösserer und nur wenig prominirender Granulationen (*Bamberger*).

Das zweite Stadium, in welches das erste allmälig übergeht, schildert *Rokitansky* mit treffenden Worten. In exquisiten Fällen ist nach ihm die Leber auffallend kleiner, als im Normalzustande. Die Form derselben ist in der Weise verändert, dass die Ränder verjüngt erscheinen, bis sie endlich in einen schwieligen Saum, welcher kein Leberparenchym einschliesst, verwandelt sind, dass dagegen der Dickendurchmesser, namentlich im rechten Lappen, relativ grösser ist. Schliesslich besteht oft das ganze Organ nur aus dem kugligen rechten Leberlappen, dem der linke als ein kleiner, platter Appendix anhängt. Auf der Oberfläche der Leber bemerkt man in diesem Stadium körniges, oder warzige Hervorragungen — Granulationen, — welchen die Krankheit den Namen der „granulirten Leber" verdankt. Haben die Granulationen alle dieselbe Grösse, z. B. Hanfkorngrösse, so erscheint die Oberfläche gleichförmig, haben sie eine verschiedene Grösse, ungleichförmig drüsig. Zwischen den Hervorragungen ist der serose Ueberzug weisslich, sehnig verdickt, geschrumpft und nach Innen gezogen; scheiden tiefe Einziehungen grössere Partien der Leber von einander, so wird dieselbe gelappt. Gewöhnlich ist dabei der serose Ueberzug theils durch kurze und straffe Verwachsungen, theils durch bandförmige Verbindungen an die Umgebungen, namentlich an das Zwerchfell, angeheftet. — Die Substanz der cirrhotischen Leber ist auffallend derb, hart und von lederartiger Zähigkeit. Nach einem Durchschnitt, bei welchem man oft auf einen skirrhusähnlichen Widerstand stösst, trifft man dieselben Granulationen, wie auf der Oberfläche, auch im Innern der Leber an. Sie sind in ein schmutzig-weisses, sehr dichtes, gefässarmes Gewebe eingebettet. An manchen Stellen ist das Leberparenchym völlig verschwunden und nur das schwielige Gewebe vorhanden. — Bei der mikroskopischen Untersuchung sieht man in diesem Stadium nicht mehr die ersten Elemente jungen Bindegewebes, sondern fertiges Bindegewebe, welches meist in concentrischen Schichten Gruppen von Leberzellen (die Granulationen) einschliesst. Die noch vorhandenen Leberzellen sind theils in fettiger Rückbildung begriffen, theils erscheinen sie in Folge der Gallenstauung, zu welcher die Compression der Gallengänge führte, intensiv gallig gefärbt. Durch die Fettmetamorphose der Leberzellen und noch mehr durch das Pigment, welches in ihnen enthalten ist, erhält die ganze Leber, namentlich aber die Granulationen, die gelbliche Farbe, welche zu dem Namen Cirrhose geführt hat.

§. 3. Symptome und Verlauf.

Die Symptome des ersten Stadiums der interstitiellen Hepatitis sind denen der einfachen Leberhyperaemie sehr ähnlich; die entzündlichen Vorgänge im Innern der Leber und an ihrem Ueberzuge sind gewöhnlich nur von geringen Schmerzen begleitet, wenn auch Druck auf die Lebergegend für die Kranken empfindlicher ist, als bei der einfachen Hyperaemie. In einzelnen Fällen steigert sich indessen das Gefühl des Vollseins im rechten Hypochondrium zu dem einer schmerzhaften Spannung oder selbst zu einem brennenden Schmerze. Ausser diesen Symptomen sind im ersten Stadium der interstitiellen Hepatitis mannigfache Beschwerden vorhanden. Die Kranken klagen über Appetitlosigkeit, über das Gefühl von Druck und Vollsein nach der Mahlzeit, leiden an Flatulenz und Stuhlverstopfung. Auch die Ernährung kann bereits beeinträchtigt und die Gesichtsfarbe kachektisch sein. Doch gilt von diesen Erscheinungen dasselbe, was schon bei der Besprechung mehrerer Erscheinungen der einfachen Leberhyperaemie erwähnt wurde, dass sie nämlich zwar die Krankheit begleiten, aber doch nicht Symptome derselben sind. Der Alkoholgenuss führt fast immer zu chronischem Magencatarrh, und von diesem, nicht von der interstitiellen Hepatitis, hängen die genannten Symptome ab.

Die Symptome des zweiten Stadiums lassen sich zum grössten Theile ungezwungen auf mechanische Verhältnisse zurückführen. Die Compression der Pfortaderäste muss Stauungserscheinungen in den Organen, aus welchen die Pfortader das Blut zur Leber führt, die Compression der Gallengänge, — so lange die Leberzellen, zu welchen sie gehören, noch Galle bereiten, — Gallenresorption und Ikterus bewirken.

Am Häufigsten und am Frühzeitigsten werden Stauungserscheinungen in der Magen- und Darmschleimhaut beobachtet. Der chronische Magencatarrh, welcher das zweite Stadium der interstitiellen Hepatitis begleitet, ist nicht, wie im ersten Stadium, eine Complication, sondern eine nothwendige Folge der Krankheit. Die Symptome, welche er mit sich bringt, sind früher ausführlich geschildert. Der Darmcatarrh, welcher ebenso constant die Lebercirrhose begleitet, führt nur selten zu massenhafter Transsudation von Flüssigkeit in den Darm, sondern, wie die meisten chronischen Catarrhe, zu einer reichlichen Production von Zellen und zu der Secretion von zähem Schleime. Wir haben unter den Symptomen dieser Form des chronischen Darmcatarrhs die Stuhlverstopfung, den Meteorismus, das kachektische Ansehen kennen gelernt und verstehen daher leicht, wie diese Symptome auch unter den Symptomen der Lebercirrhose eine wichtige Rolle spielen. Nicht selten wird die Füllung der Capillaren der Magen- und Darmschleimhaut so bedeutend, dass es zu Rupturen derselben kommt. Wir haben dem entsprechend nächst dem Magengeschwür die Lebercirrhose als die häufigste Ursache der Magen- und Darmblutungen bezeichnet. Ebenso musste die gehemmte Entleerung der Pfortader, da sie zu Ueberfüllung der Vena mesenterica inferior und der Plexus haemorrhoidales führt, unter den Ursachen der Haemorrhoiden genannt und das Auftreten derselben als eines der häufigsten Symptome der Cirrhose erwähnt werden.

Da sich in die Pfortader auch die Vena lienalis ergiesst, und da durch Compression der Pfortaderäste auch der Abfluss aus der Vena lienalis gehemmt ist, so gesellen sich Stauungserscheinungen in der Milz zu denen im Magen und Darmcanal hinzu. Die Milz wird in den späteren Stadien der interstitiellen Hepatitis so häufig vergrössert gefunden, dass *Oppolzer, Bamberger* und Andere den Milztumor für eines der wichtigsten Symptome der Lebercirrhose halten. Anfangs ist die Vergrösserung der Milz, welche in ihren weiten und nachgiebigen Gefässen eine grosse Menge Blut beherbergen kann, wohl nur durch Blutanhäufung bedingt, später wird, wie wir

im nächsten Abschnitte sehen werden, die Milz hypertrophisch; doch hängt
auch dann noch ein grosser Theil der Anschwellung von dem vermehrten
Blutgehalte ab, so dass es leicht erklärlich ist, wie nach einer Ruptur der Ma-
gencapillaren, durch welche der Abfluss des Blutes aus der Milz erleichtert
wird, diese schnell und namhaft abschwillt. Die Milz ist in einzelnen Fällen
sehr bedeutend, in den meisten aber nur um das Doppelte oder Dreifache
vergrössert.

Da sich auch die Venen des Peritonaeum, namentlich die des viscera-
len Blattes, in die Pfortader ergiessen, so ist auch das Zustandekommen des
Ascites, welcher das in die Augen fallendste Symptom der Cirrhose bildet,
leicht verständlich. Wir können hier auf das vorletzte Kapitel des letzten Abschnittes verweisen, in welchem der verstärkte Seitendruck in den Venen des
Peritonaeum als das wichtigste Moment für das Zustandekommen seröser
Transsudationen in die Bauchhöhle hervorgehoben wurde. In einzelnen Fällen sind dem Transsudate, weil es hier und da auch im Peritonaeum zu einer
Ruptur von Capillaren gekommen ist, kleine Mengen von Blut beigemischt.
In anderen Fällen schwimmen Flocken von Faserstoff in der Flüssigkeit, welche dafür sprechen, dass sich zuweilen bei den entzündlichen Vorgängen in
der Leberkapsel und in ihrer Umgebung auch geringe Mengen eines freien
Exsudates bilden. Der Ascites, welcher Symptom der Lebercirrhose ist, wird
besonders hochgradig; häufiger, als bei anderen Formen, der Bauchwasser-
sucht, entwickeln sich daher bei dieser in Folge der Compression, welche
die Vena cava und die Venae iliacae erfahren, die blauen Venennetze in den
Bauchdecken, das Oedem der unteren Extremitäten, der Genitalien und der
Bauchdecken, sowie die oberflächliche Gangrän an diesen Theilen, die wir
Seite 644 besprochen haben.

Wenn wir den chronischen Magen- und Darmcatarrh, die Magen- und
Darmblutungen, die Haemorrhoiden, den Milztumor, endlich den Ascites als
die fast constanten Symptome der Cirrhose und als die mechanischen Folgen
der Compression der Pfortaderäste bezeichnet haben, so fragt es sich weiter,
auf welche Weise die Ausnahmen zu erklären sind, in welchen diese Symptome fehlen oder nur angedeutet sind. Hier ist zunächst zu bemerken, dass
die Pfortaderäste zuweilen trotz vorgeschrittener Cirrhose ziemlich wegsam
bleiben, so dass es nach den Beobachtungen von *Förster* in manchen Fällen
noch in der Leiche gelingt, dieselben sehr weit zu verfolgen. Dazu kommt
aber, dass der Blutabfluss aus dem Magen, dem Darme, der Milz, dem Peritonaeum dadurch erleichtert und die Blutstauung in diesen Organen dadurch
verhütet werden kann, dass das Blut sich andere Bahnen sucht, dass sich

ein Collateralkreislauf entwickelt. Ein solcher ist 1) durch die Verbindung möglich, welche zwischen der Vena mesenterica inferior und der Vena hypogastrica durch die Plexus haemorrhoidales besteht; 2) durch die Anastomosen zwischen Pfortaderästen und denjenigen Venen des serosen Leberüberzuges, welche in die Venae diaphragmaticae und oesophageae münden; 3) durch neugebildete Gefässe in den Adhäsionen zwischen Leber und Zwerchfell. Ausser diesen Wegen und anderen zuweilen vorkommenden abnormen Verbindungen, durch welche das Blut aus den Pfortaderästen mit Umgehung der Vena hepatica in die Vena cava gelangen kann, bildet sich 4) in einzelnen Fällen eine sehr eigenthümliche Form des Collateralkreislaufes aus, welche sich schon während des Lebens durch in die Augen fallende Symptome zu erkennen giebt. Die in Rede stehende Form kann nur unter der Bedingung zu Stande kommen, dass die Nabelvene nach der Geburt sich nur unvollständig geschlossen hat, und dass während des späteren Lebens ein feiner Canal im Ligamentum teres fortbesteht. Entsteht in solchen Fällen eine bedeutende Blutstauung in der Leber, so wird jener feine Canal von dem andrängenden Blute allmälig ausgedehnt und dadurch in den Stand gesetzt, das Blut zur vorderen Bauchwand zu leiten, wo es sich in die Verzweigungen der Vena mammaria interna ergiesst. Die dadurch entstehende Ueberfüllung der Vena mammaria hindert den Abfluss des Blutes aus den Hautvenen, so dass diese colossal erweitert werden und als blaue Wülste den Nabel umgeben. Die so entstehende Deformität hat man als Caput Medusae bezeichnet.

Schwieriger, als für das Ausbleiben aller Stauungserscheinungen, ist die Erklärung dafür zu geben, dass zuweilen einzelne derselben ausbleiben, während die anderen vorhanden sind. Wir wissen nicht, weshalb die Milz, welche *Bamberger* unter 64 Fällen 58 mal vergrössert fand, in einigen wenigen Fällen klein bleibt, weshalb bei manchen Kranken wiederholt Haematemesis eintritt, während sie bei anderen während der ganzen Krankheit fehlt, und wollen es nicht versuchen, diese Verschiedenheiten zu erklären.

Obgleich bei der Cirrhose der Leber die Gallengänge denselben Druck erleiden, wie die Pfortaderäste, so kommt es doch nur selten zu hochgradiger Gallenstauung. Zwar haben die meisten Kranken eine schmutzig-gelbe Hautfarbe, eine gelbliche Färbung der Sklerotica, einen dunkel gefärbten Urin; aber intensiver Ikterus gehört keineswegs zu den häufigen Symptomen der Cirrhose. Diese Erscheinung erklärt sich leicht aus der Physiologie der Gallenbildung. In dem Blute, welches der Leber zugeführt wird, ist keine Galle vorhanden; erst in den Leberzellen wird aus dem zu geführten Materiale Galle bereitet. Das Auftreten von Gallenstauung und Gallenresorption setzt daher stets voraus, dass wenigstens ein Theil der Leberzellen erhalten ist und normal functionirt. Bei der Cirrhose der Leber sind auf der einen Seite Gallengänge comprimirt und damit die Bedingungen gegeben, welche am Häufigsten zu Gallenstauung und Gallenresorption führen, auf der anderen Seite ist eine grosse Zahl von Leberzellen untergegangen und damit die Bildung von Galle wesentlich beschränkt. Hieraus ergiebt sich leicht, dass der Ikterus bei Cirrhose fast niemals fehlt, aber zugleich auch, dass er nur selten hochgradig wird. Im concreten Falle wird ein geringer Grad von Ikterus bei vorgeschrittener Cirrhose dafür sprechen, dass das eine Moment, der Untergang von Leberzellen, prävalirt, ein hoher Grad von Ikterus dafür, dass das andere Moment, die Compression der Gallengänge, vorherrscht, oder dass durch Complicationen ein neues Hinderniss für den Abfluss der Galle gesetzt ist. Diese Complicationen, namentlich der Catarrh der Gallenwege oder die Verstopfung derselben durch Gallensteine, treten ziemlich häufig zur Cirrhose hinzu. Ist der Abfluss der Galle gänzlich aufgehoben, so genügt selbst die geringe Menge von Galle, welche in den noch vorhandenen Zellen bereitet wird, um intensiven Ikterus hervorzurufen. — Von der Compression der Gallengänge hängt auch zum grössten Theil die hellere und mehr graue als braune Färbung der Fäces ab. Da die Compression der Gallengänge wohl niemals zu einem absoluten Verschluss derselben führt, so kommen völlig entfärbte, thonartige Fäces, wie wir sie bei anderen Formen des Ikterus beobachten, bei der einfachen Cirrhose nicht vor. — Der Urin pflegt Spuren von Gallenpigment zu enthalten, aber weit mehr durch seinen Reichthum an harnsauren Salzen und an Harnfarbstoff aufzufallen, auf welchen wir später zurückkommen.

Zu den Symptomen, welche der Compression der Pfortaderäste und der Gallengänge angehören, kommen andere, welche von dem massenhaften Untergange der Leberzellen abzuleiten sind. Wir haben bereits bei der Besprechung der ikterischen Erscheinungen erwähnt, dass durch den Schwund der Leberzellen die Gallenproduction vermindert wird, und wir müssen die Entfärbung der Fäces vielleicht ebenso sehr von beschränkter Bildung, als von Retention der Galle ableiten. — So wenig aber auch die Functionen der Leber in ihrem ganzen Umfange bekannt sind, so sicher wissen wir doch, dass die Bereitung der Galle nicht die einzige und nicht die wichtigste Function der Leberzellen ist. (Die Zeiten, in welchen man das Fel tauri inspissatum in Pillen verordnete oder gar die Kranken esslöffelweise frische Ochsengalle verschlucken liess, „um die unvollkommene Function der Leber zu ersetzen," liegen zwar noch nicht lange hinter uns, aber der Standpunct, von welchem derartige Verordnungen ausgingen, ist als überwunden zu betrachten.) Jedenfalls ist die Leber von grösster Bedeutung für die Ernährung überhaupt und namentlich für das Blut, und es steht fest, dass ein massenhafter Untergang von Leberzellen tief in die Oeconomie des Organismus eingreift. Die Beeinträchtigung der Ernährung bei Kranken mit Lebercirrhose hängt freilich zum Theil von dem vorhandenen Magen- und Darmcatarrh ab; vielleicht mag auch die strotzende Füllung der Darmvenen den Uebertritt von Substanzen aus dem Darme in diese Gefässe hemmen; es muss aber nothwendigerweise noch eine andere Ursache für die Störung der Ernährung vorliegen, da die Kranken kraftloser werden, stärker abmagern, eine trockenere Haut bekommen und kachektischer aussehen, als solche, welche an einfachem Magen- und Darmcatarrh leiden und bei welchen der Abfluss des Blutes aus den Darmvenen auf andere Weise gehemmt ist. Ob das Leiden der Ernährung auf der gehemmten Bildung von Zucker in der Leber beruhe, oder auf einer Störung des noch immer dunklen Einflusses der Leber auf die Regeneration der Blutkörperchen, oder ob es von dem Ausfall anderer, gänzlich unbekannter Functionen der Leber abhänge, lässt sich bei dem heutigen Stande der Physiologie nicht entscheiden. — Mit dem Untergange der Leberzellen scheinen auch die Erscheinungen abnormer Nerventhätigkeit zusammenzuhängen, welche nicht selten bei Kranken mit Lebercirrhose bemerkt werden. In den Leichen solcher Kranken, welche in den letzten Tagen ihres Lebens an Delirien gelitten haben und schliesslich in einen tiefen Sopor verfallen sind, finden wir im Gehirn keine palpablen Veränderungen, welche diese Erscheinungen erklären. Wir sind daher berechtigt, dieselben von einer Intoxication des Blutes abzuleiten, aber wir kennen die Substanzen nicht, welche das Blut der Kranken vergiftet haben. Dass es nicht die Bestandtheile der resorbirten Galle sind, dürfen wir für erwiesen halten und den Namen der cholämischen Intoxication als unpassend verwerfen. Weit besser empfiehlt sich der von *Frerichs* gebrauchte Ausdruck der Acholie, weil er am Wenigsten eine Hypothese einschliesst. Mit der Thatsache, dass bei gewissen Krankheiten der Leber keine Galle aus den Substanzen, welche der Leber zugeführt werden, gebildet wird, und mit der Annahme, dass unter solchen Verhältnissen sich andere Umsatzproducte bilden können, welche einen deletären Einfluss auf den Körper haben, ist in der That Alles ausgesprochen, was man für jetzt zur Erklärung jener Zustände beibringen kann. Man hat zwar abnorme Umsatzproducte oder abnorme Mengen der unter normalen Verhältnissen in geringer Quantität auftretenden Umsatzproducte in den Organen und Secreten solcher Kranken gefunden, welche an Acholie gestorben sind, aber *Frerichs*, welcher sich das Hauptverdienst um den Nachweis derselben erworben hat, spricht sich selbst dahin aus, dass ebensowenig, wie die Galle, das Leucin und Tyrosin die vergiftende Substanz sei.

Auch das Auftreten grosser Mengen von Harnfarbstoff und harnsauren Salzen im Urin von Kranken, welche an Cirrhose leiden, scheint mit dem Untergange von Leberzellen und mit der verminderten oder veränderten Thätigkeit der Leber zusammenzuhängen. Welche Modificationen des Stoffwechsels die erwähnte Beschaffenheit des Urins als Endresultat haben, ist uns gleichfalls unbekannt.

Was endlich die physikalischen Zeichen der interstitiellen Hepatitis anbetrifft, so lässt die Palpation und Percussion im ersten Stadium eine meist beträchtliche Vergrösserung der Leber und eine bedeutend vermehrte Resistenz derselben erkennen. — Im zweiten Stadium ist die Leber der Palpation nur selten zugänglich; gelingt es aber dadurch, dass man den Kranken auf die linke Seite legt und die im Bauche vorhandene Flüssigkeit von der Leber entfernt, den Leberrand zu erreichen, so fällt die Resistenz desselben noch mehr auf, als im ersten Stadium. Durch die Percussion lässt sich, wenn der Ascites nicht zu hochgradig ist, im zweiten Stadium meist ein abnorm geringer Umfang der Leberdämpfung nachweisen; indessen muss man bei der Verwerthung dieses Befundes noch vorsichtiger sein, als bei einer abnorm grossen Ausbreitung der Dämpfung. Der Umfang der Leber und der Leberdämpfung bietet nämlich innerhalb der Grenzen der Gesundheit, wie die zahlreichen Messungen, welche *Frerichs* angestellt, beweisen, eine grosse Verschiedenheit dar. Ausserdem kann eine abnorme Stellung der Leber, welche vorzugsweise bei jeder bedeutenden Auftreibung des Bauches vorkommt, bewirken, dass die Leber nur mit ihrem scharfen Rande der vorderen Bauch- und Brustwand anliegt. Endlich kann durch lufthaltige Gedärme, welche sich zwischen die Leber und die Bauchwand drängen, die normale Leberdämpfung verkleinert werden oder völlig verschwinden. Wenn man diesen Verhältnissen Rechnung trägt, so ist die Abnahme der Leberdämpfung ein für die Diagnose der Lebercirrhose sehr wichtiges Symptom. Da der linke Leberlappen zuerst verkleinert wird, so fällt am Frühesten der abnorm volle Percussionsschall im Epigastrium auf; später kann die Leberdämpfung auch oberhalb des rechten Leberlappens so verkleinert werden, dass die Ausdehnung derselben in der Mammillarlinie auf 2 bis 1 Zoll reducirt wird (*Bamberger*). Den sichersten Anhalt für die Diagnose giebt die allmälige Verkleinerung des früher geschwellten Organs, welche durch von Zeit zu Zeit wiederholte Untersuchungen nachgewiesen wird.

Nachdem wir die Symptome der interstitiellen Hepatitis einzeln aufgeführt und in ihrem Zusammenhange gewürdigt haben, wollen wir ein kurzes und übersichtliches Bild der Krankheit hinzufügen. Die Kranken sind in den meisten Fällen männliche Individuen, stehen in einem mittleren oder vorgerückten Lebensalter und sind fast immer dem Branntweingenusse ergeben. Der Beginn der Krankheit ist von geringfügigen und dunklen Symptomen begleitet: die Kranken klagen über Druck und Vollsein im rechten Hypochondrium, seltener, wenn der seröse Ueberzug sich stärker betheiligt und intensiver entzündet wird, über Schmerzen in der Lebergegend. Die Vergrösserung der Leber, die Dyspepsie, die Flatulenz, die Abmagerung sind in diesem Stadium die hervorstechendsten Erscheinungen. Allmälig, oft erst nach Jahren, schwillt der Leib durch einen Erguss von Flüssigkeit in die Bauchhöhle an, ohne dass gleichzeitig Oedem der Füsse bemerkt wird. Die Hautfarbe wird schmutzig gelb, der Urin dunkelroth und reich an harnsauren Salzen, die Fäces schiefergrau, die dyspeptischen Beschwerden mehren sich, die Abmagerung nimmt überhand. Die Leber ist in diesem Stadium verkleinert, die Milz fast immer vergrössert. Bei manchen Kranken treten Blutungen aus dem Darmcanal, bei den meisten Haemorrhoidalknoten auf. Der wachsende Ascites erschwert das Athmen und führt zu Oedem der Beine, der Genitalien, der Bauchdecken. Endlich, nach Monaten oder Jahren, gehen die Kranken aufs Aeusserste abgemagert und erschöpft zu Grunde, nachdem nicht selten in den letzten Tagen Delirien und schliesslich soporose Erscheinungen sich entwickelt haben.

§. 4. Diagnose.

Mit den bisher beschriebenen Leberleiden wird die Cirrhose nicht leicht verwechselt, dagegen kann die Unterscheidung derselben von Krebs oder Tuberculose des Bauchfells grosse Schwierigkeit darbieten. Bei diesen Degenerationen entwickelt sich, wie bei der Cirrhose, und zwar gleichfalls, ohne dass andere hydropische Erscheinungen vorhergegangen sind, sehr häufig Ascites; auch bei dem Krebse und bei der Tuberculose des Bauchfells werden die Kranken frühzeitig mager und kachektisch, und da die Geschwulstmassen nicht selten den Ductus choledochus comprimiren, so kann sich auch bei ihnen Ikterus entwickeln. Für die differentielle Diagnose der Cirrhose und der genannten Entartungen des Bauchfells kommen vorzugsweise folgende Momente in Betracht:

Für die Abhängigkeit des Ascites und der übrigen Symptome, welche beiden Krankheitszuständen gemeinschaftlich zukommen, von einer Leber-

c i r r h o s e spricht in fraglichen Fällen 1) die Schwellung der Milz. Wir haben
dieselbe als ein fast constantes Symptom der Cirrhose kennen gelernt. Dagegen bleibt die Milz bei den genannten Degenerationen fast immer von Tuberculose und Carcinom verschont; eben so wenig geben dieselben zu anderen
Formen der Milzanschwellung Veranlassung. 2) Der saturirte, an Harnfarbstoff und harnsauren Salzen reiche Urin. Während auch dieses Symptom bei
der Cirrhose fast niemals vermisst wird, zeigt der Urin bei Kranken, welche
an Krebs und Tuberculose leiden, wie bei allen hydraemischen Individuen,
meist eine auffallend helle und wässrige Beschaffenheit. Wenn zu den Degenerationen des Bauchfells Fieber hinzutritt, oder wenn die Compression
der Nieren und der Nierengefässe durch Ascitesflüssigkeit die Urinsecretion
beschränkt, so kann allerdings in diesen Fällen der sparsame Urin eine gewisse Concentration zeigen, indessen fehlen auch dann meist die Sedimente,
und die Farbe wird nicht so dunkel, als bei der Cirrhose. 3) Der Nachweis,
dass der Kranke dem Branntweingenusse ergeben war. Bei Weitem in den
meisten Fällen kann, wie wir sehen, die Cirrhose von dem Missbrauche der
Spirituosen abgeleitet werden, während dieser ohne Einfluss auf die Entwickelung von Krebs oder von Tuberculose ist.

Gegen die Lebercirrhose und für eine D e g e n e r a t i o n   d e s   P e r i -
t o n a e u m sprechen dagegen: 1) Eine verbreitete Empfindlichkeit des Leibes gegen Druck. 2) Schnelle Entwickelung des Ascites. 3) Schneller Verfall
der Kräfte. 4) Nachweis von Krebs oder von Tuberkeln in anderen Organen. 5) Geschwulstmassen, welche, wenn auch meist erst nach der Punction, im Bauche wahrgenommen werden. 6) Vorkommen von Fibrin später
Gerinnung in der durch die Punction entleerten Flüssigkeit. — Die eigenthümliche Gesichtsfarbe, welche bei krebskranken Individuen vorzukommen
pflegt, und welche für die Unterscheidung carcinomatöser Entartungen von
anderen Krankheiten Bedeutung hat, lässt sich für die Unterscheidung der
krebsigen Degeneration des Bauchfells von der Lebercirrhose kaum verwer-
ten, da auch bei letzterer die Farbe der Kranken schmutzig gelb und der sogenannten Krebsfarbe ähnlich ist.

§. 5. Therapie.

Wenn die interstitielle Hepatitis, was nur selten geschieht, im e r s t e n   S t a -
d i u m erkannt oder vermutet wird, so muss man durch ein strenges Verbot
der Spirituosen zu verhüten suchen, dass der Process weiter um sich grei-
fe. Daneben passt das für die Leberhyperaemie empfohlene Curverfahren,

vor Allem die zeitweise Application von Blutegeln in die Umgebung des Afters und die Darreichung von salinischen Laxanzen. Letztere verordnet man
am Zweckmässigsten in der Form der natürlichen und künstlichen Mine-
ralbrunnen von Karlsbad, Marienbad, Homburg etc., in welcher sie besser
vertragen werden, als ohne den Zusatz von Kohlensäure und kohlensauren
Alkalien. Hat die Ernährung der Kranken schon wesentlich gelitten, so giebt
man denjenigen Quellen den Vorzug, welche, wie der Eger Franzensbrunnen
und der Kissinger Ragoczy, gleichzeitig geringe Mengen von Eisen enthalten.

Im zweiten Stadium, sogar im Beginne desselben, lässt sich nicht
mehr darauf rechnen, der Krankheit Einhalt zu thun. Wie das neugebildete Gewebe, welches einen Substanzverlust in der äusseren Haut ausfüllt, so
lange einschrumpft, bis sich eine feste Narbe gebildet hat, so contrahirt sich
auch unaufhaltsam das neugebildete Bindegewebe in der Leber, bis die üblen Folgen entstehen, welche im §. 3. geschildert sind. Dann aber ist vollends
eine radicale Hülfe unmöglich, da sich das schwielige Gewebe niemals wieder ausdehnen kann. – Die Behandlung der Cirrhose kann hiernach nur eine
symptomatische sein. Unter den Stauungserscheinungen verlangt vorzugsweise der Magen- und Darmcatarrh Beachtung, da durch diesen der Abmagerung und Entkräftung der Kranken Vorschub geleistet wird. Nach den früher ausgesprochenen Grundsätzen empfiehlt sich gerade bei dieser Form des
Magen- und Darmcatarrhs am Meisten die Darreichung von kohlensauren
Alkalien; durch die Zufuhr derselben scheint die Zähigkeit des Schleimes
gemässigt und die Magen- und Darmschleimhaut leichter von der ihr anhef-
tenden Schleimdecke befreit zu werden. Die Magen- und Darmblutungen,
sowie die Haemorrhoiden müssen gleichfalls nach den früher gegebenen
Regeln behandelt werden, wenn auch die Aussicht auf günstige Erfolge gering ist. – Von dem Ascites gilt vor Allem, dass man die Punction nur im
äussersten Nothfalle vornehmen darf, da gerade bei dem auf Stauungen im
Pfortadergebiete beruhenden Ascites die entleerte Flüssigkeit sehr schnell
durch einen neuen Erguss ersetzt wird, sobald der die Transsudation hem-
mende Druck der Flüssigkeit aufgehoben ist. Hat aber die Punction gemacht
werden müssen, so lässt sich gerade in diesen Fällen von der Compression
des Bauches durch zweckmässig angelegte Tücher eine Verlangsamung der
Wiederansammlung erwarten. Ebenso gilt vorzugsweise von dieser Form
des Ascites die früher ausgesprochene Behauptung, dass die Darreichung
der Diuretica eben so unwirksam als irrationell ist. – Die wichtigste Aufgabe
bei der Behandlung der Cirrhose ist die, dass man die Kräfte und den Ernäh-

rungszustand der Kranken zu bessern sucht. So weit irgend der Zustand der Digestionsorgane es gestattet, gebe man den Kranken eine nahrhafte Kost und verordne Eisenpräparate, welche nicht selten gut vertragen werden und auffallend günstige Wirkung zeigen. Ich habe bei einem an Lebercirrhose leidenden Kranken, der später in einem Anfalle von Haematemesis zu Grunde ging, bei der dreisten Darreichung von Eisenpräparaten und bei einer Diät, welche hauptsächlich aus Milch und Eiern bestand, zu wiederholten Malen die Menge der im Bauche angesammelten Flüssigkeit sich vermindern sehen, bis sie, wenn der Kranke aus dem Spital entlassen war und schlechter gepflegt wurde, oder wenn eine Magenblutung eingetreten war, von Neuem zunahm.

Kapitel IV.
Syphilitische Hepatitis.

Die Syphilis ist so überaus verbreitet und verleiht den Kranken, welche an ihr leiden, so wenig Schutz gegen anderweitige Erkrankungen, dass man sich hüten muss, dergleichen neben syphilitischen Affectionen auftretende Erkrankungen ohne Weiteres mit der Syphilis in Verbindung zu bringen und von derselben abzuleiten. Anders verhält es sich mit der in Rede stehenden Form der Hepatitis, welche zuerst von *Dittrich* genauer beschrieben und als syphilitische Hepatitis bezeichnet wurde. Die Coincidenz dieses Leberleidens mit syphilitischen Affecten ist so constant, und die Form der Erkrankung hat mit der Form von syphilitischen Affectionen in anderen Organen so grosse Aehnlichkeit, dass man vollständig berechtigt ist, sich *Dittrich*'s Ansicht anzuschliessen und die Krankheit als eine Theilerscheinung der constitutionellen Syphilis anzusehen.

Man kennt nur die anatomischen Veränderungen, welche den späteren Stadien der syphilitischen Hepatitis angehören. Gewöhnlich findet man die Leber, wenn sie nicht gleichzeitig speckig degenerirt ist, verkleinert. Auf ihrer Oberfläche bemerkt man tiefe Furchen, welche der Leber ein eigenthümlich gelapptes Ansehen geben; diesen Furchen entsprechen im Inneren der Leber derbe fibröse Massen, welche oft in der ganzen Dicke des Organs die Stelle des untergegangenen Leberparenchyms einnehmen. In manchen Fällen findet man im Inneren des schwieligen Gewebes hanfkorn- bis haselnussgrosse Herde, welche aus gelben, käsigen Massen bestehen. In anderen Fällen sind die käsigen Massen zu einem kreidigen Brei oder zu kleinen Kalkconcrementen eingedickt.

Die Symptome und der Verlauf der syphilitischen Hepatitis sind uns fast völlig unbekannt; in den meisten Fällen, in welchen bei der Section eine syphilitische Leber gefunden wurde, war die Krankheit während des Lebens weder erkannt noch auch nur vermuthet worden. Es ist nicht unwahrscheinlich, dass bei grosser Ausbreitung des Processes durch Compression der Pfortaderäste und der Gallengänge ein Krankheitsbild entstehen kann, welches dem der Cirrhose sehr ähnlich ist; indessen war bei den von *Bamberger* während des Lebens erkannten Fällen nur in einem ein mässiger Ascites, in keinem Ikterus vorhanden. *Bamberger* legt für die Diagnose, neben dem Nachweise der constitutionellen Syphilis, das Hauptgewicht auf die eigenthümliche Form der Leber, welche auf ihrer Oberfläche „uneben knollige oder leistige, für die Palpation deutlich wahrnehmbare Hervorragungen" erkennen lasse. Freilich wird dieses Symptom in allen Fällen fehlen, in welchen die Leber nicht vergrössert, sondern verkleinert ist und daher den Rippenbogen nicht überragt.

Von einer Behandlung der syphilitischen Hepatitis kann nicht füglich die Rede sein, da in den wenigen Fällen, in welchen dieselbe erkannt wird, der Process bereits verlaufen und eine Narbe in der Leber vorhanden ist, gegen welche weder Mercurialien noch Jodpräparate indicirt sind.

Kapitel V.
Entzündung der Pfortader. — Pylephlebitis.

§. 1. Pathogenese und Aetiologie.

Man versteht unter Pylephlebitis nicht nur diejenigen Zustände, bei welchen eine Entzündung der Venenwand zu einer Gerinnung in der Pfortader führt, sondern auch diejenigen, bei welchen die Gerinnung des Pfortaderinhaltes unabhängig von entzündlichen Vorgängen in der Venenwand zu Stande kommt.

Die erstere Form, die p r i m ä r e P h l e b i t i s , ist weit seltener, als die letztere. Die veranlassenden Ursachen derselben sind theils Verletzungen der Pfortader, theils Entzündungen in ihrer Umgebung, welche auf die Venenwand übergreifen.

Die s e c u n d ä r e P h l e b i t i s oder, wie man sie jetzt nennt, die T h r o m b o s e d e r P f o r t a d e r lässt sich nicht immer auf nachweisbare Ursachen

zurückführen. Zuweilen liegt derselben 1) eine Compression des Pfortader-
stammes durch tuberculose oder krebsig entartete Lymphdrüsen, durch anderweitige Geschwülste oder durch das verdickte und narbig retrahirte Peritonaeum zu Grunde. — In anderen Fällen führt 2) Compression der Pfortaderäste, z. B. bei Cirrhose der Leber, zu so bedeutender Verlangsamung des
Blutstromes, dass sich im Stamm oder in den Verzweigungen der Pfortader
Gerinnungen bilden. — Noch häufiger scheint 3) die Thrombose der Pfortader durch die allmälige Vergrösserung und Ausbreitung eines Thrombus zu
entstehen, welcher sich in einer Wurzel der Pfortader gebildet hat. Wir sehen
in ganz analoger Weise bei Thrombosen der einen oder der anderen Vena cruralis nicht nur eine Gerinnung in den Venen des entsprechenden Beines zu
Stande kommen, sondern auch den Thrombus nicht selten aufwärts bis in die
Vena cava und sogar bis in die Venae renales sich ausbreiten. In der Pfortader
und in den Verzweigungen derselben handelt es sich in solchen Fällen um
eine primäre Thrombose, selbst wenn die ursprüngliche Gerinnung in einer
oder der anderen Pfortaderwurzel durch eine Entzündung ihrer Wandung
entstanden ist. Auf diese Weise erklären sich am Leichtesten die Thrombosen der Pfortader bei Verschwärungen und Verjauchungen im Unterleibe,
bei Entzündungen der Nabelvene neugeborener Kinder, bei Milzabscessen,
bei Magengeschwüren, bei entzündeten und vereiternden Haemorrhoidalknoten und bei ähnlichen Vorgängen. — Ob 4) auch Emboli, welche aus Jau-
cheherden in die Leber gelangen, zu einer anfangs umschriebenen, später
diffusen Gerinnung in der Pfortader führen können, ist unentschieden.

§. 2. Anatomischer Befund.

Als der constante Befund im e r s t e n   S t a d i u m der Pylephlebitis muss für
beide Formen derselben die Gerinnung des Veneninhaltes bezeichnet werden. Es ist wichtig, dass man diesen Umstand kennt, damit man nicht in den
Irrthum verfällt, die suppurative Phlebitis (s. unten) beginne mit Eiterbildung in der Vene. Das Gerinnsel adhärirt fest an der Venenwand. Diese ist
bei primärer Phlebitis von vornherein verdickt und serös durchtränkt, lässt
eine Trübung der Intima und eine Injection der Adventitia erkennen. Bei
der Thrombose ist die Venenwand anfangs normal, wird aber bald gleichfalls
in der geschilderten Weise verändert. Die Gerinnung des Pfortaderinhaltes
kann auf einzelne Zweige der Pfortader beschränkt sein, ist aber in anderen
Fällen über den Stamm, die Wurzel und die Zweige der Pfortader verbreitet.

Die Ausgänge der Pylephlebitis sind verschieden, und nach der Verschiedenheit der Ausgänge theilt man die Pylephlebitis in die adhäsive und in die suppurative Form ein.

Bei der adhäsiven Pylephlebitis entsteht, während der Thrombus allmälig einschrumpft, fettige Degeneration eingeht und theilweise oder ganz resorbirt wird, eine entzündliche Wucherung der Venenwand, welche, ohne dass wir die einzelnen Phasen des Processes verfolgen könnten, mit einer Obliteration der Vene endet. Untersucht man eine Leber, welche der Sitz der adhäsiven Pylephlebitis gewesen ist, so findet man auf der Oberfläche derselben narbig eingezogene Stellen und im Inneren des Organs, den Einziehungen entsprechend, ein schwieliges Gewebe, in welchem man noch die verödeten Pfortaderäste erkennen kann. Zuweilen enthalten dieselben fettige, durch Haematin mehr oder weniger gelb gefärbte Reste der Thromben.

Bei der suppurativen Pylephlebitis zerfällt der Thrombus, anstatt allmälig einzuschrumpfen, zu einer eiterähnlichen Flüssigkeit. Diese besteht zum grössten Theil aus einem feinkörnigen Detritus und enthält nur wenige rundliche Zellen, welche eben so gut erhaltene farblose Blutkörperchen als neugebildete Eiterkörperchen sein können. Nur selten zerfällt der Thrombus gleichzeitig in seiner ganzen Ausdehnung. Oft ist noch im Stamm ein festes Coagulum vorhanden, während in den Zweigen und Wurzeln sich eiterige Flüssigkeit befindet. Noch häufiger aber tritt gerade in den feinsten Verzweigungen der Pfortader kein Zerfall ein, so dass die dort fortbestehenden Gerinnungen verhüten, dass die zerfallenen Massen in die Vena hepatica und weiter in den kleinen Kreislauf gelangen. Ich habe diese Sequestration des zerfallenen Inhaltes in zwei Fällen von suppurativer Pylephlebitis genau nachweisen können; sie erklärt auf einfache Weise das häufige Freibleiben der Lunge von secundären Erkrankungen, welche kaum fehlen könnten, wenn die Endigungen der Pfortader nicht verschlossen wären. — Wie aber bei einer Phlebitis an peripherischen Venen die Entzündung nicht selten von der Adventitia aus auf die Umgebung sich verbreitet und in dieser zu Eiter- und Abscessbildung führt, so gesellt sich auch sehr bald zu der suppurativen Pylephlebitis eine parenchymatöse Hepatitis, welche mit der Bildung von Leberabscessen endet. Man findet dann in der Leber zahlreiche Herde mit eiterigen Massen gefüllt, welche die Pfortader umgeben und oft mit dieser communiciren.

§. 3. Symptome und Verlauf

Wenn die adhäsive Pylephlebitis auf einzelne Zweige der Pfortader beschränkt ist, so verläuft sie, ohne sich während des Lebens durch Symptome zu verrathen. Die nicht obliterirten Pfortaderäste reichen aus, um das Blut aus den Unterleibsorganen in die Vena hepatica überzuführen. — Ist der Stamm der Pfortader, oder sind alle oder die meisten Zweige derselben obliterirt, so entsteht ein Krankheitsbild, welches mit dem der Cirrhose die grösste Aehnlichkeit hat. Der in dem einen, wie in dem anderen Falle gehemmte Abfluss des Blutes aus den Wurzeln der Pfortader führt zu Catarrhen der Magen- und Darmschleimhaut, zu Blutungen aus derselben, zu Haemorrhoiden, zu Vergrösserung der Milz, zu Bauchwassersucht. Die Compression der Gallengange hat bei der adhäsiven Pylephlebitis häufiger, als bei der Cirrhose, Gallenstauung und Ikterus im Gefolge, da eine grössere Zahl von Leberzellen erhalten ist und Galle bereitet. Das Fortbestehen der Gallensecretion und das Zustandekommen des Ikterus bei der Pylephlebitis scheint zu beweisen, dass nicht nur die Pfortader, sondern auch die Leberarterie den Leberzellen Material zur Gallenbildung zuführt. Der Verlauf der Krankheit ist chronisch. Eine Heilung derselben ist unmöglich, aber es dauert oft Monate lang, ehe der Tod unter denselben Symptomen, wie bei der Cirrhose eintritt. Es ergiebt sich hieraus leicht, dass die Krankheit nur dann erkannt und von der Cirrhose unterschieden werden kann, wenn die Anamnese Aufschluss giebt. Ist es von einem Kranken erwiesen, dass er nicht dem Branntweingenusse ergeben war, gingen dagegen dem geschilderten Symptomencomplex chronische Entzündungs- und Eiterungsprocesse im Unterleibe vorher, so spricht dies, zumal wenn die Krankheit schneller verläuft, als eine Cirrhose zu verlaufen pflegt, mit grosser Wahrscheinlichkeit für eine adhäsive Pylephlebitis.

Die suppurative Pylephlebitis ist bisher nur in wenigen Fällen während des Lebens erkannt worden. Die Symptome derselben sind Schmerzen in der Lebergegend, Anschwellung der Leber, grosse Empfindlichkeit derselben gegen Druck, Frostanfälle, welche sich in unregelmässigen Pausen wiederholen, heftiges Fieber und fast immer Ikterus. Wenn sich diese Erscheinungen zu einer Entzündung oder Verschwärung in den Organen des Unterleibes gesellen, so darf man zwar mit einiger Bestimmtheit annehmen, dass sich eine acute Leberentzündung entwickelt habe, aber man weiss noch nicht, ob das Leberparenchym oder die Pfortader entzündet ist. Zu der letzteren Annahme ist man nur dann berechtigt, wenn sich zu den aufgeführten Symptomen die oft genannten Zeichen von Unwegsamkeit der Pfortader gesellen, wenn namentlich die Milz anschwillt, ein leichter Ascites sich entwickelt, wenn Magen- oder Darmblutungen eintreten. — *Schönlein* zuerst erkannte, auf die genannten Symptome gestützt, einen Fall von suppurativer Pylephlebitis während des Lebens und bewies dadurch eben so sehr seinen diagnostischen Scharfblick, als auch eine streng anatomisch-physiologische Richtung.

§. 4. Therapie.

Von der Therapie der adhäsiven Pylephlebitis gilt Alles, was von der Therapie der Cirrhose gesagt worden ist; die Therapie der suppurativen Pylephlebitis fällt dagegen mit der der acuten parenchymatösen Hepatitis zusammen.

Kapitel VI.
Fettleber. — Hepar adiposum.

§. 1. Pathogenese und Aetiologie.

Man hat zwei Formen von Fettleber zu unterscheiden. Bei der einen wird aus dem Blute der Pfortader überschüssiges Fett in die Leberzellen deponirt; bei der anderen erfahren die Leberzellen, deren Ernährung durch krankhafte Vorgänge im Leberparenchym gestört ist, eine regressive Metamorphose, bei welcher — wie es unter ähnlichen Bedingungen in anderen Zellen und in anderen Gebilden geschieht — Fettkörnchen in denselben auftreten. Diese zweite Form, die fettige Degeneration, ist Theilerscheinung vieler Texturstörungen der Leber; wir haben sie bereits bei der Cirrhose erwähnt und werden noch öfter auf sie zurückkommen. Hier beschäftigt uns nur die erste Form, die Fettleber im engeren Sinne oder, wie man sie mit *Frerichs* nennen kann, die fettige Infiltration.

Die Bedingungen, unter welchen die Fettleber entsteht, scheinen bei oberflächlicher Betrachtung sehr heterogen zu sein. Wir sehen die Fettleber nämlich auf der einen Seite neben massenhafter Fettproduction im ganzen Körper bei einer über das Mass gesteigerten Zufuhr von Ernährungsmaterial und einem beschränkten Verbrauche desselben, auf der anderen Seite neben der hochgradigsten Abmagerung bei einer gesteigerten Consumtion des Körpers auftreten. Dieser Contrast ist indessen nur scheinbar: die zuerst und die zuletzt genannten Bedingungen haben mit einander gemein, dass sie zu einem abnormen Fettgehalte des Blutes führen. In dem einen Falle werden Fett oder Substanzen, aus welchen sich im Organismus Fett bildet, von Aussen zugeführt; in dem anderen Falle wird das Fett aus dem Unterhautbindegewebe und aus anderen fettreichen Gebilden des Körpers resorbirt und in das Blut aufgenommen.

Wenn wir näher auf die zuerst erwähnte Entstehungsweise der Fettleber eingehen, so ergiebt sich, dass hauptsächlich solche Menschen Fettlebern acquiriren, welche sich wenig Bewegung machen, während sie sehr reichlich essen und trinken. Die Einflüsse, unter welchen sie bei dieser Lebensweise stehen, sind denen ganz analog, in welche man Thiere versetzt, wenn man sie mästen will. Auch diese lässt man nicht arbeiten, sondern sperrt sie in den Stall und führt ihnen grosse Mengen von Kohlenhydraten zu. Wie aber dabei das eine Thier leicht und schnell, das andere spät oder gar nicht fett wird, so bemerkt man auch bei Menschen, dass bei einer gleichen Lebensweise einige Individuen fett werden und Fettlebern bekommen, während andere mager bleiben und eine gesunde Leber behalten. Die Ursachen der individuellen Anlage, welche, wie es scheint, zuweilen angeboren und in manchen Familien erblich ist, sowie die Ursachen der Immunität, welche andere Individuen gegen Fettleibigkeit und Fettleber haben, sind uns unbekannt. Sie können eben so gut in der leichten oder schweren Aufnahme von Nahrungsmitteln, als in einem langsamen oder schnellen Stoffwechsel liegen. Ist eine ausgesprochene Anlage vorhanden, so scheint sich die Krankheit bei jeder Art von Nahrung zu entwickeln, wenn nur mehr von derselben zugeführt wird, als zur Deckung des Verbrauches erforderlich ist; ist die Anlage zum Fettwerden gering, so tritt dieselbe nur bei übermässiger Zufuhr von Fetten, Kohlenhydraten und namentlich von Spirituosen auf. Dass letztere hauptsächlich dadurch wirken, dass sie den Stoffwechsel verlangsamen, ist wahrscheinlich, aber noch nicht hinreichend erwiesen.

Schon seit langer Zeit ist das häufige Vorkommen der Fettleber bei Lungentuberculose aufgefallen. Man hat den Zusammenhang der Lungentuberculose mit der Fettleber vielfach so zu erklären versucht, dass man annahm, die gehinderte Respiration habe eine unvollständige Oxydation der Kohlenhydrate und damit eine Umwandlung derselben in Fett zur Folge. Da indessen bei anderen Lungenkrankheiten, bei welchen gleichfalls die Respiration leidet, Fettlebern selten vorkommen, und da auf der anderen Seite Tuberculose der Knochen, des Darmes, carcinomatöse und andere Krankheitsprocesse, bei welchen die Kranken abmagern, häufig Fettleber im Gefolge haben, so kann die gehemmte Respiration nicht die einzige Ursache des Vorkommens der Fettleber bei Lungentuberculose sein. Der zuerst von *Larrey* ausgesprochenen Ansicht, dass dieselbe von dem vermehrten Fettgehalte des Blutes herrühre, und dass dieser die Folge der Abmagerung und der Resorption des Fettes aus anderen Körpertheilen sei, schliessen sich *Budd* und *Frerichs* an. — Der Leberthran, von welchem in neuerer Zeit die meisten an Lungentuberculose leidenden Kranken grosse Mengen zu sich nehmen, ist vielleicht nicht ohne Einfluss auf den Grad der vorhandenen Fettleber.

§. 2. Anatomischer Befund.

Geringe Grade der fettigen Infiltration verändern weder die Grösse noch das Ansehen der Leber und lassen sich nur durch das Mikroskop erkennen. — Bei höheren Graden ist die Leber vergrössert, erscheint aber gewöhnlich abgeplattet; die Ränder sind meist verdickt und abgerundet. Die Vergrösserung und die Gewichtszunahme des Organs ist in vielen Fällen nur gering, in einzelnen sehr beträchtlich. Der Peritonaealüberzug der Fettleber ist durchsichtig, glatt und glänzend; zuweilen wird derselbe von varicosen Gefässen durchzogen. Die Farbe der Leberoberfläche ist, je nach dem Grade der Fettinfiltration, gelb-röthlich oder deutlich gelb. Oft bemerkt man, dass die gelbe Färbung von röthlichen Flecken und Figuren, welche der Umgebung der Centralvenen entsprechen, unterbrochen wird. Die Consistenz der Leber ist vermindert: sie fühlt sich teigig an und der Fingerdruck hinterlässt leicht eine bleibende Grube. Bei einem Durchschnitte trifft man geringen Widerstand; auf der erwärmten Messerklinge, bleibt ein Fettbeschlag zurück. Die Durchschnittfläche, von welcher nur wenig Blut abfliesst, ist gleichfalls gelbröthlich oder gelb und zeigt oft die rothen Flecken und Figürchen, welche wir oben erwähnt haben.

Bei der mikroskopischen Untersuchung erscheinen die vergrösserten und meist etwas abgerundeten Leberzellen, je nach dem Grade der Erkrankung, entweder mit feinen Fetttröpfchen erfüllt, oder die kleinen Tröpfchen sind zu einzelnen grösseren Tropfen zusammengeflossen, oder endlich einzelne Leberzellen sind ganz oder zum grössten Theil durch einen einzigen grossen Fetttropfen ausgefüllt. — Die Infiltration beginnt stets an der Peripherie der Leberinseln, also in der Nähe der Interlobularvenen, der Endverzweigungen der Pfortader; nur in seltenen Fällen verbreitet sie sich bis in die Umgebung der Centralvenen (durch deren Freibleiben die rothen Flecke in der gelben Leber entstehen), und auch dann sind die Leberzellen im Centrum meist weniger infiltrirt, als die in der Peripherie.

Die chemische Untersuchung des Leberparenchyms ergiebt einen oft enormen Fettgehalt desselben. *Vauquelin* fand in einer hochgradigen Fettleber 45 Procent Fett, *Frerichs* in einem Falle 43 und in der wasserfreien Lebersubstanz 78 Procent. — Das Fett besteht nach *Frerichs* aus Oleïn und Margarin in wechselnden Mengen-Verhältnissen mit Spuren von Cholesterin.

Eine Varietät der Fettleber ist diejenige Form, welche *Home* und *Rokitansky* als Wachsleber bezeichnen. Sie beruht auf derselben Texturveränderung, ist aber ausgezeichnet durch eine wachsähnliche Trockenheit, einen eigenthümlichen Glanz und eine intensiv gelbe Farbe.

§. 3. Symptome und Verlauf.

In den meisten Fällen von Fettleber fehlen subjective Symptome, und auch die objective Untersuchung lässt nur höhere Grade der Krankheit erkennen. Bei Individuen, welche an allgemeiner Fettleibigkeit leiden, oder bei Kranken mit Lungentuberculose etc. muss man, auch ohne dass sie über Beschwerden von Seiten der Leber klagen, von Zeit zu Zeit die Lebergegend untersuchen. Findet man bei ihnen eine Vergrösserung der Leber, welche um so leichter erkannt wird, als die Leber gewöhnlich verlängert ist, verdickte Ränder hat und wegen des schlaffen Zustandes ihres Parenchyms weit hinabreicht (*Frerichs*), ist dabei die vergrösserte Leber schmerzlos, ihre Oberfläche glatt, ihre Resistenz gering, so dass man den unteren Rand nicht deutlich fühlen kann, so reichen diese Symptome bei der grossen Häufigkeit der Coincidenz der Fettleber mit jenen Zuständen aus, um die Diagnose zu gestatten.

Bei sehr hohen Graden der Fettleber, wie sie sich namentlich bei Schlemmern und Trinkern finden, kann, wie bei jeder bedeutenden Vergrösserung der Leber, ein Gefühl von Vollsein im rechten Hypochondrium entstehen. Sind auch die Bauchdecken, das Netz, die Mesenterien sehr fettreich, so kann die Füllung des Bauches und die Spannung der Bauchwand die Bewegung des Zwerchfells hindern und die Respiration erschweren. Bei derartigen Individuen pflegt die Absonderung der Talgdrüsen so bedeutend vermehrt zu sein, dass ihre Haut fettig glänzt, und dass, wenn sie schwitzen, der Schweiss in grossen Perlen von der schmierigen Haut abläuft; diese Hautbeschaffenheit, welche dieselbe Ursache hat, wie die Fettleber, hat man häufig als Symptom der Fettleber bezeichnet.

Da die Fettleber fast niemals zu weiteren Beschwerden führt, da man bei den meisten Obductionen die Galle anscheinend in normaler Menge und von normaler Beschaffenheit findet, da sich die Fettlebern meist gut injiciren lassen und da Zeichen von Stauungen in den Abdominalorganen fast immer fehlen, so hat sich mehr und mehr die Ansicht geltend gemacht, dass die fettige Infiltration weder die Functionen des Organs störe, noch die Circulation in demselben beeinträchtige. Diese Annahme scheint indessen nur für die niederen und mittleren Grade der Fettleber richtig zu sein. Bei den höchsten Graden findet man nach dem Tode oft nur wenig Galle in den Gallenwegen und nur schwach gefärbte Fäces in den Därmen. Auch während des Lebens spricht die schwächliche Constitution solcher Kranken, namentlich ihre bekannte Intoleranz gegen Blutentziehungen, für die gestörte Function der Leber. Dass die Compression der Blutgefässe auch eine leichte Stauung vor der Leber bewirke, schliesst *Frerichs* schon aus den Varicositäten, welche sich nicht selten auf der Leberkapsel finden. Es kommt zwar nicht zu Milzanschwellung und Bauchwassersucht, indessen scheinen die Magen- und Darmcatarrhe der Kranken wenigstens theilweise auf diesen Stauungen zu beruhen. *Rilliet* und *Barthez* halten es nicht für unwahrscheinlich, dass auch die profusen Durchfälle, welche ohne nachweisbare Texturerkrankung des Darmes bei tuberculosen Kranken mit Fettlebern vorkommen, von letzteren abhängen. In ähnlicher Weise sprechen sich *Schönlein* und *Frerichs* aus. Ich selbst habe hartnäckige Durchfälle bei nicht tuberculosen Kranken beobachtet und bei der Section als einzige Anomalie in den Unterleibsorganen hochgradige Fettleber gefunden.

§. 4. Therapie.

Die Indicatio causalis fordert bei der Fettleber der Schlemmer und Trinker dringend eine Umgestaltung der Lebensweise. Allgemein gehaltene Rathschläge helfen Nichts, weil sie schlecht befolgt werden. Man muss solchen Kranken die Zahl der Stunden für das Spazierengehen vorschreiben, man muss ihnen den Nachmittagsschlaf streng verbieten, man muss genaue Bestimmungen für das Mittagsessen geben, in welche vor Allem das Verbot der Bratensaucen und anderer fetter Substanzen aufzunehmen ist; man darf als Abendmahlzeit nur eine Wassersuppe und etwas geschmortes Obst erlauben. Der Genuss von Kaffee und Thee ist zu beschränken, der von Spiri-

tuosen ganz zu untersagen. Bei der Fettleber, welche sich zu Consumtions-
Krankheiten, namentlich zu Lungentuberculose, gesellt, sind wir fast niemals im Stande, der Indicatio causalis zu genügen.

Die Indicatio morbi schien schon seit langer Zeit Mittel zu fordern,
welche die Gallensecretion verstärkten. Auch bei dem heutigen Stande der
Physiologie müssen wir annehmen, dass das Gelingen dieser Intention den
heilsamsten Einfluss auf die Fettleber haben werde. Man findet in der Lebervene weniger Fett als in der Pfortader. *Frerichs* sah mit der Zunahme des
fettigen Inhaltes der Leberzellen die Producte der secernirenden Thätigkeit
in denselben abnehmen, und wir können daher kaum zweifeln, dass unter
normalen Verhältnissen das der Leber zugeführte Fett bei der Gallenproduction verbraucht werde, und dass das überschüssige Fett aus den Leberzellen
verschwinden müsse, wenn die Gallensecretion vermehrt wird. Indessen in
demselben Grade, als das Verständniss für die Dringlichkeit jener Indication gewachsen ist, ist auch das Verständniss gewachsen für die Schwierigkeit, derselben zu genügen. Wir können kaum noch darauf rechnen, dass
ein indifferentes Pflanzenextract die Gallensecretion wesentlich vermehren
werde, seitdem wir in der Galle nicht mehr, oder doch nur in untergeordneter Weise, ein der Verdauung förderliches Secret, sondern ein Product sehen, dessen Quantität und Qualität mit der Beschleunigung und Verlangsamung des Stoffwechsels oder mit anderen Modificationen desselben verändert wird. Es ist möglich, dass die frisch ausgepressten Pflanzensäfte von
Taraxacum, Chelidonium etc., wenn sie in der Form von Frühlingscuren
gebraucht werden, bei welchen die Kranken früh aufstehen, mässig leben
und sich viel Bewegung machen, einen heilsamen Einfluss haben; aber es ist
wahrscheinlich, dass dieser zum grössten Theil von der veränderten Lebensweise abhängt. Anders verhält es sich mit den Curen in Karlsbad, Marienbad,
Homburg, Kissingen etc. Auch bei den Erfolgen, welche durch diese erzielt
werden, muss die an jenen Orten durchgeführte, überaus zweckmässige Lebensweise in Anschlag gebracht werden; aber eben so wichtig scheint der
Einfluss zu sein, welchen die reichliche und anhaltende Zufuhr der differen-
ten Salzlösungen auf den Stoffwechsel ausübt. Dass bei dem Gebrauche der
genannten Quellen das im Körper überschüssig angehäufte Fett in kurzer
Zeit schwindet, dass die meisten Kranken nach einem vierwöchentlichen
Aufenthalt in Karlsbad um Vieles schlanker von dort zurückkehren, als sie
hingereist sind, ist hinlänglich bekannt. Einfache Fussreisen haben bei dem
mässigsten Leben keinesweges denselben Effect. Es sind hie und da sehr
grobe Hypothesen über die Wirkung der alkalisch-salinischen Brunnen auf-

gestellt; man ist so weit gegangen, den Körper eines Karlsbader Curgastes mit einer Seifenfabrik zu vergleichen und die bekannten charakteristischen Stuhlgänge als Seife zu betrachten, welche aus dem zugeführten Natron und dem aus dem Körper schwindenden Fette gebildet sei. Wir dürfen nicht warten, bis wir eine bessere Erklärung finden, sondern müssen auch ohne eine solche nach wie vor Kranke mit allgemeiner Fettleibigkeit und fettiger Infiltration der Leber in jene Badeorte schicken. — Dass dies jedoch zuweilen auch mit solchen Kranken geschieht, deren Fettleber Folge einer bedeutenden Abmagerung ist, weil die Kranken oder ihre Aerzte die Bedeutung des Leberleidens verkennen, muss als ein grober Missgriff bezeichnet werden. — Die Contraindicationen der alkalisch-salinischen Quellen ergeben sich von selbst. — Ist Blutverarmung eingetreten, so versuche man vorsichtig, ob der Eger Franzensbrunnen oder der Kissinger Ragoczy vertragen werden, und wenn dies nicht der Fall ist, so beschränke man sich auf eine Regulirung der Diät und der Lebensweise. Auf diese Massregeln ist man auch in den Fällen angewiesen, in welchen Kranke mit Fettleber Neigung zu Durchfällen haben.

Kapitel VII.
Speckleber — Amyloide Degeneration der Leber (*Virchow*).

§. 1. Pathogenese und Aetiologie.

Die speckige Entartung der Leber beruht auf der Ablagerung eines Stoffes in die Leberzellen, dessen Natur wir noch nicht kennen, der aber in seinem Verhalten gegen Jod und Schwefelsäure Aehnlichkeit mit dem Amylum und der Cellulose zeigt. Auf diese vielleicht nur zufällige Aehnlichkeit der chemischen Reaction sich stützend, hat man in neuerer Zeit fast allgemein den Namen der „amyloiden Degeneration" für die Zustände adoptirt, welche man früher wegen ihrer äusseren Aehnlichkeit, namentlich aber wegen ihres eigenthümlichen Glanzes als „speckige Entartung" bezeichnete.

Die Speckleber kommt niemals bei Individuen vor, welche im Uebrigen gesund sind; sie findet sich vielmehr immer bei vorgeschrittenen kachektischen Zuständen, und zwar namentlich bei denjenigen, welche aus scrophulosen, rhachitischen, syphilitischen Affectionen, aus Mercurialismus, langwierigen Eiterungen, langwieriger Knochencaries hervorgegangen sind. Auch bei Kranken mit Lungentuberculose wird Speckleber zuweilen beobachtet. In einzelnen Fällen führt die Malaria-Kachexie zu der in Rede stehenden Entartung der Leber.

§. 2. Anatomischer Befund.

Die Speckleber zeigt meist eine beträchtliche Vermehrung des Umfanges und des Gewichtes und eine ähnliche Form, wie die Fettleber, indem sie vorzugsweise verlängert, abgeplattet und an den Rändern verdickt erscheint. Der Peritonaealüberzug ist glatt und prall gespannt, die Resistenz des Organs brettähnlich hart. Die Schnittfläche erscheint auffallend trocken und blutleer, glatt, fast ganz homogen, von mehr grauer Farbe und auffallend speckigem Glanze. Nur bei gleichzeitiger Fettentartung bleibt ein schwacher Fettbeschlag auf der Messerklinge zurück. Fast immer findet man analoge Entartung der Milz und nicht selten auch der Nieren.

Bei der mikroskopischen Untersuchung erscheinen die polygonalen Leberzellen auffallend rund und vergrössert; der fein granulirte Inhalt und meist auch die Kerne derselben sind verschwunden und die Zellen mit einem durchscheinenden, homogenen Inhalte gefüllt. Ist gleichzeitig Fettentartung vorhanden, so bemerkt man in den entarteten Zellen, namentlich in der Peripherie der Leberinseln, kleine discrete Fetttropfen. Nach Zusatz einer Jodlösung entsteht nicht eine gelb-braune, sondern eine eigenthümliche rothbraune, nach Hinzufügung von Schwefelsäure eine violette, später blaue Färbung des Präparates.

§. 3. Symptome und Verlauf.

Die sehr allmälig erfolgende Anschwellung der Leber verursacht keine Schmerzen, und die Kranken werden meist erst dann auf ihr Leiden aufmerksam, wenn das bedeutend vergrösserte Organ das rechte Hypochondrium füllt und dadurch ein Gefühl von Druck und Spannung hervorruft. *Budd* hält den Ascites für ein constantes Symptom der Speckleber und leitet denselben von der Compression der Pfortaderäste ab. Er glaubt, dass, zumal bei Kindern, die durch scrophulose Drüsen und Knochenleiden heruntergekommen seien, eine schmerzlose, von Ascites begleitete Anschwellung der Leber hinreiche, um die in Rede stehende Krankheit zu diagnosticiren. Gegen die Ansicht, dass der Ascites bei der Speckleber eine Stauungserscheinung sei, macht *Bamberger* mit vollem Rechte geltend, dass dann auch in den übrigen Organen des Unterleibes Stauungserscheinungen auftreten müssten, dass solche aber niemals beobachtet würden. Es liegt weit näher, den Ascites aus der allgemeinen Kachexie und Hydraemie abzuleiten, an welcher alle Kranken mit Speckleber leiden. In den von *Bamberger* beobachteten Fällen ging der Bauchwassersucht immer Oedem der Füsse vorher, und auch aus den von *Budd* erzählten Fällen folgt nicht, dass der Ascites vor dem Oedem der Füsse vorhanden gewesen sei. — So wenig die vergrösserten Leberzellen die Blutgefässe comprimiren, eben so wenig comprimiren sie die Gallengänge, und das Fehlen des Ikterus muss als die Regel bezeichnet werden. Durch Complicationen, zu welchen auch die speckige Entartung der Lymphdrüsen an der Porta hepatis gerechnet werden muss, kann allerdings ein leichter oder intensiver Ikterus entstehen, so dass *Frerichs* davor warnt, das Fehlen des Ikterus für ein diagnostisches Kriterium der Speckleber zu halten. — Die beeinträchtigte Function der entarteten Leberzellen hat eine schwache Färbung der Fäces zur Folge. Wie weit von der Entartung der Leber auch der schlechte Ernährungszustand der Kranken, die blasse Farbe ihrer Haut und ihrer Schleimhäute, die Hydraemie, der Hydrops abhangen, ist schwer zu bestimmen, da die Speckleber nur bei ohnedies kachektischen Subjecten auftritt, und da fast immer gleichzeitig die Milz und oft auch die Nieren erkrankt sind. — Für die Diagnose der Speckleber ist die Aetiologie derselben, der harte und deshalb für die Palpation besonders zugängliche Lebertumor, der meist gleichzeitig vorhandene Milztumor, endlich, wenn sie vorhanden ist, die Albuminurie von Wichtigkeit. Höhere Grade der Krankheit sind bei einer Berücksichtigung dieser Momente ziemlich leicht zu erkennen.

§. 4. Therapie.

Es ist weder erwiesen, noch ist es wahrscheinlich, dass die speckige Entartung einer Rückbildung fähig sei, und wenn man beobachtet haben will, dass speckig entartete Lebern verkleinert und zur Norm zurückgeführt worden seien, so bedürfen diese Angaben einer weiteren Bestätigung, ehe man ihnen Glauben schenken kann. Die anhaltend fortgesetzten Einreibungen von Jodsalbe in die Lebergegend, obgleich von *Budd* sehr dringend empfohlen, verdienen daher sehr wenig Vertrauen. Eine ausgedehnte Anwendung finden bei der Speckleber die Jodpräparate, und unter diesen namentlich der Syrupus Ferri jodati, ferner die Soolbäder, die Eisenpräparate. So wenig dieselben versprechen, das Leberleiden zu bessern, so viel können sie dazu beitragen, dem Fortschreiten desselben Einhalt zu thun. Das Jod steht mit Recht in dem Rufe eines Specificum gegen tertiär-syphilitische Affecte, und auch bei an-

deren dyskrasischen Erkrankungen ist die günstige Wirkung desselben hinlänglich bewiesen; die Eisenpräparate sind durch die bedeutende Blutverarmung indicirt. Welches von jenen Mitteln anzuwenden sei, ergiebt sich
leicht aus den Eigenthümlichkeiten des speciellen Falles.

Kapitel VIII.
Leberkrebs. — Carcinoma Hepatis.

§. 1. Pathogenese und Aetiologie.

Die Leber wird so häufig von Carcinom befallen, dass nach *Rokitansky*'s Beobachtungen auf fünf Fälle von carcinomatöser Entartung in den verschiedensten Organen etwa ein Fall von Carcinom der Leber kommt, und dass
Oppolzer bei 4000 Leichen dasselbe 53 Male, also etwa bei jeder achtzigsten
Leiche fand. — In vielen Fällen tritt der Leberkrebs primär auf, in anderen
gehen ihm Krebs des Magens, des Mastdarms oder anderer Organe vorher;
besonders häufig entwickelt er sich nach der Exstirpation von peripherischen Krebsgeschwülsten.

Die Ursachen des Carcinoms der Leber sind eben so dunkel, als die Ursachen dieser Neubildung überhaupt. Die Kranken sind zwar selten in Verlegenheit, wenn man sie fragt, durch welche Schädlichkeit sie ihr Leiden acquirirt hätten, aber diese Angaben beweisen Nichts für die wirkliche Aetiologie des Leberkrebses.

§. 2. Anatomischer Befund.

Von den verschiedenen Formen des Carcinoms kommt in der Leber am Häufigsten der M a r k s c h w a m m vor. Er bildet bald umschriebene und scharf
begrenzte Tumoren, bald breitet er sich diffus und ohne scharfe Grenzen
zwischen den Leberzellen aus.

Im ersteren Falle bemerkt man in der Leber rundliche oder mehr drü-
sige und gelappte G e s c h w ü l s t e, welche von einer zarten, gefässreichen
Bindegewebskapsel eingeschlossen sind und da, wo sie an das Peritonaeum
stossen, oft eine Abplattung oder eine seichte Vertiefung, einen sogenannten Krebsnabel, zeigen. Die Grösse und die Zahl derselben ist verschieden:
man findet sie von Erbsengrösse bis zu der Grösse eines Kinderkopfes, bald
vereinzelt, bald in unzähliger Menge. Je näher der Peripherie der Leber sie
liegen, um so leichter treten knollige Protuberanzen hervor. Die Consistenz

der Krebsgeschwülste wechselt von der eines festen Speckes bis zu der einer weichen Gehirnmasse. Aus den weicheren Krebsen lässt sich eine reichliche, aus den harten eine nur geringe Menge von Krebsmilch ausdrücken. Die Farbe der Geschwülste endlich ist, je nachdem sie arm oder reich an Gefässen sind, milchweiss oder röthlich; auch können sie durch Blutergüsse dunkelroth und durch Ablagerung von Pigment schwarz gefärbt werden. — In dem vom Krebse verschonten Leberparenchym findet sich meist bedeutende Hyperaemie, welche zu der oft enormen Vergrösserung des Organs wesentlich beiträgt. Nicht selten ist das Leberparenchym durch Compression von Gallengängen und durch Gallenstauung intensiv gelb gefärbt. In der nächsten Umgebung der Krebsgeschwülste sind die Leberzellen meist fettig degenerirt. Im Ueberzuge der Leber oberhalb der Krebsknoten entsteht fast immer frühzeitig partielle chronische Peritonitis, durch welche derselbe verdickt wird und mit der Umgebung verwächst; in anderen Fällen entwickeln sich Krebsmassen in demselben und breiten sich über das ganze Peritonaeum aus. — Die Bildung des Krebsnabels beruht beim Lebercarcinom, wie bei anderen Carcinomen, auf einer Atrophie der ältesten Partien der Neubildung, bei welcher die zelligen Elemente derselben fettig degeneriren und einschrumpfen; zuweilen beobachtet man aber auch Fälle von Leberkrebs, bei welchen diese Rückbildung sich auf die ganze Geschwulst erstreckt, so dass schliesslich von dieser nur eine gelbe bröckliche Masse, in narbig contrahirtes Bindegewebe (das erhaltene Krebsgerüst) eingeschlossen, zurückbleibt. Finden sich frische Krebse neben diesen narbigen Massen in der Leber, so kann man über die Natur der letzteren nicht zweifelhaft sein; ist dies aber nicht der Fall, so wird es sich schwer entscheiden lassen, ob wirklich geheilte Krebse oder Residuen anderer Processe vorliegen. — Sehr selten erweicht der Markschwamm und führt durch seinen Zerfall zu acuter Peritonitis oder zu gefährlichen Blutungen in die Bauchhöhle.

Bei der zweiten Form, welche *Rokitansky* als infiltrirten Krebs bezeichnet, findet man grössere Abschnitte der Leber in eine weisse Krebsmasse verwandelt. Die obliterirten Gefässe und Gallengänge, welchen Rudimente von atrophischen, fettig entarteten und gallig pigmentirten Leberzellen anliegen, durchsetzen oft diese weisse Masse als ein grobes, gelbliches Balkenwerk. An der Peripherie geht der infiltrirte Krebs allmälig in das normale Parenchym über, indem es Stellen giebt, an welchen noch die Krebsmassen, andere, an welchen die Leberzellen überwiegen.

Der Alveolar- oder Gallertkrebs, welcher seinen Sitz fast ausschliesslich im Magen, im Darm und im Peritonaeum hat, greift von letzte-

rem in seltenen Fällen auf das Leberparenchym über. In einem von *Luschka*
beobachteten Falle war fast die ganze Leber in eine unförmliche Masse von
der Structur des Alveolarkrebses verwandelt.

Noch seltener werden in der Leber einzelne kleine Knoten von der Structur des Epithelialkrebses beobachtet.

§. 3. Symptome und Verlauf.

Die Symptome des Leberkrebses sind im Beginne immer dunkel; im späteren
Verlaufe ist das Krankheitsbild gewöhnlich leicht zu deuten, doch kommen
Fälle vor, in welchen bis zum Tode eine sichere Diagnose unmöglich bleibt.
— Die ersten Klagen der Kranken sind auch beim Leberkrebse fast immer die
über ein Gefühl von Druck und Vollsein im rechten Hypochondrium, welches alle Krankheiten der Leber, Schwellungen der Leber, wenn sie schnell
entstehen und bedeutend werden, begleitet. Wenn die Geschwülste ihren
Sitz in der Nähe der Leberoberfläche haben und in Folge dessen frühzeitig
zu partieller Peritonitis führen, so entstehen schon im Beginne der Krankheit schmerzhafte Empfindungen in der Lebergegend, welche oft nach der
rechten Schulter ausstrahlen. Gegen Druck ist die Lebergegend meist von
Anfang an empfindlicher, als bei allen bisher besprochenen Leberleiden, mit
Ausnahme der parenchymatösen Hepatitis. Nach einiger Zeit bemerken die
Kranken oft selbst, dass ihre rechte Seite sich hervorwölbt, und dass im rech-
ten Hypochondrium ein harter Tumor vorhanden ist. — Comprimiren die
Geschwulstmassen grössere Pfortaderäste, so entsteht ein mässiger Ascites;
comprimiren dagegen die an der Concavität der Leber emporwuchernden
Krebsmassen die Pfortader selbst, so wird der Ascites bedeutend; in anderen
Fällen fehlt derselbe, doch sind diese nicht häufig, da, auch abgesehen von
der gehemmten Entleerung der Gefässe, eine consecutive Erkrankung des
Bauchfells Ascites zur Folge hat. — Als Folgen der Blutstauung sind ferner
die Magen- und Darmcatarrhe anzusehen, welche, auch ohne dass der Magen und der Darm gleichzeitig der Sitz carcinomatöser Entartungen sind,
den Leberkrebs sehr häufig compliciren. Die Milz wird nur selten vergrössert, vielleicht deshalb, weil die Hydraemie das frühzeitige Eintreten des
Ascites begünstigt und der Druck der hydropischen Flüssigkeit die Schwellung der Milz verhindert. — Aehnlich, wie mit dem Ascites, verhält es sich
mit dem Ikterus. Durch Compression grösserer Gallengänge entsteht partielle Gallenstauung und Gelbsucht mässigen Grades; aus den nicht comprimirten Gallengängen fliesst jedoch so viel Galle in das Duodenum ab, dass die

Fäces normal gefärbt bleiben. Wird dagegen der Ductus choledochus comprimirt, so wird die Gallenstauung allgemein, die Gelbsucht hochgradig und die Fäces erscheinen entfärbt. In mehr als der Hälfte der Fälle geschieht keines von beiden und der Ikterus fehlt ganz. Da bei den meisten Texturerkrankungen der Leber kein Ikterus zu Stande kommt, so legt das Vorhandensein desselben bei der Frage, ob eine Lebervergrösserung durch Carcinom oder durch andere Erkrankungen bedingt sei, ein grosses Gewicht für das Carcinom in die Wagschale; aber das Fehlen des Ikterus darf nicht als ein Beweis gegen das Carcinom angesehen werden.

Während die geschilderten Symptome sich allmälig heranbilden, lässt in den meisten Fällen auch der äussere Habitus der Kranken, das kachektische Ansehen, die Abzehrung derselben, die welke Beschaffenheit der Haut, das leichte Oedem der Knöchel ein carcinomatöses Leiden vermuthen. Bei manchen Individuen tritt der Krebsmarasmus sehr spät ein, und sie bleiben, wenn schon grosse Tumoren in der Leber fühlbar sind, eben so wohl genährt und von eben so frischem Ansehen, wie manche Kranke mit Carcinoma mammae von grossem Umfange, so lange dasselbe nicht exulcerirt. Indessen bleiben auch bei diesen Kranken die nachtheiligen und, wenn das Carcinom nicht verjaucht, schwer verständlichen Einwirkungen der Neubildung auf das Allgemeinbefinden und auf die Ernährung nicht aus. Allmälig werden auch sie marantisch und gehen, wenn die Abmagerung und Erschöpfung den höchsten Grad erreicht hat, meist unter hydropischen Erscheinungen zu Grunde. Als Terminalerscheinungen entstehen nicht selten Thrombosen der Schenkelvenen, folliculäre Dickdarmcatarrhe, und oft entwickeln sich kurz vor dem Tode Soormassen in der Mundhöhle.

Die physikalische Untersuchung giebt beim Leberkrebse in den Fällen, in welchen grosse Tumoren in der Leber vorhanden sind, wichtige Aufschlüsse. Bei keinem der bisher besprochenen Leberleiden erreicht das Organ die Grösse, welche dasselbe bei carcinomatöser Entartung erreichen kann. Gerade die durch Carcinom geschwellte Leber hebt am Häufigsten die unteren Rippen, treibt sie nach Aussen und bildet eine sichtbare Hervorwölbung am Bauche, welche oft die Form der Leber erkennen lässt und sich vom rechten Hypochondrium bis unter den Nabel und bis ins linke Hypochondrium erstrecken kann. Bei der Palpation fühlt man meist deutlich die Grenzen des harten Organs und auf der Oberfläche desselben grössere und kleinere Protuberanzen, welche fast pathognostisch für die Krankheit sind. Ist der Peritonaealüberzug oberhalb der Tumoren der Sitz einer frischen Entzündung, so fühlt und hört man zuweilen bei den Bewegungen der Leber während

der Respiration ein deutliches Reiben. Ist bedeutender Ascites vorhanden,
so kann derselbe die genaue Untersuchung der Leberoberfläche erschweren;
wenn man aber durch schnelles Eindringen mit dem Finger die Flüssigkeit
verdrängt, so lässt sich wenigstens die Vergrösserung und die vermehrte
Consistenz der Leber ausser Zweifel stellen.

In den meisten Fällen machen die geschilderten Symptome und der beschriebene Verlauf die Diagnose des Leberkrebses zu einer leichten Aufgabe;
zuweilen aber ist dieselbe, wie wir oben erwähnten, schwierig oder sogar
unmöglich. Bei dem infiltrirten Krebse und bei der Entwickelung nicht vo-
luminöser, wenig zahlreicher Krebsknoten in der Tiefe der Leber ist diese
oft nur wenig vergrössert, und selbst wenn sie unter den Rippen hervorragt, vermisst man bei der Palpation die charakteristische Beschaffenheit
der Oberfläche. Die Schmerzhaftigkeit fehlt oder ist gering, weil der seröse
Ueberzug nur selten entzündet wird. Ebenso fehlt meist der Ascites und der
Ikterus, da weder die Pfortaderäste noch die Gallengänge erheblich comprimirt sind. In solchen Fällen ist es oft erst dann möglich, die Krankheit mit
einiger Wahrscheinlichkeit zu vermuthen, wenn eine allmälig wachsende
Kachexie, für welche sich bei den ungestörten Functionen des Organismus
keine andere Erklärung finden lässt, den Verdacht auf eine carcinomatöse
Erkrankung erweckt, und wenn sich Carcinom des Uterus, des Magens und
anderer Organe, in welchen die carcinomatöse Entartung leichter erkannt
werden würde, ausschliessen lassen. Die Wahrscheinlichkeit ist noch grösser, wenn der verdächtige Marasmus sich nach der operativen Entfernung
eines peripherischen Krebses entwickelt hat. — Sind neben dem Leberkrebse,
welcher ohne bedeutende Vergrösserung und ohne grosse Schmerzhaftigkeit
der Leber, ohne Ikterus und Ascites verläuft, Magenkrebs, Morbus Brightii
oder andere Krankheiten vorhanden, welche für sich den Marasmus erklären, so kann man die Krankheit oft nicht einmal vermuthen.

§. 4. Therapie.

Bei der Therapie des Leberkrebses kann von erfolgreichen und radicalen
Massregeln nicht die Rede sein. Man hat sich in den meisten Fällen darauf zu beschränken, durch eine zweckmässige Ernährung die Kranken möglichst lange bei Kräften zu erhalten. Wird bei intensiver Perihepatitis die
Leber sehr schmerzhaft, so setze man einige Blutegel und bedecke die Lebergegend mit warmen Breiumschlägen; fast immer verlieren sich danach
die Schmerzen oder werden wenigstens gemildert. — Unter den früher er-

wähnten dringlichen Umständen kann der Ascites, welcher den Leberkrebs complicirt, die Punction erforderlich machen.

Kapitel IX.
Tuberculose der Leber.

Die Lebertuberculose ist niemals primär, sondern gesellt sich stets zu einer schon bestehenden Tuberculose in anderen Organen hinzu oder ist Theilerscheinung der acuten Miliartuberculose (siehe Seite 221). Im letzteren Falle sieht man nur matt durchscheinende, grieskorngrosse, grauliche Granulationen, namentlich an der Oberfläche der Leber; neben vorgeschrittener Darm- und Lungentuberculose findet man dagegen in der Leber zuweilen gelbe, käsige Tuberkelmassen von Hanfkorn- bis Erbsengrösse und darüber. Ein Zerfall derselben zu kleinen, mit Tuberkeleiter gefüllten Vomiken kommt nur selten vor. Dagegen comprimiren sie häufig capillare Gallengänge und führen zu Erweiterung derselben hinter der comprimirten Stelle. Hierdurch entstehen hirsekorn- bis erbsengrosse Höhlen mit gallig-schleimigem Inhalt, welche man nicht mit tuberculosen Cavernen verwechseln darf. — Während des Lebens ist die Lebertuberculose nicht zu erkennen.

Kapitel X.
Echinokocken in der Leber.

§. 1. Pathogenese und Aetiologie.

Die Echinokocken verhalten sich zu der Taenia Echinococcus (*Siebold*), wie der Cysticercus cellulosae zu der Taenia solium; sie sind die junge, geschlechtslose Brut jenes reifen Bandwurmes (siehe Seite 613). Fütterungsversuche, welche man mit Echinokocken aus menschlichen Individuen bei Thieren angestellt hat, haben zwar keine beweisenden Resultate ergeben, wohl aber ist es gelungen, im Darme von Thieren, welche man mit Echinokocken aus anderen Thieren gefüttert hatte, die Taenia Echinococcus zu finden.

Die Art und Weise, in welcher die Eier und Embryonen der Taenia Echinococcus in die menschliche Leber gelangen, um sich dort zu Echinokockenblasen zu entwickeln, ist dunkel. In Island sind Echinokocken so verbreitet, dass nach den Mittheilungen der dortigen Aerzte ein Achtel aller daselbst vorkommenden Krankheitsfälle diesem Leiden angehören, und dass etwa jeder siebente Mensch Echinokocken beherbergt (*Küchenmeister*). Man schliesst aus der Analogie, dass die Einwanderung in folgender Weise zu Stande komme: Thiere, welche von der Taenia Echinococcus bewohnt werden, leeren von Zeit zu Zeit reife Glieder mit dem Kothe aus; die Eier oder Embryonen, welche in denselben enthalten sind, gelangen auf irgend eine Weise in das Trinkwasser oder kommen in Berührung mit Nahrungsmitteln, welche roh genossen werden. Mit diesen in den Darmcanal gelangt, bohren sich die kleinen Embryonen mit ihren 6 Häkchen in die Magen- oder Darmwand ein, bis sie, allmälig weiter wandernd, in die Leber gelangen. Dort schwillt der mikroskopisch kleine Embryo zu einer grossen Blase an, auf deren Innenwand eine Colonie junger, unreifer Taenien, Scoleces, emporsprosst. In den meisten Fällen entwickeln sich ausser den Scoleces in der Mutterblase oder Amme auch Tochterblasen und in diesen Enkelblasen, deren Innenwand gleichfalls mit Scoleces besetzt ist.

Das endemische Vorkommen der Echinokocken auf Island leitet Küchenmeister vorzugsweise ab von der grossen Zahl der dort gehaltenen Hunde und von der warmen Temperatur des Flusswassers, welches vielfach als Getränk benutzt wird. Die Hunde verzehrten wahrscheinlich die durch den Mund, durch den After oder aus vereiternden Säcken entleerten Blasen, mit welchen unvorsichtig umgegangen werde. Die warme Temperatur des Flusswassers sei, wie für alle niederen Thiere, so auch für die Embryonen der Echinokocken günstig. *Küchenmeister* hält es nicht für unwahrscheinlich, dass die Blasenwürmer, wenn sie in den Darm des Individuums gelangen, welches sie bewohnen, sich daselbst zu Taenien entwickeln, und umgekehrt, dass die im Darme ausschlüpfenden Embryonen in demselben mit der Taenia behafteten Individuum zu Blasenwürmern werden können.

§. 2. Anatomischer Befund.

Die Echinokockensäcke finden sich bald vereinzelt, bald in grosser Anzahl in der Leber, und zwar häufiger im rechten als im linken Lappen. Die Grösse derselben variirt von der einer Erbse bis zu der einer Faust oder eines Kinderkopfes. Sind sie gross und zahlreich, so hat gewöhnlich auch der Umfang der Leber bedeutend zugenommen. Die in der Tiefe des Organs gelegenen und von Leberparenchym umgebenen Säcke verändern die Form der Leber wenig. Sehr grosse oder peripherisch gelagerte Säcke überragen aber meist mit einem grösseren oder kleineren Segment die Leberoberfläche und führen zu bedeutender Deformität des Organs. Oberhalb der peripherisch gelagerten Cysten ist der Peritonaealüberzug der Leber gewöhnlich ansehnlich verdickt und durch feste Pseudomembranen mit der Umgebung verwachsen. Das Leberparenchym ist durch die Parasiten verdrängt und, wenn diese gross und zahlreich sind, in grosser Ausdehnung untergegangen; das noch erhaltene Parenchym zeigt nicht selten in Folge partieller Stauungen grossen Blutreichthum. Die eigentliche Echinokockenblase ist von einer derben fibrösen Kapsel eingeschlossen, welche durch Bindegewebswucherung entstanden ist, lässt sich aber ziemlich leicht aus dieser herausschälen. — Die Hülle der Echinokockenblase selbst ist eine zarte, halbdurchsichtige, geronnenem Eiweiss ähnliche Membran, welche mikroskopisch aus mehreren feineren, concentrisch gelagerten Lamellen besteht. Oeffnet man die Blase, so entleert sich eine klare, seröse Flüssigkeit, in welcher fast immer eine grosse Zahl von Tochterblasen schwimmen. Die Flüssigkeit enthält nur etwa 15 pro Mille feste Bestandtheile, kein Eiweiss, sondern vorzugsweise Salze, namentlich Kochsalz, und nach *Heintz* etwa 3 pro Mille bernsteinsaures Natron. Die Tochterblasen sind ähnlich wie die Mutterblasen construirt, haben die Grösse eines Hirsekornes bis zu der einer grossen Haselnuss; die grösseren schwimmen frei in der Mutterblase, die kleineren sitzen fest an der Innenwand derselben. Die Enkelblasen, welche sich nur in den grösseren Tochterblasen finden, sind meistens von Stecknadelknopfgrösse. Auf der Innenfläche der Mutter-, Tochter- und Enkelblasen entdeckt man bei genauerer Betrachtung einen weisslichen, griesigen Anflug, und die mikroskopische Untersuchung ergiebt, dass dies eine Colonie junger, unreifer Taenien oder Scoleces ist. Die einzelnen Thiere sind etwa $\frac{1}{4}$ Mm. lang und $\frac{1}{8}$ Mm. breit, haben einen dicken Kopf mit 4 Saugnäpfen und einen Rüssel, der von einem doppelten Hakenkranze umgeben ist. Der Kopf ist durch eine Einschnürung von dem kurzen Leibe getrennt, in welchem zahlreiche runde und ovale Kalkconcremente sich vorfinden. Gewöhnlich ist der Kopf in den Leib eingezogen; die Thiere haben dann eine rundliche oder herzförmige Gestalt, und der Hakenkranz sitzt in der Mitte. An dem hinteren Ende des Leibes inserirt sich ein kurzer Stiel, an welchem das Thier festsitzt, bis es sich später losstösst und frei in der Flüssigkeit schwimmt.

Die Echinokocken sterben häufig ab. Die Mutterblase und die Tochterblasen collabiren, ihr Inhalt wird trübe, fettig und endlich in eine schmierige oder kittartige Masse verwandelt. Diese besteht aus Kalksalzen, Fett, Cholesterin, und nur noch einzelne Haken aus den Hakenkränzen der untergegangenen Echinokocken, welche *Budd* mit den beim Untergange grösserer Thiere zurückbleibenden Zähnen und Knochen vergleicht, verrathen den Ursprung dieser Massen.

In anderen Fällen wird der Echinokockensack immer stärker ausgedehnt, bis er endlich berstet. Wenn dabei auch der ausgedehnte und verdünnte Peritonaealüberzug einreisst, so tritt der Inhalt in die Bauchhöhle, und es entsteht eine heftige Peritonitis. Auf dieselbe Weise kann sich der mit der Umgebung verwachsene Sack in den Magen, den Darm, die Gallengänge, in benachbarte Gefässe oder, nachdem das Zwerchfell durch den Druck der Cyste allmälig verdünnt und endlich durchbrochen ist, in die Pleurahöhle oder in die mit der Pleura verwachsenen Lungen entleeren. — In noch anderen Fällen ruft der Echinokockensack in seiner Umgebung, und zwar zunächst in der fibrösen Umhüllung, welche der Leber angehört, eine intensive Entzündung hervor. Dies scheint vorzugsweise in den Fällen zu geschehen, in welchen der Sack innerhalb der Leber berstet und sein Inhalt durch directe Berührung mit dem Parenchym eine heftige Irritation desselben bewirkt. In solchen Fällen enthält die Cyste neben Fetzen der Mutterblase und zuweilen neben einzelnen noch erhaltenen Tochterblasen eiterige und gallig gefärbte Massen. Dass man in diesen Fällen nicht mit einem entzündeten Echinokockensack, d. h. der entzündeten Amme eines Bandwurmes, zu thun hat, dass vielmehr der Eiter von Aussen eingedrungen ist, versteht sich von selbst. Der auf diese Weise entstandene Leberabscess kann alle Ausgänge nehmen, welche wir in dem zweiten Kapitel geschildert haben. Perforirt er nach Aussen, so sind dem abfliessenden Eiter Rudimente der Echinokockenblasen beigemischt.

§. 3. Symptome und Verlauf.

Es gehört zur Regel, dass Echinokocken Jahre lang die Leber bewohnen, ehe sie die Aufmerksamkeit auf sich ziehen, und ehe die Krankheit auch nur vermuthet werden kann. Das langsame Wachsen der Echinokocken erklärt hinreichend das Fehlen der Beschwerden oder das späte Eintreten derselben. In den meisten Fällen, in welchen die Krankheit erkannt wird, führen nicht subjective Symptome, sondern die zufällige Wahrnehmung, dass das rechte Hypochondrium aufgetrieben, und dass eine Geschwulst in demselben vorhanden ist, welche die Kranken selbst oder die Aerzte derselben machen, zur ersten Entdeckung des Leidens. Erreichen die Echinokockensäcke und mit ihnen die Leber selbst einen sehr bedeutenden Umfang, so entsteht allerdings zuweilen das oft erwähnte Gefühl von Druck und Spannung in der rechten Seite. Das nach Oben gedrängte Zwerchfell kann dann in seiner Action gehemmt werden, die Compression des rechten unteren Lungenlappens

und die collaterale Hyperaemie in den nicht comprimirten Lungen abschnitten Dyspnoe und Bronchialcatarrhe im Gefolge haben; ebenso können Ascites und Ikterus von entschiedener Intensität durch Compression der Pfortaderäste oder der Pfortader, der kleinen Gallengänge oder der Gallenausführungsgänge zu Stande kommen; aber alle diese Erscheinungen gehören zu
den Ausnahmen.

Den wichtigsten und in den meisten Fällen den einzigen Anhalt für die
Diagnose giebt die physikalische Untersuchung. Wie grosse und
zahlreiche Carcinome, so verrathen sich auch grosse und zahlreiche Echinokockensäcke in der Leber oft schon bei der Adspection. Auch in diesen Fällen
ist das rechte Hypochondrium bis unter den Nabel und bis zum linken Hypochondrium bedeutend hervorgewölbt, und während die Geschwulst im
Ganzen an die Form der Leber erinnert, bemerkt man auf derselben flache Protuberanzen von verschiedener Grösse. Gleichzeitig kann die rechte Thoraxhälfte erweitert, und es können die unteren Rippen gehoben und
auswärts gewendet sein. – Noch deutlicher erkennt man bei der Palpation
die Vergrösserung der Leber und die hügelige Beschaffenheit ihrer Oberfläche. Die Protuberanzen erscheinen nachgiebiger, als die durch die weichsten
Carcinome entstandenen Knollen; zuweilen ist deutliche Fluctuation wahr-
nehmbar. – Der Percussionsschall ist im ganzen Umfange der vergrösserten
Leber absolut leer; beim Percutiren der Säcke selbst empfindet man in einzelnen Fällen ein eigenthümliches Zittern – Piorry's frémissement hydatique
– ähnlich dem, welches man beim Anschlägen an eine ziemlich starre Gal-
lertmasse wahrnimmt.

Unter den Symptomen der Ausgänge der Krankheit lassen sich die der
allmäligen Verödung des Sackes nicht angeben, da dieser Ausgang nur bei
kleinen, der Diagnose nicht zugänglichen Säcken eintritt. – Berstet der Echinokockensack in die Bauchhöhle, so entstehen ganz ähnliche Symptome,
wie bei der Perforation von Magengeschwüren. Waren die Echinokocken
nicht bereits früher diagnosticirt, so kann man auch dann nicht wissen, welche Substanzen in die Bauchhöhle ausgetreten sind. Die Kranken erliegen
nach wenigen Tagen der sehr acut verlaufenden Peritonitis. – Nur wenn
Theile von Echinokockenblasen ausgebrochen, mit dem Stuhlgang entleert
oder ausgehustet werden, kann man eine Perforation, welche in den Magen,
in den Darm oder in die Lungen erfolgt ist, erkennen. – Ruft der Echinokockensack in seiner Umgebung Entzündung hervor, so wird die bis dahin
schmerzlose Anschwellung der Leber sehr schmerzhaft und namentlich gegen Druck sehr empfindlich. Es treten Schüttelfröste und heftiges Fieber ein,

und so entsteht das Bild einer parenchymatösen Hepatitis und ihrer Ausgänge, wie wir es im Kapitel II. geschildert haben. Perforirt der Leberabscess
nach Aussen, so kann man in dem Eiter zuweilen Spuren der eigenthümlich
geschichteten Häute oder einzelne Haken aus den Hakenkränzen nachweisen.

§. 4. Therapie.

Gegen die Echinokocken in der Leber hat man Fomentationen der Lebergegend mit starken Kochsalzlösungen empfohlen, und *Budd* spricht sich dahin aus, dass bei der besonderen Anziehungskraft und Affinität der Echinokockensäcke zum Kochsalze möglicher Weise die übermässige Anhäufung
des letzteren in der Flüssigkeit, welche durch diese Procedur erreicht würde,
die Entwickelung und Vermehrung der Echinokocken verhüten oder dieselben zerstören könne. Von anderer Seite sind Jodpräparate empfohlen, ebenso
Mercurialien, wegen ihrer bekannten „parasiticiden" Wirkung, und in ähnlicher Absicht die Anthelmintica. Diese Mittel verdienen wenig Vertrauen, da
ihre Empfehlung sich auf aphoristisches Raisonnement, nicht aber auf wirklich erzielte Erfolge stützt. Will man sie anwenden, so wähle man wenigstens
diejenigen aus, welche am Wenigsten nachtheilig auf den Organismus einwirken. — In Island scheint man mit der Eröffnung der Echinokockensäcke
sehr dreist zu sein; bei uns hat man von dem unvorsichtigen Oeffnen derselben sehr schlimme Resultate gesehen, und es bedarf, wenn man sich zu der
Eröffnung entschliesst, aller Vorsichtsmassregeln, welche die Eröffnung der
Leberabscesse fordert (s. Seite 665).

Kapitel XI.
Die Stauung von Galle in der Leber und der von derselben abhängende Ikterus.

§. 1. Pathogenese und Aetiologie.

Die Gallengänge besitzen keine contractilen Elemente, durch welche sie ihren Inhalt austreiben können. Wir sind deshalb zu der Annahme gezwungen,
dass die Galle in den Gallengängen hauptsächlich durch dieselben Kräfte,
welche sie in den Anfang derselben hineinpressen, durch den Secretions-
druck, weiter befördert wird. Die Compression, welche die Leber bei der

Inspiration durch das herabsteigende Zwerchfell erfährt, trägt zwar gleichfalls zur Entleerung der Gallenwege bei, aber wir dürfen die Wirkung dieses Druckes nicht überschätzen, da die Gallenblase, auf welche der Druck stärker wirken muss, als auf die starre Leber, bei ununterbrochenen Athembewegungen sich strotzend mit Galle füllen kann. Jedenfalls sind die Kräfte, welche die Galle in den Gallengängen fortbewegen, so schwach, dass der geringste Widerstand von ihnen nicht leicht überwunden wird, und dass ein unbedeutendes Hinderniss für die Entleerung der Galle ausreicht, um eine Anhäufung derselben in der Leber, eine Gallenstauung, hervorzurufen.

Wird die Füllung der Gallengänge und der Leberzellen bedeutend, und erreicht der Seitendruck in denselben eine gewisse Höhe, so tritt (filtrirt) ein grosser Theil ihres Inhaltes in die Blut- und in die Lymphgefässe über. Dieser Vorgang ist die häufigste Ursache der Gelbsucht, des Ikterus. Dass man bei der Gelbsucht im Blute und in den meisten Secreten und Geweben nur den Gallenfarbstoff, aber nicht die übrigen Bestandtheile der Galle findet, erklärt sich daraus, dass letztere, in das Blut gelangt, Umsetzungen erfahren, durch welche es unmöglich wird, sie zu erkennen. Zu dieser Erklärung hält man sich deshalb berechtigt, weil unter normalen Verhältnissen die Gallensäuren, um welche es sich vorzugsweise handelt, zum grössten Theil im Darm verschwinden und gleichfalls in das Blut aufgenommen werden, ohne dass man sie in demselben nachweisen kann.*)

Unter den bereits besprochenen Krankheiten der Leber führen einige, namentlich die Fett- und Speckleber, da sie nie zu Compression der Gallengänge Veranlassung geben, nie zu Ikterus. Andere, wie die Cirrhose, der Krebs, die Echinokocken, führen bald zu Gallenstauung und Ikterus, bald nicht. In den Fällen, in welchen Gallengänge comprimirt werden, ist die Gallenstauung nur partiell, die Gallenresorption und der Ikterus erreichen keinen hohen Grad, die Fäces behalten in Folge des ungehinderten Zuflusses aus den nicht comprimirten Gallengängen eine schwache Färbung. Anders verhält es sich, wenn durch Geschwülste der Leber der Ductus hepaticus

---

*) In neuerer Zeit hat *Kühne* behauptet, dass diese Ansicht falsch, und dass der Irrthum dadurch entstanden sei, dass man für den Nachweis der Gallensäuren unzureichende Methoden angewendet habe. Seine Untersuchungen, bei welchen er sich der von *Hoppe* angegebenen Methode bediente, beweisen ihm nicht nur, dass die Gallensäuren constant im Harne Ikterischer vorkommen, sondern auch, dass dieselben im Darme Gesunder keinesweges resorbirt, sondern wenig verändert mit den Fäces ausgeleert werden. Diese Entdeckungen, welche die Lehre vom Ikterus und von dem physiologischen Verhalten der Galle wesentlich umgestalten würden, bedürfen vorläufig noch einer weiteren Bestätigung.

oder choledochus comprimirt wird: dann ist Gallenstauung eine allgemeine, der Ikterus sehr hochgradig, Fáces sind vollständig entfärbt.

Weit häufiger, als bei Erkrankungen der Leber, kommt die allgemeine Gallenstauung mit ihren Folgen bei Krankheiten der Gallenausführungsgänge und bei Compression derselben durch Geschwülste vor. Diese Zustände werden uns im nächsten Abschnitte beschäftigen; wir wollen in diesem Kapitel nur von den Veränderungen, welche die Leber durch Gallenstauung erfährt, und von den Folgen der Gallenstauung reden.

§. 2. Anatomischer Befund.

Durch allgemeine hochgradige Gallenstauung kann der Umfang der Leber ebenso, wie durch eine bedeutende Blutstauung, vermehrt werden; doch nimmt die Anschwellung sehr schnell wieder ab, sobald das Hinderniss für den Abfluss der Galle gehoben ist. Die Form des Organes wird bei dieser Vergrösserung nicht verändert. Sowohl die grösseren, als die kleineren Gallengänge erscheinen bei höheren Graden der Krankheit erweitert und strotzend mit Galle gefüllt. Die Farbe der Leber ist gesättigt gelb und bei den höchsten Graden olivengrün; gewöhnlich ist die Färbung nicht gleichmässig, sondern scheckig. Bei der mikroskopischen Untersuchung sieht man nach *Frerichs*'s Beschreibung bald den ganzen Inhalt der Leberzellen blassgelb gefärbt, bald feinkörniges Pigment, namentlich in der Umgebung der Kerne, abgelagert. Nach längerem Bestehen enthalten die Leberzellen festere Pigmentausscheidungen in der Form gelber, rothbrauner oder grüner Stäbchen, Kugeln oder scharfkantiger Stückchen. Die pigmenthaltigen Zellen liegen vorzugsweise in der Umgebung der Centralvene.

Auch wenn das Hinderniss für die Gallenexcretion nicht gehoben wird, kann die früher ansehnlich vergrösserte Leber verkleinert und sogar auf einen sehr geringen Umfang reducirt werden. Gleichzeitig nimmt dann das verkleinerte Organ eine sehr dunkelgrüne oder selbst schwarze Farbe an, verliert seine Consistenz, wird breiig und matsch. In solchen Fällen hat durch Compression der blutführenden Gefässe und unter dem Drucke der ausgedehnten Gallengänge, vielleicht auch unter dem Drucke der in den Zellen selbst angehäuften Galle die Ernährung der Leberzellen gelitten. Bei der mikroskopischen Untersuchung sieht man neben wenigen noch erhaltenen pigmentreichen Zellen die Mehrzahl derselben zu einem feinkörnigen Detritus zerfallen.

In fast allen Organen und Flüssigkeiten des Körpers lässt sich bei der Obduction ikterischer Leichen die Anhäufung von Gallenpigment sehr leicht erkennen. Abgesehen von der charakteristischen Färbung der Haut, der Conjunctiva, des Urins etc., auf welche wir im nächsten Paragraphen bei der Beschreibung der objectiven Krankheitssymptome näher eingehen werden, fällt schon bei der Eröffnung der Leichen die citronengelbe Färbung des Fettes im Unterhautbindegewebe, im Netz, im Pericardium und an anderen Stellen auf. Die im Herzen und in den Gefässen enthaltenen Fibrincoagula, die im Pericardium enthaltene Flüssigkeit und etwaige pathologische Transsudate und Exsudate des Pericardium, der Pleura, des Peritonaeum haben ein deutlich ikterisches Ansehen. Je weniger roth die einzelnen Gebilde normaler Weise gefärbt sind, um so stärker markirt sich die pathologische gelbe Färbung, so dass sie deutlicher an den serosen und fibrosen Häuten, den Gefässwänden, den Knochen und Knorpeln hervortritt, als z. B. am Muskelfleisch und an der Milz. Nur das Gehirn, das Rückenmark und die Nerven machen eine Ausnahme, indem sich an ihnen nur selten ein leicht ikterischer Anflug bemerken lässt. *Frerichs* bestätigt die früheren Beobachtungen, nach welchen die eigentlichen Secrete, der Speichel, die Thränen, der Schleim kein Gallenpigment enthalten, während die eiweiss- und fibrinreichen Exsudate sehr reich an denselben sind. Vom höchsten Interesse sind die Veränderungen in den Nieren, welche der genannte Forscher zuerst genau beschrieben und abgebildet hat. Er fand bei älteren und intensiveren Formen des Ikterus die Nieren von olivengrüner Farbe und einzelne Harncanälchen mit braunen oder schwarzen Ablagerungen gefüllt. Bei genauerer Untersuchung sah er in den blasseren Harncanälchen die Epithelialzellen, welche sich selten vollständig fanden, durch Pigment braun gefärbt, die dunkel gefärbten Harncanälchen mit einer kohlschwarzen, harten, brüchigen Masse ausgefüllt. Die Pigmentirung der Epithelien begann schon in den Malpighischen Kapseln, wurde stärker in den gewundenen Harncanälchen, während in den Tubulis rectis sich hauptsächlich die schwarzen, kohlenartigen Massen fanden.

§. 3. Symptome und Verlauf.

Den charakteristischen Zeichen der Gallenstauung gehen fast in allen Fällen Vorboten voraus. Diese bestehen in den Symptomen desjenigen Leidens, welches zu Verengerung und Verschliessung der Gallengänge führt, und da dieses in der Mehrzahl der Fälle ein Catarrh des Duodenum ist, am Häufigsten in den Symptomen eines Gastro-Duodenalcatarrhs. Haben diese kür-

zere oder längere Zeit bestanden, so documentirt sich das Uebergreifen des
Duodenalcatarrhs auf den Ductus choledochus oder der auf andere Weise
eingetretene Verschluss der Gallengänge fast immer zuerst in der eigenthümlich dunklen Farbe des Urins und der hellen Färbung der Fäces. Gewöhnlich aber sind es nicht diese Symptome, welche die Kranken veranlassen, ärztliche Hülfe nachzusuchen, sondern die gelbe Färbung ihrer Haut
und ihrer Augen. Die Haut ist bald nur leicht gelblich, bald intensiv sa-
frangelb gefärbt, später und bei den höchsten Graden der Gelbsucht, welche
man als Melan-Ikterus bezeichnet, kann sie grünlich, selbst mahagonifarbig
werden. An den Theilen des Körpers, an welchen die Epidermis dünn ist,
so dass die tieferen Schichten des Rete Malpighii, in welchen das Pigment
seinen Sitz hat, durch die oberflächlichen Lagen stark durchscheinen, ist die
Färbung am Intensivsten, so an der Stirn, an den Nasenflügeln, in den Ellen-
beugen, auf der Brust. Sehr bezeichnend für den Ikterus und wichtig für
die Unterscheidung der ikterischen Färbung der Haut von anderen Formen
starker Pigmentirung ist die gelbe Färbung der Sklerotica, welche gleichfalls
ziemlich gesättigt und dunkel werden kann. Die gelbe Färbung der Haut und
der Sklerotica verschwindet vollständig bei Lampen- und Kerzenlicht, so
dass man den Ikterus in den Abendstunden nicht erkennen kann. Dass auch
die äusserlich sichtbaren Schleimhäute gelb gefärbt sind, erkennt man,
wenn man das Blut aus den Lippen oder dem Zahnfleische eines Ikterischen
durch Fingerdruck entfernt, indem dann nicht ein weisser, sondern ein gelber Fleck ensteht. — Der Urin ist bald nur leicht bräunlich gefärbt, wie dün-
nes Bier, bald dunkelbraun, wie Porter; beim Stehen an der Luft färbt er sich
fast immer grünlich. Schüttelt man den ikterischen Urin, so ist der Schaum
deutlich gelb, ebenso wird ein Streifen weisser Leinwand oder weissen Pa-
pieres, welchen man mit demselben tränkt, gelb, und dieses Verfahren macht
oft schon die Unterscheidung des Gallenfarbstoffes von anderen Farbstoffen
des Urins möglich. Sicherer ist die Probe mit Salpetersäure, welche etwas sal-
petrige Säure enthält. Durch Zusatz derselben geht die braune Farbe des Gallenfarbstoffes allmälig in Grün, Blau, Violett, Roth und endlich in ein blasses
Gelb über. Um die Farbenveränderung gut übersehen zu können, lasse man
in ein Champagnerglas oder in ein Probirgläschen, welches den zu prüfen-
den Urin enthält, vorsichtig eine Quantität Säure am Rande herablaufen, so
dass dieselbe den Boden erreicht und auf diese Weise nur ganz allmälig eine Mischung der Säure mit dem Urin zu Stande kommt. Lässt man es dann
nur kurze Zeit ruhig stehen, so zeigen, wenn Gallenfarbstoff vorhanden ist,
die verschiedenen Schichten zunächst über der Salpetersäure verschiedene

Färbung, und zwar lässt sich die angegebene Reihenfolge der Farben entweder vollständig oder auch nur zum Theil von Oben nach Unten deutlich verfolgen. Die Reaction kann unvollständig auftreten oder ganz ausbleiben, wenn der Urin bereits längere Zeit an der Luft gestanden und schon eine grünliche Färbung angenommen hat. Nach *Frerichs* fehlt dieselbe zuweilen umgekehrt bei ganz frischem Urin und tritt erst nach längerem Stehen an der Luft ein. — Die *Pettenkofer*'sche Probe lässt zwar sehr geringe Mengen von Gallensäuren durch die purpurrothe Färbung erkennen, welche eintritt, wenn man einer dieselben enthaltenden Lösung sehr kleine Mengen von Zucker und dann allmälig concentrirte Schwefelsäure zusetzt. Aber diese Reaction ist nicht direct anwendbar, wenn, wie im Urin, zugleich Substanzen vorhanden sind, welche auf Zusatz von Schwefelsäure eine dunkle Färbung annehmen. Auch ist es, namentlich bei ikterischem Harn, selten gelungen, nach vorherigem Eindampfen, Extrahiren mit Alkohol, Entfärben mit Thierkohle, wiederholtem Eindampfen und Auflösen des rückständigen Alkoholextractes in Wasser mittelst der *Pettenkofer*'schen Probe eine deutliche Reaction auf Gallensäuren zu erhalten. Dagegen will *Hoppe* dieselben nachweisen können, indem er möglichst viel Harn mit Kalkmilch zum Kochen erhitzt, filtrirt, das Filtrat eindampft, mit einem grossen Ueberschusse von Salzsäure längere Zeit kocht, wiederum eindampft und endlich nach Auswaschen mit Wasser, Extrahiren mit Alkohol, Entfärben mit Thierkohle und nochmaligem Eindampfen den Choloidinsäure enthaltenden Rückstand der *Pettenkofer*'schen Probe unterwirft. Nach dieser Methode wies *Kühne* wiederholt in ikterischem Urin Gallensäuren nach und hält ihr Vorkommen in demselben für constant.

Ausserdem tritt auch zuweilen im S c h w e i s s e Gallenpigment auf, so dass die Wäsche, namentlich an den Stellen, an welchen die Kranken stärker schwitzen, gelb gefärbt wird. Noch häufiger hat man die M i l c h säugender Frauen von gelblicher Farbe gefunden.

Die am Meisten in die Augen fallende Veränderung, welche die F ä c e s bei einem gehinderten Abflüsse der Galle in den Darm darbieten, ist ihre mehr oder weniger vollkommene E n t f ä r b u n g. Bei unvollständigem Verschlusse der Gallenausführungsgänge oder bei partieller Gallenstauung haben sie eine Lehmfarbe, bei vollständigem Verschlusse des Ductus hepaticus oder choledochus sind sie thonartig. — Da man die innerhalb 24 Stunden in den Darm ergossene Galle auf etwa 2 Pfund schätzt, so erklärt sich leicht, weshalb die entfärbten Fäces fast immer gleichzeitig auffallend t r o c k e n sind. — Bei dem Abschlüsse der Galle vom Darme ist aber ferner, wie die

Physiologie lehrt, die Resorption der Fette, wenn auch nicht aufgehoben, so
doch sehr beschränkt, und so erklärt sich weiter die längst bekannte Thatsache, dass die Fäces von ikterischen Kranken v i e l m e h r F e t t enthalten,
als die von Gesunden. Herr Professor *Trommer,* welcher die Fäces von zwei-
en meiner Zuhörer untersuchte, welche genau dieselben Quantitäten von
Brod, Butter und kaltem Braten genossen, von welchen aber der eine ikterisch war, der andere vollkommen gesund, fand in den Fäces des Ikterischen
weit mehr Fett, als denen des Gesunden. — Durch die Einwirkung der Galle
auf den Darminhalt scheinen endlich putride Zersetzungen desselben verhütet zu werden; daher leiden Kranke, bei welchen keine Galle in den Darm
ergossen wird, gewöhnlich an F l a t u l e n z , und sowohl die abgehenden Blähungen als die Fäces haben einen höchst penetranten, fauligen Geruch.

Neben der abnormen Färbung der Haut, der Sklerotica, des Urins, des
Schweisses, der Milch, und neben der Entfärbung der Fäces und den mit
dem Abschlüsse der Galle vom Darme zusammenhängenden Beschwerden
bemerkt man, dass fast alle Kranke, welche an einem durch Gallenstauung
entstandenen Ikterus leiden, schnell a b m a g e r n und auffallend s c h l a f f
und s c h l ä f r i g sind. Da beim Abschlüsse der Galle vom Darme sowohl die
Amylaceen als auch die Proteinsubstanzen verdaut werden, so kann die Abmagerung, wenn nicht gleichzeitig ein Magen- und Darmcatarrh vorhanden
ist, fast nur aus der veränderten Aufnahme der Fette erklärt werden. Dass
ein geringerer Verbrauch der Körperbestandtheile durch eine reichliche Zufuhr von Fett erzielt werden kann, ist, wie wir früher Seite 215 erwähnt haben, durch *Bischoff* experimentell erwiesen. Dass Entziehung des Fettes den
entgegengesetzten Effect haben und namentlich zu einem vermehrten Verbrauche des im Körper angehäuften Fettes führen wird, liegt nahe. Selbst
die Ausnahmen, in welchen ikterische Kranke, obgleich keine Galle in ihren
Darm gelangt, in einem guten Ernährungszustände bleiben, sprechen keinesweges gegen diese Erklärung. Man hat nämlich bemerkt, dass, während
die meisten Hunde, welchen man künstlich Gallenfisteln anlegt, bedeutend
abmagern, einzelne, und zwar solche, welche auffallend viel fressen, gut ernährt bleiben; man hat dem entsprechend gesehen, dass gerade solche Menschen, welche während ihres Ikterus sehr starken Appetit und gute Verdauung haben, nicht mager werden. Hieraus lässt sich ungezwungen schliessen,
dass der Ausfall der Fettzufuhr durch eine vermehrte Zufuhr von Kohlenhydraten und Proteinsubstanzen ersetzt werden kann. — Es lässt sich indessen
die Möglichkeit nicht in Abrede stellen, dass durch die Gallenstauung auch
die Functionen der Leber, die Zuckerbildung in derselben, sowie der Einfluss,
welchen die Leber wahrscheinlich auf die Regeneration der Blutkörperchen

ausübt, eine Störung erfahren, und dass diese nachtheilig auf die Ernährung einwirken kann.

Mit der Abmagerung und Entkräftung in genauem Zusammenhange scheint die Verlangsamung des Pulses ikterischer Kranken zu stehen. Man hat nicht nöthig, dieses Symptom aus der Aufnahme von Gallenbestandtheilen in das Blut herzuleiten und die Wirkung derselben der der Digitalis gleich zu stellen, da man auch bei sogenannten Hungercuren und in der Reconvalescenz von schweren Krankheiten nach dem Auf hören des Fiebers dieselbe Verlangsamung des Pulses beobachtet.

Anders verhält es sich mit dem lästigen Hautjucken, an welchem viele Kranke beim Ikterus leiden. Auch dieses Symptom hat man von der trockenen und spröden Beschaffenheit der Haut ikterischer Kranken ableiten wollen, da dasselbe auch beim Marasmus senilis beobachtet werde. Indessen das verhältnissmässig häufige Vorkommen beim Ikterus und das nur seltene Vorkommen desselben bei marantischen Zuständen sprechen mit einiger Wahrscheinlichkeit dafür, dass dasselbe von einer Reizung der Hautnerven durch das im Rete Malpighii abgelagerte Pigment abhängt. Freilich fehlt das Hautjucken oft bei den höchsten Graden des Ikterus, während es bei mässigen Graden sehr lästig sein kann; ebenso tritt es fast immer periodisch auf, Eigenthümlichkeiten, welche sich, wenn das in Rede stehende Symptom von dem Reize des Gallenpigmentes abhängt, schwer erklären lassen.

Gelbsehen, Xanthopsie, kommt beim Ikterus überaus selten vor. Es ist fraglich, ob dasselbe von der gelben Färbung der durchsichtigen Medien des Auges abhängt, oder ob es auf einer abnormen Innervation beruht und zu den ersten Symptomen der Acholie gehört, auf welche wir demnächst zurückkommen.

Der Verlauf und die Ausgänge der Krankheit hängen hauptsächlich davon ab, ob die Hindernisse für die Entleerung der Galle früh oder spät oder gar nicht zu beseitigen sind. Im ersteren Falle verschwinden mit dem obstruirenden Hindernisse die Symptome der Gallenstauung ziemlich schnell, und die Krankheit endet mit Genesung. Zuerst werden die Fäces gefärbter, bald verschwindet auch die dunkle Farbe des Urins und die Erscheinungen, welche von der Durchtränkung der Gewebe mit pigmentirter Ernährungsflüssigkeit abhängen. Am Spätesten, zumal wenn die Epidermis dick ist, verliert sich die Färbung der Haut. Liess sich eine Vergrösserung der Leber nachweisen, so lange der Abfluss der Galle gehemmt war, so verschwindet auch dies Symptom bald nachdem der Abfluss frei geworden ist. Ebenso kehren schnell die Kräfte und die bessere Ernährung zurück.

Dauert die Gallenstauung längere Zeit oder hängt sie von Hindernissen ab, welche gar nicht zu beseitigen sind, so erreicht der Ikterus den höchsten Grad, und die Ernährung der Kranken kann so bedeutend leiden, dass dieselben endlich marantisch und hydropisch zu Grunde gehen.

In seltenen Fällen wird das Ende durch das Hinzutreten von Magen- und Darmblutungen beschleunigt. Diese entstehen auf dieselbe Weise, wie die Magen- und Darmblutungen im Verlaufe der Cirrhose und der Pylephlebitis. Die Compression der Lebercapillaren durch die ausgedehnten Gallengänge hemmt ebenso den Abfluss des Blutes aus den Gefässen der Magen- und Darmschleimhaut, wie in jenen Fällen die Compression der Lebergefässe durch das schrumpfende Bindegewebe oder die Obturation der Pfortader. Ausser dem mechanischen Hindernisse für den Abfluss des Blutes ist jedoch bei der Erklärung dieser Blutungen auch die gestörte Ernährung der Magen- und Darmcapillaren in Anschlag zu bringen, um so mehr, als im Verlaufe des Ikterus auch Blutungen in anderen Organen, namentlich in der Cutis unter der Form von Petechien, vorkommen. Dass die Neigung zu Blutungen, die sogenannte haemorrhagische Diathese, sich nur aus einer gestörten Ernährung der Gefässwände erklären lässt, und dass solche bei vorgeschrittener Kachexie sehr häufig vorhanden ist, haben wir wiederholt ausgesprochen.

Noch weit bedenklicher ist das Auftreten schwerer Störungen im Nervensystem während des Verlaufes des Ikterus. Zuweilen beginnen dieselben mit Delirien oder Convulsionen, meist aber treten von Anfang an mehr paralytische Erscheinungen auf. Die Kranken verfallen in eine unüberwindliche Schläfrigkeit, werden endlich soporös und gehen in diesem Zustande zu Grunde. *Henoch* macht darauf aufmerksam, dass bereits Hippocrates die üble prognostische Bedeutung dieser Zufälle gekannt habe, indem er sage: ex morbo regio fatuitas aut stupiditas mala est. Von einer Vergiftung des Blutes durch Galle dürfen diese Gehirnerscheinungen nicht abgeleitet werden; vielmehr scheinen dieselben darauf zu beruhen, dass durch die Gallenstauung, namentlich wenn dieselbe zu den im vorigen Paragraphen beschriebenen Colliquationen des Lebergewebes führt, die Functionen der Leber aufgehoben und die Gallenbereitung vollständig sistirt wird. Dass unter solchen Umständen Umsatzproducte entstehen können, welche einen toxischen Einfluss auf das Blut haben, ist Seite 673 besprochen. Man muss wissen, dass die Erscheinungen der Acholie bei einem einfachen, durch Stauung entstandenen Ikterus auftreten können, und darf aus denselben keineswegs immer auf das Vorhandensein gelber Leberatrophie, von welcher wir im Kap. XIII. reden werden, schliessen.

Die physikalische Untersuchung lässt bei geringeren Graden der Gallenstauung keine Anschwellung der Leber erkennen. Bei höheren Graden dagegen, wie sie namentlich durch einen vollständigen Verschluss des Ductus hepaticus oder choledochus zu Stande kommen, kann man durch Palpation und Percussion eine oft sehr bedeutende Vergrösserung der Leber nachweisen. Die Oberfläche derselben erscheint glatt, und da die Consistenz vermehrt ist, so markirt sich deutlich der untere Rand. Ist der Ductus choledochus verschlossen, so kann man zuweilen neben dem Lebertumor die ausgedehnte Gallenblase fühlen. — Verkleinert sich die Leberdämpfung, ohne dass der Ikterus abnimmt, so ist dies ein übles Zeichen, da es für eine consecutive Atrophie der Leber spricht.

§. 4. Therapie.

Bei der Gallenstauung können nur in den Fällen günstige Erfolge erzielt werden, in welchen wir im Stande sind, die Indicatio causalis zu erfüllen. Gegen die durch die meisten Leberkrankheiten, namentlich durch Echinokocken, durch Carcinom, durch Cirrhose der Leber, entstandenen Gallenstauungen sind wir daher ohnmächtig, während die durch Hindernisse in den Gallengängen entstandenen Stauungen zum Theil mit Glück behandelt werden. Die Mittel, welche im Rufe stehen, Specifica gegen den Ikterus zu sein, sind solche, welche einen günstigen Einfluss auf die Krankheiten der Gallenwege haben, von welchen wir in dem nächsten Abschnitte reden werden. Dies gilt vor Allem von den Karlsbader Quellen, welche wegen ihrer Wirksamkeit gegen die Gelbsucht einen weltberühmten Namen haben. Es kommen viele Kranke, welche mit dem intensivsten Ikterus nach Karlsbad gereist sind, nach wenigen Wochen geheilt von dort zurück, aber nur solche, bei welchen der Ikterus von einem Catarrh der Gallengänge oder von einer Verstopfung derselben durch Gallensteine abhängt. Gehen ikterische Kranke, welche an einem unheilbaren Verschlusse der Gallengänge leiden, nach Karlsbad, so wird durch den Gebrauch der dortigen Quellen ihr Ikterus keinesweges gebessert, sondern sie sterben, da durch die vermehrte Absonderung die Stauungserscheinungen verstärkt und die Colliquation der Leberzellen beschleunigt wird, bei der Cur früher, als ohne dieselbe. Die Belege für diese Behauptung sind sehr zahlreich. — Eben so wenig, als der Gebrauch der Karlsbader Quellen, haben die innerliche und äusserliche Anwendung der Salpeter-Salzsäure, die Darreichung des Calomel, der bitteren und auf lösenden Extracte, der Brech- und Abführmittel einen günstigen Einfluss auf die Heilung des Ikterus, wofern sie nicht die Indicatio causalis erfüllen.

Wenn es gelingt, das Hinderniss zu beseitigen, welches der Gallenexcretion entgegenstand, so werden durch die Indicatio morbi keine neuen Massregeln gefordert; gelingt es nicht, so sind wir ausser Stande, der Indicatio morbi zu genügen.

Die Indicatio symptomatica fordert vor Allem, der bei der Gallenstauung darniederliegenden Ernährung des Körpers durch eine passende Diät Rechnung zu tragen. Zu empfehlen sind Fleischspeisen, namentlich kalter Braten, kräftige Suppen; dagegen ist, da die Fette beim Abschlüsse der Galle vom Darme fast gar nicht resorbirt und deshalb schlecht vertragen werden, der Genuss von Bratensaucen, von Butter etc. eben so streng zu verbieten, wenn die Kranken zu Hause bleiben, als wenn sie nach Karlsbad gehen, wo nach den Vorschriften der Brunnen-Diätetik der Genuss jener Substanzen ein schweres Vergehen ist. — Nächstdem verlangt die Stuhlverstopfung, an welcher die meisten Kranken mit Gallenstauung leiden, und welche theils von der Trockenheit der Fäces, theils von dem fehlenden Reize der Galle für die Darmschleimhaut abhängt, besondere Berücksichtigung; doch vermeide man salinische Laxanzen und verordne statt deren leichte Drastica, namentlich das Infusum Sennae compositum, das Electuarium lenitivum und allenfalls das aloehaltige Extractum Rhei compositum. — Da grosse Mengen von Gallenpigment mit dem Urin entleert werden, so kann man, um das Verschwinden des Ikterus wo möglich zu beschleunigen, auch diuretische Mittel, namentlich Cremor Tartari, Tartarus boraxatus, Kali aceticum und Kali carbonicum, anwenden. Dringend sind dieselben indicirt, wenn die Diurese stockt, da die Verstopfung der Harncanälchen durch Pigment, auf welche *Frerichs* aufmerksam gemacht hat, eine Retention der Harnbestandtheile im Gefolge haben kann, und da es möglich ist, dass durch eine verstärkte Urinsecretion die obturirenden Massen fortgespült werden. — Gegen das lästige Hautjucken und um die ikterische Färbung der Haut, nachdem die Gallenstauung beseitigt ist, möglichst schnell zu entfernen, empfehle man laue Bäder, Dampf-, Seifen- und Pottaschenbäder, durch welche eine schnellere Abstossung der Epidermis erzielt wird.

Kapitel XII.
Ikterus ohne nachweisbare Gallenstauung.

Es giebt eine Reihe von Zuständen, in welchen Gallenfarbstoff im Blute auftritt, ohne dass man eine Filtration der Galle aus den durch gehemmte Entleerung überfüllten Gallengängen und Leberzellen in die Blut- und Lymphgefässe annehmen könnte. Hierher gehört zunächst der Ikterus, welcher zuweilen nach Gemüthsbewegungen, nach Schlangenbissen, nach Aether- und Chloroformvergiftungen beobachtet wird. Die Annahme, dass auch in diesen Fällen dem Ikterus eine Gallenstauung zu Grunde liege, und dass diese durch eine krampfhafte Verschliessung der Ausführungsgänge entstehe, ist leicht zu widerlegen. Dass sich die Gallengänge krampfhaft contrahiren, lässt sich, so schwach die musculosen Elemente des Ductus hepaticus und choledochus beim Menschen sind, nicht ganz in Abrede stellen; dass aber eine krampfhafte Contraction drei Tage lang anhalten solle, ist nach allen Erfahrungen der Pathologie sehr unwahrscheinlich; und da nach den bei Hunden angestellten Experimenten eine Verschliessung des Ductus choledochus gewöhnlich erst am dritten Tage zu ikterischen Erscheinungen führt, so muss das Vorkommen eines Ikterus spasticus überhaupt in Zweifel gezogen werden. Dazu kommt, dass der Ikterus, welcher durch Gemüthsbewegungen, Schlangenbisse und Vergiftungen hervorgerufen wird, unmittelbar oder doch sehr bald nach der Einwirkung jener Schädlichkeiten, nicht aber erst nach Ablauf mehrerer Tage eintritt.

Zu den Formen, welche sich nicht auf Gallenstauung zurückführen lassen, gehört ferner auch der Ikterus, welcher zuweilen bei Infections-Krankheiten beobachtet wird: der Ikterus bei Septichaemie, bei Puerperalfieber, bei den durch Malaria entstandenen remittirenden und intermittirenden Fiebern, beim gelben Fieber, bei den verschiedenen Typhus-Formen, namentlich bei dem Relapsing-fever.

Auch manche Fälle von Ikterus neonatorum hängen nicht von einer Verstopfung der Gallenausführungsgänge oder von einer Compression der Gallengänge durch Leberabscesse ab. Dasselbe gilt von dem Ikterus, welcher die Pylephlebitis begleitet.

Frerichs hat für manche dieser Ikterus-Formen eine sehr annehmbare Erklärung aufgestellt. Er macht darauf aufmerksam, dass eine abnorm geringe Füllung der Blutgefässe in derselben Weise, wie eine abnorm starke Füllung der Gallengänge zu einer Filtration von Galle in die Blutgefässe führen kön-

ne. Der Ikterus bei Thrombose der Pfortader, manche Fälle von Ikterus neonatorum, vielleicht auch der Ikterus beim gelben Fieber, für deren Entstehung uns bisher eine annehmbare Erklärung fehlte, lassen sich hiernach in
der That mit grosser Wahrscheinlichkeit auf die geringe Füllung der venösen
Gefässe der Leber zurückführen. Bei der Thrombose der Pfortader wird der
Leber nur durch die Arteria hepatica Blut zugeführt; bei neugeborenen Kindern hört plötzlich die Zufuhr von Blut zur Leber aus den Nabelvenen auf;
beim gelben Fieber gehen Depletionen der Pfortaderwurzeln durch abundante Darmblutungen dem Ikterus vorher. Weniger wahrscheinlich ist es,
dass auch der Ikterus nach Gemüthsaffecten, Schlangenbissen, Vergiftungen auf einer Filtration von Galle in die schwach gefüllten Lebercapillaren
beruhe, und dass die schwache Füllung der Lebercapillaren durch eine Contraction der Gefässwände der Pfortaderäste bewirkt werde. Gegen diese Annahme sprechen einigermaassen dieselben Gründe, welche wir gegen die
Abhängigkeit des in Rede stehenden Ikterus von einem Krampfe der Gallenausführungsgänge vorgebracht haben, vor Allem das schnelle Zustandekommen des Ikterus nach der Einwirkung der genannten Schädlichkeiten. —
Der Erklärung, welche *Frerichs* für die Entstehung des Ikterus bei Infections-
Krankheiten aufstellt, kann man sich weniger unbedenklich anschliessen. Er
hält es für wahrscheinlich, dass die in das Blut zurückkehrenden Bestandtheile der Galle, welche unter normalen Verhältnissen eine Reihe von Umwandlungen erleiden und endlich als Harnfarbstoff den Körper verlassen
sollen, bei krankhaft verändertem Stoffwechsel nur bis zu Gallenfarbstoff
umgewandelt werden, und dass dieser sich im Blute anhäufe. Bei der Annahme dieses Ikterus durch „verminderten Verbrauch, geringeren Umsatz
der Galle im Blute" stützt sich der genannte Forscher hauptsächlich auf die
Beobachtung, dass er im Harn von Hunden, welchen er grössere Mengen
entfärbter Galle injicirt hatte, Gallenfarbstoff nachweisen konnte, sowie auf
die Thatsache, dass sich farblose Gallensäuren, mit Schwefelsäure behandelt,
in eine dem Gallenfarbstoff sehr ähnliche Substanz umwandeln. Daraus, dass
im Urin Gallenfarbstoff auftritt, wenn Gallensäuren in das Blut injicirt waren, folgt noch nicht, dass die Gallensäuren in Gallenfarbstoff umgewandelt
sind; und wenn sich die Beobachtungen von Kühne bestätigen sollten, welcher nach der Injection entfärbter Galle neben Gallenfarbstoff auch Gallensäuren in ziemlich bedeutender Quantität im Harn nachweisen konnte, so
würde die *Frerichs*'sche Ansicht bereits widerlegt sein. Die Möglichkeit aber,
durch Behandlung mit Schwefelsäure aus Gallensäuren Gallenfarbstoff darzustellen, berechtigt noch nicht zu der Annahme, dass diese Umwandlung im

lebenden Organismus vor sich gehe. — Auf fast eben so schwachen Füssen stehen freilich auch die anderen Erklärungsversuche für die Entstehung des Ikterus bei Infections-Krankheiten, Gemüthsbewegungen, Schlangenbissen und Vergiftungen. Es ist möglich, dass der Leber bei jenen Zuständen so viel Material zur Gallenbildung (zerstörte Blutkörperchen?) zugeführt wird, dass eine hochgradige Polycholie entsteht, und dass ein Theil der Galle resorbirt wird, weil die Gallengänge nicht ausreichen, die ganze Masse auszuführen. — Eben so wenig zu beweisen als zu widerlegen ist die Annahme, dass die Infection des Blutes mit giftigen oder septischen Stoffen oder mit Miasmen eine Auflösung der Blutkörperchen zur Folge habe, und dass sich unter solchen Umständen im Blute selbst aus dem Blutfarbstoff der untergegangenen Blutkörperchen Gallenfarbstoff bilde.

Bei fast allen hierher gehörigen Formen von Ikterus bildet dieser nur eine Theilerscheinung sehr verbreiteter Störungen, und wir wollen aus der Symptomatologie nur erwähnen, dass die Fäces gefärbt bleiben, während die Zeichen von Durchtränkung der Gewebe mit pigmentirter Ernährungsflüssigkeit oft eben so hochgradig sind, als beim Stauungs-Ikterus. — Bei dem nach Gemüthsbewegungen entstehenden Ikterus soll die plötzlich eintretende gelbe Hautfarbe meist das einzige Symptom sein; doch fehlt uns eine grössere Zahl authentischer Beobachtungen dieser jedenfalls seltenen Form.

Die Therapie des Ikterus, welcher nicht von Gallenstauung abhängt, kann bei der Dunkelheit dieser Krankheitsform nur eine symptomatische sein.

Kapitel XIII.
Acute gelbe Leberatrophie.

§. 1. Pathogenese und Aetiologie.

Bei der acuten gelben Leberatrophie verkleinert sich die Leber, erweicht, und ihre Zellen gehen zum grossen Theil unter. Wir haben gesehen, dass auch die durch Gallenstauung geschwellte Leber verkleinert werden und erweichen kann, und dass man auch in solchen Fällen die Leberzellen zu Detritus zerfallen findet. Bei der acuten gelben Leberatrophie treten schwere Störungen im Nervensystem auf, und die Kranken sterben endlich komatos. Ganz dieselben Erscheinungen kommen auch bei dem Untergange der Leberzellen durch Gallenstauung vor. Bei der acuten gelben Leberatrophie werden nicht selten Blutungen im Darmcanal und Petechien beobachtet, Erscheinungen, wie wir sie gleichfalls bei der secundären Leberatrophie nach Gallenstauungen beschrieben und erklärt haben. Lesen wir endlich die Krankengeschichten von acuter gelber Leberatrophie, so finden wir, dass die Krankheit meist mit den Symptomen eines einfachen Stauungs-Ikterus beginnt, und dass plötzlich zu diesem die Zeichen eines schweren Gehirnleidens hinzutreten. Es muss nach allem diesem die Frage entstehen, ob die acute gelbe Leberatrophie als eine besondere Krankheit anzusehen sei, oder ob sie mit der früher beschriebenen, durch Gallenstauung entstandenen secundären Atrophie und Erweichung der Leber zusammenfalle.

Gegen die letztere Annahme hat man geltend gemacht, dass die Gallengänge und die Gallenblase bei der acuten gelben Leberatrophie oft leer oder nur mit Schleim gefüllt seien. Dieser Einwurf beweist aber Nichts, da einmal das Hinderniss für den Abfluss der Galle in den Anfängen der Gallengänge seinen Sitz haben kann, so dass keine Galle in die grösseren Gallengänge und in die Gallenblase gelangen kann, und da andererseits mit dem Untergänge der Leberzellen die Gallenbereitung in der Leber schon längere Zeit vor dem Tode aufgehört haben und die in die Gallengänge ergossene Galle resorbirt sein kann, während die Schleimhaut fortfuhr zu secerniren. Man findet auch nach dauerndem Verschlusse des Ductus choledochus bei der Obduction zuweilen keine Galle, sondern nur schleimige Flüssigkeiten in den Gallengängen (*Frerichs*). Ein zweiter und allerdings gewichtigerer Einwand, welchen man gegen die Identität beider Zustände erhoben hat, ist der, dass sich bei der acuten gelben Leberatrophie kein Hinderniss für den Gallenabfluss nachweisen lässt.

Henoch und Andere haben deshalb die Meinung ausgesprochen, dass der Untergang der Leberzellen zwar die Folge eines Druckes sei, welchen sie selbst und die sie ernährenden Gefässe erlitten, dass dieser Druck aber von den durch Polycholie, nicht durch Stauung, überfüllten und ausgedehnten Gallengängen ausgeübt werde. Das Fehlen von Zeichen vermehrter Gallenausscheidung in den Darm, sowohl vor dem Eintritte der acuten gelben Leberatrophie, als im Anfangsstadium derselben, spricht indessen durchaus gegen die Annahme einer excessiven Gallenbereitung als Ursache der in Rede stehenden Krankheit.

Wenn wir uns der von *Bright, Bamberger, Frerichs* und Anderen aufgestellten Ansicht anschliessen, nach welcher die acute gelbe Leberatrophie der Ausgang einer eigenthümlichen Form von Hepatitis ist, so geschieht dies einmal deshalb, weil der acute Verlauf und die schnelle und umfangreiche Zerstörung am Meisten für einen entzündlichen Vorgang sprechen, dann aber vor Allem deshalb, weil *Frerichs* bei seinen Obductionen in den Theilen der Leber, in welchen die Zerstörung wenig vorgeschritten war, ein freies, die Leberinseln umgebendes Exsudat nachweisen konnte. Die entzündlichen Vorgänge, mit welchen die Krankheit beginnt, führen aber nach kurzem Bestehen zu Veränderungen in der Leber, welche in der That sich ganz wie die nach dauerndem Verschlusse der Gallenausführungsgänge entstandenen verhalten. Die Compression der kleinen Gallengänge durch das Exsudat hat GallenStauung und Gallenresorption, die Compression der Lebercapillaren Zerfall der Leberzellen und Acholie im Gefolge.

Eben so dunkel als die Pathogenese ist die Aetiologie der acuten gelben Leberatrophie. Die Krankheit ist überhaupt selten, kommt im Kindesalter gar nicht vor, ist bei Frauen häufiger als bei Männern und wird, wenn auch immer noch selten, am Häufigsten bei Schwangeren beobachtet. — Unter den veranlassenden Ursachen werden Gemüthsaffecte, Excesse in Baccho et Venere, Mercurialismus, Syphilis mit sehr zweifelhaftem Rechte genannt. Das zuweilen gleichzeitige Vorkommen der Krankheit bei mehreren Gliedern der Familie erinnert an eine miasmatische Entstehung.

§. 2. Anatomischer Befund.

Die Leber ist bei hohen Graden der Krankheit bedeutend, zuweilen um mehr als die Hälfte, verkleinert. Sie hat dabei durch vorwaltende Abnahme ihres Dickendurchmessers eine Abplattung erfahren. Ihr seröser Ueberzug ist schwach gespannt, oft selbst faltig. Das Parenchym ist schlaff und welk, und die Leber gegen die hintere Wand der Bauchhöhle zusammengesunken. Die Farbe des Organs ist gesättigt gelb, seine Consistenz vermindert, der acinöse Bau nicht zu erkennen. Bei der mikroskopischen Untersuchung findet man statt der normalen Leberzellen nur Detritusmassen, Fetttröpfchen und Pigmentkörnchen. Im rechten Lappen, in welchem die Veränderungen weniger vorgeschritten waren, fand *Frerichs* „zwischen den mit hyperaemischen Gefässen umgebenen Läppchen eine schmutzig grau-gelbe Masse eingetragen, durch welche dieselben von einander geschieden wurden. Weiterhin trat die Hyperaemie der Capillaren zurück, der Umfang der Läppchen wurde kleiner, ihre Farbe gelber, während die zwischenliegende graue Substanz die Oberhand gewann." — Die Gallengänge und die Gallenblase enthalten gewöhnlich ein spärliches, mehr schleimiges Secret. Auch die Fäces sind meist nur schwach gefärbt; oft ist der Darminhalt blutig. In den meisten Fällen ist die Milz vergrössert. Häufig finden sich Ecchymosen, und zwar vorzugsweise im Peritonaeum und in der Magen- und Darmschleimhaut, aber auch nicht gerade selten in anderen serösen Häuten und in der äusseren Haut. In den Nieren beobachtete *Frerichs* nicht nur Pigmentablagerungen in den Epithelien, sondern auch fettige Degeneration und Zerfall der Epithelialzellen. Im Blute fand derselbe Forscher grosse Mengen von Leucin, und auch in dem aus der Harnblase entleerten Harne liess sich dieser Körper, sowie Tyrosin und eine eigenthümliche, extractartige Substanz nachweisen.

§. 3. Symptome und Verlauf.

Das erste Stadium der Krankheit, welches der sich bildenden Exsudation in der Leber entspricht, ist von wenig charakteristischen Symptomen begleitet. Die Kranken sind appetitlos, klagen über Druck und Vollsein im Epigastrium und über andere Beschwerden, welche auf einen Gastro-Intestinalcatarrh deuten. Dazu gesellt sich in den meisten, aber nicht in allen Fällen ein mässiger Ikterus, welcher den Verdacht erweckt, dass sich der Catarrh vom Duodenum auf den Ductus choledochus fortgepflanzt habe. Nicht eine Erscheinung verräth die grosse Gefahr, in welcher die Kranken schweben. — Man darf die erwähnten Symptome nicht für die eines Prodromalstadiums halten; man muss vielmehr annehmen, dass der Magen- und Darmcatarrh schon durch die Circulationsstörung in der Leber entstanden und die erste Folge der Exsudation im Leberparenchym und der Compression der Lebercapillaren ist. Zu dieser Annahme ist man um so mehr berechtigt, als fast immer bei weiterem Fortschreiten der Krankheit schwere Stauungserscheinungen im Gebiete der Pfortader, Magen- und Darmblutungen, Milzanschwellung etc. beobachtet werden. Der Ikterus scheint durch die Compression der feinsten Gallengänge bedingt zu sein. Die schwache, aber nicht gänzlich fehlende Färbung der Fäces spricht dafür, dass der Abschluss der Galle von dem Duodenum nicht vollständig ist. — In einzelnen Fällen verläuft die Krankheit im ersten Stadium latent, und die bedrohlichen Symptome des zweiten Stadiums treten inmitten einer scheinbar ungetrübten Gesundheit auf.

Im zweiten Stadium, welches dem Zerfall der Leberzellen und der damit zusammenhängenden Verkleinerung der Leber entspricht, klagen die Kranken, während der Ikterus zunimmt oder erst eintritt, und während die Lebergegend, mit wenig Ausnahmen, sehr empfindlich gegen Druck wird, über heftigen Kopfschmerz, werden sehr unruhig und aufgeregt, fangen an zu deliriren. Zuweilen breitet sich der Zustand gesteigerter Erregung auch auf die motorischen Nerven aus, so dass partielle oder allgemeine Muskel-

zuckungen entstehen. Bald aber und in einzelnen Fällen, ohne dass jene Reizungserscheinungen vorhergegangen sind, bemächtigt sich der Kranken eine unüberwindliche Abgeschlagenheit und Müdigkeit; sie verfallen in einen tiefen Schlaf, aus welchem man sie anfangs, namentlich durch einen
Druck auf die Lebergegend, noch momentan zu sich bringen, später gar nicht
mehr erwecken kann. Darauf wird der früher normale oder selbst verlangsamte Puls fast immer sehr frequent. Die Körpertemperatur steigt auf eine bedeutende Höhe; Zunge und Zahnfleisch erscheinen trocken und russig
angeflogen; die Koth- und Harnentleerungen erfolgen unwillkürlich. Unter
überhandnehmendem Collapsus, sehr hoch gesteigerter Frequenz des immer kleiner werdenden Pulses, Ausbruch von reichlichen Schweissen gehen
die Kranken, ohne aus ihrem Koma zu erwachen, meist schon am zweiten,
selten erst am vierten oder fünften Tage oder noch später zu Grunde. —
Diese schweren Störungen der Nerventhätigkeit und die vollständige und
allgemeine Paralyse, welche sich in wenigen Tagen entwickelt, sind die constantesten und wichtigsten Symptome der acuten gelben Leberatrophie. Sie
kommen indessen keinesweges dieser Krankheit ausschliesslich zu, sondern
treten auch, obgleich seltener, im Verlaufe der Cirrhose und der durch hochgradige und langdauernde Gallenstauung entstandenen Zerstörung der Leberzellen auf.[*] Wir haben dieselben bereits früher als Folgen der „ A c h o -
l i e“ (*Frerichs*) bezeichnet, weil sie nicht von palpablen Veränderungen in
den Nerven und Nervencentren, auch nicht von einer Intoxication des Blutes durch resorbirte Galle abzuleiten sind, sondern dadurch entstehen, dass
nach dem Untergange der Leberzellen keine Galle gebildet werden kann, und
dass statt der Galle bisher gänzlich unbekannte, abnorme, für den Organismus schädliche Zersetzungsproducte entstehen. Bei der acuten Leberatrophie, bei welcher die ausgebreitetste Zerstörung der Leberzellen vorkommt,
ist von *Frerichs* das Auftreten abnormer Zersetzungsproducte auf das Schlagendste bewiesen. Während der Harnstoff, das wichtigste Endproduct des
normalen Stoffwechsels, aus dem Urine der von *Frerichs* beobachteten Kranken verschwand, traten in demselben Leucin und Tyrosin auf, Substanzen,
welche sonst niemals im Urine vorkommen. *Scherer* hat gleichfalls in dem
Urine eines von *Bamberger* beobachteten Kranken mit gelber Leberatrophie
Leucin nachgewiesen. Dass es nicht diese Substanzen sind, welche das Blut
vergiften und zu abnormer Function und Paralyse des Nervensystems führen, ist gleichfalls bereits früher ausgesprochen.

---

[*]s. Seite 673 u. 710.

Wenn die Compression der Lebercapillaren so bedeutend geworden ist, dass die Ernährung der Leberzellen leidet, so muss auch der Abfluss des Blutes aus den Pfortaderwurzeln wesentlich gehemmt sein. Dem entsprechend sehen wir im zweiten Stadium der acuten Leberatrophie zu den Symptomen der Acholie nicht selten Stauungserscheinungen sich gesellen, wie sie auch die Lebercirrhose, die Pylephlebitis etc. begleiten. Am Häufigsten wird die Milz geschwellt, oft aber kommt es auch zum Erbrechen blutiger Massen und zu Entleerung derselben aus dem After.

Endlich leidet frühzeitig die Ernährung der Capillarwände durch die schwere Alteration des Blutes, und es kommt häufig zu Petechien auf der äusseren Haut und zu Blutungen aus verschiedenen Organen, namentlich aus der Nase und dem Uterus.

Die physikalische Untersuchung ergiebt überaus wichtige Resultate, indem sie die schnell fortschreitende Verkleinerung der Leber erkennen lässt. Anfangs wird der Percussionsschall im Epigastrium auffallend voll, weil die Verkleinerung am linken Leberlappen beginnt; schon nach wenig Tagen aber ist oft keine Spur von Leberdämpfung nachzuweisen. Das gänzliche Verschwinden der Leberdämpfung hängt theilweise davon ab, dass das schlaffe Organ zusammengesunken und durch lufthaltige Gedärme gegen die Wirbelsäule gedrängt ist. — Neben der Verkleinerung der Leberdämpfung ist die Vergrösserung der Milzdämpfung für die Diagnose von Wichtigkeit; doch wird die Schwellung der Milz nicht immer so bedeutend, dass sie sich physikalisch nachweisen liesse, und in manchen Fällen bleibt sie gänzlich aus.

§. 4. Therapie.

Ueber die Therapie einer Krankheit, von der es zweifelhaft ist, ob sie überhaupt mit Genesung enden könne, lässt sich selbstverständlich nichts Zuverlässiges und auf Erfahrung Begründetes sagen. Im ersten Stadium würde man Blutentziehungen, namentlich die Application von Blutegeln in die Umgebung des Afters, salinische Laxanzen und kalte Umschläge über das rechte Hypochondrium anwenden müssen, wenn man dieses erste Stadium von einem catarrhalischen Ikterus unterscheiden könnte. Im zweiten Stadium haben Blutentziehungen nach allen über sie gemachten Erfahrungen einen schädlichen Einfluss auf den Verlauf der Krankheit. Dagegen sind starke Drastica, Aloë, Extr. Colocynthidis, Ol. Crotonis, namentlich von englischen Aerzten empfohlen. So lange Reizungserscheinungen im Nervensystem, grosse Aufregung, Delirien, Zuckungen vorhanden sind, pflegt man

Eisumschläge auf den Kopf, wenn Paralyse eintritt, kalte Sturzbäder anzuwenden, eine Behandlung, welche man wegen ihrer zuweilen günstigen Wirkung bei entzündlichen Gehirnaffectionen auch auf die toxischen übertragen hat. Wenn auch fast alle komatösen Kranken während eines Sturzbades
momentan zu sich kommen, so ist auf einen dauernden Erfolg bei der acuten
gelben Leberatrophie nicht zu rechnen. Dasselbe gilt von der inneren und
äusseren Anwendung der Reizmittel, welche während der paralytischen Erscheinungen, der Mineralsäuren, welche beim Auftreten von Petechien, und
der Eispillen, welche gegen das heftige Erbrechen und gegen die Magen- und
Darmblutungen empfohlen werden.

Zweiter Abschnitt.
Krankheiten der Gallenwege.

Kapitel I.
Catarrh der Gallenwege.

Ikterus catarrhalis.

§. 1. Pathogenese und Aetiologie.

In den grösseren Ductus biliferi der Leber, im Ductus hepaticus, cysticus, choledochus und in der Gallenblase findet sich eine Schleimhaut mit Cylinder-Epithelien und traubenförmigen Drüsen. Diese wird, wie andere Schleimhäute von ähnlicher Textur, ziemlich häufig der Sitz einer catarrhalischen Entzündung. Das schwache Lumen der Gallengänge und Gallenausführungsgänge verleiht dieser an sich leichten Erkrankung eine besondere Bedeutung. Die engen Canäle werden durch Schwellung ihrer Schleimhaut und durch Anhäufung von schleimigem Secret sehr leicht verstopft, und dieser Vorgang liegt den meisten Fällen von Gallenstauung und Gallenresorption zu Grunde.

Nur selten tritt die Krankheit primär auf. Als primär ist der Catarrh der Gallenwege anzusehen, welcher durch hochgradige Hyperaemie der Leber hervorgerufen wird und durch gleichzeitige Gallenstauung der hyperaemischen Leber ein exquisit muscatnussähnliches Ansehen giebt (s. Seite 652). Ebenso gehören hierher die durch Gallensteine hervorgerufenen intensiven Catarrhe, von welchen, da sie leicht zu Verschwärung führen und dann schwere und eigenthümliche Erscheinungen hervorrufen, in einem besonderen Kapitel die Rede sein wird. Endlich kann der Reiz, welchen eine perverse, aus einem abnormen Material gebildete Galle auf die Gallenwege ausübt, zu einem primären Catarrh derselben führen. Die letztere Entstehungsweise ist jedoch bisher unerwiesen und hypothetisch.

Weit häufiger pflanzt sich eine catarrhalische Entzündung, welche in der Umgebung der Ausmündungsstelle des Ductus Choledochus ins Duodenum ihren Sitz hat, auf die Gallenwege fort. Dieser Duodenalcatarrh ist fast immer mit Magencatarrh verbunden, und man bezeichnet daher gewöhnlich den Ikterus, zu welchem derselbe Veranlassung giebt, als Gastro-Duodenal-Ikterus oder, wegen seiner grossen Häufigkeit und seines gefahrlosen und

leichten Verlaufes, als Icterus simplex. Der Magen- und Duodenalcatarrh,
welcher sich auf die Gallenwege fortpflanzt, kann durch die verschiedensten Schädlichkeiten hervorgerufen sein, und wir müssen für die Aetiologie
des Gastro-Duodenal-Ikterus auf das verweisen, was wir über die Aetiologie
des Magen- und Darmcatarrhs gesagt haben.

§. 2. Anatomischer Befund.

Bei der acuten catarrhalischen Entzündung ist die Schleimhaut der Gallenwege geröthet, aufgelockert und geschwellt. Ihre Oberfläche ist mit Schleim
und epithelialen Massen bedeckt. Ist die Schwellung der Schleimhaut irgend-
wie erheblich, so erscheint der Ductus choledochus, namentlich die sehr enge Einmündungsstelle desselben in das Duodenum, fast völlig unwegsam,
während die Gallengänge in der Leber erweitert und mit Galle, welcher mehr
oder weniger Schleim beigemischt ist, angefüllt sind. Auch das Leberparenchym zeigt die früher beschriebenen Charaktere einer mässigen Gallenstauung. — Bei längerem Bestehen des Catarrhs kann durch stärkere Wulstung
und Hypertrophie der Schleimhaut der Verschluss des Ductus choledochus
vollständig werden. In solchen Fällen sind die Gallengänge oft enorm erweitert, und die vergrösserte Leber bietet das Bild einer hochgradigen Gallenstauung dar. — Ueber das Verhalten der Gallenblase bei der Verengerung
oder Verschliessung der Gallenausführungsgänge s. Kapitel III.

§. 3. Symptome und Verlauf.

Der Catarrh der Gallenwege verräth sich in den meisten Fällen leicht durch
die Symptome der Gallenstauung und Gallenresorption. Wenn diese allmälig
auftreten und sich langsam steigern, so muss man bei der grossen Häufigkeit des catarrhalischen Ikterus gegenüber anderen Formen der Gelbsucht
zunächst an einen Catarrh der Gallenwege denken. Da dieser aber fast niemals primär auftritt, sondern sich fast immer zu einem Catarrh der Magen-
und Darmschleimhaut hinzugesellt, so ist es für den Catarrh der Gallenwege fast charakteristisch, dass Symptome des Magen- und Darmcatarrhs Tage
oder selbst Wochen lang den ikterischen Erscheinungen vorhergehen und
während der Dauer der Krankheit neben denselben fortbestehen. In diesem
Sinne kann man die belegte Zunge, den schlechten Geschmack, das Aufstossen und andere dyspeptische Erscheinungen zu den Vorboten und zu den
Symptomen des catarrhalischen Ikterus rechnen. — Je länger der Catarrh

der Gallenwege anhält, je vollständiger durch denselben die Gallenausführungsgänge verschlossen werden, desto mehr werden die Fäces entfärbt, desto intensiver wird die ikterische Färbung der Haut und des Urins, desto
bedeutender leidet das Allgemeinbefinden und die Ernährung der Kranken.
In vielen Fällen erscheint die Leber deutlich, in einzelnen sogar bedeutend
geschwellt.

Nimmt die Krankheit einen günstigen Verlauf, so pflegt sich die Besserung nach 8 bis 14 Tagen durch die Wiederkehr des Appetits, durch das Rein-
werden der Zunge, durch das Abnehmen der dyspeptischen Erscheinungen
anzukündigen. Man darf dann erwarten, dass mit dem Gastro-Duodenal-
Catarrh sich auch der Catarrh der Gallenwege verliere, und in der That zeigt
fast immer nach wenigen Tagen die wiederkehrende Färbung der Fäces,
dass der Ductus Choledochus wegsam wird, und die hellere Färbung des
Urins, dass die Gallenstauung vermindert ist, und dass weniger Galle resorbirt wird. Langsamer verschwindet das im Rete Malpighii abgelagerte Gallenpigment. Nachdem die Fäces bereits stark mit Galle gefärbt sind, nachdem
der Urin sein normales Ansehen wieder erlangt hat, bleibt noch für kürzere
oder längere Zeit die Hautfarbe ikterisch, bis sich endlich auch dieses letzte
Symptom der Krankheit verliert. — In anderen Fällen wird mit dem Magen-
und Darmcatarrh auch der Catarrh der Gallenwege chronisch. Die Krankheit zieht sich Wochen und Monate lang bin, der Ikterus wird sehr hochgradig, die Kranken magern bedeutend ab, die Leber erfährt eine beträchtliche
Schwellung. Indessen endet auch in diesen Fällen die Krankheit, zumal bei
einer zweckmässigen und energischen Behandlung, fast immer mit Genesung, und nur äusserst selten nimmt die Gallenstauung, welche durch Catarrh der Gallenwege entsteht, unter den früher geschilderten Symptomen
einen üblen Ausgang.

§. 4. Therapie.

Da die Erfahrung lehrt, dass der Catarrh der Gallenwege sich schnell verliert,
wenn der Catarrh der Darmschleimhaut, welcher sich auf die Gallenwege
fortpflanzte, beseitigt ist, so verlangt die Indicatio causalis diejenigen
Massregeln, welche wir für die Therapie des Magen- und Darmcatarrhs empfohlen haben. Unter den früher erwähnten Umständen kann ein Brechmittel
indicirt sein, in anderen Fällen ein diaphoretisches Verfahren, in noch anderen kann eine sorgfältige Regulirung der Diät ausreichen. Wir wollen nicht
das früher Gesagte weitläufig wiederholen, sondern nur noch einmal auf

die glänzende Wirkung, welche die kohlensauren Alkalien, namentlich aber die Karlsbader und Marienbader Quellen, auf den Catarrh der Magen- und Darmschleimhaut haben, aufmerksam machen. Wenn wir einer Karlsbader Brunnencur jeden directen Einfluss auf die Gallenstauung und den Ikterus abgesprochen haben, so passt nichtsdestoweniger für die meisten Kranken mit Ikterus kein Curverfahren besser, als der Gebrauch jener Quellen, weil bei den meisten keines besser der Indicatio causalis entspricht. Gestatten es die Verhältnisse der Kranken nicht, sie in ein Bad zu schicken, so lasse man sie zu Hause eine „Karlsbader Diät" führen und verordne Sodawasser oder künstlichen Marienbader oder Karlsbader Brunnen. Schon von diesen Verordnungen wird man beim catarrhalischen Ikterus die günstigsten und schnellsten Erfolge sehen.

Der Indicatio morbi kann in manchen Fällen durch die Darreichung eines Brechmittels genügt werden. Während des Brechactes wird aus den Gallengängen und aus der Gallenblase die Galle mit grosser Gewalt gegen die Mündung des Ductus choledochus gedrückt, und dadurch kann ein obstruirender Schleimpfropf aus diesem herausgepresst werden. Man würde eine weit ausgebreitetere Anwendung von den Brechmitteln machen dürfen, wenn nicht die Anschwellung der Schleimhaut mehr, als die Obstruction durch Schleimpfröpfe, an der Verschliessung des Ductus choledochus Schuld hätte, und wenn man nicht fürchten müsste, dass die unzeitige Anwendung eines Brechmittels den Gastrointestinal-Catarrh verschlimmern könnte. Einen verbreiteten Ruf bei der Behandlung des catarrhalischen Ikterus geniesst die Salpeter-Salzsäure, die Aqua regia, welche man äusserlich in der Form von Fussbädern (℥β–1 auf ein Fussbad) und von Fomentationen der Lebergegend oder innerlich (℥β–1 auf ℥vj eines schleimigen Vehikels, zweistündlich einen Esslöffel) anwendet. Die innere Anwendung könnte möglicherweise einen günstigen Einfluss auf den Intestinal-Catarrh haben, vielleicht auch Contractionen in den Gallenausführungsgängen hervorrufen und dadurch die Austreibung verstopfender Schleimcoagula vermitteln. Die äussere Anwendung der Aqua regia hat schwerlich irgend welchen Nutzen. — Durch die Vermehrung der peristaltischen Bewegung des Darmes, welche sich dem Ductus choledochus mittheilte, liesse sich allenfalls auch die Wirkung der Drastica erklären. Im Ganzen haben dieselben indessen keinesweges einen günstigen Einfluss auf den catarrhalischen Ikterus, gegen welchen sie vielfach angewandt werden. Die Darreichung des Calomel (abends gr.j) und des Wiener Trankes (morgens zwei Esslöffel) nach der sogenannten englischen Methode ist verwerflich, wenn auch gewiss trotz dieses Verfahrens viele Kranke von catarrhalischem Ikterus genesen. Nur wenn stärkere Stuhlverstopfung vorhanden ist, kann die Anwendung leichter Abführmittel indicirt sein. Man gebrauche dann weinsaure Salze, namentlich das Kali tartaricum, oder ein Tamarindendecoct (3j–ij ad 3vj–viij) mit Acid. tartar. (Ɔj–$\text{3}\beta$) und Syrup. Sennae c. Manna, oder man verordne das Infusum Sennae compositum oder das Electuarium lenitivum.

Kapitel II.
Croupose und diphtheritische Entzündung der Gallenwege.

Entzündungen mit fibrinösem Exsudat kommen in den Gallenwegen überaus selten und dann nur im Verlaufe schwerer Krankheitsprocesse, bei protrahirtem Typhus, bei der Septichaemie, beim Choleratyphoid vor. — Bei der crouposen Entzündung findet man die Schleimhaut der Gallenblase mit einer mehr oder weniger festen Aftermembran bedeckt und in den Gallengängen röhrenförmige Gerinnungen, welche eingedickte Galle einschliessen und zu Gallenstauung Veranlassung geben. — Bei der diphtheritischen Entzündung ist das Gewebe der Schleimhaut an umschriebenen Stellen mit einem fibrinösen Exsudat infiltrirt, welches zu einer Verschorfung der Schleimhaut und, nach Abstossung der Schorfe, zu tiefen Substanzverlusten führt. — Die in Rede stehenden Vorgänge sind während des Lebens nicht zu erkennen. Selbst ein intensiver Ikterus, welcher sich im Verlaufe des Typhus, der Septichaemie, des Choleratyphoids entwickelt, darf nicht auf eine croupose oder diphtheritische Entzündung der Gallenwege bezogen werden, da er weit häufiger ohne palpable Veränderungen in den Gallenwegen vorkommt.

Kapitel III.
Verengerung und Verschliessung der Gallenausführungsgänge und consecutive Erweiterung der Gallenwege.

§. 1. Pathogenese und Aetiologie.

Am Häufigsten werden die Gallenausführungsgänge durch eine catarrhalische Schwellung ihrer Schleimhaut und durch angehäuften Schleim verengert oder verschlossen. Zu den anderweitigen Ursachen, welche eine Ver-

engerung und Verschliessung der Gallenausführungsgänge und eine consecutive Erweiterung der Gallenwege oberhalb der verengten Stelle im Gefolge haben, gehören 1) G e s c h w ü l s t e , welche auf die Gallenausführungsgänge drücken oder in das Lumen derselben hineinwuchern. Bald sind es
Carcinome, welche von der Leber, dem Pankreas, dem Magen, dem Duodenum ausgehen, bald tuberculose und anderweitig entartete Lymphdrüsen,
bald Abscesse, in seltenen Fällen Echinokockensäcke, Aneurysmen oder das
von harten Kothmassen ausgedehnte Kolon, durch welche die Verengerung
und Verschliessung herbeigeführt wird. Zuweilen führen 2) n a r b i g e C o n -
t r a c t i o n e n , welche in den Gallenausführungsgängen oder im Duodenum
nach geheilten Geschwüren zurückgeblieben sind, oder die Verdickung und
consecutive Schrumpfung des Peritonaeum nach abgelaufener Peritonitis,
zumal wenn die Gallenausführungsgänge gleichzeitig verzerrt und geknickt
sind, zu einem mehr oder weniger vollständigen Verschlusse des Ductus choledochus, hepaticus oder cysticus. Endlich 3) k ö n n e n f r e m d e K ö r p e r ,
namentlich steinige Concremente, die Gallenausführungsgänge verengern
oder verschliessen.

Die c o n s e c u t i v e E r w e i t e r u n g d e r G a l l e n w e g e beschränkt
sich, wenn der Ductus hepaticus verengert oder verschlossen ist, auf die Gallengänge der Leber. — Ist dagegen der Ductus choledochus unwegsam, so ist
gleichzeitig der Ductus hepaticus, cysticus und die Gallenblase erweitert. —
Ist endlich der Ductus cysticus allein verschlossen, so kann zwar die Galle
eben so wenig in die Gallenblase hineindringen, als aus derselben abfliessen,
aber die Schleimhaut secernirt nach wie vor Schleim, und da dieser nicht
entleert werden kann, so wird die Gallenblase mehr und mehr durch das angehäufte Secret ausgedehnt. Dieser Zustand führt den Namen des H y d r o p s
v e s i c a e f e l l e a e .

§. 2. Anatomischer Befund.

Je nachdem die eine oder die andere der im vorigen Paragraphen aufgeführten Ursachen obwaltet, gestaltet sich der anatomische Befund bis auf
den gemeinsamen Effect der Verengerung und Verschliessung der Gallenausführungsgänge so verschieden, dass wir auf eine detaillirte Schilderung
desselben verzichten müssen. Der Ductus choledochus kann, wenn seine
Mündung verschlossen ist, die Weite des Dünndarmes erreichen, und die
Erweiterung erstreckt sich durch den Ductus hepaticus und seine Aeste bis
auf die capillaren Gallenwege. Auch die Gallenblase ist erweitert, aber die

Erweiterung derselben erreicht gewöhnlich nicht den verhältnissmässig hohen Grad, welchen die Gallengänge darbieten, indem der Ductus cysticus wegen seiner spitzwinkligen Einmündung von dem sich erweiternden Ductus choledochus her zusammengedrückt wird. Die Leber bietet die Veränderungen dar, welche wir als charakteristisch für die höchsten Grade der Gallenstauung geschildert haben; sie ist anfangs vergrössert, und die erweiterten Gallengänge erscheinen auf dem Durchschnitte wie grosse, mit Galle gefüllte Cysten; später kann sie durch Atrophie der Leberzellen verkleinert werden. — Bei dem Hydrops vesicae felleae ist die Gallenblase in eine durchsichtige, prall gespannte Cyste von der Grösse einer Faust und selbst eines Kinderkopfes verwandelt, welche eine seröse, synoviaähnliche Flüssigkeit enthält. Ihre Muskelfasern sind auseinandergedrängt und atrophirt; die Schleimhaut hat ihre Textur verloren und ist einer serösen Membran ähnlich geworden. — In manchen Fällen führt der Verschluss des Ductus cysticus zu einer Verödung der Gallenblase: der schleimige und gallige Inhalt derselben wird eingedickt und in eine kreidige Masse verwandelt, während die Wände der Gallenblase durch einen chronischen Entzündungsprocess verdickt werden und einschrumpfen. Schliesslich bleibt eine kaum taubeneigrosse, harte, mit kalkbreiartigen Massen gefüllte Geschwulst zurück.

§. 3. Symptome und Verlauf.

Die Symptome der hochgradigsten Gallenstauung, nicht complicirt mit den Symptomen des Gastro-Duodenal-Catarrhs, sondern zuweilen mit den Symptomen von Neubildungen und anderen Geschwülsten im Leibe oder von chronischer Peritonitis oder von Gallensteinen etc. geben das Bild der Verengerung und Verschliessung des Ductus hepaticus und choledochus. Der Icterus ist bedeutender; die Fäces sind vollständiger entfärbt, als bei jeder anderen Form der Gallenstauung. Gewöhnlich gelingt es, eine Vergrösserung der Leber zu constatiren und, wenn der Ductus choledochus verschlossen ist, gleichzeitig die gefüllte und erweiterte Gallenblase zu fühlen. Oft lässt sich später auch die consecutive Verkleinerung der Leber nachweisen. — Sind nachweisbare Krebstumoren im Bauche vorhanden, sind Gallensteinkoliken vorhergegangen oder geben anderweitige Erscheinungen Anhalt für die Art und Weise des Verschlusses, so gewinnt die Diagnose an Bestimmtheit. In den meisten Fällen ist es nur möglich, die Verschliessung, aber nicht die Ursachen derselben zu erkennen.

Der Hydrops vesicae felleae ist, wenn er einfach, ohne Complication mit Verengerung und Verschliessung des Ductus choledochus oder
hepaticus, besteht, leicht zu erkennen. Findet man eine birnförmige, in der
Gegend der Fossa vesicae felleae beginnende, nach Unten rundliche, ziemlich bewegliche, zuweilen fluctuirende Geschwulst bei einem Kranken, welcher nicht ikterisch ist, so darf man einen Verschluss des Ductus cysticus und
eine Ausdehnung der Gallenblase durch schleimiges Secret, einen Hydrops
vesicae felleae, diagnosticiren.

Da wir fast niemals im Stande sind, die Ursache der Verengerung oder
Verschliessung der Gallenwege zu beseitigen, so ist eine erfolgreiche Behandlung der in Rede stehenden Zustände unmöglich.

Kapitel IV.

Gallensteine und ihre Folgen. — Cholelithiasis.

§. 1. Pathogenese und Aetiologie.

Die Bildung der Gallensteine ist trotz zahlreicher Arbeiten über diesen Gegenstand sehr dunkel. Schleimpartikelchen oder (weit seltener) fremde Körper in den Gallenwegen scheinen, da sie sich in fast allen Gallensteinen als
Kerne derselben finden, eine wichtige Rolle bei der Gallensteinbildung zu
spielen und wenigstens die Puncte abzugeben, auf welche sich leicht die festen Bestandteile der Galle niederschlagen. Ob aber solche Niederschläge bei
normaler Beschaffenheit der Galle zu Stande kommen, oder nur bei einer
gewissen Concentration, oder bei einer abnormen Zusammensetzung derselben, lässt sich nicht bestimmen. — Da sich um den erwähnten Kern fast
immer zunächst eine Verbindung von Kalk mit Gallenpigment niederschlägt,
und da diese Verbindung in den meisten Gallensteinen bald in grösserer, bald
in geringerer Menge auftritt, so glaubt man, dass der Reichthum der Galle
an Kalk, welcher von einem kalkreichen Trinkwasser abhänge, bei der Bildung der Gallensteine mitwirke. Ausserdem aber ist es wahrscheinlich, dass
die Galle, aus welcher sich cholesterinreiche Gallensteine bilden, ein geringes Lösungsvermögen für das Cholesterin besitzt, und da man gefunden hat,
dass sowohl das Cholesterin, als der Pigmentkalk durch Taurocholsäure und
taurocholsaures Natron gelöst wird, so liegt es nahe, eine Armuth der Galle
an Taurocholsäure oder eine Zersetzung der Taurocholsäure in der Gallenblase für die mögliche Ursache der Gallensteinbildung zu halten (*Bramson,
Lehmann*).

Die Gallensteine kommen häufiger bei Frauen als bei Männern vor, häufiger bei alten als bei jungen Subjecten, auffallend oft, ohne dass wir ein Verständniss für diesen Umstand haben, bei Kranken, welche an Carcinom des Magens, der Leber oder anderer Organe leiden.

§. 2. Anatomischer Befund.

Die Grösse der Gallensteine variirt von der einer Hirsekornes bis zu der eines Hühnereies. Die kleinsten Concremente pflegt man als „Gallengries" von den eigentlichen Gallensteinen zu unterscheiden. Zuweilen enthält die Gallenblase, in welcher Concremente am Häufigsten vorkommen, nur einen einzigen Stein, in anderen Fällen eine sehr grosse Anzahl derselben. Die solitären Steine sind meist rundlich oder eiförmig, oder sie haben genau die Form der Gallenblase. Ihre Oberfläche ist bald glatt, bald mehr rauh und drüsig. Sind mehrere Gallensteine in der Gallenblase vorhanden, so haben sie sich fast immer gegenseitig abgeschliffen und zeigen eine mehr polyedrische Form mit Kanten, Ecken und glatten Flächen, oder man bemerkt an ihnen convexe und concave Facetten, durch welche sie oft eine sonderbare Gestalt bekommen. Die Gallensteine haben ein sehr geringes specifisches Gewicht, lassen sich frisch leicht zwischen den Fingern zerdrücken, zerklüften meist und zerfallen endlich zu Staub, wenn man sie trocknet. Die Farbe der Gallensteine ist sehr verschieden: es giebt Steine, welche weisslich oder durch Imbibition mit wenig Galle schwach gelblich gefärbt sind, andere, welche dunkelbraun, andere, welche grünlich oder schwärzlich sind. Sehr häufig bestehen die Gallensteine aus verschiedenen Schichten, und es wechseln hell gefärbte Strata mit dunkel gefärbten ab. Die vorzugsweise aus Cholesterin bestehenden Steine zeigen ein ausgezeichnet strahlig-krystallinisches Gefüge, während die vorzugsweise aus Pigmentkalk bestehenden einen erdigpulverigen Bruch haben. — Was die chemische Zusammensetzung anbetrifft, so bestehen die meisten Gallensteine fast ganz aus Cholesterin und enthalten nur in der Umgebung ihres Kernes geringe Mengen von Pigmentkalk. Andere bestehen aus einem Gemenge von Cholesterin und Pigmentkalk, und zwar ist letzterer bald gleichförmig durch das Concrement vertheilt, bald wechseln Schichten von Cholesterin und Pigmentkalk ab. Selten sind Steine, welche gar kein Cholesterin enthalten, sondern nur aus einer Verbindung von Gallenpigment mit Kalk oder aus kohlen- und phosphorsaurem Kalk bestehen (*Lehmann*).

In den meisten Fällen sind in den Häuten der Gallenblase keine Texturveränderungen zu bemerken, selbst wenn sehr zahlreiche und scharfkantige
Steine in ihr enthalten sind. Zuweilen aber findet man, namentlich im Fundus der Gallenblase, eine bedeutende Injection und Wulstung der Schleimhaut, oder es ist in derselben durch Verschwärung ein Substanzverlust von
grösserer oder geringerer Ausbreitung und Tiefe entstanden. Die Verschwärung kann zu Perforation der Gallenblase führen. Geschieht dies, ehe die
Gallenblase mit benachbarten Theilen verwachsen ist, so tritt der Inhalt derselben in die Bauchhöhle aus, und es entsteht allgemeine Peritonitis. Wird
die Gallenblase dagegen perforirt, nachdem sie feste Verwachsungen mit ihrer Umgebung eingegangen ist, so können Communicationen mit dem Darm
oder Perforationen durch die Bauchwand nach Aussen erfolgen. — In manchen Fällen hat die durch Gallensteine hervorgerufene Entzündung der Gallenblase einen weniger destructiven Charakter. Die Wände der Gallenblase
werden verdickt und später narbig retrahirt; ihr Inhalt trocknet ein und ver-
kreidet. Schliesslich findet man in solchen Fällen die Gallensteine in kreidige Massen eingebettet und ganz fest von der verschrumpften und verödeten
Gallenblase umschlossen.

In den Gallenwegen der Leber können Gallensteine zu parenchymatöser Hepatitis Veranlassung geben. In den Ausführungsgängen eingeklemmt
führen grosse Steine entweder zu Ulcerationen und Perforationen oder zu
vollständiger Verschliessung der Gallenausführungsgänge, so dass die im
Kapitel III. beschriebenen Folgezustände, hochgradige Gallenstauung oder,
wenn der Ductus cysticus verschlossen ist, Hydrops vesicae felleae, entstehen. In manchen Fällen werden die Gallenausführungsgänge durch die
nachdringende Galle so ausgedehnt, dass die Galle neben den Steinen vorbei dringt, oder dass selbst verhältnissmässig grosse Steine in das Duodenum
gelangen.

§. 3. Symptome und Verlauf,

Man findet sehr häufig bei Obductionen in der Gallenblase grosse Gallensteine oder zahlreiche kleine Concremente, welche nachweisbar während
des Lebens das Wohlbefinden der Kranken in keiner Weise getrübt haben;
man kann sogar behaupten, dass es zu den Ausnahmen gehört, wenn in
der Gallenblase befindliche Steine Beschwerden veranlassen und sich durch
bestimmte Symptome verrathen. Aber auch der Abgang steiniger Concremente von nicht unbedeutendem Umfange durch den Ductus cysticus und

choledochus kann erfolgen, ohne Schmerzen oder anderweitige Symptome hervorzurufen. Die Erfahrungen an Badeorten, an welchen, wie in Karlsbad, die Dejectionen der Kranken sehr sorgfältig auf ihren etwaigen Gehalt an Gallensteinen durchforscht werden, liefern dafür zahlreiche Belege.

Von den krankhaften Vorgängen, zu welchen die Gallensteine nach §. 2. in anderen Fällen führen, haben wir die parenchymatöse Hepatitis und die Verschliessung der Gallenausführungsgänge bereits früher besprochen, und wir können uns daher hier darauf beschränken, den Symptomencomplex zu schildern, welcher zuweilen während des Durchtrittes grösserer Gallensteine durch die Gallenausführungsgänge und während der vorübergehenden Einklemmung derselben entsteht, die sogenannte Gallensteinkolik, sowie die Symptome der Entzündungen und Verschwärungen der Gallenblase und der Gallenausführungsgänge darzustellen, welche in seltenen Fällen durch Gallensteine hervorgerufen werden.

Die Gallensteinkolik beginnt unerwartet und plötzlich in dem Momente, in welchem ein Concrement aus der Gallenblase in den Ductus cysticus eingetreten ist und sich in diesem eingeklemmt hat. Die Kranken werden von einem bohrenden oder kneifenden, unerträglichen Schmerze befallen, welcher vom rechten Hypochondrium ausgeht und sich über den ganzen Unterleib, oft auch in die rechte Thoraxhälfte und bis in die rechte Schulter verbreitet. Die Bauchmuskeln sind krampfhaft contrahirt und gegen Druck überaus empfindlich; die Kranken jammern und ächzen, krümmen sich zusammen, wälzen sich im Bette oder auf dem Fussboden umher. — Dabei fehlt alles Fieber, aber es gesellt sich eine Reihe anderer Erscheinungen zu jenen Schmerzen hinzu. Der Puls wird klein, die Haut kühl, das Gesicht bleich und entstellt; zuweilen treten wirkliche Ohnmachten ein. In manchen Fällen werden die Kranken von krampfhaftem Zittern oder von Schüttelfrösten befallen; in anderen Fällen entstehen allgemeine oder auf die rechte Körperhälfte beschränkte Convulsionen. Am Häufigsten kommt sympathisches Erbrechen von grosser Hartnäckigkeit vor. Nach Ablauf einiger Stunden, in schweren Fällen erst am nächsten Tage oder noch später, pflegen die Schmerzen der Kranken um ein Geringes erträglicher zu werden und die Störungen des Allgemeinbefindens nachzulassen. Diese Remission, in welcher die Kranken indessen noch immer schwer leiden und noch immer kleinen Puls, bleiche und kühle Haut zeigen, scheint dem Uebertritte des Concrementes in den Ductus choledochus und der Einklemmung desselben in diesem etwas weiteren Canal zu entsprechen. Erst wenn das Concrement den Ductus choledochus passirt hat und in das Duodenum übergetreten ist, wird die Scene wesentlich geändert. Die Kranken fühlen sich dann frei von Schmerz und von jeder Beschwerde; der Puls hebt sich, die Hautwärme kehrt zurück, die Entstellung des Gesichtes verschwindet. Dieser Umschwung von grossen Qualen zu einer vollständigen Euphorie erfolgt oft in kürzester Zeit, und dann ist der Contrast äusserst frappant; in anderen Fällen verliert sich der Anfall allmälig. — Ein tödtlicher Ausgang der Gallensteinkolik unter den Erscheinungen einer schweren Ohnmacht, welche in wahre Paralyse übergeht, ist äusserst selten. — Häufiger kommt es vor, dass sich an einen Anfall von Gallensteinkolik die Symptome eines dauernden Verschlusses oder der Entzündung und Verschwärung der Gallenausführungsgänge anschliessen.

Ikterische Erscheinungen gehören keineswegs zu den constanten Symptomen der Gallensteinkolik. Durch Einklemmung des Steines im Ductus cysticus kann keine Gallenstauung und Gallenresorption entstehen, aber auch ein kurzer Verschluss des Ductus choledochus hat, wie wir früher besprochen haben, keine Gelbsucht im Gefolge. Gewöhnlich wird ein leichter und, wenn der Stein nicht sehr lange im Ductus choledochus eingeklemmt bleibt, schnell vorübergehender Ikterus erst nach dem Aufhören der Einklemmungserscheinungen beobachtet. — Die in das Duodenum gelangten Steine werden nur selten durch Erbrechen entleert; weit häufiger gehen sie mit dem Stuhlgang ab, und zwar ist dieser Abgang nur ausnahmsweise von Leibschmerzen oder von schleimig-blutigen Durchfällen begleitet. Fast immer erfolgt er leicht und unmerklich, so dass man nur bei genauer Untersuchung der Fäces die Steine entdeckt. Gar nicht selten findet man, nachdem der Anfall vorübergegangen ist, selbst wenn man die Fäces auf ein Sieb bringt und sie sorgfältig durch Aufgiessen von Wasser auswäscht, keine Steine in denselben. In solchen Fällen muss man annehmen, dass die eingeklemmten Concremente aus dem Ductus cysticus in die Gallenblase zurückgetreten sind.

Die durch Gallensteine hervorgerufene Entzündung und Verschwärung der Gallenblase führt erst dann, wenn das Peritonaeum an der Entzündung Theil nimmt, zu Beschwerden. Diese bestehen in den früher geschilderten Symptomen einer partiellen chronischen Peritonitis. Der Sitz der Schmerzen in der Gegend der Gallenblase, sowie Anfälle von Gallensteinkolik, welche dem Auftreten der Schmerzen vorhergegangen sind, nur in den seltensten Fällen der Nachweis einer Ausdehnung und Anfüllung der Gallenblase mit Steinen durch die Palpation (*Oppolzer*), können den Verdacht erwecken, dass die Wände der Gallenblase durch die in ihnen enthaltenen Concremente entzündet und in Verschwärung begriffen sind. Tritt Perforation der Gallenblase ein, ehe dieselbe mit der Umgebung verwachsen ist, so entsteht das oft geschilderte, für den Eintritt heterogener Substanzen in das Cavum peritonaei fast pathognostische Krankheitsbild, und die Kranken erliegen in wenigen Tagen einer diffusen Peritonitis. Sind die benachbarten Organe mit der Gallenblase verwachsen, wenn diese perforirt wird, so bleiben die Schmerzen mehr oder weniger auf die Gegend der Gallenblase beschränkt; es gesellen sich zu denselben Erscheinungen gestörter Darmfunction, und häufig bleibt das Bild der Krankheit dunkel, bis der Abgang eines grossen Steines, welcher unmöglich den Ductus choledochus passirt haben kann, dasselbe aufhellt. Die durch abnorme Communicationen zwischen Gallenblase und Darm in den letzteren eintretenden Concremente können einen so bedeutenden Umfang haben, dass sie selbst das Darmrohr nur schwer passiren und zu den geschilderten Symptomen der Darmverengerung und Verschliessung führen können. Ich besitze einen mehr als taubeneigrossen Cholesterinstein, welcher mir unter dem Titel eines Darmsteines übergeben wurde, und welcher einer Dame „nach wiederholten Anfällen von Hepatitis" unter grossen Beschwerden aus dem Mastdarm abgegangen ist. — Verwächst die entzündete Blase mit der vorderen Bauchwand, so fühlt man dieselbe zuweilen als einen harten, umschriebenen Tumor; später werden die Bauchdecken selbst entzündet, es bildet sich in ihnen ein Abscess, aus welchem schliesslich Eiter, Galle und eine oft grosse Anzahl von Gallensteinen entleert wird. Der Abscess öffnet sich nicht immer an der Stelle der Bauchwand, unter welcher die Gallenblase liegt, sondern zuweilen weit davon entfernt, nachdem sich fistulöse Gänge in der Bauchwand gebildet haben. Nur selten schliesst sich die Fistel bald nachdem ein oder einige Concremente aus derselben entleert sind; häufiger besteht sie lange Zeit oder für immer fort, und es fliesst beständig oder mit Unterbrechungen Galle und, wenn der Ductus cysticus geschlossen ist, eine helle Flüssigkeit aus derselben ab.

Der Entzündung und Verschwärung der Gallenausführungsgänge durch steinige Concremente gehen die Symptome einer Gallensteinkolik vorher; diese endet aber nicht, wie sonst, in eine vollständige Euphorie, sondern hinterlässt Schmerzen in der Lebergegend und grosse Empfindlichkeit derselben gegen Druck. Dazu gesellt sich bald, wenn die dauernde Einklemmung des Concrementes und die von demselben abhängende Entzündung im Ductus choledochus Statt hat, ein intensiver Ikterus und andere Symptome einer hochgradigen Gallenstauung. Weit seltener verschliesst der Gallenstein, wegen seiner eckigen Form, nur unvollständig den Ausführungsgang, so dass noch immer geringe Quantitäten von Galle in den Darm gelangen. In solchen Fällen werden die Fäces nicht gänzlich entfärbt, und der Ikterus erreicht einen weniger hohen Grad. Schliesslich kann es auch in diesem Falle zu Perforation und in Folge derselben zu Peritonitis kommen (*Andral*). Häufiger aber erliegen die Kranken den Folgen der Gallenstauung unter den Symptomen des Marasmus oder der Acholie.

§. 4. Therapie.

Man muss Kranke, welche einen oder wiederholte Anfälle von Gallensteinkolik überstanden haben, vor neuen Anfällen derselben und vor den anderweitigen Folgen der Gallensteine zu schützen suchen. Je häufiger sich Anfälle von Gallensteinkolik wiederholt haben, und je mehr die Flächen, Kanten und Facetten der abgegangenen Steine zu der Annahme berechtigen, dass noch andere Steine in der Gallenblase zurückgeblieben sind, um so dringender sind die Massregeln indicirt, welche jenen Schutz versprechen. Die Erfahrung lehrt, dass beim Gebrauche der Karlsbader Quellen oft kolossale Mengen von Gallensteinen, und zwar mit verhältnissmässig geringen Beschwerden, ausgeleert werden. Dasselbe gilt von dem Gebrauche anderer alkalireichen Mineralwässer, der Quellen von Marienbad, Kissingen, Vichy etc. Eine Erklärung dieser Erfolge zu geben, sind wir ausser Stande. Es wird durch die Zufuhr jener Wässer weder der Pigmentkalk gelöst, noch das Cholesterin verändert. Ob ihre Wirksamkeit lediglich auf der reichlichen Bildung einer dünnflüssigen Galle beruht, durch welche die Gallensteine leicht fortgespült werden, wissen wir nicht; aber wir können auch in diesen Fällen nicht mit der Verordnung der Cur warten, bis die Wirkung derselben erklärt werden kann. — Einen besonderen Ruf bei der Behandlung der durch Gallensteine hervorgerufenen Zustände geniesst ferner das *Durande*'sche Mittel; dasselbe besteht aus Aether (℥ iij) und Oleum Terebinthinae (℥ ij). Man giebt von demselben nach der ursprünglichen Vorschrift morgens eine halbe Drachme und allmälig mehr, bis etwa ein Pfund der Mischung verbraucht ist. Dass der Aether und das Terpentinöl Gallensteine auflösen, welche man in sie hineinlegt, berechtigt durchaus nicht zu der Hoffnung, dass jene Substanzen, wenn man sie dem Magen zuführt, die in der Gallenblase befindlichen Concremente auflösen werden. Wenn daher das *Durande*'sche Mittel einen günstigen Einfluss auf die durch Gallensteine hervorgerufenen Zustände hat, wie man dies nach der Empfehlung zahlreicher und guter Beobachter annehmen muss, so kann es diesen nur auf eine andere, uns unbekannte Weise ausüben. In neuerer Zeit sind mannigfache Surrogate des *Durande*'schen Mittels und von der ursprünglichen Vorschrift abweichende Dosen desselben empfohlen worden. Sehr verbreitet ist namentlich eine Mischung von Ol. Terebinthinae (Ӡij) mit Spir. aetheieus (Ӡj), welche von *Rademacher* und seinen Schülern tropfenweise nicht nur gegen Gallensteine, sondern gegen alle möglichen offenkundigen und heimlichen Leberleiden verordnet wird.

Für die Behandlung der Gallensteinkoliken verdient die dreiste Darreichung der Opiate das meiste Vertrauen. Man gebe die Tinct. Opii simplex zu 12 Tropfen oder das Morphium aceticum zu $\frac{1}{4}$ Gran und wiederhole diese Dosis ein- oder zweistündlich, bis eine leichte Narkose eintritt. Behalten die Kranken, weil sie unaufhörlich brechen, innerlich gereichte Arzeneien nicht bei sich, so wende man das Morphium endermatisch an, oder gebe Klystire mit Opium-Tinctur. Auch warme Bäder, warme und narkotische Umschläge über die Lebergegend scheinen zuweilen die Schmerzen zu mässigen und den Anfall abzukürzen. Zieht sich derselbe dennoch in die Länge, und wird die Lebergegend sehr empfindlich gegen Druck, so setze man in das rechte Hypochondrium eine grössere Zahl von Blutegeln, welche in solchen Fällen eine günstige Wirkung zu haben pflegen, ohne dass dieselbe verständlich wäre. — Nicht selten wird der Collapsus der Kranken so bedeutend, dass man genöthigt ist, neben den bisher genannten Mitteln Analeptica zu verordnen. Gegen das heftige und zuweilen überaus hartnäckige Erbrechen sind Eispillen am Wirksamsten. Brechmittel oder Laxanzen vermehren während des Anfalles die Schmerzen und sind um so weniger anzuwenden, als ihre Darreichung nicht gefahrlos ist. Dagegen empfiehlt es sich, den Kranken, nachdem der Anfall vorüber ist, eine Zeit lang milde Laxanzen zu reichen, damit die im Darme befindlichen Concremente möglichst bald entleert werden.

Bei der Behandlung der durch Gallensteine hervorgerufenen Entzündungen und Verschwärungen der Gallenwege müssen wir uns, da wir ausser Stande sind, die fortwirkende Ursache der Entzündung zu beseitigen, auf ein symptomatisches Verfahren beschränken. Fluctuirende Abscesse in den Bauchdecken müssen frühzeitig geöffnet, zurückbleibende Fisteln nach den Regeln der Chirurgie behandelt werden. Verstopfungen des Darmrohres durch grosse Gallensteine fordern die früher empfohlenen Massregeln, sehr heftige und aufreibende Schmerzen die Darreichung der Narkotica.

Krankheiten der Milz

Kapitel I.
Hyperaemie der Milz.

Acuter Milztumor.

§. 1. Pathogenese und Aetiologie.

Die Schwankungen in der Menge des in einem Organe enthaltenen Blutes können um so bedeutender sein, je nachgiebiger das Parenchym und die Umhüllung desselben ist, und je zahlreicher und dünnwandiger seine Gefässe sind. Die Milz hat eine überaus nachgiebige Kapsel, ihre zahlreichen Gefässe haben sehr dünne Wände und scheinen mit weiten Hohlräumen im Innern zu communiciren. Daraus erklärt sich die Thatsache, dass man die Milz durch Injectionen von Wasser oder durch Aufblasen (*Fick*) kolossal ausdehnen kann, so wie die Erfahrung, dass die Milz während des Lebens eine grosse Steigerung ihres Blutgehaltes erfahren und in Folge dessen sehr bedeutend vergrössert werden kann.

Je geringer die Elasticität ist, welche die Umhüllung und die Gefässwände eines Organes besitzen, um so langsamer verschwindet die durch eine vorübergehende Veranlassung entstandene Ausdehnung desselben. Denken wir uns ein Organ, dessen Umhüllung und dessen Gefässwände gar keine Elasticität besässen, so würde dasselbe für immer vergrössert bleiben, wenn es durch ein momentan verstärktes Einströmen von Blut oder durch ein momentan gehemmtes Abfliessen desselben eine Anschwellung erfahren hätte, ebenso wie eine aus Wachs geformte Röhre, durch welche Flüssigkeit strömt, dauernd weiter bleibt, wenn man momentan den Druck auf ihre Innenwand so sehr verstärkt, dass ihr Lumen erweitert wird. Die Kapsel, die Trabekel, die Gefässwände der Milz vermögen, wie sie der Vergrösserung einen geringen Widerstand entgegensetzen, so auch wegen ihrer geringen Elasticität eine Anschwellung des Organes nur langsam auszugleichen. Wird die Milz während eines Wechselfieberanfalles geschwellt, so bleibt sie nach dem Aufhören des Anfalles länger vergrössert als andere Organe, welche während des Anfalles gleichfalls eine Schwellung erfahren haben, aber reicher an elastischen Elementen sind und namentlich Gefässe besitzen, welche

eine grössere Elasticität haben, als die Gefässe und die Hohlräume der Milz.
Wir werden später zeigen, dass die Abschwellung der vergrösserten Milz
wahrscheinlich zum grossen Theile durch die contractilen Elemente derselben vermittelt wird.

Wir müssen in der Milz, wie in anderen Organen, zwei Formen von Hyperaemie, die Fluxion und die Stauung, unterscheiden.

Durch Fluxion entstehen 1) die Milztumoren bei acuten Infections-Krankheiten: der typhöse Milztumor, der acute Intermittenstu-
mor, so wie die im Verlaufe der Exantheme, des Puerperalfiebers, der Septichaemie etc. auftretenden Vergrösserungen. Ob das vermehrte Einströmen des Blutes in die Milz bei diesen Krankheiten auf einer Relaxation des
ohnehin nachgiebigen Milzgewebes oder auf der Paralyse der musculären
Elemente der Gefässwände und des Balkengewebes beruhen, wissen wir
nicht.*) Eben so dunkel ist die Art und Weise, in welcher das inficirte Blut
den Tonus des Milzgewebes oder die Contractilität seiner Muskelelemen-
te alteriren mag. Die Schwellung der Milz im Wechselfieberanfall hat man
auch daraus zu erklären versucht, dass die Circulation während des Frost-
stadiums an der Peripherie des Körpers beträchtlich gestört sei, und dass
in Folge der Ischaemie der Haut die inneren Organe und unter diesen namentlich die sehr nachgiebige Milz mit Blut überladen werde. Dass jedoch
diese Verhältnisse nur von untergeordneter Bedeutung sind, beweisen die
Thatsachen, dass die Grösse der Milzanschwellung keineswegs im Verhältnisse zu der Heftigkeit des Frostanfalles steht, dass die Milz auch während
des Hitzestadiums anschwillt, und dass endlich Milztumoren bei Malaria-
Infectionen vorkommen, welche ohne Fieber verlaufen. — Fluxion zur Milz
kommt 2) bei Menstruations-Anomalieen vor, und es gilt von dieser
Form Alles, was über die Entstehung der Hyperaemie und Haemorrhagie der
Magenschleimhaut bei Menstruations-Anomalieen gesagt ist. — Zu fluxionären Hyperaemieen führen 3) Verletzungen, Entzündungen und
Neubildungen in der Milz. Am Exquisitesten kann man diese Form
der Hyperaemie, über deren Entstehungsweise wir uns wiederholt ausge-
sprochen haben, bei haemorrhagischen Milzinfarcten verfolgen (s. Kapitel
IV.).

---

*) *Jaschkowitz* beobachtete nach Durchschneidung der zu der Milz gehenden Aeste des Sympathicus bedeutende Vergrösserung der Milz und enormen Blutreichthum derselben. Durchschnitt er nur einzelne Nerven, so war die Hyperaemie auf die Theile der Milz beschränkt, zu
welchen die durchschnittenen Nerven führten.

Eine physiologische Stauung in der Milz kommt einige Stunden nach jeder Mahlzeit, also zu der Zeit zu Stande, in welcher der Seitendruck in der Pfortader durch stärkeren Zufluss aus den gefüllten Darmvenen vermehrt und der Abfluss aus der Milzvene gehemmt ist. Zu abnormen Stauungen führen Verengerungen und Verschliessungen der Pfortader, wie wir sie bei zahlreichen Leberkrankheiten, der Cirrhose, der Pylephlebitis und anderen kennen gelernt haben. Da die meisten derselben einen längeren Bestand haben, so finden wir gewöhnlich neben der Hyperaemie der Milz die im nächsten Kapitel zu besprechenden Folgezustände derselben. — Weniger constant und weniger hochgradig sind die Stauungshyperaemieen der Milz bei Herz- und Lungenkrankheiten, welche den Abfluss des Blutes aus den Hohlvenen hemmen und diesen Einfluss über den Gefässapparat der Leber hinaus auf die Milzvene ausüben. — Hieran schliessen sich die Milzhyperaemieen, welche sich bei geschwächter Herzaction im Verlaufe von, nicht auf Blutinfectionen beruhenden, asthenischen Fiebern und von marantischen Zuständen entwickeln.

§. 2. Anatomischer Befund.

Mit Ausnahme der Fälle, in welchen die Milzkapsel verdickt und unnachgiebig ist, findet man die hyperaemirte Milz bedeutend grösser und schwerer, als eine gesunde Milz. Die Umfangs- und Gewichtszunahme kann einen so hohen Grad erreichen, dass das Organ das Vier- bis Sechsfache seines normalen Volumens und seines normalen Gewichtes zeigt. Die normale Milz eines gesunden erwachsenen Menschen hat eine Länge von 4 bis 5 Zoll, eine Breite von 3 bis 4 Zoll, eine Dicke von 1 bis $1\frac{1}{2}$ Zoll; das Gewicht derselben beträgt etwa acht Unzen. Die durch Hyperaemie vergrösserte Milz hat ihre Form bewahrt: ihre Kapsel erscheint gewöhnlich straff gespannt und glatt und nur in den Fällen, in welchen die Schwellung bereits wieder abgenommen hat, zuweilen welk und runzelig. Die Consistenz der Milz ist bedeutend vermindert. Dies gilt auch von der bei Malaria-Krankheiten entstehenden Milzanschwellung, so lange dieselbe frisch ist und so lange nicht anderweitige, später zu besprechende Anomalieen der Textur eingetreten sind. Der Milztumor in den Leichen von Typhuskranken oder von Individuen, welche an Puerperalfieber, Septichaemie etc. gestorben sind, ist oft so weich, dass das Parenchym bei einem Durchschnitte breiig zerfliesst. Bei der Beurtheilung der Consistenz dieser Tumoren muss man indessen die frühzeitige Fäulniss der Leichen in Anschlag bringen. Die Farbe der Milz ist um so dunkler, je frischer und hochgradiger die Hyperaemie ist. In den frischesten Fällen und bei sehr hohen Graden der Hyperaemie hat das Parenchym oft das Ansehen eines schwarzrothen Blutklumpens, später erscheint es heller gefärbt oder zeigt durch Beimischung von Pigment eine mehr graue Färbung.

Bei der mikroskopischen Untersuchung findet man neben den normalen Zellen der Milzpulpe und zahlreichen Blutkörperchen keine fremdartigen Elemente, so dass man durch Nichts berechtigt ist, die in Rede stehende Anschwellung der Milz von einem Entzündungs- und Exsudationsprocesse herzuleiten. Der acute Milztumor scheint vielmehr entweder allein auf einem vermehrten Blutgehalte und einer serösen Durchfeuchtung des Milzgewebes, oder gleichzeitig auf einer vorübergehenden Vermehrung der Milzpulpe zu beruhen.

Die Vermehrung der Milzpulpe wird bei lange bestehenden Hyperaemieen unverkennbar; das Ansehen und die Consistenz der Milz wird durch dieselbe wesentlich verändert; das Organ bleibt dauernd vergrössert, und es entsteht ein Zustand, welchen man als „chronischen Milztumor" oder als Hypertrophie der Milz zu bezeichnen pflegt und welchen wir im nächsten Kapitel besprechen werden.

§. 3. Symptome und Verlauf

Die hyperaemische Schwellung der Milz entwickelt sich fast immer, ohne dass die Kranken selbständig über Schmerzen klagen. Nur ein tiefer Druck in das linke Hypochondrium pflegt ihnen empfindlich zu sein. Dieser Beobachtung entspricht die allgemeine Erfahrung, dass die Zerrung von Gebilden, welche sehr dehnbar sind, wenig Schmerzen verursacht, während die Zerrung von Membranen, Ligamenten etc., welche sich schwer ausdehnen lassen, heftige Schmerzen hervorruft. Klagen die Kranken im Verlaufe einer Intermittens, eines Typhus oder verwandter Zustände selbstständig über Schmerzen in der Milzgegend, so kann dies entweder darauf beruhen, dass die Milzkapsel durch frühere Erkrankungen verdickt und unnachgiebig geworden ist, oder darauf, dass entzündliche Vorgänge, welche gleichfalls im Verlaufe jener Krankheiten auftreten können, in der Milz oder in ihrer Kapsel entstanden sind.

In den meisten Fällen fehlen auch andere subjective Erscheinungen, wenigstens solche, welche mit Sicherheit von der Milzhyperaemie abgeleitet und nicht auf das Grundleiden bezogen werden können. Die Milzhyperaemie würde daher fast immer übersehen werden, wenn nicht der Arzt wüsste, dass sie bei gewissen Krankheitsprocessen fast constant vorkommt, und wenn er nicht im concreten Falle durch Palpation und Percussion zu ermitteln suchte, ob sich ein Milztumor nachweisen liesse. Ich will auf ein Symptom hochgradiger Milzhyperaemie aufmerksam machen, von welchem ich glaube, dass es sich einfach erklären und auf mechanische Verhältnisse zurückführen lässt. Die Erfahrung lehrt, dass manche Kranke, welche an Wechselfieber leiden, schon nach wenig Fieberanfällen auffallend bleich und anaemisch aussehen, und dass die bleiche Farbe ihrer Haut und ihrer Schleimhäute sich in wenigen Tagen verliert, wenn die Anfälle nach Darreichung einiger Dosen Chinin ausgeblieben sind. Diese Erscheinung kann unmöglich auf der schnellen Consumtion des Blutes und dem schnellen Wiederersatz desselben berufen. So hoch die Temperatur während eines Wechselfieberanfalles steigt, und so sicher wir wissen, dass ein heftiges Fieber mit bedeutender und schneller Consumtion des Blutes verbunden ist, so sehen wir doch bei keiner anderen Krankheit, bei welcher die Körpertemperatur dieselbe Höhe erreicht und sogar dauernder auf derselben sich erhält, als beim Wechselfieber, die Kranken in so kurzer Zeit anaemisch werden, als bei dieser. Hat auf der anderen Seite ein anhaltendes und heftiges Fieber Blutverarmung im Gefolge gehabt, so verlieren sich die Zeichen derselben weit langsamer, als das bleiche Ansehen der Kranken, welches nach wenigen Anfällen eines Wechselfiebers entstanden ist. Meine eigenen und die Beobachtungen Anderer, namentlich die von *Griesinger*, ergeben, dass die Schnelligkeit, mit welcher sich die Symptome der Anaemie entwickeln, und der Grad, welchen sie erreichen, in einem directen Verhältnisse stehen zu der Schnelligkeit, mit welcher die Milz anschwillt, und zu dem Grade, welchen diese Anschwellung erreicht; dass namentlich bei Kindern, bei denen der Milztumor schon nach wenigen Anfällen eine verhältnissmässig enorme Grösse zu erreichen pflegt, sehr bald bedrohliche Zeichen der hochgradigsten Anaemie sich entwickeln, aber eben so schnell nach Beseitigung der Anfälle und des Tumors wieder verschwinden; dass das Auftreten und Verschwinden dieser anaemischen Erscheinungen mit dem Eintreten und Verschwinden der Milzhyperaemie zusammenhängt, kann daher kaum bezweifelt werden. Es ist aber nicht wahrscheinlich, dass die hochgradige Anaemie, welche sich in wenigen Tagen bei einem Wechselfieber ausbildet, auf Rechnung der durch die Hyperaemie gestörten Milzfunction zu bringen sei, obgleich sich bei tiefen Erkrankungen der Milz allmälig eine Blutverarmung entwickelt, welche in der That von dem gestörten Einflusse der Milz auf die Blutbildung abzuhängen scheint. Dagegen lässt sich, wenn auch nicht mit positiver Gewissheit, so doch mit der grössten Wahrscheinlichkeit, aus den aufgeführten Momenten schliessen, dass die bedeutende Ueberladung der Milz mit Blut zu einer Oligaemie im übrigen Körper führt, dass also das bleiche Ansehen der Kranken weniger von einer Blutverarmung, als von der abnormen Blutvertheilung abhängt. Man kann den Effect, welchen die Ueberladung der Milz mit Blut auf den Organismus hat, füglich mit dem vergleichen, welchen ein grosses, mit Blut gefülltes Aneurysma oder die durch den *Junod*schen Schröpfstiefel hervorgerufene Ueberladung einer der unteren Extremitäten mit Blut auf den Organismus hervorbringt. — Kehrt die Milz nach dem Aufhören der Wechselfieberanfälle oder nach der Darreichung von Chinapräparaten durch ihre Elasticität oder durch die Contraction ihrer irritablen Gewebselemente auf ihren normalen Umfang zurück, so wird damit die Anomalie der Blutvertheilung ausgeglichen. Auf diese Weise erklärt sich leicht, dass im Verlaufe des Wechselfiebers die verschwundene Röthe der Haut und der Lippen in wenigen Tagen zurückkehren kann.

Die Milzhyperaemie, welche sich im Verlaufe des Typhus und verwandter Zustände entwickelt, pflegt mit dem Ablaufe der Grundkrankheiten sich zu verlieren, ohne Texturveränderungen zu hinterlassen. Anders verhält es sich mit der Milzhyperaemie bei Intermittens und mit anderen fluxionären und Stauungshyperaemieen, wenn sie bei fortgesetzter Einwirkung der veranlassenden Ursachen längere Zeit bestehen. Wir werden im nächsten Kapitel versuchen, die sogenannte Hypertrophie der Milz als eine nothwendige Folge langdauernder Hyperaemieen zu deduciren. — Einen tödtlichen Ausgang nimmt die Milzhyperaemie in sehr seltenen Fällen dadurch, dass die ausgedehnte Milz zerreisst. Dieses Ereigniss hat man sowohl in Wechselfieberanfällen, als auch im Typhus und im Choleratyphoid eintreten sehen. Der Tod erfolgt unter den Symptomen einer inneren Verblutung entweder unmittelbar nach eingetretener Milzzerreissung oder erst nach Ablauf mehrerer Stunden oder Tage.

Die physikalische Untersuchung giebt für die Diagnose der Milzhyperaemie den wichtigsten und oft den einzigen Anhalt. Wir wollen auch hier der Besprechung der physikalischen Zeichen, welche bei der hyperaemischen Schwellung der Milz in Betracht kommen, einige Worte über die physikalische Diagnostik der Milzkrankheiten im Allgemeinen vorausschicken.

Eine Milz von normaler Grösse überragt den Rippenbogen nicht und liegt der linken Thoraxwand oberhalb des freien Randes der elften Rippe etwa in der Ausdehnung von 2 Zoll an. In diesem Umfange dämpft sie den Percussionsschall, während sie sich der Palpation entzieht. Vergrössert sich die Milz, so breitet sich fast immer zuerst die Dämpfung an der Thoraxwand aus, und erst später, wenn die Milz einen namhaften Umfang erreicht hat, ragt sie unter dem Rippenrande hervor. Die Dämpfung an der Thoraxwand kann sich nach Oben bis zur fünften Rippe, nach Hinten bis zur Wirbelsäule erstrecken und nach Vorn eine Linie überschreiten, welche man vom vorderen Ende der elften Rippe zur Brustwarze zieht und als die vordere Grenze der normalen Milzdämpfung betrachtet. Sind die Därme durch Gase aufgetrieben und die Bauchdecken gespannt, so breitet sich die Milzdämpfung mehr nach Hinten und Oben aus; sind die Därme leer und die Bauchdecken schlaff, so nimmt sie mehr die seitlichen Partieen des Thorax ein. Dabei ist aber zu bemerken, dass die Milz namhaft geschwellt sein kann, ohne dass die Milzdämpfung vergrössert ist, indem nicht selten das geschwellte Organ in der Aushöhlung des Zwerchfells liegt und nur mit einem kleinen Stücke die Thoraxwand berührt. Die Dämpfung, welche von einer Milzvergrösserung abhängt, wechselt bei der Respiration in der Weise ihren Platz, dass sie bei tiefer Inspiration um fast 1 Zoll nach Unten, bei vollständiger Exspiration um fast 1 Zoll nach Oben verrückt wird.

Durch die Palpation kann man Milztumoren, welche den Rippenrand überragen, wenn sie nicht zu weich sind, leicht erkennen und von anderen Geschwülsten unterscheiden. So lange sie einen mässigen Umfang haben, fühlt man sie oft nur, wenn die Kranken tief inspiriren, während sie unter dem Rippenbogen verschwinden, wenn die Kranken exspiriren. Bei stärkerem Wachsen breitet sich die Geschwulst allmälig vom linken Hypochondrium in schräger Richtung gegen den Nabel aus. Sie lässt dabei fast immer die charakteristische Form der Milz, namentlich die flachen Einkerbungen am vorderen stumpfen Rande, deutlich erkennen. Die Geschwulst folgt den Bewegungen des Zwerchfells, lässt sich leicht verschieben und verändert ihren Platz bei verschiedenen Körperlagen. Milztumoren von kolossalem Umfange nehmen statt der schrägen Richtung oft eine mehr senkrechte an, stemmen sich schliesslich im Becken fest, werden dadurch weniger beweglich und folgen nicht mehr dem auf- und absteigenden Zwerchfell. In Folge der Verlängerung, welche das gezerrte Ligamentum phrenico-lienale durch sehr schwere und grosse Milztumoren erfährt, kann die Milzdämpfung am Thorax verschwinden.

In den seltensten Fällen verräth sich die Milzvergrösserung schon bei der Adspection durch eine Hervorwölbung des linken Hypochondrium und der linken Hälfte des Bauches, in welcher sich zuweilen die Contouren der vergrösserten Milz markiren.

Die durch Hyperaemie geschwellte Milz ragt selten unter dem Rippenrande hervor und entgeht auch in diesem Falle, wegen ihrer weichen Beschaffenheit, der Palpation. Ist die Hyperaemie der Milz Begleiterin eines Abdominaltyphus, so findet man die Dämpfung, wegen des Meteorismus der Därme, gewöhnlich mehr nach Hinten gegen die Wirbelsäule ausgebreitet; ist sie dagegen Begleiterin einer Intermittens, so nimmt die Dämpfung mehr die Regio axillaris ein und breitet sich auf das linke Hypochondrium aus.

§. 4. Therapie.

Die Hyperaemie der Milz wird nach dem, was wir über ihren Verlauf gesagt haben, nur selten Gegenstand der Behandlung. Gelingt es, das Grundleiden zu beseitigen, so verschwindet sie fast immer auch ohne unser Zuthun in kurzer Zeit. Gegen diejenige Form, welche nicht von selbst verschwindet, nämlich gegen die unter dem Einflüsse der Malaria-Infection entstandene Milzhyperaemie besitzen wir ein überaus wirksames Mittel. Zieht man auch alle Uebertreibungen ab, und hält man sich nur an die zuverlässigen Beobachtungen, so erscheint doch die Behauptung gerechtfertigt, dass es im ganzen Arzeneischatze nur wenige Medicamente giebt, welche eine ähnlich sichere Wirkung auf gewisse krankhafte Zustände ausüben, wie wir sie für das Chinin und die Chinapräparate bei der durch Malaria entstandenen Milzhyperaemie kennen. Wir wissen nicht, ob das Chinin direct die musculären Elemente der Milz zur Contraction bringt, oder ob es als Antidot der Malaria in der Weise wirkt, dass sublata causa cessat effectus, oder ob es in anderer Weise die Hyperaemie der Milz beseitigt; aber wir wissen, dass, wenn nach dem Ausbleiben der Fieberanfälle die Milz vergrössert bleibt oder sich langsam verkleinert, durch dreiste Dosen Chinin die Detumescenz bewirkt oder beschleunigt wird. Gewiss kann der Einfluss, welchen die Chinapräparate auf die Hyperaemie der Milz haben, nicht daraus allein erklärt werden, dass durch dieselben das Fieber coupirt wird.

Nach *Fleury*'s Beobachtungen wird während der Application der kalten Douche die geschwellte Milz um mehrere Centimeter verkleinert. *Fleury* beruft sich für die Zuverlässigkeit seiner Angaben auf das Zeugniss von *Piorry* und *Andral*, welche jene Beobachtungen controlirt hätten. Dies Verfahren verdient bei der Behandlung der Milzhyperaemie, wenn es die Umstände gestatten, berücksichtigt zu werden.

Kapitel II.
Hypertrophie der Milz.
Chronischer Milztumor.

§. 1. Pathogenese und Aetiologie.

Unter Hypertrophie der Milz verstehen wir diejenige Form der Milzvergrösserung, bei welcher das Organ eine Zunahme seines Umfanges und seines
Gewichtes, aber keine Abweichung seiner Textur erkennen lässt. Die Vermehrung des Balkengewebes ist indessen bei den Milztumoren, welche hierher gehören, gegen die weit beträchtlichere Vermehrung der Pulpe kaum in
Anschlag zu bringen, und letztere bildet das wesentlichste Moment bei der
Vergrösserung.

Die Frage, ob die Vermehrung der Milzpulpe auf einer excessiven Bildung, einer „Hyperplasie" (*Virchow*), ihrer zelligen Elemente, oder auf einer
abnormen Anhäufung derselben in Folge gehemmter Ausfuhr beruht, ist auf
dem heutigen Staude der Wissenschaft nicht genügend zu beantworten. Die
Ansicht, dass die Räume zwischen den Milztrabekeln, welche die Pulpe einschliessen, in irgend einer Weise mit den Gefässen communiciren, hat sich
fast allgemeine Geltung verschafft. Wenn diese Ansicht wirklich die richtige
ist, wenn also das Blut jene Räume durchströmt, und der Blutstrom aus denselben constant zellige Elemente mitnimmt, ähnlich wie der Lymphstrom,
welcher die Alveolen der Lymphdrüsen durchströmt, zellige Elemente aus
diesen in die Lymphe überführt, so liegt die Annahme nahe, dass bei einer bedeutenden Verlangsamung des Blutstroines in der Milz die Milzpulpe
sich anhäufen müsse, weil weniger Zellen derselben in das Blut übergeführt
werden. Die Erweiterung des Strombettes, welche durch die Ausdehnung
der Gefässe und noch mehr durch die Ausdehnung der intertrabeculären
Räume bei der hyperaemischen Schwellung entsteht, bewirkt eine sehr bedeutende Verlangsamung des Blutstromes in der Milz; und da langdauernde
Hyperaemie der Milz constant zu Hypertrophie führt, so ist es sehr wahrscheinlich, dass diese Hypertrophie durch Anhäufung der Milzpulpe, nicht
durch übermässige Bildung derselben entstehe.

Wir werden bei der Besprechung der Leuchaemie (s. den Anhang zu diesem Abschnitte) von einer Entartung der Milz reden, welche sich anatomisch
von der hier in Rede stehenden nicht unterscheidet, aber deshalb von derselben getrennt werden muss, weil die dadurch bewirkte Veränderung in der

Zusammensetzung des Blutes so eigenthümlich ist, dass daraus auf eine wesentliche functionelle Verschiedenheit geschlossen werden muss. Wir werden in dem Folgenden zeigen, dass der Milztumor bei der Leuchaemie nicht von einer Retention der zelligen Elemente, sondern von einer vermehrten Bildung derselben abzuleiten ist.

Unter den verschiedenen Formen der fluxionären Hyperaemie führen die, welche durch Malaria-Infection entstehen, am Häufigsten zu Hypertrophie der Milz, und zwar finden wir nicht nur chronische Milztumoren, wenn die Malaria-Infection unter dem Bilde eines intermittirenden Fiebers verläuft, sondern auch, wenn sich unter dem Einflüsse derselben ein remittirendes Fieber oder ein ohne Paroxysmen verlaufendes chronisches Siechthum entwickelt. In Gegenden, in welchen die Malaria endemisch herrscht, giebt es eine grosse Zahl von Leuten, welche an kolossalen Milzhypertrophieen leiden, und es scheint sogar, als ob dort gerade bei Individuen, welche von regelmässig wiederkehrenden Fieberanfällen verschont bleiben, die grössten Milztumoren vorkommen.

Unter den Stauungshyperaemieen haben die, welche sich bei Cirrhose der Leber und Obliteration der Pfortader entwickeln, am Häufigsten Milzhypertrophie im Gefolge, und diese Entstehung spricht am Meisten für die Richtigkeit der Hypothese, dass sich auf rein mechanische Weise durch Anhäufung zelliger Elemente in Folge gehemmter Ausfuhr die in Rede stehende Form der Milzerkrankung entwickele.

§. 2. Anatomischer Befund.

In Folge von Hypertrophie kann die Milz einen so ungeheuren Umfang erreichen, dass ihr Längendurchmesser $1 - 1\frac{1}{2}$ Fuss, ihr Querdurchmesser mehr als 6 Zoll, ihr Dickendurchmesser mehr als 4 Zoll beträgt. Auch die Gewichtszunahme kann so bedeutend werden, dass die Milz ein Gewicht von 12 Pfund und darüber erreicht. Die Form des geschwellten Organs ist nicht verändert; die Resistenz desselben ist vermehrt, zuweilen bis zu dem Grade, dass der Tumor eine brettähnliche Härte zeigt. Die Farbe des Parenchyms ist in frischeren Fällen dunkelbraun-roth, in ältern gewöhnlich der des Muskelfleisches ähnlich oder blassröthlich. Hat sich die Hypertrophie unter dem Einflüsse der Malaria-Infection entwickelt, so zeigt die blasse, homogene und trockene Durchschnittsfläche gewöhnlich einen grauen Anflug, oder man findet in derselben an einzelnen Stellen schwärzliche Einsprengungen.

— Auf die massenhafte Pigmentablagerung, welche zuweilen nach perniciösen Wechselfiebern in der Milz zurückbleibt, werden wir im Anhänge zu diesem Abschnitte bei der Besprechung der Melanaemie näher eingehen. — Die Kapsel der hypertrophirten Milz ist gewöhnlich verdickt, trübe und nicht selten mit ihrer Umgebung verwachsen. Die verdickten und rigiden Milztrabekeln erscheinen als weissliche Züge in der Durchschnittsfläche.

Die mikroskopische Untersuchung lässt neben den normalen, dicht an einander gedrängten Elementen der Milzpulpe und eingesprengtem Pigment keine fremdartigen Bildungen erkennen. Gerade dieser Befund macht es wahrscheinlich, dass die „chronischen Milztumoren", sofern sie nicht der im nächsten Kapitel zu besprechenden speckigen Entartung angehören, durch Hypertrophie der Milz und namentlich durch Vermehrung der Pulpe zu Stande kommen.

§. 3. Symptome und Verlauf.

Sehr oft verräth erst eine Exploration des Thorax, zu welcher irgend ein intercurrentes Leiden auffordert, dass eine Hypertrophie der Milz besteht. Die Individuen, bei welchen man dieselbe zufällig findet, erfreuen sich eines vollkommenen Wohlbefindens, ihr Ernährungszustand ist befriedigend, ihre Gesichtsfarbe blühend, die Milzgegend schmerzlos. — In anderen Fällen ist die Milzhypertrophie von Symptomen begleitet, deren Complex man als pathognostisch für Milzleiden überhaupt bezeichnet hat: die Kranken haben eine blasse kachektische Gesichtsfarbe, bleiche Schleimhäute, leiden häufig an Blutungen, namentlich an Nasenbluten, werden schliesslich oft hydropisch. Da sich die Milzhypertrophie niemals bei gesunden, sondern immer bei schon kranken Individuen entwickelt, so ist es schwer zu entscheiden, wie weit diese Zeichen der Anaemie und der sogenannten haemorrhagischen Diathese von der Milzhypertrophie selbst, oder wie weit sie von dem Grundleiden abhängen, welches neben der Milzhypertrophie auch die Blutverarmung hervorgerufen haben kann. In derselben Lage befinden wir uns auch gegenüber den chronischen Anschwellungen der Lymphdrüsen bei scrophulösen Kindern, einem Leiden, welches die grösste Analogie mit den chronischen Milztumoren darbietet. Wir wissen nicht, ob das allgemeine Darniederliegen der Ernährung und die sogenannten scrophulösen Affectionen der Haut und der Schleimhäute vorzugsweise von der Erkrankung der Lymphdrüsen abhängen, oder ob sie mit diesen eine gemeinschaftliche Ursache haben. Die anatomischen Veränderungen, welche die angeschwollenen scrophulösen Lymphdrüsen, selbst wenn sie um das Zehn- oder Zwanzigfache vergrössert sind, erkennen lassen, bestehen gewöhnlich allein in einer Vermehrung der normalen Elemente, ganz wie wir auch bei den chronischen Milztumoren nur die normalen Elemente der Milz vermehrt finden. Dazu kommt, dass die hypertrophirten Lymphdrüsen wie die hypertrophirte Milz zu ihrer normalen Grösse zurückkehren, und dass sie sogar nicht selten zu gewissen Zeiten intumesciren, zu anderen detumesciren. Kein anderes Organ des Körpers, mit Ausnahme der *Peyer'*schen und solitären Drüsen, welche sich den Lymphdrüsen anschliessen, zeigt ein ähnliches Verhalten, und gerade dieser Umstand spricht dafür, dass die Zellen und Kerne der Milzpulpe eben so wenig, wie die der Lymphdrüsen, stabile Gewebsbestandtheile dieser Organe sind, und dass die sogenannte Hypertrophie der Milz und der Lymphdrüsen darin besteht, dass sich jene transitorischen Gebilde in ihnen anhäufen, entweder weil die Bildung derselben vermehrt, oder weil die Ausfuhr derselben beschränkt ist. Die heutigen Physiologen nehmen, wenn auch nicht mit absoluter Gewissheit, so doch mit grosser Wahrscheinlichkeit an, dass die Vorstufen der farbigen Blutkörperchen in den Lymphdrüsen und in der Milz gebildet werden. Bestätigt sich diese Annahme, so lässt sich leicht erklären, dass diejenige Hypertrophie der Milz und der Lymphdrüsen, welche auf einer gehemmten Ausfuhr ihrer zelligen Elemente beruht, eine Verarmung des Blutes zur Folge hat. Selbst die Erscheinung, dass die Zeichen der Blutverarmung hauptsächlich zu den Zeiten auftreten, in welchen die Schwellung der Milz oder der Lymphdrüsen sich ausbildet, während die Kranken sich oft vollständig erholen, wenn die einmal entstandenen Tumoren zwar fortbestehen, aber nicht mehr wachsen, spricht zu Gunsten der aufgestellten Erklärung. Dass diese keinen Anspruch auf unbedingte Richtigkeit macht, dass die Fortschritte der Physiologie sie umstossen können, versteht sich von selbst; aber wir sind sowohl berechtigt als verpflichtet, überall den Versuch zu machen, die physiologischen Ansichten der Jetztzeit zur Erklärung pathologischer Zustände zu verwerthen.

Neben den Zeichen der Anaemie und neben der Neigung zu Blutungen, unter welchen wohl nur bei Lebercirrhose und Pfortaderverschluss Magenblutungen besonders häufig sind, kann bei bedeutender Vergrösserung der Milz ein Gefühl von Druck und Vollsein im linken Hypochondrium und eine durch Aufwärtsdrängung des Zwerchfells entstehende Dyspnoe die Kranken belästigen. Eigentlicher Schmerz pflegt fast immer zu fehlen, wenn die Hypertrophie nicht mit anderen Texturveränderungen complicirt ist, und selbst gegen Druck auf die Milzgegend sind die Kranken meist nur wenig empfindlich. Legen sie sich auf die rechte Seite, so entsteht bei grossen Milz-tumoren oft deutlich das Gefühl, dass ein schwerer Körper von links nach rechts hinüberfalle. Die Kranken sind durch die Lage auf der rechten Seite belästigt und ziehen es vor, auf der linken Seite oder auf dem Rücken zu liegen.

Der Verlauf der Milzhypertrophie ist, wenn auch immer langwierig, doch in den Fällen, in welchen man die Kranken vor der ferneren Einwirkung der veranlassenden Ursachen zu schützen vermag, ein verhältnissmässig günsti-ger. Während die von Lebercirrhose und ähnlichen Störungen abhängenden Milzhypertrophieen sich nicht zurückbilden, verkleinern sich die durch Ma-laria entstandenen oft sehr bedeutend; wenn sie noch frisch sind, wenn sie nicht einen zu bedeutenden Umfang haben und wenn die Kranken dem Ein-flüsse der Malaria entzogen und zweckmässig behandelt werden, kann die Milz sogar wieder auf ihr normales Volumen reducirt werden.

Die physikalische Untersuchung lässt, da die Hypertrophie am Häufigsten zu sehr grossen Milztumoren Veranlassung giebt, gewöhnlich so-wohl bei der Adspection, als bei der Palpation, als bei der Percussion die Ver-grösserung der Milz erkennen. Der Tumor zeigt die charakteristische Form der Milz; die Resistenz desselben ist vermehrt, wenn auch nicht in dem Gra-de, als bei der Speckmilz, von welcher wir im nächsten Kapitel reden werden.

§. 4. Therapie.

Frisch entstandene Milzhypertrophieen, welche sich in Folge der Malaria-Infection entwickelt haben, fordern dieselben Massregeln, welche wir im vorigen Kapitel für die Behandlung der chronischen Milzhyperaemie-en empfohlen haben. Ein Wechsel des Aufenthaltsortes und der Gebrauch von Chinapräparaten, namentlich von Chinin, leisten gewöhnlich vortreffli-che Dienste, nur dürfen die Kranken nicht zu früh in die Malaria-Gegend zu-rückkehren und müssen die Chinapräparate lange Zeit hindurch mit Conse-quenz fortgebrauchen. Selbst bei schon veralteten Milzhypertrophieen muss der Versuch gemacht werden, ob das angegebene Verfahren Erfolg hat. — Von den zahlreichen Ableitungen auf die Haut, welche für die Behandlung der chronischen Milztumoren empfohlen werden, scheint wohl nur die kalte Douche Anwendung zu verdienen, während Blasenpflaster, Anlegung von Fontanellen, Application des Glüheisens auf die Milzgegend wenig Erfolg versprechen. — Eine sehr ausgedehnte Anwendung finden bei der Behand-lung der chronischen Milztumoren mit Recht die Eisenpräparate, unter wel-

chen der Eisen-Salmiak und das Jod-Eisen einen besonderen Ruf geniessen.
Ob dieselben einen Einfluss auf die Verkleinerung der Milz haben, oder ob sie
nur dadurch günstig einwirken, dass sie die Blutverarmung bessern, lassen
wir unentschieden. Am Zweckmässigsten ist es, wenn man die Darreichung
der Eisenpräparate mit der der Chinapräparate verbindet, oder wenn man
den Gebrauch einer Stahlquelle an einem hochgelegenen Orte verordnet und
gleichzeitig anhaltend China nehmen lässt. — Gegen die durch Cirrhose, Pylephlebitis etc. entstehende Milzhypertrophie ist die Therapie ohnmächtig.

Kapitel III.

Speckmilz. — Amyloide Degeneration der Milz.

§. 1. Pathogenese und Aetiologie.

Bei der Speckmilz entarten die zelligen Elemente der Milzpulpe und die
Wände der Milzgefässe in derselben Weise, wie die Leberzellen bei der Speckleber. — Seltener, bei der sogenannten Sagomilz, bleibt die Milzpulpe verschont, während nur die Zellen und Kerne der *Malpighi*'schen Körper die
speckige oder amyloide Entartung eingehen.

In Betreff der Aetiologie der Speckmilz können wir auf das über die
Aetiologie der Speckleber Gesagte verweisen. Es sind dieselben Dyskrasieen,
welche wir dort aufgeführt haben, die Scrophulose, die Rhachitis, die tertiä-
re Syphilis, der Mercurialismus, welche auch die speckige Degeneration der
Milz hervorrufen. Nur ausnahmsweise complicirt eine Speckmilz die Tuberculose, ziemlich häufig dagegen, wenn auch weit seltener, als die einfache
Hypertrophie, kommt sie bei Malaria-Krankheiten vor.

§. 2. Anatomischer Befund.

Durch speckige Entartung können Milztumoren von demselben Umfange
entstehen, wie durch die im vorigen Kapitel besprochene Hypertrophie. Die
Speckmilz ist sehr schwer und ausserordentlich derb; versucht man es, sie
zu biegen, so zeigt sich, dass die Milz neben der derben Beschaffenheit eine eigenthümliche Brüchigkeit erlangt hat. Die Farbe der Speckmilz ist gewöhnlich eine blass-violett-rothe; das sparsame Blut, welches sie enthält,
hat eine wässrige Beschaffenheit; die Schnittfläche ist auffallend homogen,
glatt, trocken und zeigt einen speckig-wächsernen Glanz. Bei der mikroskopischen Untersuchung findet man die zelligen Elemente der Milzpulpe vergrössert, von mattem Glanze, mit blassem, homogenen Inhalte. Nach Zusatz

von Jodlösung färbt sich das Präparat gelb-roth und nach einem weiteren Zusatze von Schwefelsäure violett und blau.

Ist die Entartung auf die *Malpighi*'schen Körper beschränkt, so ist das Organ gewöhnlich weniger vergrössert. Nach einem Durchschnitte durch die Milz findet man rundliche, gallertartig glänzende Granulationen, welche Aehnlichkeit mit aufgequollenem Sago haben, in das mässig derbe Parenchym eingestreut. Die mikroskopische Untersuchung ergiebt, dass die Zellen und die Kerne der *Malpighi*'schen Körper in derselben Weise verändert sind, wie wir es oben für die der Milzpulpe beschrieben haben.

§. 3. Symptome und Verlauf.

Auch bei der speckigen Entartung der Milz sind die Kranken in hohem Grade anaemisch und kachektisch. Häufiger, als bei der einfachen Hypertrophie, treten bei der Speckmilz Blutungen aus der Nase, Petechien und Hydrops auf. Indessen ist es bei dieser Form der Milztumoren noch schwieriger, als bei den früher beschriebenen, zu entscheiden, wie weit jene Symptome von dem Grundleiden, wie weit sie von der Entartung der Milz abhängen. Dazu kommt, dass neben der Speckmilz gewöhnlich die analoge Degeneration der Leber und auch der Nieren vorhanden ist, und dass diese ebenfalls zu der Blutverarmung beiträgt. — Die physikalische Untersuchung lässt bei der speckigen Entartung der Milz gleichfalls eine oft enorme Vergrösserung des Organs erkennen.

Trotz der Aehnlichkeit der Symptome ist die Unterscheidung beider Arten von chronischen Milztumoren gewöhnlich leicht. Das Auftreten eines Milztumors im Verlaufe der oben genannten Dyskrasieen, die gleichzeitige Erkrankung der Leber und der Nieren, das stetige Wachsen des Tumors, der keiner Rückbildung fähig ist, endlich die ungewöhnliche Resistenz desselben sprechen für Speckmilz und gegen einfache Hypertrophie.

§. 4. Therapie.

Gegen die speckige Entartung der Milz ist jede Therapie erfolglos. Zwar hat das Jod-Eisen einen gewissen Ruf, und es ist möglich, dass bei dem Gebrauche desselben die Blutarmuth und die der Speckmilz zu Grunde liegende Dyskrasie gebessert wird, aber selbst wenn dies geschieht, ist es unwahrscheinlich, dass die Milz verkleinert wird und ihre normale Textur wieder erlangt.

Kapitel IV.
Der haemorrhagische Infarct und die Entzündung der Milz.
— Splenitis.

§. 1. Pathogenese und Aetiologie.

Der haemorrhagische Infarct ist in keinem Organ häufiger als in der Milz und geht in den meisten Fällen unverkennbar aus einer Verstopfung kleiner Milzarterien durch fortgespülte Emboli hervor. Die Weite der Milzarterie und die Schnelligkeit des Blutstromes in derselben — eine nothwendige Folge des geringen Widerstandes, welchen das Blut in der Milz findet — erklären, dass Emboli aus der Aorta am Leichtesten in die Milzarterie geschleudert werden. Die Emboli stammen gewöhnlich aus dem linken Herzen und sind Fibrincoagula, welche sich auf rauhe Stellen der Klappen bei Endocarditis und bei Klappenfehlern niedergeschlagen haben und später von dem Blutstrome abgespült worden sind. Es gehört fast zu den Seltenheiten, dass man nicht in der Milz alte oder frische Infarcte fände, wenn die Obduction erhebliche Klappenfehler mit Rauhigkeit oder Zerreissungen der Klappen und Sehnenfäden nachgewiesen hat. Weit seltener stammen die Emboli aus nekrotischen Herden in der Lunge und haben die Lungenvenen und das linke Herz passirt, ehe sie in die Aorta und die Lienalarterie gelangten.

Ausserdem kommen im Verlaufe derjenigen Krankheiten, welche gewöhnlich nur zu hochgradiger Hyperaemie der Milz führen, ausnahmsweise haemorrhagische Infarcte in der Milz vor. Man findet sie sowohl bei den Malaria-Infectionen, als beim Typhus, bei der Septichaemie, bei den acuten Exanthemen. *Jaschkowitz* fand, wenn er einzelne Nerven der Milz durchschnitten hatte, zuweilen in den entsprechenden Stellen des Organs diejenigen pathologischen Veränderungen, welche man als haemorrhagischen Infarct bezeichnet.

Da es zweifelhaft ist, ob in der Milz ein Parenchym besteht, welches unter normalen Verhältnissen durch Gefässwände vom Blutstrome getrennt ist, so fragt es sich, ob der haemorrhagische Milzinfarct auf einem Austritte von Blut aus den Gefässen und nicht vielmehr auf einer Gerinnung des Blutes innerhalb der Gefässe und innerhalb der intertrabeculären Räume der Milz beruhe. Der haemorrhagische Milzinfarct würde dann gleichsam die „Thrombose" jener Räume darstellen und, wie andere Thrombosen, die Folge einer Verlangsamung des Blutstromes sein.

Die primäre Milzentzündung ist eine überaus seltene Krankheit. Selbst traumatische Einflüsse rufen leichter Ruptur als Entzündung der Milz hervor. Häufiger führen haemorrhagische Infarcte, namentlich die, welche sich im Verlaufe von Infections-Krankheiten entwickelt haben, zu einer consecutiven Entzündung und Vereiterung der Milz. Wenn der Infarct eine primäre Gerinnung in den Gefässen und in den intertrabeculären Räumen darstellt (was mindestens eben so wahrscheinlich ist, als das Gegentheil), so würde die Milzentzündung zum Infarct sich verhalten, wie die Phlebitis zu der Venenthrombose.

§. 2. Anatomischer Befund.

Die haemorrhagischen Infarcte der Milz bilden rundliche oder häufiger keilförmige, mit der Basis nach Aussen, mit der Spitze nach Innen gerichtete Herde von der Grösse einer Erbse bis zu der eines Hühnereies. Anfänglich sind dieselben dunkelbraun oder braunroth und von derber Beschaffenheit. Die ganze Milz ist durch fluxionäre Hyperaemie geschwellt, der Peritonaealüberzug oberhalb der Infarcte frisch entzündet. Später entfärben sich die Herde von der Mitte aus und nehmen eine schmutzig gelbe Farbe an. Der endliche Ausgang ist verschieden: entweder es kommt zur Resorption der fettig degenerirten Massen, und es bildet sich an der Stelle des Infarcts eine eingezogene, schwielige Narbe, oder es bleibt ein gelber, käsiger Herd, welcher später verkreiden kann, in der Milz zurück, oder endlich der Infarct erweicht, und es entsteht ein mit Detritusmasse gefüllter Abscess, in welchem später auch Eiterkörperchen auftreten. Den letzteren Verlauf nehmen vorzugsweise die haemorrhagischen Infarcte, welche sich von geringem Umfange, aber oft in grosser Anzahl im Verlaufe des Typhus und verwandter Krankheitsprocesse bilden.

Die anatomischen Veränderungen, welche der primären Splenitis angehören, sind uns erst in dem Stadium bekannt, in welchem bereits Abscessbildung eingetreten ist. Zuweilen findet man den Milzabscess durch eine Wucherung von Bindegewebe abgekapselt; in anderen Fällen ist er von dem zerfallenden Bindegewebe umgeben, oder es ist die ganze Milz, mit Ausnahme der Kapsel, zerfallen, so dass letztere einen kolossalen, mit eiteriger Flüssigkeit gefüllten Sack darstellt. Endlich wird die Milzkapsel perforirt, und der Inhalt des Abscesses gelangt entweder in die Bauchhöhle, oder auch wohl, wenn die Milzkapsel vor der Perforation mit ihrer Umgebung verwachsen war, in benachbarte Organe. Es sind Fälle beschrieben, in welchen der Ei-

ter eines Milzabscesses in den Magen, in das Kolon, durch das Zwerchfell
in die Pleurahöhle oder durch die Bauchdecken nach Aussen gelangt ist. —
Nur in den seltensten Fällen verödet der Milzabscess, nachdem sein Inhalt
eingedickt und in eine kreidige Masse verwandelt ist, oder nachdem er die
Milzkapsel durchbrochen hat und nach Aussen entleert ist.

§. 2. Anatomischer Befund.

Der haemorrhagische Infarct wird in fast allen Fällen, in welchen sich
derselbe im Verlaufe von Infections-Krankheiten bildet, erst bei der Obduction entdeckt. Dagegen kann man ihn, wenn er sich zu Herzkrankheiten
gesellt, nicht selten schon während des Lebens erkennen. Hat man bei einem Kranken eine Endocarditis oder einen Klappenfehler diagnosticirt, und
klagt ein solcher über Schmerzen im linken Hypochondrium, welche sich
beim Druck vermehren, gesellt sich Erbrechen hinzu und findet man bei der
physikalischen Untersuchung eine Vergrösserung der Milz, welche wenige
Tage zuvor nicht vorhanden war, so darf man die Diagnose auf einen haemorrhagischen Milzinfarct stellen. Die Schmerzen rühren von der partiellen
Peritonitis her, welche den Infarct fast immer complicirt. Das Erbrechen ist
eine symptomatische Erscheinung (s. Seite 550). Die Vergrösserung der Milz
endlich ist Folge einer fluxionären Hyperaemie. Der geschilderte Symptomencomplex wurde in fast allen von mir beobachteten Fällen durch einen
Schüttelfrost eingeleitet und war von wiederholten Schüttelfrösten begleitet. Dass man aus diesen keineswegs auf eine septichaemische Infection
schliessen darf, haben wir früher (s. Seite 303) ausgesprochen.

Die meisten Fälle von Milzabscessen, welche beschrieben sind, ver-
liefen latent und wurden während des Lebens nicht erkannt. Frostanfälle,
hektisches Fieber, kachektische Gesichtsfarbe, schnelle Abmagerung, hydropische Erscheinungen verriethen zwar ein schweres Leiden, aber die Natur desselben blieb verborgen. Traten zu diesen Erscheinungen Schmerzen
im linken Hypochondrium hinzu und liess sich eine Schwellung der Milz
nachweisen, so war es zuweilen möglich, eine Wahrscheinlichkeits-Diagnose
zu stellen. Nur in ganz seltenen Fällen liess eine deutliche Fluctuation einen
Milzabscess mit Sicherheit erkennen. — Perforirt der Abscess die Milzkapsel
und wird sein Inhalt in die Bauchhöhle ergossen, so treten die Symptome einer diffusen oder, wenn der Erguss in einen abgekapselten Raum der Bauchhöhle erfolgt, die einer circumscripten Peritonitis ein; wird sein Inhalt in den
Magen oder in das Kolon ergossen, so wird mit Blut gemischter Eiter durch

Erbrechen oder mit dem Stuhlgang entleert. Erfolgt die Perforation in die Pleurahöhle, in die Lunge oder nach Aussen, so entstehen Erscheinungen, welche denen ähnlich sind, welche wir für die Perforation von Leberabscessen nach diesen Richtungen beschrieben haben.

§. 4. Therapie.

Die Therapie ist gegen den haemorrhagischen Infarct, wie gegen die suppurative Splenitis ohnmächtig. Wir sind allein darauf angewiesen, die dringendsten Symptome durch ein palliatives Verfahren zu bekämpfen. Bei stärkeren Schmerzen sind örtliche Blutentziehungen und Kataplasmen zu verordnen, gegen das sympathische Erbrechen kohlensaure und doppeltkohlensaure Alkalien und, wenn es sehr quälend wird, Narkotica zu reichen; fluctuirende Abscesse müssen frühzeitig und mit derselben Vorsicht, wie Leberabscesse, eröffnet werden.

Kapitel V.
Tuberculose, Carcinom, Echinokocken in der Milz.

Die Tuberculose der Milz kommt bei Erwachsenen sehr selten, bei Kindern etwas häufiger vor. Sie tritt theils unter der Form zahlreicher grauer Miliartuberkel als Theilerscheinung der Miliartuberculose auf, theils complicirt sie unter der Form gelber, käsiger Tuberkelconglomerate, welche selten die Grösse einer Haselnuss erreichen und nur ausnahmsweise zerfliessen und Vomiken bilden, die Tuberculose des Darmes und der Mesenterialdrüsen. Die Tuberculose der Milz ist während des Lebens nicht zu erkennen, und es kann schon deshalb von einer Behandlung derselben nicht die Rede sein.

Auch das Carcinom wird in der Milz nur selten beobachtet. Unter den verschiedenen Formen desselben scheint ausschliesslich der Medullarkrebs vorzukommen. In fast allen Fällen, welche beschrieben sind, trat das Carcinom der Milz nicht primär auf, sondern gesellte sich zu Krebs des Magens, der Leber oder der Retroperitonaealdrüsen. Durch grosse Krebstumoren kann die Milz ein uneben höckriges Ansehen bekommen. — Bei der grossen Seltenheit des Milzcarcinoms muss man, wenn es sich darum handelt, die Natur eines Milztumors zu bestimmen, an eine carcinomatöse Entartung zuletzt denken. Nur, wo der Milztumor nicht die charakteristische Form der

Milz bewahrt hat, sondern auf seiner Oberfläche Unebenheiten und Hervor-
ragungen erkennen lässt, darf man, wenn sich gleichzeitig Carcinome im
Magen oder in der Leber nachweisen lassen, die Diagnose auf Carcinom der
Milz stellen.

Echinokockensäcke von verschiedener Grösse und Anzahl kommen
in der Milz gleichfalls selten und fast nur neben gleichzeitigem Auftreten von
Echinokocken in der Leber vor. Sie können während des Lebens nur dann
erkannt werden, wenn es gelingt, halbkugelige Protuberanzen von der früher beschriebenen Eigenthümlichkeit der Echinokockensäcke auf der vergrösserten Milz zu fühlen.

Anhang zu den Milzkrankheiten.

Wir ziehen es vor, die Leuchaemie und die Melanaemie nicht im zweiten Bande unter den Krankheiten des Blutes abzuhandeln, sondern dieselben, da sie in den meisten Fällen von einer Erkrankung der Milz abhängen, den Milzkrankheiten anzureihen. Da es aber Fälle von Leuchaemie und selbst einzelne Fälle von Melanaemie giebt, in welchen die Blutanomalie nicht von einem Milzleiden hergeleitet werden kann, so musste die Darstellung derselben in einen Anhang verwiesen werden.

Kapitel I.

Leuchaemie (Leukocythaemie *Bennett*).

§. 1. Pathogenese und Aetiologie.

Eine vorübergehende Vermehrung der farblosen Blutkörperchen kommt vor bei einer Reihe von physiologischen und pathologischen Vorgängen, z. B. während der Schwangerschaft, bei entzündlichen Krankheiten, nach bedeutenden Blutverlusten. Diese Abweichung des Blutes von seinem normalen Verhalten ist eben so wenig als die Hyperinose und die Hypinose, die Anaemie oder die Hydraemie eine selbständige Krankheit, sondern das Product sehr verschiedener Zustände.

Anders verhält es sich mit der Leuchaemie. Bei dieser höchst interessanten Krankheit, welche man mit *Virchow* als eine „veränderte Gewebsbildung des Blutes" definiren kann, wenn man das Blut zu den Geweben rechnet, werden an der Stelle der rothen Blutkörperchen zum grossen Theile weisse Blutkörperchen gebildet, so dass die Zahl der ersteren abnimmt, während die Zahl der letzteren zunimmt. *Virchow*, dessen classische Arbeiten über die Leuchaemie wir unserer Darstellung zu Grunde legen, hat dargethan, dass die Leuchaemie sowohl von einem Leiden der Milz, als von einem Leiden der Lymphdrüsen abhängen kann, und dass man zwei Formen von Leuchaemie, die lienale und die lymphatische, unterscheiden muss.

Die Veränderungen, welche bei der lienalen Leuchaemie die Milz, bei der lymphatischen Leuchaemie die Lymphdrüsen erleiden, bestehen vorzugsweise in einer Vermehrung der zelligen Elemente, welche die Milzpulpe bilden, oder welche die Alveolen der Lymphdrüsen füllen. Da wir bei der Leuchaemie das Blut mit denselben Elementen überladen finden, deren Anhäufung in der Milz und in den Lymphdrüsen die Schwellung dieser Organe hervorbringt, so liegt augenscheinlich den leuchaemischen Tumoren eine vermehrte Bildung von zelligen Elementen, nicht, wie es uns für andere Formen von Anschwellung der Milz und der Lymphdrüsen wahrscheinlich schien, eine Retention derselben zu Grunde. Es fragt sich, ob die bei der Leuchaemie in der Milz und in den Lymphdrüsen massenhaft gebildeten Zellen gleichzeitig in irgend einer Weise von den unter normalen Verhältnissen gebildeten abweichen. Dürften wir annehmen, dass aus den farblosen Zellen der Lymphe und der Milzpulpe nur weisse Blutkörperchen würden, so würde zur Erklärung der Leuchaemie die Annahme einer einfachen Hyperplasie ausreichen. Da sich aber, obgleich man die Umwandlung nicht direct beobachtet hat, nicht bezweifeln lässt, dass unter normalen Verhältnissen auch rothe Blutkörper aus farblosen Lymphkörpern und aus farblosen Zellen der Milzpulpe hervorgehen, so müssen wir für die Erklärung der Leuchaemie, bei welcher diese Umwandlung in sehr beschränkter Weise eintritt, annehmen, dass die massenhaft gebildeten Zellen nicht die Fähigkeit besitzen, in rothe Blutkörperchen überzugehen.

In einzelnen Fällen von Leuchaemie, welche von *Virchow*, *Friedreich* und *Böttcher* beschrieben sind, producirten auch andere Organe, die Leber, die Nieren, die Darmschleimhaut, die Pleura an umschriebenen Herden lymphatische Elemente, so dass es sich in diesen Fällen nach *Virchow*'s Ausspruche nicht nur um eine lymphatische Dyskrasie, sondern gleichzeitig um eine lymphatische Diathese handelte.

Die Aetiologie der Leuchaemie ist völlig dunkel. Die Krankheit kommt bei beiden Geschlechtern vor, aber häufiger bei Männern als bei Frauen; bei Kindern ist sie überaus selten. Die meisten Fälle, welche beschrieben worden sind, betrafen Individuen in den mittleren Lebensjahren. Ein Zusammenhang der Leuchaemie mit Malaria-Infection oder mit Scrophulose ist nicht nachzuweisen. In einzelnen Beobachtungen schien die Krankheit in einer gewissen Beziehung zur Menstruation und zum Puerperium zu stehen.

§. 2. Anatomischer Befund.

Während im normalen Blute auf ein weisses Blutkörperchen etwa 350 rothe kommen, kann bei der Leuchaemie die Zahl der weissen Blutkörperchen so excessiv vermehrt und die Zahl der rothen so excessiv vermindert werden, dass die weissen ein Sechstel oder sogar die Hälfte und mehr von der

Zahl der rothen bilden. Bei der lienalen Form der Leuchaemie unterscheiden sich die weissen Blutkörperchen nicht von denen, welche im normalen Blute vorkommen: sie bilden deutliche, gut entwickelte Zellen. Bei der lymphatischen Form dagegen fanden Virchow und andere Beobachter im Blute theils zahllose freie Kerne, theils kleinere Zellen, welche beide genau mit den in den Lymphdrüsen gefundenen Elementen übereinstimmten. Waren gleichzeitig die Milz und die Lymphdrüsen erkrankt, so fanden sich im Blute, je mehr die Erkrankung der Milz prävalirte, um so mehr die grösseren zelligen Gebilde, je ausgedehnter dagegen die Erkrankung der Lymphdrüsen war, um so zahlreicher die kleinen lymphatischen Elemente. — Die Untersuchungen des leuchaemischen Blutes haben ergeben, dass das specifische Gewicht desselben bedeutend niedriger ist, als das des normalen Blutes; während man dieses durchschnittlich zu 1055 ansetzt, betrug das specifische Gewicht des leuchaemischen Blutes 1036 bis 1049. Geringer und weniger constant war die Abnahme des specifischen Gewichtes, welche das Blutserum zeigte. Im leuchaemischen Blute hat das Wasser zugenommen, während die geformten Bestandtheile, trotz der Vermehrung der weissen Blutkörperchen, in Folge der excessiven Verminderung der rothen Blutkörperchen abgenommen haben. Auf diesem Umstande und auf dem geringen specifischen Gewichte der weissen Blutkörperchen beruht die Abnahme des specifischen Gewichtes, welches das Gesammtblut zeigt. Das Eiweiss, das Fibrin, die Salze des Blutes lassen keine wesentliche und constante Anomalie erkennen. Eine ziemlich bedeutende Abnahme des Eisengehaltes erklärt sich aus der Verminderung der rothen Blutkörperchen. Endlich fand *Scherer* im leuchaemischen Blute gewisse Bestandtheile der Milzflüssigkeit, Hypoxanthin, Milchsäure, Ameisensäure, Essigsäure, und ausserdem einen in seinen Reactionen mit dem Glutin übereinstimmenden Körper; dagegen ist es bisher noch nicht gelungen, andere von *Scherer* in der Milzflüssigkeit nachgewiesene Substanzen, namentlich die Harnsäure, das Leucin etc., im leuchaemischen Blute nachzuweisen.

In den Leichen von Individuen, welche an Leuchaemie gestorben sind, findet man im Herzen, namentlich im rechten Herzen und in den grossen Gefässen, oft gelbe oder gelb-grünliche, erstarrtem Eiter ähnliche Gerinnsel von weicher und schmieriger Beschaffenheit. Auch in den feineren Aesten der Lungenarterie, in den Venen des Herzens, in den Venen der Gehirnhäute hat man zuweilen einen völlig entfärbten, eiterähnlichen Inhalt gefunden. Die Zahl der weissen Blutkörperchen ist in dem aus verschiedenen Körpertheilen entnommenen Blute verschieden. Sie ist im Blute des rechten Herzens, der Hohlvenen und der Lungenarterien grösser, als in dem des linken Herzens, und war in einem von *de Pury* beobachteten Falle in dem Blute der Milzvene doppelt so gross, als in dem der Jugularvenen.

Die Milz wurde in den meisten Fällen von Leuchaemie, welche bekannt geworden sind, bedeutend vergrössert gefunden; ihr Gewicht betrug nicht selten 5 bis 7 Pfund und darüber. Die Resistenz des Milztumors war in manchen Fällen wenig oder gar nicht, in anderen — anscheinend älteren — Fällen sehr bedeutend vermehrt. Die Milzpulpe war stets sehr reichlich vorhanden; die verdickten Trabekeln bildeten weissliche Züge zwischen derselben. Die mikroskopische Untersuchung ergab, wie bei dem früher (Seite 747) beschriebenen hypertrophischen Milztumor, mit welchem der leuchaemische auch makroskopisch übereinstimmt, „die normalen Elemente nur in sehr dichter Zusammenfügung" (*Virchow*). Die Milzkapsel war in den meisten Fällen verdickt, oft mit ihrer Umgebung verwachsen. — In vielen Fällen waren ausser der Hypertrophie frische oder ältere haemorrhagische Infarcte in der Milz vorhanden.

Die L y m p h d r ü s e n bildeten bei der lymphatischen Form der Leuchaemie oft kolossale Tumoren. Von den im Inneren des Körpers gelegenen hat man vorzugsweise die Mesenterialdrüsen, die Lumbaldrüsen und die epigastrischen Drüsen geschwellt gefunden, von den peripherischen die Cervical-, die Axillar-, die Inguinaldrüsen. Gewöhnlich war die Milz gleichzeitig erkrankt, doch beobachtete Virchow einen Fall, in welchem die Milz von normaler Grösse war. Ich selbst habe einen Fall von Leuchaemie beobachtet, welcher nicht zur Section kam, in welchem sich aber während des Lebens keine erhebliche Vergrösserung der Milz, sondern nur kolossale Anschwellungen der Lymphdrüsen nachweisen liessen. Die geschwellten Lymphdrüsen waren in allen Fällen ziemlich weich und blass, ihre Oberfläche war glatt und von wässerigem Glanze, die Rindensubstanz derselben war vorzugsweise vergrössert, in manchen Fällen bis zur Dicke von $\frac{1}{2}$ bis $\frac{3}{4}$ Zoll; sie hatte ein homogenes, fast markiges Ansehen und entleerte beim Druck eine trübe, wässerige Flüssigkeit. Die mikroskopische Untersuchung zeigte, dass die Vergrösserung allein durch eine massenhafte Bildung von Kernen, Zellen und Körnchen, ähnlich denen, welche in normalen Drüsen vorkommen, entstanden war.

Die Leber wurde in den meisten Fällen von Leuchaemie vergrössert gefunden; sie zeigte zuweilen eine weiche, meist aber eine derbe und dichte Beschaffenheit.

Von höchstem Interesse ist eine p a t h o l o g i s c h e   N e u b i l d u n g   v o n lymphatischen Elementen ausserhalb der bestehenden Lymphdrüsen, welche in einzelnen Fällen von Leuchaemie beobachtet worden ist. *Virchow* fand in zwei Fällen im Leberparenchym und in einem Falle auch in der Niere kleine grauweisse Stellen, aus welchen sich beim Druck eine weissliche Flüssigkeit entleerte, und welche nur aus dicht stehenden freien Kernen und einzelnen kleinen Zellen, welche von ihren Kernen fast völlig ausgefüllt waren, bestanden. Die Neubildung war von einer feinen Membran eingeschlossen, liess sich ziemlich leicht aus dem umgebenden Parenchym loslösen und schien von den Wänden der Gefässe und der Gallengänge auszugehen. Eine ähnliche Beobachtung machte *Böttcher*. *Friedreich* endlich fand bei einem Falle von Leuchaemie nicht nur in der Leber und in den Nieren, sondern auch in der Pleura und in der Magen- und Darmschleimhaut an umschriebenen Herden eine massenhafte Wucherung von Kernen und kleinen Zellen, durch welche partielle Verdickungen der Pleura und zahlreiche grössere und kleinere, flachere und prominentere Erhebungen von markiger Beschaffenheit im Magen, im Dünndarm und im Rectum gebildet wurden. *Friedreich* gelang es auch, für die leuchaemischen Tumoren der Pleura und der Darmschleimhaut den positiven Nachweis zu liefern, dass die Neubildung von den vorhandenen Bindegewebskörperchen jener Häute ihren Ausgang nahm.

§. 3. Symptome und Verlauf.

Gewöhnlich sind Anschwellung des Leibes, ein Gefühl von Druck und Vollsein im linken Hypochondrium und andere Zeichen einer Vergrösserung der Milz die ersten Symptome der Leuchaemie. Die Milzanschwellung hat sich entweder schmerzlos und ohne Fiebersymptome entwickelt, so dass die Zeit ihrer ersten Entstehung nicht zu ermitteln ist, oder sie hat sich in einzelnen Absätzen, während welcher Zeit die Milzgegend schmerzhaft war und die Kranken fieberten, gebildet. In ähnlicher Weise pflegen bei der lymphatischen Form die Anschwellungen der Lymphdrüsen am Halse, in der Achselhöhle und in den Weichen, welche sich langsam oder stossweise entwickelt haben, zuerst auf das Uebel aufmerksam zu machen. In einzelnen gut beobachteten Fällen, welche besonders klares Licht über die Abhängigkeit der Dyskrasie von der Erkrankung der Milz und der Lymphdrüsen verbreiten, wurde constatirt, dass die Milz- und Drüsentumoren Monate und Jahre lang bestanden, ehe sich die Anomalie des Blutes zeigte. — Mit der wachsenden Verarmung des Blutes an gefärbten Elementen wird die Hautfarbe der Kranken bleich und kachektisch, und da die Abnahme der rothen Blutkörperchen bei der Leuchaemie nicht selten bei Weitem bedeutender wird, als bei den höchsten Graden der Chlorose, so bekommen die Kranken in exquisiten Fällen ein wachsbleiches Ansehen. Dazu gesellen sich fast immer Klagen über Luftmangel und beschleunigtes Athmen, Erscheinungen, für welche sich in den Respirationsorganen kein ausreichender Grund nachweisen lässt, und welche gleichfalls, da die farbigen Blutkörperchen den Gasaustausch in den Lungen zu vermitteln scheinen, von der Verminderung derselben abgeleitet werden müssen. Wird durch die vergrösserte Milz das Zwerchfell bedeutend in die Höhe getrieben, oder entwickelt sich im Verlaufe der Krankheit, wie es sehr häufig geschieht, Bronchialcatarrh, so kann die Dyspnoe einen sehr hohen Grad erreichen. – Ein derartiger Symptomencomplex muss immer den Verdacht erwecken, dass die Kranken an Leuchaemie leiden, und zu einer Untersuchung des Blutes auffordern. Es bedarf zu diesem Ende keines starken Aderlasses, und ein solcher verbietet sich fast immer durch die Schwäche und Blutleere der Kranken. In dem entzogenen Blute findet man an der Grenze zwischen der Speckhaut und dem rothen Kuchen einzelne Knötchen oder eine zusammenhängende Schicht von lockerer Beschaffenheit und grauer oder grau-röthlicher Farbe, welche aus mit einander verklebten farblosen Blutkörperchen bestehen. Befreit man das entzogene Blut durch Schlagen von seinem Faserstoff, so senken sich bei längerem Stehen in einem engen Glase die schwereren rothen Blutkörperchen zu Boden, und die leichteren farblosen Zellen bilden eine weisslich gefärbte, eiterartige oder milchige Schicht im oberen Theile des Gefässes. Bringt man einen Tropfen frischen Blutes unter das Mikroskop, so sieht man nicht, wie im normalen Blute, nur einige wenige weisse Blutzellen im Sehfelde, sondern grosse Mengen derselben, welche nicht zerstreut zwischen den rothen liegen, sondern vielmehr, da sie sehr klebrig sind, zu unregelmässigen Klumpen zusammengehäuft sind.

Der Verlauf der Krankheit ist verschieden. In manchen, aber bei Weitem nicht in allen Fällen gesellen sich zu den geschilderten Symptomen die einer haemorrhagischen Diathese. Die Kranken bekommen wiederholte Blutungen, welche vorzugsweise aus der Nase, seltener aus dem Darmcanal oder in das Gewebe der Cutis, in manchen Fällen in das Gehirn erfolgen. Durch diese Complication wird das Ende bedeutend beschleunigt. Die Kranken gehen entweder plötzlich apoplektisch zu Grunde, oder werden durch wiederholte und abundante Blutverluste so entkräftet, dass sie frühzeitig unter den Symptomen der Erschöpfung und der Anaemie sterben. Bildet sich keine

haemorrhagische Diathese aus, so nimmt die Krankheit, mit wenigen Ausnahmen, einen langwierigen Verlauf und kann sich selbst Jahre lang hinziehen. Die Anschwellungen der Milz und der Lymphdrüsen erreichen in
solchen Fällen einen sehr hohen Grad; die Spannung der Milzkapsel und
die entzündliche Reizung, welche sich in derselben, vielleicht in Folge dieser Spannung, entwickelt, oder auch wohl haemorrhagische Infarcte, welche sich zu der Hypertrophie hinzugesellen, bewirken zeitweise Schmerzen
in der Milzgegend und Fiebererscheinungen. Bei diesen protrahirten Fällen
wird auch die Leber fast immer vergrössert. Die Kranken magern bedeutend
ab, und das bleiche, kachektische Absehen derselben erreicht einen hohen
Grad; die Dyspnoe wächst und wird äusserst quälend. Im Urin werden sehr
häufig Sedimente von harnsauren Salzen und von reiner Harnsäure beobachtet. Es ist möglich, dass die Bildung derselben zum Theil von der Dyspnoe und von fieberhaften Zuständen abhängt; doch liegt auch die Vermuthung nahe, dass sich die Harnsäure durch höhere Oxydation des im Blute
reichlich vorhandenen Hypoxanthin bilde. In vielen Fällen entwickeln sich
Catarrhe der Bronchien, so dass die Kranken heftigen Husten mit schleimigem Auswurf bekommen. Noch häufiger treten Catarrhe des Darmes auf,
welche zu sehr hartnäckigen Durchfällen führen. Oft gesellen sich gegen
das Ende hydropische Erscheinungen hinzu. Dass dies nicht häufig schon
früher geschieht, wie man nach der Analogie mit anderen Zuständen bei
dem bleichen und kachektischen Ansehen der Kranken erwarten sollte, erklärt sich wohl daraus, dass bei der Leuchaemie die Verminderung der rothen
Blutkörperchen nicht, wie bei anderen erschöpfenden Krankheiten, mit einer entsprechenden Verarmung des Blutserums an Eiweiss verbunden ist. In
den letzten Stadien der Leuchaemie pflegt das früher zeitweise auftretende
Fieber anhaltend zu werden. *Uhle,* welcher in einem Falle von Leuchaemie
genaue Temperaturmessungen vornahm, fand während der letzten Lebens-
wochen eine constante Erhöhung der Körpertemperatur um 1 bis $1\frac{1}{2}$ Grad.
— Der Tod erfolgt, wenn nicht Complicationen eintreten, durch allmälige Erschöpfung, oft, nachdem Erscheinungen gestörter Gehirnfunction, Delirien
oder Sopor vorhergegangen sind.

§. 4. Therapie.

Es ist bisher kein Fall bekannt, in welchem die Leuchaemie mit Genesung
endete, so dass sich keine Behandlungsweise, welche sich wirklich bewährt
hat, empfehlen lässt. Man hat Chinin, Eisen, Jodpräparate wegen ihrer Wirk-

samkeit bei manchen Milzerkrankungen und anaemischen Zuständen auch gegen die Leuchaemie angewandt. Ich sah in dem von mir beobachteten Falle von lymphatischer Leuchaemie bei dem entgegengesetzten Verfahren, bei dem Gebrauche des *Zittmann*'schen Decoctes, die Drüsengeschwülste vorübergehend detumesciren. Die Kranke, welche ich später in eine Wasserheilanstalt schickte, erholte sich dort und bekam ein blühendes Ansehen. Nach einigen Monaten jedoch recrudescirte das Uebel, machte schnelle Fortschritte und endete mit dem Tode.

Kapitel II.

Melanaemie.

§. 1. Pathogenese und Aetiologie.

Bei der Melanaemie findet sich im Blute ein körniges Pigment theils frei, theils eingeschlossen von Zellen, theils eingebettet in kleine hyaline Gerinnsel. Es kann nicht zweifelhaft sein, dass dies Pigment aus dem Farbstoff des Blutes hervorgegangen ist, aber es ist fraglich, an welcher Stelle und unter welchen Umständen es sich aus diesem gebildet habe.

Von fast allen Forschern wird bei der Melanaemie die Milz als der Bildungsherd des Pigmentes angesehen. Das häufige Vorkommen pigmenthaltiger Zellen in der Milz von Thieren, welches von einigen Beobachtern als ein physiologischer, von anderen als ein pathologischer Zustand angesehen wird, sowie der Umstand, dass bei der Melanaemie das Pigment in der Milz fast immer am Reichsten angehäuft ist, sprechen allerdings dafür, dass das Pigment vorzugsweise in der Milz entstehe, beweisen aber nicht, dass es dort allein, und dass es nicht gleichzeitig auch an anderen Orten gebildet werde. *Frerichs* beschreibt einen Fall, in welchem er in der Milz kein Pigment und in der Leber so grosse Mengen fand, dass er dieses Organ als den Bildungsherd desselben ansehen musste.

Das massenhafte Auftreten von Pigment im Blute setzt ein massenhaftes Zugrundegehen von rothen Blutkörperchen voraus. Mag dieses ausschliesslich in der Milz, oder mag es gleichzeitig auch an anderen Stellen vor sich gehen, so ergeben doch alle Beobachtungen, dass es durch den Einfluss der Malaria-Infection zu Stande kommt. Die leichteren Formen des einfachen Wechselfiebers scheinen indessen die Pigmentbildung im Blute entweder gar nicht, oder in sehr mässiger Weise zur Folge zu haben, und nur die schweren und hartnäckigen Formen desselben, vor Allem aber die perniciösen Wechselfieber scheinen bei uns die höheren Grade von Melanaemie hervorzurufen. Die übereinstimmenden Angaben der Aerzte in den Tropen über die dunkle Färbung der verschiedenen Organe, namentlich des Gehirns, in den Leichen von Individuen, welche an remittirenden Fiebern gelitten haben, machen es sehr wahrscheinlich, dass auch diese Form der Malaria-Krankheiten constant oder doch sehr häufig zu Melanaemie führt. — Es liegt die Vermuthung nahe, dass die Erweiterung des Strombettes und die von ihr abhängende Verlangsamung der Blutströmung in der Milz (s. Seite 747) bei den perniciösen Wechselfiebern und den remittirenden Sumpffiebern der Tropen so bedeutend werde, dass das Blut in der Milz stagnire, und man könnte dann weiter schliessen, dass in dem stagnirenden Blute die Blutkörperchen untergingen, und dass sich in Folge dessen ein verändertes Pigment aus ihrem Haematin entwickele, Vorgänge, welche wir sehr häufig im stagnirenden extravasirten Blute beobachten. Gegen diese Erklärung der Pigmentbildung aus rein mechanischen Verhältnissen spricht die Thatsache, dass bei intermittirenden Fiebern die Schwellung der Milz und damit die Verlangsamung des Blutstromes in derselben sehr bedeutend werden kann, ohne dass Melanaemie entsteht, und dass umgekehrt Melanaemie in Fällen gefunden wird, in welchen die Milz nur sehr mässig geschwellt ist. Wir müssen daher annehmen, dass die Infection des Organismus mit Sumpfmiasma in irgend einer anderen, bisher nicht bekannten Weise einen, deletären Einfluss auf die rothen Blutkörperchen ausübt, und dass dieser Einfluss in unseren Gegenden nur bei einzelnen Epidemieen, in den Tropen aber bei den endemischen Fiebern sehr häufig oder constant eine ausgebreitete „Nekrose" der rothen Blutkörperchen und die Bildung von Pigment aus ihrem Haematin zur Folge habe (*Griesinger*).

Dass das im Blute gefundene Pigment nicht allein unter der Form freier Körnchen, sondern auch eingeschlossen in farblose Zellen vorkommt, ist nach den Arbeiten von *Virchow* über die pathologischen Pigmente leicht erklärlich. Derselbe sah bei der Auflösung des Haematins in einem Blutstropfen durch Zusatz von Wasser, dass das Haematin am Meisten an den farblosen Blutköperchen zur Erscheinung kam, und so ist anzunehmen, dass das Haematin bei dem massenhaften Untergange von Blutzellen in der Milz auch an die farblosen Elemente der Milzpulpe tritt und mit diesen in das Blut gelangt. Schwieriger zu erklären ist das Vorkommen des Pigmentes im Blute unter der Form von unregelmässigen Schollen. Es ist möglich, dass diese Schollen aus Faserstoff bestehen, welcher sich auf die eckigen Körnchen niedergeschlagen hat; es ist aber wahrscheinlicher, dass die Substanz, welche die Pigmentkörnchen verklebt und sie als ein heller Saum umgiebt, aus der Proteinsubstanz entstanden ist, welche in den untergehenden Blutkörperchen mit dem Farbstoffe derselben verbunden war (*Virchow*).

§. 2. Anatomischer Befund.

Das bei der Melanaemie im Blute des Herzens und der Gefässe gefundene Pigment ist schwarz, seltener findet man neben dem schwarzen braunes oder gelb-braunes, sehr selten gelb-rothes Pigment. Gegen Säuren und kaustische Alkalien zeigt dasselbe das von *Virchow* für pathologische Pigmente überhaupt gefundene charakteristische Verhalten: die jüngeren Bildungen werden gebleicht und verlieren endlich ganz ihre Farbe, während die älteren lange Zeit der Einwirkung jener Reagentien widerstehen (*Frerichs*). Die kleinen Pigmentkörnchen haben eine unregelmässig rundliche Form. Fast immer ist, wie schon *Meckel*, der erste Beobachter von Pigment im Blute, sah, eine grössere oder kleinere Zahl derselben durch eine farblose Substanz zu rundlichen, spindelförmigen oder unregelmässig gestalteten Schollen vereinigt. Die pigmenthaltigen Zellen haben theils die Grösse und die Form der farblosen Blutkörperchen, theils sind sie grösser, von keulen- oder spindelförmiger Gestalt. Letztere gleichen den in der Milzpulpe gefundenen spindelförmigen Zellen, welche *Kölliker* für Epithelien der Milzvenen hält. Ausser diesen Formen beobachtete *Frerichs* grössere Pigmentklümpchen von unregelmässiger Form, sowie cylindrische Gebilde, welche die Abdrücke feiner Gefässe darzustellen schienen.

Mit dem Blute gelangt das Pigment in sämmtliche Organe des Körpers und bringt, je nachdem es sich in grösserer oder geringerer Menge in den Capillaren derselben anhäuft, eine mehr oder weniger dunkle Färbung der betreffenden Gewebe hervor. Nach den Angaben von *Planer* und von *Frerichs* findet man die grösste Pigmentmenge fast immer in der Milz, so dass dieselbe schiefergrau und oft fast schwarz erscheint. — Nächstdem findet man die bedeutendste Pigmentmenge in der Leber und im Gehirn, namentlich in der Corticalsubstanz des letzteren. Die Leber zeigt oft eine stahlgraue oder schwärzliche Färbung, die Corticalsubstanz des Gehirns eine chocoladen- oder graphitähnliche. — Nicht selten zeigt sich auch eine stärkere Pigmentanhäufung in den Nieren, in Folge deren gewöhnlich die Corticalsubstanz grau punctirt erscheint. In den Lungengefässen, besonders den kleineren, ist das Pigment zuweilen in sehr bedeutender Menge vorhanden. In den Gefässen der übrigen Gewebe und Organe ist es zwar nie in einer bemerkenswerthen Weise angehäuft, aber auch die äussere Haut, die Schleimhäute, das Zellgewebe, die Lymphdrüsen zeigen eine mehr oder minder auffallend graue Färbung. *Frerichs* resümirt den Befund bei der Melanaemie in dem Satze, „dass bei ausgebildeten Formen der Krankheit überall Pigment gefunden wird, wohin Blut gelangt, und um so mehr, je enger die Capillaren der Theile sind, je leichter sich also eine Veranlassung zur Einkeilung der Schollen findet."

§. 3. Symptome und Verlauf.

Sehr viele Fälle von Melanaemie veranlassen keine nachweisbare Störung in den Functionen der mit Pigment überladenen Organe und werden bei der Obduction von Individuen gefunden, welche den verschiedenartigsten Krankheitsprocessen erlegen sind. In dieser Weise verhielt es sich in mehr als einem Drittel der von *Planer* beobachteten Fälle. — Auf der anderen Seite sterben Kranke oft schnell unter schweren Gehirnerscheinungen, und man findet bei der Section derselben die Zeichen der Melanaemie, namentlich eine Anhäufung von Pigment in den Gehirngefässen oder gleichzeitig zahlreiche kleine Blutextravasate im Gehirn. Frühere Beobachtungen von starker Pigmentirung der Gehirnsubstanz bei Individuen, welche an Intermittens comatosa gestorben waren, sowie die Nachrichten aus den Tropen, nach welchen eine auffallend dunkle Färbung des Gehirns bei den meisten Individuen gefunden wird, welche an den schweren remittirenden Malaria-Fiebern der Tropen gelitten haben, gewannen an Bedeutung, seitdem man wusste, dass die dunkle Färbung des Gehirns auf einer Anhäufung des Pigmentes in den Gefässen desselben beruhe, und machten es sehr wahrscheinlich, dass die Verstopfung der Gehirngefässe (mit oder ohne consecutive Zerreissung der Capillarwände) den Gehirnerscheinungen bei schweren Malaria-Erkrankungen zu Grunde liege. Diese schon von *Meckel* ausgesprochene Ansicht, schien durch zahlreiche Beobachtungen von *Planer* und *Frerichs* bestätigt zu werden. Beide Forscher beschrieben Fälle von Melanaemie, in welchen bei den kranken Individuen schwere Gehirnerscheinungen auftraten, und zwar theils heftige Kopfschmerzen und Schwindel, theils Delirien, theils Convulsionen, namentlich aber Koma. Die von *Frerichs* beobachteten Fälle kamen sämmtlich zur Zeit einer bösartigen Intermittens-Epidemie vor, entwickelten sich zum Theil aus einfachen Wechselfieberanfällen, zeigten einen unregelmässig inter- oder remittirenden Verlauf und wichen zum Theil dem

Chinin; sie boten überhaupt ganz das Bild einer Febris intermittens comitata, maniaca, epileptica, comatosa, apoplectica dar. — Bei alle dem sprechen
wichtige Gründe gegen die Abhängigkeit, wenigstens gegen die constante Abhängigkeit der Gehirnerscheinungen bei perniciösen Malaria-Fiebern
von einer Verstopfung der Gehirngefässe durch Pigment. *Frerichs* macht gegen die Annahme eines solchen Causalnexus geltend, dass sich in vielen
Fällen, auch wenn die Färbung des Gehirns eine dunkle ist, eine bedeutende Störung der Circulation keinesweges nachweisen lässt, ferner, dass trotz
der dunklen Färbung des Gehirns oft keine cerebralen Erscheinungen vorkommen und endlich, dass schwere Gehirnerscheinungen ohne jegliche Pigmentirung des Gehirns beobachtet werden (unter 28 Fällen von Intermittens
cephalica, welche *Frerichs* beobachtete, fehlte eine dunkle Färbung des Gehirns in 6 Fällen). — Ein eben so wichtiges Bedenken gegen die Abhängigkeit
der genannten Gehirnsymptome von Pigmentverstopfungen der Gehirngefässe scheint mir in dem typischen Auftreten jener Erscheinungen, so wie
in der zum Theil erfolgreichen Behandlung derselben mit Chinin zu liegen.
Es ist in der That nicht einzusehen, wie die Verstopfung während der Zeit
der Fieberanfälle vorhanden sein und während der Apyrexie verschwinden
soll, und es ist eben so wenig anzunehmen, dass die Darreichung des Chinin einen günstigen Einfluss auf die Verstopfung der Gehirngefässe ausüben
könne.

Nach dem Gesagten lässt sich bei dem heutigen Stande unseres Wissens
Sicheres über den causalen Zusammenhang der Melanaemie und der Störung der Gehirnfunctionen nicht sagen. Es ist wohl möglich, dass die Vergiftung des Blutes durch Sumpfmiasma bei bösartigen Wechselfiebern n e -
b e n einer Pigmentanhäufung in den Gehirngefässen und unabhängig von
derselben cerebrale Störungen hervorrufe.

In einer anderen Reihe von Fällen beobachteten *Planer* und *Frerichs* bei
der Melanaemie Anomalieen der Nierenthätigkeit: zuweilen war die Harnsecretion völlig unterdrückt, in anderen Fällen trat Albuminurie, in noch
anderen Haematurie ein. Dieselben Bedenken, welche gegen die Abhängigkeit der cerebralen Störungen von einer Verstopfung der Gehirngefässe sprechen, müssen auch gegen die Abhängigkeit, wenigstens gegen die constante
Abhängigkeit der Functionsstörungen der Niere von einer Verstopfung der
Nierengefässe geltend gemacht werden. *Frerichs* sah unter Anderem Albuminurie eintreten, ohne dass die Nieren pigmentirt waren, und umgekehrt
die Albuminurie in fünf Fällen fehlen, in welchen sich eine, wenn auch nur
geringe Menge von Pigment in den Nieren fand. War aber Albuminurie vor-

handen, so beobachtete derselbe Forscher, dass der Eiweissgehalt des Urins während des Fieberanfalles ansehnlich vermehrt wurde, zur Zeit der Intermission abnahm oder völlig verschwand. Es kann nach der Analogie mit anderen miasmatischen Krankheiten gewiss nicht in Abrede gestellt werden, dass die Infection des Blutes mit Sumpfmiasma die Ernährung und die Function der Niere auch ohne Gefässverstopfung stören kann.

Endlich beobachtete *Frerichs* bei Melanaemie erschöpfende Darmblutungen, profuse Diarrhöen, acute seröse Ergüsse in den Peritonaealsack und blutige Suffusion der Darmserosa. Es erscheint gleichfalls bedenklich, diese Erscheinungen von Gefässverstopfungen in der Leber und von einer Stauung des Blutes in den Wurzeln der Pfortader abzuleiten; denn obgleich die Leber in allen von *Frerichs* beobachteten Fällen nächst der Milz den grössten Pigmentgehalt zeigte, waren die Erscheinungen, welche auf eine gestörte Circulation in den Pfortaderwurzeln zu deuten schienen, keinesweges constant und bei Weitem nicht so häufig, als die cerebralen Erscheinungen. Dazu kommt, dass gerade die Darmblutungen, welche *Frerichs* in drei Fällen beobachtete, deutlich intermittirten und, während sie der direct gegen die Blutung gerichteten Therapie widerstanden, auf reichliche Gaben von Chinin wichen. *Frerichs* schiebt sogar den tödtlichen Ausgang des einen dieser drei Fälle auf die versäumte Darreichung des Chinin. — Es wird auch für diese Fälle schwer, an eine intermittirende Verstopfung der Gefässe zu glauben.

Nach den gegen die Ableitung der angeführten Symptome aus der Melanaemie aufgestellten Bedenken bleiben nur wenige Erscheinungen übrig, von denen wir mit Sicherheit wissen, dass sie der Melanaemie selbst angehören und nicht die unmittelbaren Folgen der Malaria-Infection sind. Hierher gehört die dunkle Farbe der Haut, welche durch den Pigmentreichthum in den Gefässen der Cutis bedingt wird, sowie der mikroskopische Nachweis von Pigment im Blute. Die Hautfarbe ist bei leichteren Graden aschgrau, bei schwereren Formen gelbbraun. Findet man ein solches Colorit bei einem Individuum, welches vor kürzerer oder längerer Zeit an einem hartnäckigen und heftigen Wechselfieber gelitten hat, oder stellt sich heraus, dass dieses Wechselfieber einer bösartigen Epidemie angehört und die Erscheinungen einer Febris comitata dargeboten hat, so muss dies den dringenden Verdacht auf Melanaemie erwecken und zu einer mikroskopischen Untersuchung des Blutes auffordern.

§. 4. Therapie.

Der Prophylaxis und der Indicatio causalis entsprechen diejenigen Massregeln, welche wir im zweiten Bande für die Behandlung der perniciösen
Wechselfieber empfehlen werden. — Die Indicatio morbi zu erfüllen, sind
wir ausser Stande, da uns kein Mittel bekannt ist, durch welches wir das Pigment aus dem Blute entfernen könnten. — Die Indicatio symptomatica kann
bei frischen Fällen die Darreichung von Eisenpräparaten und eine entsprechende Diät fordern, da, wie *Frerichs* sehr treffend bemerkt, der massenhafte
Untergang von rothen Blutkörperchen neben der Melanaemie eine chloroti-
sche Beschaffenheit des Blutes bewirkt. Später verschwindet oft die letztere,
während die erstere fortbesteht. In einem von mir beobachteten Falle ver-
gingen mehrere Monate, ehe sich der betreffende Kranke bei dem Gebrauche
von Eisenpräparaten erholte. Später verrichtete derselbe die schwersten Arbeiten und bot bis auf die auffallende Färbung seiner Haut keine Anomalieen
dar. Nachdem er mehrere Jahre später einer Pneumonie erlegen war, ergab
die Obduction noch immer sehr deutlich die Zeichen der Melanaemie.